医药高等院校创新教材

供高等职业教育临床医学等相关专业使用

诊 断 学

（第 5 版）

主 编　钟　宁　兰学立
副主编　赵　巍　杨志云　邵春芬　杜鲁涛
编　者　（按姓氏汉语拼音排序）

程汉智　山东大学

崔　谊　山东大学齐鲁医院

邓　艳　山东大学齐鲁医院

杜鲁涛　山东大学齐鲁医院

杜庆伟　山东医学高等专科学校

蒋丕萍　北京大学航天临床医学院

兰学立　北京大学航天临床医学院

李　琳　北京大学航天临床医学院

李敬芳　廊坊卫生职业学院

刘　蕊　江苏省人民医院（南京医科大学第一附属医院）

吕卓珍　山东第一医科大学附属省立医院

马　杰　廊坊卫生职业学院

邵春芬　邢台医学高等专科学校

王华阳　山东大学齐鲁医院

王婷婷　四川大学华西医院

王元涛　山东第一医科大学（山东省医学科学院）

邢夏囡　山东第一医科大学（山东省医学科学院）

杨　震　山东第一医科大学附属省立医院

杨瑞雪　山东大学齐鲁医院

杨志云　商丘医学高等专科学校

章　洁　南昌大学第一附属医院

赵　巍　吉林大学第一医院

郑　雁　吉林大学第一医院

钟　宁　山东第一医科大学（山东省医学科学院）

钟雪梅　重庆医药高等专科学校

祝先进　福建医科大学附属协和医院

科 学 出 版 社

北 京

内 容 简 介

本教材共分为5篇，包括常见症状和问诊、体格检查、实验诊断、辅助检查、临床常用诊断技术、病历书写与诊断方法。本教材以现行版教学标准为依据，结合最近卫生标准、临床指南进展，内容选择上坚持以"实用性"为原则，注重知识、能力和素养的有机结合。本教材重视课程思政和职业素养培养的融合，通过医者仁心等内容传递高尚的医德医风和严谨的科学精神。同时，本教材突出案例式、启发式、引导式教学理念的体现，以真实临床案例、链接等形式，进一步强化了教材的实践性及开放性，并更新了大量图片、表格，将知识点梳理归纳，以满足高职高专学生对学习的需求。

本教材供高等职业教育临床医学等相关专业使用。

图书在版编目（CIP）数据

诊断学 / 钟宁，兰学立主编 . —5 版 . —北京：科学出版社，2023.11
医药高等院校创新教材
ISBN 978-7-03-075588-9

Ⅰ . ①诊⋯　Ⅱ . ①钟⋯　②兰⋯　Ⅲ . ①诊断学 – 医学院校 – 教材
Ⅳ . ① R44

中国国家版本馆 CIP 数据核字（2023）第 089783 号

责任编辑：段婷婷　王昊敏 / 责任校对：周思梦
责任印制：师艳茹 / 封面设计：涿州锦晖

版权所有，违者必究。未经本社许可，数字图书馆不得使用

科 学 出 版 社 出版
北京东黄城根北街16号
邮政编码：100717
http://www.sciencep.com

涿州市般润文化传播有限公司 印刷
科学出版社发行　各地新华书店经销
*

2003年 8 月第　一　版　开本：850×1168　1/16
2023年11月第　五　版　印张：23 1/2
2023年11月第二十一次印刷　字数：711 000
定价：95.80元
（如有印装质量问题，我社负责调换）

前　言

党的二十大报告指出："人民健康是民族昌盛和国家强盛的重要标志。把保障人民健康放在优先发展的战略位置，完善人民健康促进政策。"贯彻落实党的二十大决策部署，积极推动健康事业发展，离不开人才队伍建设。党的二十大报告指出："培养造就大批德才兼备的高素质人才，是国家和民族长远发展大计。"教材是教学内容的重要载体，是教学的重要依据、培养人才的重要保障。本次教材修订旨在贯彻党的二十大精神和党的教育方针，落实立德树人根本任务，坚持为党育人、为国育才。

为适应我国经济社会发展和健康卫生服务的新需求，顺应高职医学教育新定位，我们对上一版《诊断学》教材进行了系统性修订。本教材坚持以中国特色社会主义理论为指导，定位于培养面向基层的全科医生和乡村医生，同时也满足学生进一步深造的需要。教材内容选择上坚持以"实用性"为原则，注重知识、能力和素养的有机结合。

本教材在编写之初，就特别重视课程思政和职业素养培养的融合，通过医者仁心等内容传递高尚的医德医风和严谨的科学精神。本教材在编写过程中，特别突出了案例式、启发式、引导式教学理念的体现，以真实临床案例、链接等形式，进一步强化了教材的实践性及开放性，以满足高职高专学生对学习的需求。例如，将典型案例融于教材中，促进学生主动思考，加深学生对教学内容与知识点的理解，提高学生临床分析问题及解决问题的能力；在正文中拓展相关知识的内容，开阔学生视野，扩大学生知识面，提高学生学习兴趣。

本教材可供高等职业教育临床医学等相关专业使用。

本教材在编写过程中得到了山东第一医科大学、北京大学航天临床医学院、四川大学华西医院、山东大学齐鲁医院、吉林大学第一医院、江苏省人民医院、南昌大学第一附属医院、福建医科大学附属协和医院、山东医学高等专科学校、商丘医学高等专科学校、邢台医学高等专科学校、廊坊卫生职业学院、重庆医药高等专科学校的大力支持和帮助，在此谨表诚挚的谢意。

由于编者水平有限，书中难免存在不足之处，恳请广大读者不吝赐教。

编　者

2023 年 7 月

配 套 资 源

欢迎登录"中科云教育"平台，**免费**数字化课程等你来！

"中科云教育"平台数字化课程登录路径

电脑端
- 第一步：打开网址 http://www.coursegate.cn/short/MR6VF.action
- 第二步：注册、登录
- 第三步：点击上方导航栏"课程"，在右侧搜索栏搜索对应课程，开始学习

手机端
- 第一步：打开微信"扫一扫"，扫描下方二维码

- 第二步：注册、登录
- 第三步：用微信扫描上方二维码，进入课程，开始学习

PPT 课件，请在数字化课程中各章节里下载！

目 录

第三篇　实 验 诊 断

第四篇　辅 助 检 查

第五篇　临床常用诊断技术、病历书写与诊断方法

诊断学（diagnostics）是运用医学基本理论、基本技能和相关技术，经过合理的临床思维对疾病进行诊断的一门学科，是临床医学中最重要的课程之一，诊断学课程是论述诊断疾病的基本理论和方法的一门课程。诊断学作为基础医学与临床医学之间主要的桥梁，其任务是使学生熟悉或掌握诊断疾病的基本理论、基本技能和相关技术与方法，为学习临床各专业课程奠定基础，从而促使医学生迈出从医学基础理论步入临床实践的第一步。诊断学的主要内容包括病史采集、常见症状、体格检查、辅助检查、病历书写、临床常用诊疗操作和临床诊断思维等，重点培养医生所需的素质、基本技能、临床思维和沟通交流技巧。因此，诊断学也为进一步学习临床医学各门课程奠定基础。诊断学是打开临床医学大门的一把钥匙。

随着现代医学的迅速发展，诊断方法正在向非侵入性、微量化、自动化、快速化和智能化的方向发展，但问诊和体格检查仍是最基本、最常用的诊断方法。本教材主要简述各学科中临床常用及基本的方法，如病史采集、体格检查、X线检查、心电图检查、超声检查、内镜检查、临床常用诊疗技术和病历书写等临床诊断基本理论和方法。

一、诊断学的起源和历史

有史可查的诊断学最早起源于古希腊医学。古希腊医学史料记载了详尽的病史采集资料和直接听诊方法的运用，其中希波克拉底对医学的发展做出了最为卓越的贡献。由于他的贡献，临床医学"成为一门艺术，一门科学，一门职业"。现存的约2500年前希波克拉底记录的42例临床病例中，有详细的患者病史、视诊、触诊、直接听诊结果及尿液和痰液的检查结果，这可能是有据可查的最早的涵盖现代诊断学核心内容的记录。

随着现代医学的发展，临床诊断学体系也进入了一个新的发展里程。Erasistratus第一次描述了主动脉瓣、肺动脉瓣和心脏的腱索，同时记录了心脏的泵性活动，这些研究成果可能是现存可查最早的心脏和血管检查的记录。17世纪，Laennec首次将症状、体征和病理表现结合起来，归纳整理了一系列经典的疾病，很多现代的疾病概念都是他第一次描述的，如肺气肿、支气管扩张、气胸等，他的整理归纳形成了现代临床综合诊断思维和方法的雏形，代表着现代诊断学进入了一个更加科学的新发展阶段。

现代诊断学经典体格检查方法——视、触、叩、听在临床医生和学者不断摸索和探讨中得到了完善，并衍生出很多新的诊断工具。Auenbrugger于1761年发明了叩诊，这代表着现代物理诊断体格检查方法开始了突飞猛进的发展，Auenbrugger发表文章阐述如何通过敲击胸部判断胸内隐藏疾病，通过连续敲击胸部，根据听到回声的不同，能够判断胸内空腔的不同特征，其提出4种不同的叩诊音——正常音、鼓音、浊音、实音，并且列出了每一种叩诊音相对应的临床疾病，现代诊断学5种叩诊音的分类是由此发展而来的。法国著名医生Corvisart在临床上进一步测试叩诊方法的可行性及叩诊结果的准确性，明确了叩诊是物理诊断中一项不可缺少的重要内容。

1816年，René Laennec发明了听诊器，听诊器的出现意味着医生们能够清晰地听到心音，这是物理诊断方法的一个突破性的进展。在随后的时间里，新型的听诊器不断涌现，第一个软管听诊器由

Nicholas Conins在1829年制造，第一个可完全折叠的单耳听诊器出现在19世纪30年代，19世纪90年代可折叠双耳听诊器得到普遍应用，20世纪初，隔膜被应用到听诊器上。Laennec在发明听诊器的同时，创造了大量的关于听诊的医学词汇，如啰音、支气管音、胸语音、羊鸣音等，这些词汇一直在诊断学中使用至今。

随着现代医学的发展，越来越多的新型辅助检查工具被发明并应用到临床诊断中。1850年，Helmholtz发明了检眼镜，通过检眼镜，临床医生可观察到眼底的解剖结构并准确描述了眼睛成像的光学原理。体温计也经历了漫长的发展历程。1871年，Karl Wunderlich正式确立体温测量在临床医学中的重要地位。1733年，Stephen Hales通过将铜管直接插入动脉的方法在动物身上进行了第一次血压测量的尝试，Hales被称为植物生理学的奠基人和血流动力学之父，他对血压的测量是血液循环研究的一个重大进展，还计算出血液平均速度、主动脉收缩期和舒张期的压力。Vierordt在1855年试图通过测量抑制桡动脉搏动所需力量来测量血压；Ritter von Basch将压力计连接到一个充满水的橡胶管（1881年）；Potain使用空气袖带，并将空气袖带连接到气压表；1896年Riva Rocci发表文章介绍了血压计，其在今天仍在被广泛使用。

我国改革开放以来，医学领域进入了迅猛发展的新阶段。新的诊断思维、技术方法、器械令人眼花缭乱，目不暇接。计算机断层扫描（CT）、磁共振成像（MRI）、多普勒超声、核素扫描等，已成为临床常用的诊断手段，大量高、精、尖的医学诊断手段（如分子生物学诊断方法等）不断问世。回顾现代诊断学发展的历史，临床医生和学者们在诊断治疗患者的过程中不断提高诊断学技艺，探讨新的检查方法，研究新的检查工具，探索疾病进展过程病理生理改变和症状体征变化，这些努力和探索塑造了现代临床诊断体系，也激励着医学工作者继续发掘更好的诊断方法，完善诊断学体系，为战胜疾病贡献自己的力量。

二、诊断学的学习内容

1. 诊断学的相关理论　不仅包括与症状学和体征学的理论知识，还包括与基础医学和临床医学各专业学科有关的理论知识，及其他学科的相关理论知识等。症状学（symptomatology）是研究各种症状的发生原因、发生机制、临床表现特点及其诊断价值的科学。症状（symptom）是患者病后对机体生理功能异常的自身体验和感觉，如瘙痒、疼痛、心悸、气短、胀闷、恶心和眩晕等，这种异常感觉通常可在问诊时从患者的陈述中获得。广义的症状也包括一些体征，体征（sign）是患者的体表或内部结构发生可察觉的改变，如皮肤黄染、肝脾大、心脏杂音和肺部啰音等。理解这些症状和体征的发生发展必须具备以上所述的各种理论知识。

2. 诊断学的相关技能　主要是指诊断思维、诊断行为与诊断艺术等方面所体现出来的临床能力。它包括问诊、体格检查、病历书写等基本技能。问诊（inquiry）是病史采集的重要手段，是医生通过对患者或相关人员进行询问，获取与疾病有关的病史资料（主要包括症状的演变），并加以综合分析形成初步诊断，或为下一步进行的体格检查提出重点的检查内容，及为选取必要的辅助检查项目提供线索，是医生向患者进行疾病调查研究的第一步。体格检查（physical examination）是医生用自己的感官或传统的辅助器具（听诊器、叩诊锤、血压计、体温计等）对患者进行系统的观察和检查，揭示机体正常和异常征象的临床诊断方法。这是在问诊的基础上，物理诊断学的进一步深入，也是物理诊断学的最基本、最核心的内容之一。病历书写（medical record）是根据问诊和体格检查等所获得的资料及以后在诊断和治疗过程中的全部资料，经过加工整理，按规定格式记录而成，是全部诊断和治疗工作的书面记录。它既是医疗、教学和科研工作的基本资料，又是涉及医疗纠纷和诉讼的重要依据，它既反映书写者的业务水平和工作态度，又是评价医院医疗质量的重要指标。对获取的疾病资料进行分析、归纳、综合、推理，得出符合事实的结论，得出正确的临床诊断，是学习诊断学的最终目的。诊断疾病不仅需要具有丰富的医学专业知识和熟练的临床技能，而且需要具有正确的思维方法和运用循证医学的能力，这需要多年甚至在整个临床工作生涯反复实践总结才能达到。

3. 诊断学的技术与方法　随着医学及其相关学科的飞速发展，诊断疾病的方法越来越多，诊断疾病的技术越来越先进，与诊断疾病有关的仪器设备日新月异，这些先进的技术方法为疾病诊断提供了更多的信息和依据，在疾病的正确诊断中发挥了重要作用。辅助检查是利用一定的器械或精密仪器进行的检查，包括各种实验室检查和影像学检查及一些特殊检查如心电图、超声心动图、肺功能、各种内镜检查和临床上常用的各种诊断操作技术等。在问诊和体格检查的基础上，根据临床诊断的需要，选择适当的辅助检查项目，可更准确地对病变进行定位和定性。实验室检查（laboratory examination）是通过物理、化学和生物学等实验室方法对患者的血液、体液、分泌物、排泄物、细胞取样和组织标本等进行检查，从而获得病原学、病理形态学或器官功能状态等资料，结合病史、临床症状和体征进行全面分析的诊断方法。以基因诊断为标志的精准诊断是21世纪医学领域的一次革命。它使疾病的诊断远远超过细胞水平，达到基因水平，使人们对疾病本质的认识达到更深的层次，真正做到由现象到本质，对诊断的认识出现质的飞跃，是未来精准治疗的前提条件。但诊断疾病的基本手段和方法在诊断过程中仍然是非常重要的，有时甚至是其他先进检查方法所不能替代的。医生应该根据患者的病情和具体情况合理恰当地选择某种或某些检查项目。诊断学的有关理论、技能与技术方法并非截然分开，而是相互联系、相互影响的。

三、诊断学的学习方法

临床医学是实践性极强的一门科学，不可能通过一次学习即可立即掌握和应用，需要经过长时间的反复实践和不断训练。从一个医学生到一个面对真实患者能够提出初步诊断的临床医生，是需要经历许多临床实践才能逐步实现的，诊断学的学习贯穿一个医生职业生涯的终生，同时，作为一个具有高尚医德修养、高超医学技艺的医务工作者必须掌握诊断艺术，不断在学习中提高诊断水平。

医学生在初学诊断学时，已经学习了基础医学的各门课程，但是临床课程尚未开始讲授，因此，在这个阶段不应该也不可能要求医学生在学习诊断学时对临床上各种疾病做出准确而全面的诊断。诊断学的任务更主要的是指导学生如何接触患者，如何通过问诊确切而客观地了解病情，如何正确地运用视诊、触诊、叩诊、听诊和嗅诊等物理检查方法来发现和收集患者的症状和体征，进而了解这些临床表现的病理生理学基础，以阐明哪些征象为正常生理表现，而哪些属于异常病态征象。联系这些异常征象的病理生理学基础，通过反复推敲和分析思考，便可得到诊断疾病的某些线索，从而提出可能发生的疾病。

学习诊断学的具体方法如下。

1. 面向患者，结合实际，检查方法系统有效。诊断时须密切接触患者，认真听取患者患病经过；仔细检查，搜集患者存在的所有病征，尽快和尽可能准确地做出诊断，以便尽早地采取治疗措施以减轻患者痛苦与改善患者的预后。在进行实验室检查和其他器械检查时，也要从患者病情实际出发，选择适当项目，不可撒网式盲目检查。对检查结果要结合患者实际进行分析，避免产生误差。

2. 换位思考，以患者为本，在为患者服务中学习，在学习中为患者服务。在询问病史、进行体格检查时，须取得患者的理解和配合。这就要求医生对患者态度亲切和蔼，体贴患者的疾苦，以患者为本，多为患者着想，并在为患者服务中可进一步了解病情，了解其心理和精神状态，加深对疾病的认识。

3. 细心观察，反复练习，操作技艺规范熟练。细心观察患者是了解病情的第一步，患者的精神状态、面容、表情、声音、姿势等都应仔细观察，甚至患者的大小便颜色、气味等性状，都要认真观察和思索，以发现病情的细微变化。体格检查时，操作技能熟练与否，是能否发现体征的关键。临床操作技术必须反复练习，掌握要领，动作规范，才有助于发现比较隐蔽的疾病征候。学习者必须努力使自己的检查技艺达到精确、娴熟，才能做出合理的诊断。

4. 全面分析，辩证思维，诊断结论综合可靠。由于诊断疾病是一个复杂的过程，疾病的临床表现错综复杂，变化多样，搜集到的病史、体征和其他各项检查结果往往很不一致，因此必须全面分析，将繁杂的资料进行归纳，运用辩证思维，撇开假象，抓住本质，才能做出正确诊断。面对大量的临床资料，如何去粗取精、去伪存真地分析和思考问题，是每位临床医生所必须应对的严峻挑战。要综合分析症状、体征和辅助检查的结果，以临床为主，切忌仅依据某种局部征象或某一辅助检查的结果贸然做出诊断，避免顾此失彼，抓不住主要矛盾。

5. 打好基础，贯彻始终，建立正确的诊断思维。诊断学是跨学科的临床医学，是临床各科的共同基础。临床医学为实践性极强的一门科学，需要经过长时间的反复实践和不断训练，即使学完"诊断学"，也只是打下以后学习临床各科的基础。在以后临床各科的学习中，仍然需要将诊断学的学习贯穿于学习始终，在日常医疗实践工作中不断总结经验和吸取教训，不断纠正错误的临床思维，并促进正确临床思维的发展和形成。只有把在临床实践中的感性认识上升为理性认识，然后再指导于临床实践，这样周而复始、反复循环，才能使正确的诊断思维不断地建立和完善，才能把诊断的失误减至最低的限度。

四、诊断学的学习要求

在诊断学的教学活动中，医学生必须一切从患者的利益出发，全心全意为患者服务，做一个具有高尚医德修养的医务工作者。学习诊断学的基本要求如下。

1. 能独立进行系统而有针对性的问诊，能较熟练掌握主诉、症状、体征间的内在联系和临床意义。

2. 能以规范化手法进行系统、全面、重点、有序的体格检查。

3. 熟悉常规项目实验室检查的操作技术，以及常用临床检验项目的选择、检验的目的和临床意义。了解现代化自动生化分析仪器的操作程序及原理，了解实验结果对疾病的诊断意义。

4. 掌握心电图机的操作程序，熟悉正常心电图及异常心电图的图像分析。能辨认心肌供血不足、心肌梗死、房室肥大、期前收缩、心房及心室颤动和传导阻滞等常见的心电图改变。

5. 能将问诊和体格检查资料进行系统整理，写出格式正确、文字通顺、表达清晰、字体规范、符合要求的完整病历。

6. 能根据病史、体格检查和辅助检查所提供的资料，进行分析提出诊断印象或初步诊断。

（钟 宁 兰学立）

第一篇
常见症状和问诊

症状是机体因发生疾病而表现出来的异常状态，包括患者主观感受到不适或痛苦的异常感觉与医者的感觉器官所感知的各种异常表现。广义的症状也包括一些体征（sign），体征是机体出现的客观改变，大部分经医生检查发现（如心脏杂音、肝脾大等），少数可由患者自行感知（如水肿、黄疸等）。

症状是医生向患者进行疾病调查的第一步，是问诊的主要内容，是诊断、鉴别诊断的线索和依据，也是反映病情的重要指标之一。疾病的症状很多，同一疾病可有不同的症状，不同的疾病又可有某些相同的症状，因此，在诊断疾病时必须结合临床所有资料，进行综合分析，切忌单凭某一个或几个症状而做出错误的诊断。

第 1 节 发　热

 案例 1-1

患者，男性，28 岁。

主诉：发热伴咳嗽 2 天。

现病史：2 天前淋雨后突发寒战、发热，体温波动在 39.3 ～ 41.0℃，伴咳嗽、咳铁锈色痰，右侧胸痛。发病以来自觉乏力，全身肌肉酸痛。

问题：该患者属于哪种发热类型？引起发热的可能原因是什么？问诊时需要注意哪些内容？

正常人的体温受体温调节中枢的调控，并通过神经和体液因素使产热和散热过程呈动态平衡，保持体温的相对恒定。各种原因使机体产热和散热失衡，导致体温升高超出正常范围，即称为发热（fever）。

（一）正常体温与生理变异

正常人体温按测量方法不同而有所差异，一般腋测法为 36.0～37.0℃，口测法为 36.3～37.2℃，肛测法为 36.5～37.7℃。在 24 小时内体温略有波动，下午较早晨稍高，剧烈运动、劳动或进餐后轻微升高，但波动范围一般不超过 1℃。女性在月经前和妊娠期体温稍高于正常，老年人代谢率较低，体温相对低于青壮年人。另外，在高温环境下体温也可轻微升高。

（二）发生机制

1. 致热原性发热　多数发热为此类。致热原可分为外源性和内源性两大类。

（1）外源性致热原　种类很多，包括①各种微生物病原体及其产物，如细菌、病毒、真菌及支原体等；②炎性渗出物及无菌性坏死组织；③免疫复合物（抗原-抗体复合物）；④某些类固醇物质；⑤多糖体成分及多核苷酸、淋巴细胞激活因子等。外源性致热原多为大分子物质，不能通过血脑屏障直接作用于体温调节中枢引起发热，但可通过激活血液中的中性粒细胞、嗜酸性粒细胞和单核巨噬细胞系统，使之形成并释放内源性致热原，通过以下机制引起发热。

（2）内源性致热原　又称白细胞致热原，如白介素-1（IL-1）、肿瘤坏死因子（TNF）、干扰素等。

内源性致热原分子量较小，可通过血脑屏障直接作用于体温调节中枢的体温调定点，使调定点上移，重新调节体温。一方面通过垂体内分泌使代谢增加或通过运动神经，使骨骼肌阵缩（临床表现为寒战），产热增多；另一方面，可通过交感神经使皮肤血管及竖毛肌收缩，停止排汗，减少散热。这一综合调节作用使产热大于散热，体温升高引起发热。

2. 非致热原性发热 是体温调节机制失控或调节障碍所引起的一种被动性体温升高。其包括先天性汗腺缺乏、广泛性皮肤病、环境高温所引起的散热减少；甲状腺功能亢进症、癫痫持续状态引起的产热过多；颅脑外伤、出血、炎症等使体温调节中枢直接受损。

（三）病因与分类

引起发热的病因很多，可分为感染性与非感染性两大类，临床上以前者多见。

1. 感染性发热 各种病原体如病毒、细菌、支原体、立克次体、螺旋体、真菌、寄生虫等引起的感染，均可出现发热。

2. 非感染性发热 指由非病原体物质引起的发热，主要有以下几个方面。

（1）结缔组织疾病 如系统性红斑狼疮、类风湿关节炎、皮肌炎等。

（2）变态反应性疾病 如风湿热、血清病、药物热、溶血反应等。

（3）内分泌代谢疾病 如甲状腺功能亢进症、重度脱水、痛风等。

（4）皮肤散热减少 如广泛性皮炎、鱼鳞病及慢性心力衰竭等，一般为低热。

（5）体温调节中枢功能失常 如中暑、重度镇静催眠药中毒、脑出血、脑外伤等，可直接损害体温调节中枢，致其功能失常而引起发热。这类发热称为中枢性发热，高热无汗是其特点。

（6）血液病 如白血病、淋巴瘤等。

（7）恶性肿瘤 各种恶性肿瘤均可能出现发热。

（8）自主神经功能紊乱 为功能性发热，多为低热。常伴有自主神经功能紊乱的其他表现。常见的如夏季低热、生理性低热、感染治愈后低热等。

（四）临床表现

1. 发热的分度 以口腔温度为标准，发热可分为以下几类：低热（37.3～38.0℃）、中等度热（38.1～39.0℃）、高热（39.1～41.0℃）和超高热（41℃以上）。

2. 发热的临床过程与特点

（1）体温上升期 产热大于散热，体温上升。常伴有疲乏无力、肌肉酸痛、皮肤苍白、畏寒或寒战等现象。体温上升有两种方式。

1）骤升型：体温在几小时内达 39～40℃或以上，常伴有寒战，小儿易发生惊厥。见于疟疾、肺炎链球菌肺炎、败血症、流行性感冒、急性肾盂肾炎、输液或某些药物反应等。

2）缓升型：体温逐渐上升，在数日内达高峰，多不伴寒战。见于伤寒、结核病、布鲁氏菌病等。

（2）高热期 是指体温上升达高峰后保持一定的时间，持续时间可因病因不同而有差异。例如，疟疾可持续数小时，肺炎链球菌肺炎、流行性感冒可持续数天，伤寒则可为数周。此期临床表现明显，可伴有皮肤潮红、灼热、头痛、脉搏增加、呼吸加深加快，皮肤开始出汗，严重者可出现不同程度的意识障碍。

（3）体温下降期 此期表现为皮肤潮湿，出汗较多。体温下降有两种方式。

1）骤降型：体温于数小时内迅速下降至正常，多伴有大汗淋漓。常见于疟疾、肺炎链球菌肺炎及输液反应等。

2）缓降型：体温在数日内逐渐降至正常，如伤寒、风湿热等。

3. 热型及临床意义 热型（fever type）是将发热患者在不同时间测得的体温数值分别标记在体温单上，连接各体温数值点，形成不同形状的体温曲线。许多发热性疾病有比较特征性的热型，对疾病的诊断和鉴别诊断有一定的价值。临床上常见的热型有以下几种。

（1）稽留热 体温恒定在39~40℃或以上，24小时内体温波动范围不超过1℃，可持续数天或数周。常见于肺炎链球菌肺炎、斑疹伤寒和伤寒的高热期（图1-1）。

（2）弛张热 又称败血症热。体温波动幅度大，24小时内波动范围超过2℃，但最低体温仍高于正常水平。常见于败血症、风湿热、重症肺结核及化脓性炎症等（图1-2）。

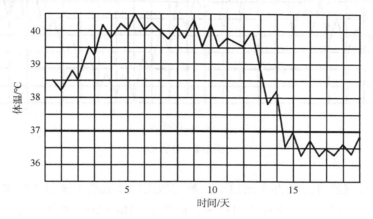

图1-1 稽留热

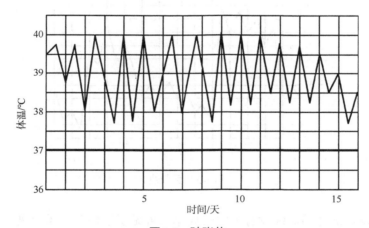

图1-2 弛张热

（3）间歇热 体温骤然上升到39℃以上，持续数小时又骤降至正常水平，经数小时或数天的间歇后，体温再次突然升高，如此反复交替出现。常见于疟疾、急性肾盂肾炎等（图1-3）。

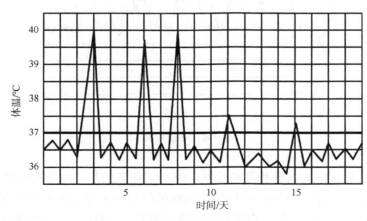

图1-3 间歇热

（4）波状热　体温逐渐上升至39℃或以上，数天后又逐渐下降至正常水平，持续数天后又逐渐升高，如此反复多次。常见于布鲁氏菌病（图1-4）。

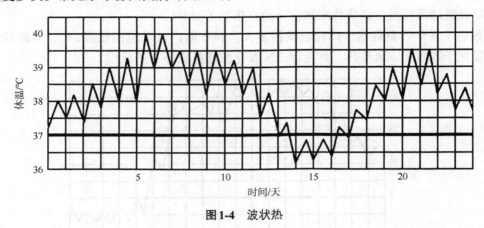

图1-4　波状热

（5）回归热　体温骤然升高到39℃或以上，持续数天后又骤然下降至正常水平，高热期与无热期各持续若干天后规律性交替一次。常见于回归热、霍奇金（Hodgkin）病等（图1-5）。

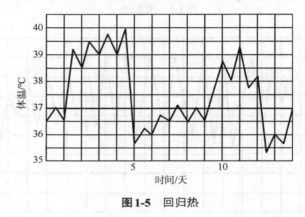

图1-5　回归热

（6）不规则热　发热的体温曲线没有一定的规律，可见于结核病、风湿热、支气管肺炎、渗出性胸膜炎、癌性发热等（图1-6）。

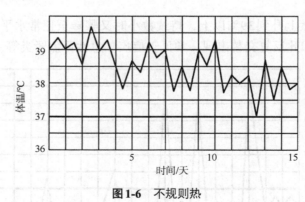

图1-6　不规则热

热型有助于不同发热疾病的诊断和鉴别诊断，但必须注意的是，由于抗生素的广泛使用，感染控制及时，或因肾上腺皮质激素、解热药的使用，疾病的热型可能变得不典型或呈不规则热型；另外，热型与个体反应性有关，如老年人休克型肺炎发热可不明显，不具备典型肺炎热型的表现。

（五）伴随症状

1. 伴寒战 常见于大叶性肺炎、败血症、急性胆囊炎、急性肾盂肾炎、流行性脑脊髓膜炎、疟疾、钩端螺旋体病、药物热、急性溶血或输血反应等。

2. 伴结膜充血 常见于麻疹、流行性出血热、斑疹伤寒、钩端螺旋体病等。

3. 伴单纯疱疹 口唇单纯疱疹多出现于急性发热性疾病，如肺炎链球菌肺炎、流行性脑脊髓膜炎、间日疟、流行性感冒等。

4. 伴淋巴结肿大 常见于局灶性化脓性感染、淋巴结结核、白血病、淋巴瘤、转移癌、传染性单核细胞增多症、风疹、丝虫病等。

5. 伴肝脾大 常见于传染性单核细胞增多症、病毒性肝炎、肝及胆道感染、布鲁氏菌病、疟疾、结缔组织病、白血病、淋巴瘤、黑热病及急性血吸虫病等。

6. 伴皮肤、黏膜出血 可见于重症感染及某些急性传染病，如流行性出血热、病毒性肝炎、斑疹伤寒、败血症等。也可见于某些血液病，如急性白血病、重症再生障碍性贫血、恶性组织细胞病等。

7. 伴关节肿痛 常见于败血症、猩红热、布鲁氏菌病、风湿热、结缔组织病、痛风等。

8. 伴皮疹 常见于麻疹、猩红热、风疹、水痘、风湿热、结缔组织病等。

9. 伴昏迷 先发热后昏迷者常见于流行性乙型脑炎、流行性脑脊髓膜炎、中毒性菌痢、斑疹伤寒、中暑等；先昏迷后发热者见于脑出血、巴比妥类药物中毒等。

（六）问诊要点

1. 病因及诱因 有无劳累、受凉等。

2. 发热的特点 起病时间、季节、缓急，病程长短，发热程度（热度高低），是间歇发热还是持续发热，有无畏寒、寒战、大汗或盗汗。

3. 伴随症状 询问是否伴有呼吸系统、消化系统、泌尿系统、神经系统等系统疾病表现，以及皮疹、出血、肌肉关节痛等症状。

4. 诊疗经过 是否接受过诊治，治疗效果如何。

5. 一般状态 患病以来精神状态、食欲、体重改变、睡眠及大小便情况。

6. 相关病史 传染病接触史、疫水接触史、手术史、流产或分娩史、服药史、职业特点等。

第2节 呼吸困难

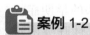
案例 1-2

患者，男性，72岁。

主诉：间断咳嗽、咳痰10年，活动后气短3年，呼吸困难加重1天。

现病史：患者10年来常于冬季出现咳嗽、咳痰，白色黏液痰，有时可出现发热、咳黄色脓痰。每年持续1月余，3年前逐渐出现活动后气短。1天前无明显诱因出现呼吸困难加重，伴左侧胸部不适，无咳嗽、咳痰、咯血，无发热。吸烟30余年，20支/日。

问题：该患者呼吸困难的特点是什么？引起呼吸困难的可能原因是什么？

呼吸困难是指患者主观上感到空气不足、呼吸费力，客观上表现为用力呼吸，严重时可出现张口耸肩、鼻翼扇动、端坐呼吸、发绀，辅助呼吸肌参与呼吸运动，并可伴有呼吸频率、深度、节律的改变。

（一）病因

呼吸系统疾病和循环系统疾病是引起呼吸困难的主要病因。

1. 呼吸系统疾病

（1）呼吸道阻塞　常见于支气管哮喘、慢性阻塞性肺疾病，以及喉、气管、支气管的炎症、水肿、肿瘤、异物等。

（2）肺部疾病　如肺炎、肺结核、肺脓肿、肺水肿、弥漫性肺间质疾病、细支气管肺泡癌等。

（3）胸壁、胸廓、胸膜腔疾病　如胸壁炎症、严重胸廓畸形、胸廓外伤、大量胸腔积液、自发性气胸、广泛胸膜粘连等。

（4）神经肌肉疾病　如脊髓灰质炎、重症肌无力及呼吸肌麻痹等。

（5）膈运动障碍　如膈肌麻痹、大量腹水、腹腔巨大肿瘤、胃扩张和妊娠末期。

2. 循环系统疾病　常见于各种原因所致的左心和（或）右心衰竭、心脏压塞等。

3. 中毒　如糖尿病酮症酸中毒、尿毒症、阿片类及巴比妥类药物中毒、有机磷农药中毒、亚硝酸盐中毒和急性一氧化碳中毒等。

4. 血液病　如重度贫血、高铁血红蛋白血症及硫化血红蛋白血症等。

5. 神经精神性疾病　常见于颅脑疾病引起呼吸中枢功能衰竭，如颅脑外伤、脑出血、脑肿瘤等；精神因素所致的呼吸困难，如癔症等。

（二）发生机制及临床表现

1. 肺源性呼吸困难　主要是呼吸系统疾病引起的肺通气和（或）换气功能障碍，导致缺氧和（或）二氧化碳潴留。临床上常分为三种类型。

（1）吸气性呼吸困难　主要特点为吸气显著困难，吸气时间延长，可伴干咳及高调吸气性喉鸣，严重者吸气时胸骨上窝、锁骨上窝、肋间隙明显下陷，称为三凹征。常见疾病如急性喉炎、喉痉挛、喉癌、气道异物等。

（2）呼气性呼吸困难　主要特点为呼气费力、呼气时间延长，伴有哮鸣音。常见疾病如支气管哮喘、慢性喘息性支气管炎、慢性阻塞性肺气肿等。

（3）混合性呼吸困难　主要特点为吸气与呼气均困难，呼吸频率增快、深度变浅，可伴有呼吸音异常。常见于重症肺炎、大面积肺栓塞（梗死）、大量胸腔积液、气胸、弥漫性肺间质疾病、广泛性胸膜增厚等。

2. 心源性呼吸困难　主要是由左心和（或）右心衰竭引起。

左心衰竭引起的呼吸困难主要原因是肺循环淤血，其特点：①呼吸困难是左心衰竭的早期症状，活动时出现或加重，休息时减轻或消失，仰卧位明显，坐位可减轻。②常表现为阵发性呼吸困难，在夜间睡眠中突感胸闷、气急而憋醒，被迫坐起，惊恐不安。轻者数分钟至数十分钟后症状逐渐减轻、消失；严重者可见端坐呼吸、面色发绀、大汗、咳粉红色泡沫样痰，两肺湿啰音，心率加快，称为心源性哮喘。③多有引起左心衰竭的基础病因。④应用强心剂、利尿剂和血管扩张剂改善左心功能后呼吸困难症状随之好转。其发生机制主要为：①睡眠时迷走神经兴奋性增高，冠状动脉收缩，心肌供血减少。②仰卧位时肺活量减少，下半身静脉回心血量增多，加重肺淤血。③呼吸中枢敏感性降低，对肺淤血引起的轻度缺氧反应迟钝，当淤血加重，缺氧明显时，才刺激呼吸中枢作出应答反应。

右心衰竭严重时也可引起呼吸困难，但程度较左心衰竭轻，其发生呼吸困难的主要机制是大量心包渗液致心脏压塞或心包纤维性增厚、钙化、缩窄，使心脏舒张受限，引起体循环静脉淤血。

3. 中毒性呼吸困难 代谢性酸中毒时，血液中酸性代谢产物刺激颈动脉窦、主动脉体化学感受器或直接兴奋刺激呼吸中枢，出现深而规则的呼吸，称为酸中毒大呼吸[又称库斯莫尔（Kussmaul）呼吸]，见于尿毒症、糖尿病酮症酸中毒等。某些药物如阿片类、巴比妥类中枢抑制药物和有机磷农药中毒时，可抑制呼吸中枢引起呼吸困难，表现为呼吸缓慢、变浅伴有呼吸节律异常的改变，如潮式呼吸或间停呼吸（又称比奥呼吸）。化学毒物中毒可导致机体缺氧引起呼吸困难，常见于一氧化碳中毒、亚硝酸盐中毒、氰化物中毒等。

4. 血源性呼吸困难 各种原因导致血红蛋白量减少或结构异常，红细胞携氧量减少，血氧含量降低所致。表现为呼吸加快，常伴有心率加快。临床常见于重度贫血、高铁血红蛋白血症等。

5. 神经、精神性呼吸困难 神经性呼吸困难主要是由于呼吸中枢受颅内高压和供血减少的刺激，呼吸慢而深，常伴有呼吸节律异常，常见于重症颅脑疾病，如脑出血、脑炎、脑膜炎、脑脓肿、脑外伤及脑肿瘤等。精神性呼吸困难主要表现为呼吸浅表而快，常因通气过度发生呼吸性碱中毒，出现口周、肢体麻木和手足搐搦，伴有叹息样呼吸，常见于癔症等。

（三）伴随症状

1. 伴发热 见于肺炎、肺结核、肺脓肿、胸膜炎、急性心包炎等。

2. 伴一侧胸痛 见于肺炎链球菌肺炎、急性渗出性胸膜炎、肺栓塞、自发性气胸、急性心肌梗死、支气管肺癌等。

3. 伴咳嗽、咳痰 见于慢性阻塞性肺疾病、支气管扩张、肺脓肿、急性左心衰竭等。

4. 伴昏迷 见于脑出血、脑膜炎、休克型肺炎、糖尿病酮症酸中毒、尿毒症、肺性脑病、阿片类及巴比妥类药物中毒、有机磷农药中毒、急性一氧化碳中毒等。

5. 发作性呼吸困难伴哮鸣音 常见于支气管哮喘、心源性哮喘等。突发性重度呼吸困难可见于急性喉水肿、气管异物、大面积肺栓塞、自发性气胸等。

（四）问诊要点

1. 病因与诱因 有无引起呼吸困难的相关病史，如心肺疾病、代谢性疾病、颅脑外伤史等。

2. 呼吸困难的特点 呼吸困难发生的缓急、持续时间的长短、表现，以及与活动、体位、昼夜的关系。

3. 伴随症状 有无发热、咳嗽、咳痰、咯血、胸痛的症状，有无咯血及咯血量。

4. 诊疗经过 是否接受过诊治，辅助检查及结果，使用的药物名称及剂量。

5. 一般情况 患病以来精神状态、食欲、体重改变、睡眠及大小便情况。

6. 相关病史 既往有无类似发作，有无慢性呼吸系统疾病、心血管疾病等。

第3节 咳嗽与咳痰

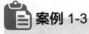 **案例 1-3**

> 患者，男性，60岁。
>
> 主诉：刺激性咳嗽2个月。
>
> 现病史：患者近2个月来出现刺激性咳嗽，咳少量黏液痰，痰中带血丝，无发热、盗汗。体检：无明显阳性体征。既往吸烟30年，每日20支。
>
> 问题：该患者咳嗽、咳痰的特点有哪些？可能的病因是什么？

咳嗽是机体的一种保护性反射动作。呼吸道内分泌物及进入气道的异物可借咳嗽反射排出体外。但咳嗽可使呼吸道感染扩散，频繁剧烈的咳嗽还可导致呼吸道出血，甚至诱发自发性气胸等。长期、频繁、剧烈的咳嗽也可影响工作、休息，属于病理状态。咳痰是借助咳嗽动作将呼吸道内分泌物或肺泡内的渗出液排出口腔外的现象。

（一）发生机制

1. 咳嗽 是由延髓咳嗽中枢受刺激引起。来自耳、鼻、咽、喉、支气管、肺泡、胸膜等的刺激，经迷走神经、舌咽神经和三叉神经的感觉纤维传入咳嗽中枢，再经喉下神经、膈神经及脊神经等传出神经，分别引起咽肌、声门、膈肌及其他呼吸肌的运动，引起咳嗽。

2. 咳痰 是一种病态现象。正常支气管黏膜腺体和杯状细胞分泌少量黏液，以保持呼吸道黏膜的湿润。当咽、喉、气管、支气管或肺泡受到物理性、化学性、过敏性等因素刺激时，黏膜充血、水肿，毛细血管壁通透性增高，腺体分泌物增加，漏出物、渗出物与黏液、组织坏死物等混合成痰液。

（二）病因

1. 呼吸道疾病 呼吸道黏膜受到刺激可引起咳嗽。如刺激性气体的吸入，以及炎症、异物、出血、肿瘤等的刺激，均可引起咳嗽和（或）咳痰，其中呼吸道感染是常见原因。

2. 胸膜疾病 各种原因所致的胸膜炎、胸膜肿瘤、气胸或胸腔穿刺等均可引起咳嗽。

3. 心血管疾病 各种原因所致左心衰竭引起肺淤血或肺水肿时，或来自右心及体循环静脉栓子脱落引起肺栓塞时，肺泡及支气管内漏出或渗出物刺激支气管黏膜，引起咳嗽。

4. 中枢神经因素 从大脑皮质发出冲动传至延髓咳嗽中枢，可随意引起咳嗽反射或抑制咳嗽反射。

5. 其他因素 胃食管反流病所致咳嗽，服用血管紧张素转化酶抑制剂后咳嗽等。

（三）临床表现

1. 咳嗽的性质 咳嗽无痰或痰量很少，称干性咳嗽，常见于急慢性咽喉炎、急性支气管炎初期、支气管异物、胸膜疾病、支气管肿瘤等。咳嗽伴有痰液，称湿性咳嗽，常见于慢性支气管炎、支气管扩张、肺炎、肺脓肿和空洞性肺结核等。

2. 咳嗽的时间与规律 突然发作的咳嗽，多由于吸入刺激性气体或气管、支气管异物；长期反复发作的慢性咳嗽，多见于慢性支气管炎、支气管扩张症、慢性肺脓肿等；因体位改变，咳嗽、咳痰加剧，常见于慢性支气管炎、支气管扩张症、慢性肺脓肿；夜间咳嗽常见于左心衰竭。

3. 咳嗽的音色 指咳嗽声音的特点。

（1）金属音调咳嗽，见于纵隔肿瘤、主动脉瘤或支气管肺癌压迫气管。

（2）咳嗽声音嘶哑，见于声带炎、喉炎、喉结核、喉癌压迫喉返神经。

（3）鸡鸣样咳嗽，表现为连续阵发性剧咳伴有高调吸气回声，见于百日咳、会厌及喉部疾病或气管受压。

（4）咳嗽声音低微或无声，可见于极度衰弱或声带麻痹的患者。

4. 痰的性质和量 痰的性质可分为黏液性、浆液性、脓性和血性。黏液性痰多见于急性支气管炎、支气管哮喘及大叶性肺炎的初期，也可见于慢性支气管炎、肺结核等；浆液性痰见于肺水肿、肺泡细胞癌等；脓性痰见于肺炎、支气管扩张、肺脓肿等；血性痰是由呼吸道黏膜受侵害、损害毛细血管或血液渗入肺泡所致。上述各种痰液均可带血。

铁锈色痰为典型肺炎链球菌肺炎的特征；黄绿色或翠绿色痰，提示铜绿假单胞菌感染；恶臭痰提示有厌氧菌感染；痰白黏稠且牵拉成丝难以咳出，提示有真菌感染；粉红色泡沫痰是肺水肿的特征；日咳数百至上千毫升浆液泡沫痰还需考虑细支气管肺泡癌的可能。

（四）伴随症状

1. 伴发热 多见于急性呼吸道感染、肺炎、胸膜炎、肺结核等。

2. 伴胸痛 常见于胸膜炎、肺炎、自发性气胸、支气管肺癌、肺梗死等。

3. 伴呼吸困难 见于喉水肿、喉肿瘤、气道异物、慢性阻塞性肺疾病、支气管哮喘、重症肺炎、大量胸腔积液、气胸、肺淤血等。

4. 伴咯血 常见于支气管扩张症、肺结核、支气管肺癌、肺脓肿、二尖瓣狭窄等。

5. 伴大量脓痰 常见于肺脓肿、支气管扩张症、支气管胸膜瘘等。

6. 伴有哮鸣音 多见于支气管哮喘、慢性喘息性支气管炎、心源性哮喘等。

7. 伴有杵状指（趾） 常见于支气管扩张症、慢性肺脓肿、支气管肺癌等。

（五）问诊要点

1. 发病性别与年龄 疾病的发生与性别和年龄有一定关系。

2. 咳嗽、咳痰的特点 咳嗽发生的急缓、性质、音色、时间和规律，有无咳痰，痰液的性质、痰量等。

3. 伴随症状 是否伴有发热、胸痛、呼吸困难、咯血等。

4. 诊疗经过 是否接受过诊治，辅助检查及结果，使用的药物名称及剂量。

5. 一般情况 患病以来精神状态、食欲、体重改变、睡眠及大小便情况。

6. 相关病史 有无传染病接触史及传染病史，既往患病史、服药史、职业特点等。

第 4 节 咯 血

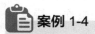

案例 1-4

患者，女性，20 岁。

主诉：咯血 1 小时。

现病史：1 小时前，患者感咽部瘙痒、胸闷，随之咯出鲜红色血液约 150ml。就诊时面色苍白，精神紧张。追问病史，患者 2 周前开始出现间断咳嗽，无痰，时有午后低热、盗汗，未诊治。

问题：该患者咯血有何特点？为多少量的咯血？可能的原因是什么？

咯血（hemoptysis）是指喉部及喉以下的呼吸器官出血，经咳嗽由口腔排出。咯血前常有喉部痒感，血液随咳嗽而咯出。小量咯血有时仅表现为痰中带血，大咯血时血液从口鼻涌出，常可阻塞呼吸道，若血块阻塞呼吸道可造成窒息死亡。经口腔排出的血还可来自口腔、鼻咽部出血。因此，确定咯血前，须仔细检查口腔及鼻咽部，另外，咯血须与消化道出血引起的呕血鉴别（表1-1）。

表1-1 咯血与呕血的鉴别		
鉴别点	咯血	呕血
病因	肺结核、支气管扩张症、肺癌、肺炎、肺脓肿、心脏病等	消化性溃疡、肝硬化、急性胃黏膜病变、胃癌等
出血前症状	咽部痒感、咳嗽、胸闷等	上腹部不适、恶心、呕吐等
出血方式	咯出，伴咳嗽	呕出，可为喷射状
出血的颜色	鲜红色	暗红色、棕黑色、咖啡色，量大时可为鲜红色
血中混合物	痰液、泡沫	食物残渣、胃液
酸碱反应	碱性	酸性
黑便	无（咽下血液时可有）	有，可为柏油样便
出血后痰的性状	常有血痰数日	无血痰

（一）病因与发生机制

引起咯血的病因很多，主要见于呼吸系统疾病和心血管疾病。

1. 支气管疾病 常见有支气管扩张症、支气管肺癌、支气管结核、慢性支气管炎、支气管结石等。其机制主要是炎症、肿瘤、结石损伤了支气管黏膜，或使毛细血管通透性增高，或黏膜下血管破裂。

2. 肺部疾病 常见的有肺结核、肺炎、肺脓肿等；较少见于肺淤血、肺栓塞、肺寄生虫病、肺真菌病、肺泡炎、肺含铁血黄素沉着症和肺出血-肾炎综合征等。在我国，肺结核仍是最常见的咯血原因之一。肺结核咯血的机制为结核病变使毛细血管通透性增高，血液渗出，导致痰中带血或小血块；如病变累及小血管使管壁破溃，则造成中等量咯血；如空洞壁肺动脉分支形成的小动脉瘤破裂，或继发的结核性支气管扩张形成的动静脉瘘破裂，则造成大量咯血，甚至危及生命。

3. 心血管疾病 较常见的是风湿性心脏病二尖瓣狭窄所致的咯血，其次为先天性心脏病如房间隔缺损、动脉导管未闭等所致的肺动脉高压或原发性肺动脉高压。其咯血可表现为小量咯血或痰中带血、大量咯血、粉红色泡沫样血痰和黏稠暗红色血痰。发生机制多为肺淤血造成肺泡壁或支气管内膜毛细血管破裂和支气管黏膜下层支气管静脉曲张破裂所致，后者可导致大咯血。

4. 其他 血液系统疾病，如白血病、血小板减少性紫癜、血友病、再生障碍性贫血等；某些急性传染病，如流行性出血热、肺出血型钩端螺旋体病等；风湿性疾病，如结节性多动脉炎、系统性红斑狼疮、白塞综合征等，以及气管、支气管子宫内膜异位症等均可引起咯血。

（二）临床表现

1. 年龄与生活习惯 青壮年咯血常见于肺结核、支气管扩张症、二尖瓣狭窄等。40岁以上有长期吸烟史者，应高度警惕支气管肺癌的可能性。儿童慢性咳嗽伴小量咯血应注意低色素性贫血、特发性含铁血黄素沉着症的可能。

2. 咯血量 一般认为每24小时咯血量在100ml以内为小量咯血，100～500ml为中等量咯血，500ml以上或一次咯血量达100～500ml为大量咯血。大量咯血主要见于空洞性肺结核、支气管扩张症和慢性肺脓肿。大咯血时可导致窒息，重者产生意识障碍，应立即抢救，解除呼吸道阻塞。

3. 颜色和性状 肺结核、支气管扩张症、肺脓肿和出血性疾病所致咯血，其颜色多为鲜红色；二尖瓣狭窄所致咯血多为暗红色；急性肺水肿引起的咯血为浆液性粉红色泡沫痰；肺梗死引起的咯血为黏稠暗红色血痰；铁锈色血痰为肺炎链球菌肺炎，砖红色胶冻样痰见于肺炎克雷伯杆菌肺炎。

（三）伴随症状

1. 伴发热 见于肺结核、肺炎、肺脓肿、流行性出血热、肺出血型钩端螺旋体病等。

2. 伴胸痛 见于肺炎链球菌肺炎、肺结核、肺栓塞、原发性支气管肺癌等。

3. 伴脓痰 见于肺脓肿、支气管扩张症、空洞性肺结核继发细菌感染等。

4. 伴呛咳 见于支气管肺癌、支原体肺炎等。

5. 伴黄疸 见于钩端螺旋体病、肺栓塞等。

6. 伴皮肤、黏膜出血 见于血液病、肺出血型钩端螺旋体病和流行性出血热等。

7. 伴杵状指（趾） 见于支气管扩张症、肺脓肿、原发性支气管肺癌等。

（四）问诊要点

1. 确定是否为咯血 首先鉴别是咯血还是呕血，还需注意与鼻咽部、口腔出血相鉴别。

2. 发病年龄与咯血的特点 发病年龄、起病缓急、病程长短、诱因，以及咯血的颜色、量和性状。

3. 伴随症状 注意伴随症状与咯血的关系。

4. 诊疗经过 是否接受过诊治，是否使用过止血药物，药物的种类、剂量及疗效。

5. 一般情况 患病以来精神状态、食欲、体重改变、睡眠及大小便情况。

6. 相关病史 询问有无传染病接触史，既往有无呼吸系统、心血管系统与血液系统等疾病史；个人史及月经史等。

链接

大量咯血与大量呕血的区别

大量咯血是指每 24 小时咯血量在 500ml 以上或一次咯血量达 100～500ml；大量呕血是短时间内上消化道出血大于 1000ml 或出血量占总血容量的 20% 以上。正常人血液占体重的 7%～8%，即每千克体重有 70～80ml 血液。

第 5 节 胸　痛

 案例 1-5

患者，男性，55 岁。

主诉：心前区压榨样痛 1 小时。

现病史：患者 1 小时前跑步时突感心前区疼痛，呈压榨样，伴大汗淋漓、头晕、呼吸困难，休息无缓解，无意识障碍。既往无类似发作。

问题：该患者的突出症状是什么？有何特点？该病例问诊还需补充哪些内容？

胸痛（chest pain）主要由胸部疾病引起，疼痛的程度因个体痛阈差异而不同，不一定与病情轻重一致。

（一）病因

各种刺激因子均可刺激胸部的感觉神经纤维产生痛觉冲动，并传至大脑皮质的痛觉中枢引起胸痛。引起胸痛的常见病因如下。

1. 胸壁及胸廓疾病 急性皮炎、皮下蜂窝织炎、带状疱疹、肋间神经炎、肋软骨炎、流行性肌炎、肋骨骨折、外伤、多发性骨髓瘤、急性白血病等。

2. 心血管疾病 心绞痛、心肌梗死、心肌病、二尖瓣或主动脉瓣病变、急性心包炎、胸主动脉夹层、肺栓塞、肺动脉高压及心血管神经症等。

3. 呼吸系统疾病 胸膜炎、胸膜肿瘤、气胸、血胸、支气管肺癌等。

4. 纵隔疾病 纵隔炎、纵隔气肿、纵隔肿瘤等。

5. 其他 食管炎、食管癌、食管裂孔疝、膈下脓肿、肝脓肿、脾梗死、脾破裂、痛风、过度通气综合征等。

（二）临床表现

1. 发病年龄 青壮年胸痛多考虑结核性胸膜炎、自发性气胸、心肌炎、心肌病、风湿性心脏瓣膜病；40 岁以上须注意心绞痛、心肌梗死和支气管肺癌。

2. 胸痛部位 胸壁及胸廓疾病所致的胸痛常局限于病变部位，且有压痛，若为胸壁皮肤的炎症性病变，局部可有红、肿、热、痛表现；带状疱疹表现为成簇的水疱沿一侧肋间神经分布伴剧痛，且疱疹不超过体表中线；肋骨骨折部位有明显的挤压痛；肋软骨炎引起胸痛常在第一、二肋软骨处见单个或多个隆起，局部有压痛，但无红肿；心绞痛及急性心肌梗死的疼痛多在胸骨后和心前区或剑突下，可向左肩和左臂内侧放射，甚至达左侧环指与小指，也可以放射于左颈或面颊部，误认为牙痛。胸膜炎、气胸、肺栓塞引起的疼痛多在患侧腋下；食管及纵隔病变引起的胸痛多在胸骨后；肝胆疾病及膈下脓肿引起的胸痛多在右下胸，侵犯膈肌中心部时疼痛放射至右肩部。

3. 胸痛的程度与性质　胸痛的程度可呈剧烈、轻微和隐痛。胸痛的性质多种多样。例如，带状疱疹呈刀割样或灼热样剧痛；食管炎多呈烧灼痛；肋间神经痛为阵发性灼痛或刺痛；支气管肺癌、纵隔肿瘤表现为闷痛；心绞痛呈压榨样痛伴窒息感，心肌梗死则疼痛更为剧烈并有恐惧、濒死感；胸膜炎常呈隐痛、钝痛和刺痛；突然发生的撕裂样剧痛可见于气胸、胸主动脉夹层；肺栓塞可突然发生胸部剧痛或绞痛，常伴呼吸困难与发绀。

4. 疼痛持续时间　平滑肌痉挛或血管狭窄缺血所致的疼痛多为阵发性，炎症、肿瘤、栓塞或梗死所致的疼痛呈持续性。例如，心绞痛发作时间短暂（持续1～5分钟），而心肌梗死疼痛持续时间很长（数小时或更长）且不易缓解。

5. 影响胸痛的因素　心绞痛发作可在劳力或精神紧张时诱发，休息后或含服硝酸甘油后缓解，含服硝酸甘油对心肌梗死所致的疼痛无效。食管疾病多在进食时发作或加剧，服用抑酸剂和促动力药物可减轻或消失。胸膜炎及心包炎的胸痛可因咳嗽或深呼吸而加剧。

（三）伴随症状

1. 胸痛伴有咳嗽、咳痰和（或）发热　常见于气管、支气管和肺部疾病。

2. 胸痛伴呼吸困难　常提示病变累及范围较大，如气胸、渗出性胸膜炎和肺栓塞等。

3. 胸痛伴咯血　主要见于肺结核、肺栓塞、支气管肺癌。

4. 胸痛伴血压下降或休克表现　多见于心肌梗死、胸主动脉夹层、主动脉窦瘤破裂和大块肺栓塞。

5. 胸痛伴咽下困难　多提示食管疾病。

（四）问诊要点

1. 起病缓急、胸痛部位、范围大小及其放射部位，疼痛严重度和对患者的影响。

2. 胸痛性质、轻重及持续时间，发生的诱因，加重与缓解方式，如咳嗽、深呼吸的影响，活动、进餐、情绪的关系等。

3. 伴随症状，有无发热、咳嗽、咳痰、咯血、心悸、发绀、呼吸困难及其程度。

4. 其他职业和嗜好，过去有无类似发作及其诱因、缓解方式等。

第6节　发　　绀

案例 1-6

　　患者，女性，20岁。

　　主诉：双手发绀1小时。

　　现病史：患者1个多小时前与同学一起堆雪人，10余分钟后出现双手明显发绀，无其他不适，口唇稍发绀。近3年来，只要受寒都有类似发作，按摩双手发绀可减轻。自幼较瘦弱、怕冷。家族中无类似病史。

　　问题：该患者的突出症状是什么？有何特点？该病例问诊还需补充哪些内容？

　　发绀（cyanosis）是指血液中还原血红蛋白增多（＞50g/L），使皮肤和黏膜呈青紫色改变的一种表现，也可称紫绀。这种改变以皮肤较薄、色素较少和毛细血管较丰富的部位最为明显，如口唇、指（趾）、甲床等处。广义的发绀还包括少数因异常血红蛋白衍生物增多，引起的皮肤、黏膜青紫状态。

（一）发生机制

发绀是由血液中还原血红蛋白的绝对量增加所致，还原血红蛋白的浓度用血氧的未饱和度来表示。血红蛋白主要是氧合血红蛋白，其次是还原血红蛋白（脱氧血红蛋白），前者呈鲜红色，后者呈暗红色。正常体循环动脉的血氧饱和度为96%，还原血红蛋白含量约为7.5g/L；静脉血液的氧饱和度为72%～75%，在周围循环毛细血管血液中，还原血红蛋白含量约为26g/L，不会出现发绀。当某些原因使毛细血管内的还原血红蛋白超过50g/L（即血氧未饱和度超过6.5vol/dl），皮肤、黏膜即可出现发绀。发绀是缺氧的表现，但缺氧不一定都发绀。如血红蛋白低于60g/L时，即使严重缺氧，动脉血氧饱和度明显下降，亦难出现发绀；而红细胞增多时，无论是否缺氧，只要血液中的还原血红蛋白含量增多，即可出现发绀。因此，临床上所见发绀，并不能全部确切反映动脉血氧的下降情况。

（二）病因与临床表现

1. 血液中还原血红蛋白增多（真性发绀）

（1）中心性发绀　特点为全身性发绀，除四肢末端、颜面（口唇、鼻尖、颊部、耳垂）、躯干皮肤外，也累及黏膜（如口腔黏膜、舌的腹面黏膜）。发绀部位皮肤温暖，局部加温或按摩发绀不消失。发绀常由心、肺疾病所致，一般可分为①肺性发绀：由各种原因引起的肺通气和（或）换气功能障碍，肺氧合作用不足，使体循环中的还原血红蛋白增多。常见于严重的呼吸系统疾病，如呼吸道梗阻、重症肺炎、阻塞性肺气肿、弥漫性肺间质纤维化、肺淤血、肺水肿、急性呼吸窘迫综合征、肺栓塞、原发性肺动脉高压、大量胸腔积液、气胸及严重胸膜肥厚和粘连等。②心性混合性发绀：由于心脏或大血管间存在异常通道分流，部分静脉血未通过肺进行氧合作用而进入体循环动脉。如分流量超过心排血量的1/3，即可出现发绀。常见于发绀型先天性心脏病，如法洛（Fallot）四联症、艾森门格（Eisenmenger）综合征等。

（2）周围性发绀　常出现于肢体的末端与下垂部位，如肢端、耳垂、鼻尖。这些部位的皮肤是冷的，若给予按摩或加温，使皮肤转暖，发绀可消退。此特点亦可作为与中心性发绀的鉴别点。发绀是由于周围循环血流障碍，血液流经末梢血管时，速度变慢、淤滞，氧被组织摄取过多而使还原血红蛋白增多。此型发绀可分为：①淤血性周围性发绀：常见于引起体循环淤血、周围血流缓慢的疾病，如右心衰竭、渗出性心包炎、心脏压塞、缩窄性心包炎、血栓性静脉炎、上腔静脉阻塞综合征、下肢静脉曲张等；②缺血性周围性发绀：常见于引起心排血量减少的疾病和局部血流障碍性疾病，如严重休克、血栓闭塞性脉管炎、雷诺病、肢端发绀症、严重受寒等。

（3）混合性发绀　中心性发绀与周围性发绀同时存在，多见于心力衰竭。因肺部淤血，血液在肺内氧合不足，加之周围血流缓慢，氧被组织摄取过多所致。

2. 血液中异常血红蛋白增多

（1）高铁血红蛋白血症　血液中的血红蛋白由于药物或化学物质的影响，分子中二价铁被三价铁所取代，形成高铁血红蛋白而失去与氧结合的能力。当高铁血红蛋白含量达到30g/L时即可出现发绀。特点是发绀出现急骤，病情严重，抽出的静脉血呈深棕色，暴露于空气中也不能变为鲜红色，虽给予氧疗但发绀不能改善，只有给予静脉注射亚甲蓝溶液、硫代硫酸钠或大剂量维生素C，发绀方可消退。常见于苯胺、硝基苯、伯氨喹、亚硝酸盐、氯酸钾、磺胺类药物等中毒。用分光镜检查可证实血中存在高铁血红蛋白。大量进食含亚硝酸盐的变质蔬菜而引起的高铁血红蛋白血症，出现发绀，称肠源性发绀，又称肠源性青紫症。

（2）硫化血红蛋白血症　正常红细胞内无硫化血红蛋白，凡能引起高铁血红蛋白血症的药物或化学物质均可引起硫化血红蛋白血症。但一般认为前提是必须同时有便秘或服用含硫药物在肠内形成大量硫化氢，只有后者作用于血红蛋白才能产生硫化血红蛋白，当其含量达到5g/L时即可发生发绀。硫化血红蛋白一旦形成，始终存在于体内，直到红细胞破坏为止。因含硫化血红蛋白的红细胞寿命仍正常，故这种发绀的特点是持续时间长，可达数月以上。血液呈蓝褐色，用分光镜检查可证明硫化血红蛋白的存在。

（3）先天性高铁血红蛋白血症　自幼即发绀，而无心、肺疾病及引起异常血红蛋白的其他原因，有家族史，身体一般状况较好。

（三）伴随症状

1. 发绀伴呼吸困难　常见于重症心、肺疾病及急性呼吸道阻塞、大量气胸等。而高铁血红蛋白血症虽有明显发绀，但一般无呼吸困难。

2. 发绀伴杵状指（趾）　提示病程较长，主要见于先天性心血管病（如法洛四联症、肺动-静脉瘘）和某些慢性肺部疾病。

3. 发绀伴意识障碍　主要见于某些药物或化学物质中毒、休克、急性肺部感染或急性心力衰竭等。

（四）问诊要点

1. 起病年龄与性别　自出生或幼年即出现发绀者，常见于发绀型先天性心脏病或先天性高铁血红蛋白血症。特发性阵发性高铁血红蛋白血症可见于育龄女性，且发绀多与月经周期有关。

2. 发绀部位和特点　用以判断发绀的类型。

3. 发病诱因及病程　急性起病又无心肺疾病表现的发绀，须询问有无摄入含硫药物或化学品、变质蔬菜，尤其在便秘情况下服用含硫药物史。

4. 询问有无心脏和肺部疾病症状　如心悸、晕厥、胸痛、气促、咳嗽等。

⊕ **医者仁心**　　　　　　　　　　　　　**茉莉花遇见格桑花**

先天性心脏病（先心病）根据不同的分流方向会出现不同的临床症状，右向左分流的先天性心脏病最为严重，可有全身青紫、血氧饱和度降低和全身发绀等。我国每年有 10 万～ 20 万名先天性心脏病患儿出生。而在高海拔、低氧低压的环境下，先天性心脏病检出率要高于平原地区。

2019 年以来，江苏援藏医疗队对西藏近 2 万名学龄儿童进行先天性心脏病筛查，将符合手术条件的患儿带回江苏进行免费治疗。在江苏"心佑工程"项目团队的支持下，100 多个西藏先天性心脏病患儿完成手术治疗。受益于这一爱心之举，原本"大口呼吸都觉得痛苦"的孩子能在阳光下享受童趣，一个个家庭也因此走向新生。当茉莉花遇见格桑花，江苏、西藏两地用真情护佑先天性心脏病患儿的健康，用爱播下民族团结的种子。

第 7 节　心　悸

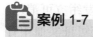 **案例 1-7**

患者，男性，58 岁。

主诉：阵发性心悸 5 年，再发伴头晕、胸闷 1 小时。

现病史：患者 5 年前无明显诱因出现阵发性心悸，发作时脉搏难以计数，每次发作持续数分钟至数小时会自行恢复正常，也可于吸气后屏气使发作停止。因发作时除心悸外无其他自觉症状，而未进行诊治。1 小时前无明显诱因再发心悸，伴头晕、胸闷，无恶心呕吐，无胸痛，无意识障碍。

问题：该患者的突出症状是什么？有何特点？问诊时还需补充哪些内容？

心悸（palpitation）是指自觉心跳或心慌，伴有心前区不适感。在安静状态和日常生活中，身心健康者不会感受到自己的心跳，当心率加快、减慢或心律失常时，往往感到心悸，有时心率和心律正常者亦可有心悸。

（一）发生机制

心悸发生机制尚未完全清楚，一般认为心脏活动过度是发生心悸的基础，与心率及每搏输出量改变有关。例如，心动过速时，舒张期缩短、心室充盈不足，在心室收缩期心室肌与心瓣膜的紧张度突然增加，致使心搏增强而感心悸；心悸也与心律失常有关，如期前收缩，在一个较长的代偿期之后的心室收缩，往往强而有力，会出现心悸。心悸与心律失常持续时间有关，如突然发生的阵发性心动过速，心悸往往较明显，而许多慢性心律失常的患者，可因逐渐适应而无明显心悸。心悸还与精神因素及注意力有关，焦虑、紧张及注意力集中时易于出现。心悸可见于心脏病患者，但心悸不一定有心脏病，反之心脏病患者也可不发生心悸，如无症状的冠状动脉粥样硬化性心脏病，就无心悸发生。

（二）病因与临床表现

1.心脏搏动增强 心肌收缩力增强和每搏输出量增加可引起心悸，包括生理性和病理性两个方面。

（1）生理性原因 ①健康人剧烈运动、精神过度紧张或情绪波动时；②大量饮酒、喝浓茶或咖啡后；③应用某些药物，如肾上腺素、麻黄碱、咖啡因、阿托品、甲状腺素等。

（2）病理性原因 ①各种器质性心脏病：如高血压心脏病、主动脉瓣或二尖瓣关闭不全、某些先天性心脏病（动脉导管未闭、室间隔缺损）、原发性心肌病、脚气性心脏病等。②其他每搏输出量增加的疾病：如发热和甲状腺功能亢进时，基础代谢率增加，心率加快、心排血量增加；贫血时血液携氧量减少，器官及组织缺氧，机体通过增加心率、提高心排血量来保证氧的供应，这种心悸在急性失血时尤为明显；低血糖症、嗜铬细胞瘤由于肾上腺素释放增多，心率加快，也可发生心悸。

2.心律失常 心动过速、过缓或节律改变、传导异常均可出现心悸。

（1）心动过速 各种原因引起的窦性心动过速、阵发性室上性或室性心动过速等。

（2）心动过缓 见于病态窦房结综合征、高度房室传导阻滞（连续出现2次及以上的QRS波群脱漏者）、房室交界性心律、室性逸搏心律及迷走神经兴奋性过高等。由于心率缓慢，舒张期延长，心室充盈度增加，心搏强而有力，引起心悸。

（3）心律不齐 如期前收缩、心房扑动或颤动等，由于心脏跳动不规则或有代偿间歇，患者感到心悸，甚至有停跳感。

3.心脏神经症 病因不明，可能与神经类型、环境因素和性格有关，属于功能性神经症的一种。多见于青年女性，尤其是更年期妇女。临床表现除心悸外，尚有呼吸困难、心前区痛、自主神经功能紊乱、疲乏、失眠、头晕、头痛、耳鸣、记忆力减退等，常在焦虑、情绪激动等情况下发生。

（三）伴随症状

1.心悸伴心前区疼痛 见于冠状动脉粥样硬化性心脏病（如心绞痛、急性心肌梗死）、心肌炎、心包炎、心脏神经症等。

2.心悸伴发热 见于风湿热、心肌炎、心包炎、感染性心内膜炎及其他发热性疾病。

3.心悸伴晕厥或抽搐 见于高度房室传导阻滞、心室颤动或阵发性室性心动过速、病态窦房结综合征等。

4.心悸伴贫血 见于各种原因引起的急性失血，此时常有出虚汗、脉搏微弱、血压下降或休克。慢性贫血，心悸多在劳累后出现。

5.心悸伴呼吸困难 见于急性心肌梗死、心肌炎、心包炎、心力衰竭、重症贫血等。

6. 心悸伴消瘦及出汗 见于甲状腺功能亢进症。

7. 心悸伴自主神经功能紊乱症状 见于心脏神经症。

（四）问诊要点

1. 发病诱因和病程 发作诱因、时间、频率、病程。

2. 伴随症状 有无心前区疼痛、发热、头晕、头痛、晕厥、呼吸困难、消瘦及多汗、失眠、焦虑等相关症状。

3. 既往病史 有无心脏病、内分泌疾病、贫血性疾病、神经症等病史。

4. 个人史 有无嗜好浓茶、咖啡、烟酒等，有无精神刺激史。

第8节 水 肿

案例 1-8

　　患者，男性，28 岁。

　　主诉：劳力性心悸、气促 5 年，加剧伴双下肢水肿 7 天。

　　现病史：患者 5 年前劳累后出现心悸、气促，休息后缓解，7 天前上呼吸道感染后心悸气促加重，伴双下肢轻度水肿。

　　问题：该患者水肿有何特点？除水肿外还有哪些症状、体征？考虑什么疾病？

　　水肿（edema）是指人体组织间隙有过多的液体积聚使组织肿胀。水肿可表现为全身性，也可局限于机体某一部位。当液体在体内组织间隙呈弥漫性分布时为全身性水肿（常为凹陷性），液体积聚在局部组织间隙时为局部性水肿，发生于体腔内时称积液，如胸腔积液、腹腔积液（腹水）、心包积液。一般情况下，水肿不包括内脏器官局部的水肿，如脑水肿、肺水肿等。

（一）发生机制

　　在正常人体中，血管内液体不断地从毛细血管小动脉端漏出至组织间隙称为组织液，另外，组织液又不断从毛细血管小静脉端回吸收入血管内，两者保持着动态平衡，使组织间隙没有过多的液体积聚。当这种平衡被破坏后，即可产生水肿。

　　产生水肿的主要因素有：①钠、水潴留，如继发性醛固酮增多症、肾炎等；②毛细血管滤过压升高，如右心衰竭等；③毛细血管通透性增高，如急性肾炎、过敏反应等；④血浆胶体渗透压降低，通常继发于血清白蛋白减少，如肾病综合征等；⑤淋巴液或静脉回流受阻，如丝虫病、血栓性静脉炎等。

（二）病因与临床表现

1. 全身性水肿

（1）心源性水肿 常见右心衰竭。发生机制是有效循环血量减少，肾血流量减少，肾小球滤过率下降，继发性醛固酮增多导致钠、水潴留及静脉淤血，引起毛细血管滤过压增高，组织液回吸收减少。心源性水肿的特点是首先出现于身体低垂部位，可随体位变化而变化。非卧床患者最早出现于下肢，特别是踝内侧，活动后明显，休息后减轻或消失；卧床患者则以腰骶部明显。水肿为对称性、凹陷性、颜面部一般不出现水肿。此外，通常还伴有右心衰竭的其他表现，如颈静脉怒张、肝大、静脉压升高，严重时可出现胸腔积液、腹水等。

（2）肾源性水肿 常见各型肾炎和肾病。钠、水潴留是其水肿的基本机制。水肿的特点是疾病早期晨起时有眼睑与颜面水肿，以后发展为全身水肿（肾病综合征时为重度水肿）。常伴有血压升高、尿常规及肾功能异常的表现。肾源性水肿需与心源性水肿相鉴别，鉴别要点见表1-2。

鉴别点	心源性水肿	肾源性水肿
开始部位	从身体低垂部位开始，非卧床患者从足部开始，向上延及全身	从眼睑、颜面开始而延及全身
发展快慢	缓慢	迅速
水肿性质	比较坚实，移动性小	软而移动性大
伴随改变	心脏增大、心脏杂音、肝大、肝颈静脉回流征阳性和静脉压升高等	肾功能异常、高血压、蛋白尿、血尿、管型尿、眼底改变等

表1-2 心源性水肿与肾源性水肿的鉴别

（3）肝源性水肿　常见肝硬化失代偿期。水肿形成的主要机制是门静脉压力增高、低蛋白血症、肝淋巴液回流障碍、继发性醛固酮增多等。特征为水肿发生较缓慢，常先出现于踝部，以后逐渐向上蔓延，而头、面部及上肢多无水肿。肝硬化失代偿期时，最突出的表现为腹水，常同时伴有脾大、腹壁静脉曲张和食管-胃底静脉曲张等门静脉高压的表现，以及黄疸、蜘蛛痣和肝功能异常。

（4）营养不良性水肿　见于慢性消耗性疾病长期营养缺乏、胃肠吸收功能不良、重度烧伤等所致的低蛋白血症或维生素B_1缺乏症。其特点是水肿发生前常有消瘦、体重减轻等表现。水肿常从足部开始逐渐蔓延至全身。皮下脂肪减少导致组织松弛，组织压降低，加重了液体的潴留。

（5）其他　①黏液性水肿：为非凹陷性水肿，常见于甲状腺功能减退症患者，多在眼睑、颜面及下肢出现；②经前期紧张综合征：特点为月经前1～2周出现眼睑、手部及踝部轻度水肿，可伴乳房胀痛及盆腔沉重感，月经后水肿逐渐消退；③药物性水肿：可见于糖皮质激素、雄激素、雌激素、甘草制剂和扩血管药物等治疗期间，特别是钙离子拮抗剂引起的水肿，可能与钠、水潴留有关，停药后水肿消退；④特发性水肿：多见于女性，水肿常出现在身体下垂部位，站立过久或行走过多后加重，发生原因不明，被认为是内分泌功能失调与直立体位的反应异常所致；⑤其他：妊娠性水肿、功能性水肿、结缔组织疾病及内分泌疾病等。

2. 局部性水肿

（1）局部静脉回流受阻　如上腔静脉阻塞综合征、下腔静脉阻塞综合征、肢体静脉血栓形成的血栓性静脉炎及下肢静脉曲张等引起的局部水肿。

（2）淋巴回流受阻　如丝虫病引起的象皮肿，患部皮肤粗糙、增厚，似象皮样，多出现在下肢、阴囊或大阴唇等处。

（3）血管神经性水肿　为变态反应性疾病，患者多有某些药物或食物的过敏史。其特征为突发，患处皮肤硬而有弹性，呈苍白色或蜡样光泽，无疼痛。多发生于颜面、口唇和外生殖器等组织松弛部位，若伴喉头水肿，容易引起窒息，危及生命。

（4）其他　局部炎症或烧伤、冻伤所致的水肿，局部黏液性水肿等。

（三）伴随症状

1. 水肿伴黄疸、腹水、肝大　可为肝源性或心源性水肿，同时有颈静脉怒张者则为心源性水肿。

2. 水肿伴蛋白尿　重度蛋白尿常为肾源性水肿，轻度蛋白尿也可见于心源性水肿。

3. 水肿伴呼吸困难　见于右心衰竭、上腔静脉阻塞综合征等。

4. 水肿伴消瘦或体重减轻　见于营养不良。

5. 水肿与月经有关　见于经前期紧张综合征。

（四）问诊要点

1. 水肿出现时间、急缓、部位（开始部位及蔓延情况）、全身性或局部性，与体位变化及活动的关系，有无诱因和前驱症状。

2.有无心、肾、肝、内分泌及过敏性疾病病史及其相关症状，如心悸、气促、咳嗽、咳痰、咯血、头晕、头痛、失眠、腹胀、腹痛、食欲、体重及尿量变化等。

3.水肿与药物、饮食、月经及妊娠的关系。

第9节 吞咽困难

案例 1-9

患者，女性，65岁。

主诉：进行性吞咽困难6个月，加重1周。

现病史：患者6个月前进食较干食物感觉咽下不适，近3个月来上述症状逐渐加重，进食后明显发噎，伴胸骨后疼痛，少量饮水可缓解。1周来病情加重，伴恶心、呕吐，只能进少量流食。既往体健。

问题：该患者的突出症状是什么？有何特点？问诊时还需补充哪些内容？

吞咽困难（dysphagia）是指食物从口腔至胃运送过程中受阻而产生咽部、胸骨后或剑突部位的梗阻停滞感觉，可伴有胸骨后疼痛。吞咽困难可由中枢神经系统、食管、口咽部疾病引起，亦可由吞咽肌肉的运动障碍所致。假性吞咽困难并无食管梗阻的基础，而仅为一种咽喉部阻塞感、不适感，不影响进食。

（一）病因与分类

1.机械性吞咽困难

（1）腔内因素　食团过大或食管异物。

（2）管腔狭窄

1）口咽部炎症：咽炎、扁桃体炎、口咽损伤（机械性、化学性）、咽白喉、咽喉结核、咽肿瘤、咽后壁脓肿等。

2）食管良性狭窄：良性肿瘤如平滑肌瘤、脂肪瘤、血管瘤、息肉；食管炎症如反流性食管炎、放射性食管炎、腐蚀性食管炎、食管结核及真菌性感染等。

3）恶性肿瘤：舌癌、咽部肿瘤、食管癌等。

4）食管蹼：缺铁性吞咽困难综合征（普卢默-文森综合征，Plummer-Vinson综合征）。

5）食管环：食管下端黏膜环（Schatzki ring）。

（3）外压性狭窄　咽后壁肿块或脓肿；甲状腺极度肿大；纵隔占位病变，如纵隔肿瘤及脓肿、左心房肥大、主动脉瘤等。

2.动力性吞咽困难

（1）吞咽启动困难　口咽肌麻痹；口腔咽部炎症、脓肿；唾液缺乏，如干燥综合征。

（2）咽、食管横纹肌功能障碍　延髓麻痹、运动神经元疾病、重症肌无力、肉毒杆菌食物中毒、有机磷农药中毒、多发性肌炎、皮肌炎、甲亢性肌病等。

（3）食管平滑肌功能障碍　系统性硬化症、糖尿病或酒精中毒性肌病、食管痉挛、贲门失弛缓症（achalasia）等。

（4）其他　狂犬病、破伤风、肉毒杆菌食物中毒、缺铁性吞咽困难等。某些精神心理疾病如癔症、抑郁症、焦虑症等，都可有吞咽困难的表现。

（二）发病机制

按照发病机制吞咽困难可分为机械性与运动性两类。

1. 机械性吞咽困难 是指吞咽食物的管腔发生狭窄引起的吞咽困难。正常食管壁具有弹性，管腔直径可扩张至4cm以上。各种原因使管腔扩张受限，如小于1.3cm时，必然存在吞咽困难。临床常见有食管壁病变引起整个管腔狭窄及外压性病变导致的偏心性狭窄。

2. 运动性吞咽困难 是指随意的吞咽动作发生困难，伴随一系列吞咽反射性运动障碍，使食物不能顺利从口腔运送至胃。最常见的原因是各种延髓麻痹，也可由肌痉挛（如狂犬病）、肠肌丛内神经节细胞减弱（如贲门失弛缓症）引起。此外，系统性硬化症等全身疾病可引起食管平滑肌收缩无力，弥漫性食管痉挛可导致食管异常收缩，均属运动性吞咽困难。

以上两种吞咽困难有时可存在于同一疾病当中，但以其中某一机制为主。如食管癌，主要是管腔狭窄所致机械性吞咽困难，但可因癌肿浸润管壁致该处食管蠕动减弱或消失。反流性食管炎主要是动力性吞咽困难，但长期的食管下段炎症可致弥漫性食管痉挛和狭窄，加重吞咽困难症状。

（三）临床表现

口咽性吞咽困难主要由吞咽中枢至控制口咽部横纹肌的运动神经节病变引起，其特点为食物由口腔进入食管过程受阻，食物阻滞于口腔及咽喉部。常见疾病如脑血管病变、帕金森病、脑干肿瘤、脊髓灰质炎等；食管性吞咽困难主要由食管肿瘤、狭窄或痉挛等引起，表现为吞咽时食物阻滞于食管某一段，进食过程受阻。食管癌的吞咽困难病程较短，呈进行性，一般在半年内从进干食发噎到半流质、流质亦难以下咽；食管良性肿瘤的吞咽困难症状较轻，或仅为一种阻挡感；反流性食管炎的吞咽困难症状不重，多伴有反食、胃灼热、胸痛等反流症状；贲门失弛缓症的吞咽困难病程偏长，反复发作，发病多与精神因素有关，进食时需大量饮水以助干食下咽，后期有反流症状。动力性吞咽困难无液体、固体之分；吞咽反射性动力障碍者吞咽液体比固体食物更加困难；延髓麻痹者饮水由鼻孔反流伴以呛咳、呼吸困难等症状。患者陈述的梗阻部位一般与食管病变的解剖部位基本吻合，有定位诊断的参考意义。食管上段吞咽困难除癌肿外，可由胸骨后甲状腺肿、食管结核或恶性肉芽肿、缺铁性吞咽困难、颈段食管蹼（先天性异常）等疾病引起；中段梗阻常为食管癌、纵隔占位性病变压迫食管、食管良性狭窄、食管息肉、食管黏膜下肿瘤等疾病引起；食管下段的吞咽困难主要由癌肿、贲门失弛缓症等疾病所致。

（四）伴随症状

1. 伴声嘶 多见于食管癌纵隔浸润、主动脉瘤、淋巴结肿大及肿瘤压迫喉返神经。

2. 伴呛咳 见于脑神经疾病、食管憩室和贲门失弛缓症致潴留食物反流。此外，也可因食管癌致食管-气管瘘及重症肌无力，导致咀嚼肌、咽喉肌和舌肌无力，继而出现咀嚼和吞咽困难及饮水呛咳。

3. 伴呃逆病变 多位于食管下端，见于贲门失弛缓症、膈疝等。

4. 伴吞咽疼痛 见于口咽炎或溃疡，如急性扁桃体炎、咽后壁脓肿、急性咽炎、白喉及口腔溃疡等。

5. 伴胸骨后疼痛 见于食管炎、食管溃疡、食管异物、晚期食管癌、纵隔炎等。如进食过冷、过热食物诱发疼痛，则常为弥漫性食管痉挛。

6. 伴反酸、烧心 提示胃食管反流病。

7. 伴哮喘和呼吸困难 见于纵隔肿物、大量心包积液压迫食管及大气管。

此外，自觉咽部有阻塞感，在不进食时也感到在咽部或胸骨上凹部位有上下移动的物体堵塞，常提示癔球症，多见于年轻女性。

（五）问诊要点

1. 吞咽困难发病诱因 有无喜食热烫食物、喜食腌菜等。

2. 吞咽困难的特点 程度、部位、有无进行性加重、有无反复发作，食用液体和固体食物时有无区别。

3. 吞咽困难伴随症状 有无声嘶、呃逆、吞咽疼痛、反酸、烧心、呼吸困难。

4. 其他病史 吸烟、饮酒史；胸腹手术史。

第 10 节　恶心与呕吐

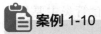 **案例** 1-10

> 患者，男性，30 岁。
>
> 主诉：反复恶心、呕吐 1 周。
>
> 现病史：近 1 周来频繁呕吐，餐后腹胀加重，呕吐 3 ～ 4 次 / 天，量约 150ml，含隔夜宿食，带酸臭味，呕吐后腹胀减轻。追问病史，5 年前患消化性溃疡，经常腹痛，治疗不规范。查体：可见胃型，肝脾不大，剑突下有轻压痛，胃振水音（＋）。
>
> 问题：该患者的突出症状是什么？有何特点？问诊时需注意什么？

恶心（nausea）为上腹部不适和紧迫欲吐的感觉。呕吐（vomiting）是通过胃的反射性强力收缩迫使胃内容物经口急速排至体外的现象。一般恶心之后呕吐，但也可仅有恶心或呕吐。

（一）病因

1. 反射性呕吐

（1）消化系统疾病　①咽部受刺激，如咽炎、吸烟等；②胃肠疾病，如胃炎、急性胃扩张、消化道梗阻等；③肝胆胰疾病，如肝硬化、胆囊炎、胰腺炎等；④腹膜疾病，如急性腹膜炎等。

（2）循环系统疾病　如急性心肌梗死等。

（3）泌尿与生殖系统疾病　如结石、急性肾盂肾炎、异位妊娠破裂等。

（4）急性传染病。

（5）眼部疾病　如青光眼、屈光不正等。

（6）刺激嗅觉、视觉及味觉所引起的呕吐。

2. 中枢性呕吐

（1）神经系统疾病　①颅内感染；②脑血管疾病；③颅脑损伤；④癫痫。

（2）药物反应　如抗生素、抗癌药等。

（3）全身性疾病　如尿毒症、糖尿病酮症酸中毒、甲状腺危象等。

（4）中毒　如乙醇、一氧化碳、农药中毒等。

（5）妊娠反应。

3. 前庭功能障碍　如梅尼埃病、晕动病等。

4. 神经性呕吐　如神经性厌食、癔症等。

（二）发生机制

反射性呕吐是因某器官或组织病变或受到刺激，产生冲动经神经传入呕吐中枢引起；中枢性呕吐是因颅内病变直接压迫或药物刺激呕吐中枢引起。呕吐中枢位于延髓，有两个功能结构：一是神经反射中枢，接受来自消化道、大脑皮质、前庭、冠状动脉及化学感受器触发带的传入冲动，直接支配呕吐动作；二是化学感受器触发带，其本身不产生呕吐反射动作，它接受外来的化学物质或药物及内生代谢产物的刺激，并由此引发神经冲动，传至呕吐中枢引起呕吐。

（三）临床表现

1. 呕吐的时间　①晚上或夜间呕吐，见于幽门梗阻。②晨起时呕吐，见于尿毒症、慢性酒精中毒、功能性消化不良及早期妊娠反应者；鼻窦炎、慢性咽炎常有晨起恶心与干呕。

2. 呕吐与进食的关系　①餐后骤起呕吐伴腹泻，特别是集体发病者，多由食物中毒所致；②餐后即刻呕吐，多见于幽门管溃疡或精神性呕吐；③餐后6小时以上呕吐，见于幽门梗阻。

3. 呕吐的特点　①呈喷射状，无恶心先兆，见于颅内高压；②与进食相关，且有恶心先兆，呕吐后腹部不适减轻，考虑胃肠疾病；③与精神刺激有关，进食后立刻呕吐，恶心很轻或缺如，吐后又可再食，考虑神经性呕吐。

4. 呕吐物的性质　①发酵、腐败气味的隔夜宿食，见于幽门梗阻；②粪臭味，提示低位小肠梗阻；③不含胆汁，提示梗阻平面在十二指肠乳头以上；④含大量酸性液体，提示胃泌素瘤或十二指肠溃疡；⑤无酸味，见于贲门狭窄或贲门失弛缓症。

（四）伴随症状

1. 伴剧烈头痛、视神经盘水肿及意识障碍　常见于颅内高压。

2. 伴腹痛、腹泻　多见于急性中毒、急性胃肠炎等。

3. 伴右上腹痛与发热、黄疸　多见于胆囊炎或胆石症等。

4. 伴上腹部节律性、周期性痛　见于消化性溃疡。

5. 伴眩晕、眼球震颤　见于前庭器官疾病。

6. 育龄妇女呕吐伴停经　多系妊娠反应。

（五）问诊要点

1. 起病情况与原因　急起或缓起，有无明确的病因或诱因，与进食的关系。

2. 呕吐的特点与变化　呕吐发生与持续的时间、频率，与体位及情绪的关系，间歇或持续，加重与缓解因素。

3. 呕吐物的特征　注意呕吐物的性状及气味。

4. 伴随症状　注意呕吐的伴随症状。

5. 诊治情况　是否做过胃镜、腹部B超等检查及用药情况。

6. 询问既往史、个人史及家族史　有无相关病史及腹部手术史，女性患者询问月经史。

链接

高位性与低位性小肠梗阻

发生于十二指肠及空肠的梗阻，称为高位性小肠梗阻。发生于远端回肠的梗阻，称为低位性小肠梗阻。高位性小肠梗阻的呕吐发生早而频繁，腹胀不明显；低位性小肠梗阻的腹胀明显，呕吐出现晚而次数少，并可吐粪样物。X线检查有助于二者鉴别，低位性小肠梗阻时扩张的肠袢在腹中部呈阶梯状排列。

第 11 节 呕血与便血

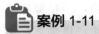

案例 1-11

患者，男性，25 岁。

主诉：反复上腹痛 5 年，呕血、黑便 1 天。

现病史：5 年来经常出现上腹部烧灼样疼痛，进食后可缓解。未系统诊治。1 天前出现呕吐，呕吐物为咖啡样胃内容物，同时伴有黑便，出现头晕、心悸而入院。

问题：该患者此次发病的主要症状是什么？根据其病史，首先考虑什么疾病？

一、呕 血

呕血（hematemesis）是上消化道疾病（指屈氏韧带以上的消化器官，包括食管、胃、十二指肠、肝、胆或胰腺疾病）或全身性疾病所致的急性上消化道出血，血液从口腔呕出。应注意与鼻腔、口腔、咽喉等部位出血或呼吸道疾病引起的咯血加以鉴别。

（一）病因

1. 食管疾病 反流性食管炎、食管癌、食管静脉曲张破裂、食管异物、食管贲门黏膜撕裂等。

2. 胃与十二指肠疾病 消化性溃疡、由药物（如阿司匹林、吲哚美辛等）和应激（如大手术、大面积烧伤等）所引起的急性糜烂出血性胃炎、慢性胃炎、胃癌等。

3. 肝、胆疾病 肝硬化门静脉高压、肝癌、肝脓肿、胆囊与胆管结石等。

4. 胰腺疾病 胰腺癌、急性胰腺炎合并脓肿等。

5. 急性传染病 流行性出血热、钩端螺旋体病、重症肝炎等。

6. 血液病 白血病、血小板减少性紫癜、过敏性紫癜、血友病等。

7. 其他 尿毒症、呼吸功能衰竭、血管瘤、抗凝剂治疗过量等。

上述呕血的病因中，以消化性溃疡最为常见，其次为食管-胃底静脉曲张破裂，再次为急性糜烂出血性胃炎和胃癌。

（二）临床表现

1. 呕血与黑便 呕血前患者多先有上腹不适及恶心，继之呕出血性胃内容物。呕出血液的颜色，视其出血量多少及在胃内停留时间长短而异。出血量多且在胃内停留时间短，则呈鲜红色、暗红色或混有凝血块；当出血量较少或在胃内停留时间长，则因血红蛋白与胃酸作用而形成酸化正铁血红素，呕吐物呈咖啡渣样棕褐色。上消化道出血超过 60ml 时，可出现黑便或柏油样便。

2. 失血性休克 若出血量大可致失血性休克，其程度轻重与出血量多少、出血速度等有关。出血量越大，出血速度越快，则病情就越重。出血量为血容量的 10%～15% 时，常表现为面色苍白、出冷汗、烦躁、口渴、头晕、乏力、心悸、脉搏增快等；出血量为血容量的 20% 时，出现脉搏快弱、血压下降、呼吸急促等急性周围循环衰竭的表现。某些患者失血性休克的症状与体征可发生在呕血或黑便之前。

3. 发热 多数出血量大的患者在 24 小时内出现发热，一般体温不超过 38.5℃，可持续 3～5 天。

4. 血液学改变 急性出血早期血常规无改变，出血 3～4 小时后，由于组织液渗入，血液被稀释，才出现红细胞与血红蛋白减少。

5. 氮质血症 呕血同时部分血液进入肠道，血红蛋白的分解产物在肠内被吸收，故在出血数小时后血中尿素氮开始上升，24～48 小时可达高峰。如无继续出血，3～4 天即可降至正常。

（三）伴随症状

1. 呕血伴上腹痛 呕血伴慢性反复发作，多呈周期性、节律性上腹痛，常为消化性溃疡；中老年人，呕血伴慢性上腹痛，无明显规律性，并有厌食、消瘦、贫血者，应警惕胃癌。

2. 呕血伴肝脾大 呕血伴肝明显增大、质硬、表面凹凸不平或有结节，多为肝癌；大量呕血伴脾大，有蜘蛛痣、肝掌、腹壁静脉曲张或腹水，提示肝硬化门静脉高压所致食管-胃底静脉曲张破裂出血。

3. 呕血伴皮肤、黏膜出血 见于血液病、败血症、重症肝炎等。

4. 呕血伴黄疸 呕血伴黄疸、寒战、发热、右上腹绞痛者，可由胆系疾病所引起；伴黄疸、发热及全身皮肤、黏膜有出血倾向者，见于某些传染病，如钩端螺旋体病等。

5. 呕血伴左锁骨上淋巴结肿大 见于胃癌和胰腺癌等。

（四）问诊要点

1. 确定是否为呕血，注意排除口腔、鼻咽部出血和咯血。
2. 呕血的诱因与进食的关系，有无大量饮酒，有无毒物、特殊药物摄入史。
3. 呕血的颜色、量可帮助推测出血的部位、速度及估计出血量。
4. 患者的一般情况如有无口渴、头晕、黑朦、心悸等，对估计血容量丢失较为重要。
5. 过去有无上腹部疼痛、反酸、嗳气等病史，有无肝病或血吸虫病史，有无长期服药史。

二、便 血

便血（hematochezia）是指消化道出血，血液从肛门排出。由于出血部位、出血量及血液在消化道停留时间不同，便血颜色可呈鲜红、暗红或黑色。少量出血不造成粪便颜色改变，须经隐血试验才能确定者，称为隐血便。

（一）病因

全消化道疾病引起的出血，均可出现便血。

1. 直肠与肛管疾病 直肠癌、直肠息肉、直肠炎、痔、肛裂、肛瘘、直肠肛管损伤等。

2. 结肠疾病 结肠癌、结肠息肉、细菌性痢疾、阿米巴痢疾、溃疡性结肠炎等。

3. 小肠疾病 肠结核、伤寒、急性出血性坏死性肠炎、小肠肿瘤、肠套叠等。

4. 上消化道疾病 引起呕血的病因均可致便血，视出血的量和速度的不同，可表现为黑便或便血。

（二）临床表现

血便的颜色可呈鲜红、暗红或黑色（柏油样），颜色的差异主要与以下因素有关：①出血部位；②出血量多少；③血液在肠腔内停留时间。出血部位越低，出血量越大、排出越快，则血便颜色越鲜红。

上消化道出血多为柏油样便，但上消化道大出血伴肠蠕动加快时，可排出鲜红血便；下消化道出血往往排出鲜红血便，但小肠出血时，如血液在肠内停留时间较长，亦可呈柏油样便。便血时，粪便可为全血或血与粪便混合。若血色鲜红，不与粪便混合，仅黏附于粪便表面或于排便前后有鲜血滴出或喷出者，提示直肠或肛管疾病出血，如痔、肛裂或直肠肿瘤出血。仔细观察血便的颜色、气味等性状，对寻找病因和确立诊断有一定的帮助，如阿米巴性痢疾多为暗红色果酱样脓血便；细菌性痢疾多为黏液脓性鲜血便；急性出血性坏死性肠炎可排出洗肉水样粪便，并有腥臭味。

（三）伴随症状

1. 便血伴腹痛 见于消化性溃疡、肝脏及胆道出血，还可见于急性出血性坏死性肠炎、肠套叠、肠系膜血栓形成或栓塞、膈疝等。

2. 便血伴里急后重 见于细菌性痢疾、直肠炎、直肠癌等。

3. 便血伴腹部肿块 应考虑结肠癌、肠结核、肠套叠、克罗恩（Crohn）病、小肠淋巴瘤等。

4. 便血伴发热 常见于传染病（如流行性出血热、钩端螺旋体病等）、恶性肿瘤、急性出血性坏死性肠炎等。

5. 便血伴皮肤、黏膜出血 可见于血液病、急性感染性疾病等。

（四）问诊要点

1. 有无服药史及集体发病。

2. 便血的颜色、量及其与大便的关系，可推测出血部位、速度及可能的原因。

3. 患者一般情况可帮助推断血容量丢失情况。

4. 既往史有无腹泻、腹痛、痔、肛裂史，有无腹部手术史。

第 12 节 腹 痛

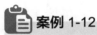案例 1-12

患者，男性，35岁，间断上腹痛6年余，再发3天。6年前间断出现上腹胀痛，伴恶心、嗳气，无呕吐，时而好转，此后常于秋冬、冬春之交出现餐前及夜间上腹痛，伴反酸，进食后减轻。食欲好。3天前劳累后再次出现上述症状，二便正常。既往无其他病史。

问题：该患者的突出症状是什么？有何特点？问诊时还需补充哪些内容？

腹痛（abdominal pain）是临床常见的症状，临床上一般将腹痛按起病缓急、病程长短分为急性腹痛和慢性腹痛。多数由腹部脏器疾病引起，但腹腔外疾病及全身性疾病也可引起。由于腹痛的病因较多，病理机制复杂，须认真了解病史，进行全面体格检查和必要的辅助检查，并结合病理生理改变进行综合分析。

（一）病因

1. 急性腹痛 起病重，转变快，病情重。

（1）急性炎症 急性胃炎、急性肠炎、急性胰腺炎、急性出血性坏死性肠炎、急性胆囊炎、急性阑尾炎等腹腔脏器炎症。

（2）空腔脏器阻塞或扩张 肠梗阻、肠套叠、胆道结石、胆道蛔虫病、泌尿系统结石等。

（3）脏器扭转或破裂 肠扭转、绞窄性肠梗阻、胃肠穿孔、肠系膜或大网膜扭转、卵巢囊肿蒂扭转、肝破裂、脾破裂、异位妊娠破裂等。

（4）腹腔内血管阻塞 缺血性肠病、腹主动脉瘤及门静脉血栓形成等。

（5）腹膜炎症 多由胃肠穿孔引起，少部分为自发性腹膜炎。

（6）腹壁疾病 腹壁挫伤、脓肿及腹壁皮肤带状疱疹等。

（7）胸腔疾病所致的腹部牵涉痛 大叶性肺炎、肺梗死、心绞痛、心肌梗死、急性心包炎、胸膜炎、食管裂孔疝、胸椎结核等。

（8）其他 腹型过敏性紫癜、糖尿病酮症酸中毒、尿毒症、铅中毒、血卟啉病等。

2. 慢性腹痛 起病缓慢，病程长。

（1）消化道运动障碍 功能性消化不良、肠易激综合征及胆道运动功能障碍等。

（2）慢性炎症及消化性溃疡 慢性胃炎、十二指肠炎、慢性胆囊炎及胆道感染、慢性胰腺炎、结核性腹膜炎、胃溃疡、十二指肠溃疡、溃疡性结肠炎、克罗恩病等。

（3）腹腔脏器扭转或梗阻 慢性胃扭转、肠扭转、慢性肠梗阻。

（4）实质性器官因病变肿胀，导致包膜张力增加而发生的腹痛，如肝淤血、肝炎、肝脓肿、肝癌等。

（5）中毒与代谢障碍 铅中毒、尿毒症等。

（6）神经精神因素 如胃神经症、肠易激综合征、胆道运动功能障碍等。

（二）临床表现

1. 腹痛部位 多为病变所在部位。①胃、十二指肠和胰腺疾病，疼痛多在中上腹部；②胆囊炎、胆石症、肝脓肿等疼痛多在右上腹部；③急性阑尾炎疼痛在右下腹，麦克伯尼（McBurney）点；④小肠疾病疼痛多在脐部或脐周；⑤结肠疾病疼痛常在下腹或左下腹部；⑥急性弥漫性腹膜炎、机械性肠梗阻、急性出血性坏死性肠炎、铅中毒、腹型过敏性紫癜等常呈弥漫性或部位不定的疼痛。

2. 腹痛诱发因素 ① 急性胰腺炎发作前常有酗酒和（或）暴饮暴食史；②胆囊炎或胆石症发作前常有进油腻食物史；③部分机械性肠梗阻多与腹部手术有关。

3. 腹痛发作时间 ①餐后疼痛可能由胆胰疾病、胃部肿瘤或消化不良所致；②周期性、节律性上腹痛常见于胃、十二指肠溃疡；③子宫内膜异位者腹痛与月经来潮相关、卵泡破裂者腹痛发生在月经间期。

4. 腹痛性质和程度 ①广泛而持续的剧烈腹痛伴腹壁肌紧张或板样强直，提示急性弥漫性腹膜炎；②隐痛或钝痛多为内脏性疼痛，多由胃肠张力变化或轻度炎症引起；③胆石症或泌尿系统结石常为阵发性绞痛，疼痛剧烈；④阵发性剑突下钻顶样疼痛是胆道蛔虫病的典型表现；⑤绞痛多为空腔脏器痉挛、扩张或梗阻引起；⑥起病急、突发的中上腹剧烈刀割样痛或烧灼样痛，多为胃、十二指肠溃疡穿孔；⑦中腹持续性隐痛多为慢性胃炎或胃、十二指肠溃疡。临床常见的有肠绞痛、胆绞痛、肾绞痛，三者疼痛部位及特点见表1-3。

表1-3 三种绞痛的疼痛部位及特点

疼痛类别	疼痛部位	特点
胆绞痛	位于右上腹，放射至右背与右肩胛	常有黄疸、发热、肝可触及或墨菲（Murphy）征阳性
肠绞痛	多位于脐周部、下腹部	常伴有恶心、呕吐、腹泻、便秘、肠鸣音增强等
肾绞痛	位于腰部，向下放射至腹股沟、外生殖器及大腿内侧	常有尿频、尿急、尿含蛋白质与红细胞等

5. 腹痛与体位的关系 体位可使腹痛加剧或减轻：反流性食管炎患者烧灼痛在躯体前屈时明显，直立位时减轻；胃黏膜脱垂患者左侧卧位疼痛可减轻；胰腺癌患者仰卧位时疼痛明显，前倾位或俯卧位时减轻。

（三）伴随症状

1. 急性腹痛伴发热、寒战 提示有炎症存在，见于急性胆道感染、胆囊炎、肝脓肿、腹腔脓肿，也可见于腹腔外感染性疾病。

2. 急性腹痛伴休克同时有贫血 可能是腹腔脏器破裂（如肝、脾或异位妊娠破裂）；无贫血者则见于胃肠穿孔、绞窄性肠梗阻、肠扭转、急性出血性坏死性胰腺炎等，腹腔外疾病如心肌梗死、大叶性肺炎也可有腹痛与休克。

3. 腹痛伴黄疸 可能与肝胆胰疾病有关，急性溶血性贫血也可出现腹痛与黄疸。

4. 腹痛伴呕吐 见于食管、胃肠病变，呕吐量大提示胃肠道梗阻；伴反酸、嗳气则提示胃、十二指肠溃疡或胃炎。

5. 腹痛伴腹泻 常见于消化吸收障碍或肠道炎症溃疡或肿瘤。

（四）问诊要点

（1）发病情况 腹痛与年龄、性别、职业的关系，诱因，有无不洁饮食等情况。

（2）腹痛的临床表现　部位、性质、程度、发作频率、有无牵涉痛、加重与缓解因素等。

（3）伴随症状　是否有发热、畏寒、大汗、恶心、呕吐、反酸、腹胀、晕厥、黄疸等。

（4）腹痛的时间　注意其与进食、活动、体位的关系。

（5）腹痛后的诊疗经过及一般情况。

（6）既往病史、职业特点、女性患者应询问月经情况。

第13节　腹　泻

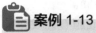
案例 1-13

　　患儿，女性，2岁，因"腹泻、发热2天"入院。2天前患儿无明显诱因出现腹泻，为黄色清水样便，每天10余次，无黏液血丝，伴发热，体温最高39℃，无寒战及意识改变，尿量较平时减少1/3，精神稍差，大便镜检：白细胞2～3个/高倍视野（HP），大便细菌培养阴性，血常规：白细胞为 7.5×10^9/L，无其他异常。

　　问题：该患儿的突出症状是什么？有何特点？可能的诊断是什么？

　　腹泻（diarrhea）是指各种原因致肠蠕动增快，排便次数增多，每天3次以上，或每天粪便总量大于200g，粪质稀薄，含水量大于80%，或带有黏液、脓血或未消化的食物。腹泻可分为急性与慢性两种，超过2个月者属慢性腹泻。

（一）病因

1. 急性腹泻

（1）肠道疾病　急性肠道感染，如病毒、细菌、真菌、寄生虫等感染所引起的肠炎及急性出血性坏死性肠炎、溃疡性结肠炎或克罗恩病急性发作、急性缺血性肠病等。亦可因抗生素使用不当而发生抗生素相关性小肠、结肠炎。

（2）急性中毒　常见于食用毒蕈、河豚及化学药物如砷、磷、铅、汞等中毒引起的腹泻。

（3）全身感染性疾病　如伤寒或副伤寒、败血症、钩端螺旋体病等。

（4）其他　如过敏性紫癜，服用某些药物（利血平、新斯的明等），某些内分泌疾病（甲状腺危象、肾上腺危象）。

2. 慢性腹泻

（1）胃部疾病　慢性萎缩性胃炎、胃大部切除后胃酸缺乏症等。

（2）肠道疾病　①肠道感染：慢性细菌性痢疾、阿米巴痢疾、血吸虫病、肠结核、钩虫病、绦虫病等；②肠道非感染性疾病：克罗恩病、溃疡性结肠炎、结肠多发性息肉、吸收不良综合征等；③肠道肿瘤：常见于结肠绒毛状腺瘤、小肠淋巴瘤、大肠癌等；④小肠吸收不良：成人乳糜泻、小肠切除后短肠综合征等。

（3）肝胆胰腺疾病　肝硬化、慢性胆囊炎、慢性胰腺炎、胰腺癌、胰腺切除术后等。

（4）药源性腹泻　利血平、甲状腺素、洋地黄类、某些抗肿瘤药物和抗生素等药物。

（5）全身性疾病　如糖尿病性肠病、甲状腺功能亢进症、肾上腺皮质功能减退症、胃泌素瘤、尿毒症、系统性红斑狼疮、硬皮病等。

（6）神经功能紊乱　如肠易激综合征。

（二）发病机制

1. 分泌性腹泻　由胃肠道分泌大量液体超过肠黏膜吸收能力所致。其特点：粪便呈水样，量多，＞1000ml/d，无脓血，腹痛不明显，禁食对腹泻无影响。如霍乱弧菌外毒素引起的大量水样腹泻；肠道非感染或感染性炎症，如阿米巴痢疾、细菌性痢疾、溃疡性结肠炎、肠结核、克罗恩病、某些胃肠道内分泌肿瘤，如胃泌素瘤、血管活性肠肽瘤（VIP瘤）等。

2. 渗出性腹泻 由肠黏膜炎症导致大量黏液、脓血渗出所引起，见于各种肠道炎症如炎症性肠病、感染性肠炎、放射性肠炎等。

3. 渗透性腹泻 由于肠内容物渗透压增高，阻碍肠内水分与电解质的吸收而引起。如服用盐类泻剂或甘露醇、乳糖酶缺乏，乳糖不能水解即形成肠内高渗等引起腹泻。

4. 吸收不良性腹泻 由肠黏膜的吸收面积减少或吸收障碍所引起，如小肠大部分切除、吸收不良综合征、小儿乳糜泻、慢性胰腺炎等。

5. 动力性腹泻 由于肠蠕动亢进致肠内食糜停留时间缩短，未被充分吸收所致的腹泻，如肠炎、甲状腺功能亢进症、糖尿病、胃肠功能紊乱等所致腹泻。

（三）临床表现

1. 起病及病程 急性腹泻起病急，伴发热，腹泻次数频繁，多为感染或食物中毒所致。慢性腹泻起病缓慢、病程较长，多见于慢性感染、非特异性炎症、吸收不良及肠道肿瘤等。

2. 粪便性质 急性感染性腹泻常有不洁饮食史，每日排便数次甚至数十次，多呈糊状或水样便，少数为脓血便；粪便稀薄如水样，无里急后重者，多见于食物中毒；急性腹泻先为水样后为脓血便，并伴有里急后重者，以细菌性痢疾多见；粪便为暗红色或果酱色或血水样，提示阿米巴痢疾；粪便和呕吐物呈米泔水样，失水严重，兼有流行病史者，应考虑霍乱。慢性腹泻表现为每天排便次数增多，可为稀便，亦可带黏液、脓血，见于慢性痢疾、炎症性肠病及结肠、直肠癌等。脂肪泻大便量多，油腻泡沫样。肠结核、结肠癌、克罗恩病、慢性非特异性结肠炎、肠易激综合征、滥用泻药等常出现腹泻与便秘交替。

3. 腹泻与腹痛的关系 小肠疾病的腹泻疼痛常在脐周，便后腹痛缓解不明显；结肠疾病的腹泻，其疼痛多在下腹，便后疼痛常可缓解；分泌性腹泻则无明显腹痛；急性腹泻常有腹痛，以感染性腹泻明显。

（四）伴随症状和体征

1. 伴发热 多见于感染性疾病，如急性细菌性痢疾、伤寒或副伤寒、肠结核、溃疡性结肠炎急性发作期、败血症等。

2. 伴里急后重 提示病变以结肠直肠为主，如痢疾、直肠炎、直肠肿瘤等。

3. 伴明显消瘦 多提示病变位于小肠，如肠结核及吸收不良综合征等。

4. 伴腹部包块 见于恶性肿瘤或炎性病变、肠结核、克罗恩病及血吸虫性肉芽肿。

5. 伴重度失水 见于分泌性腹泻，如霍乱、细菌性食物中毒或尿毒症等。

6. 伴关节痛或关节肿胀 见于克罗恩病、溃疡性结肠炎、系统性红斑狼疮等。

7. 伴皮疹或皮下出血 见于败血症、伤寒或副伤寒、麻疹、过敏性紫癜、糙皮病等。

（五）问诊要点

1. 诱因及发病情况 起病前是否有不洁饮食史、旅行史、聚餐等，是否与摄入脂肪餐有关，或同食群体发病及地区和家族中的发病情况，了解上述情况对诊断食物中毒、流行病、地方病及遗传病具有重要价值。

2. 腹泻的临床表现 起病的急缓，病程长短，腹泻次数，粪便的性状、量及气味，腹泻与腹痛的关系，腹泻所致的全身和局部表现，长期慢性腹泻可导致营养障碍、维生素缺乏、体重下降，甚至发生营养不良性水肿，急性腹泻由于短时间内丢失大量水分和电解质，可引起脱水、电解质紊乱。

3. 伴随症状和体征 是否有发热、腹痛；有无便血及其特点；有无里急后重、寒战、消瘦或营养不良等；有无腹部肿块。

4. 诊疗经过 是否到过医院就诊，做过哪些检查和治疗。

5. 一般情况 起病后饮食、睡眠、精神等情况。

6. 相关病史 有无消化系统疾病史、胃肠手术史、内分泌及代谢疾病史、神经功能紊乱病史等。

第 14 节 黄 疸

📋 **案例** 1-14

　　患者，女性，25 岁，因"肤色、巩膜暗黄 1 周伴尿色深，加重 3 天"入院。患者有生吃鱼片及海鲜习惯。尿检：暗褐色、微浊，粪便为白陶土色，并有恶臭。查体：血清总胆红素 136μmol/L，尿胆红素（+++）、尿胆原（-）、天冬氨酸转氨酶（AST）233U/L，黄疸明显，右季肋部有触痛，肝大。

　　问题： 该患者黄疸可能为什么类型，为什么？如需确诊还应加做哪些检查项目？

　　黄疸（jaundice）是由于血清中总胆红素升高，使皮肤、黏膜和巩膜发黄的症状和体征。正常情况下血中胆红素浓度保持相对恒定，总胆红素（STB）1.7～17.1μmol/L（0.1～1.0mg/dl），其中结合胆红素（CB）0～3.42μmol/L（0～0.2mg/dl），非结合胆红素（UCB）1.70～13.68μmol/L（0.1～0.8mg/dl）。总胆红素升高，在 17.1～34.2μmol/L 范围内时，临床不易察觉，称为隐性黄疸，超过 34.2μmol/L 时出现临床可见的黄疸。

（一）胆红素的正常代谢

　　血液循环中衰老的红细胞经单核巨噬细胞破坏，降解为血红蛋白，血红蛋白在组织蛋白酶的作用下形成血红素和珠蛋白，血红素在催化酶的作用下转变为胆绿素，后者再经还原酶还原为胆红素，占总胆红素的 80%～85%。另外少量的胆红素来源于骨髓幼红细胞的血红蛋白和肝内含有亚铁血红素的蛋白质，这些胆红素称为旁路胆红素，占总胆红素的 15%～20%。

　　上述形成的胆红素称为游离胆红素或非结合胆红素（unconjugated bilirubin，UCB），与血清白蛋白结合而输送，不溶于水，不能从肾小球滤出，故尿液中不出现非结合胆红素。非结合胆红素通过血液循环运输至肝脏，与白蛋白分离后被肝细胞摄取，经葡糖醛酸转移酶的催化作用与葡糖醛酸结合，形成胆红素葡糖醛酸酯或称结合胆红素（conjugated bilirubin，CB）。结合胆红素为水溶性，可通过肾小球滤过从尿中排出。结合胆红素从肝细胞经胆管排入肠道后，在回肠末端及结肠经细菌酶的分解与还原作用，形成尿胆原（urobilinogen）。尿胆原大部分从粪便排出，称为粪胆素，小部分（10%～20%）经肠道吸收，通过门静脉血回到肝内，其中大部分再转变为结合胆红素，又随胆汁排入肠内，形成胆红素的肠肝循环，被吸收回肝的小部分尿胆原经体循环由肾排出体外（图 1-7）。

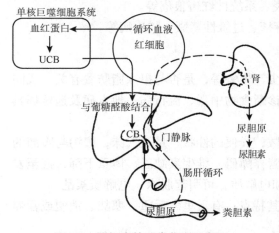

图 1-7　胆红素的正常代谢示意图
UCB. 非结合胆红素；CB. 结合胆红素

（二）黄疸的分类

　　1. 按病因学分类 ①溶血性黄疸；②肝细胞性黄疸；③胆汁淤积性黄疸；④先天性非溶血性黄疸。

　　2. 按胆红素性质分类 ①UCB 增高为主的黄疸；②CB 增高为主的黄疸。

（三）病因、发生机制、临床表现

1. 溶血性黄疸

（1）病因　凡能引起溶血的疾病都可产生溶血性黄疸。①先天性溶血性贫血：如海洋性贫血、遗传性球形红细胞增多症；②后天获得性溶血性贫血：如自身免疫性溶血性贫血、阵发性睡眠性血红蛋白尿、新生儿溶血、不同血型输血后溶血、蚕豆病、蛇毒及伯氨喹中毒、毒蕈中毒等。

（2）发生机制　溶血时，红细胞的破坏增多，形成大量非结合胆红素，超过肝细胞的摄取、结合与排泄能力。另外，溶血造成的贫血、缺氧和红细胞破坏产物的毒性作用，使肝细胞对胆红素的代谢功能下降，非结合胆红素在血中潴留，超过正常水平而出现黄疸（图1-8）。又称为肝细胞前性黄疸。

（3）临床表现　一般黄疸为轻度，主要症状为其他原发病的表现。急性溶血时可有寒战、发热、头痛、呕吐、腰痛，多有不同程度的贫血和血红蛋白尿（尿呈酱油色或茶色），重者出现急性肾衰竭；慢性溶血多为先天性，除伴有贫血外还可有脾大，症状较轻。

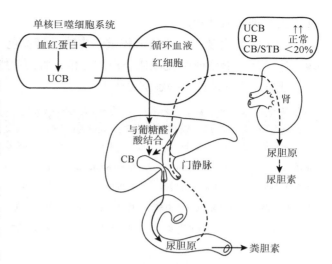

图1-8　溶血性黄疸胆红素的代谢特点
UCB.非结合胆红素；CB.结合胆红素；STB.总胆红素

2. 肝细胞性黄疸

（1）病因　由各种致肝细胞严重损害的疾病引起，如病毒性肝炎、中毒性肝炎、肝硬化、败血症等。

（2）发生机制　由于肝细胞的损伤致肝细胞对胆红素的摄取、结合、排泄功能降低，血中的UCB增加。而未受损的肝细胞仍能将部分UCB转变为CB。CB一部分仍经毛细胆管从胆道排泄，另一部分则由于肿胀的肝细胞、炎性细胞浸润压迫毛细胆管和胆小管，或胆栓的阻塞使胆汁排泄受阻而反流入血液循环中，致血中CB亦增加而出现黄疸。因此，肝细胞性黄疸时，血中UCB和CB均增高（图1-9）。

（3）临床表现　皮肤、黏膜浅黄至深黄色不等，可伴有轻度皮肤瘙痒，其他为肝脏原发病的表

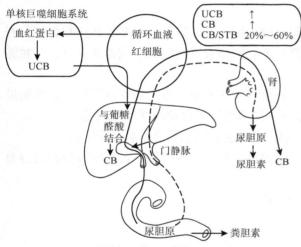

图1-9　肝细胞性黄疸胆红素的代谢特点
UCB.非结合胆红素；CB.结合胆红素；STB.总胆红素

现，如疲乏、食欲减退，严重者可有腹水、出血倾向，甚至昏迷等。

3. 胆汁淤积性黄疸

（1）病因　胆汁淤积可分为肝外性及肝内性。①肝内性常由胆汁排泄障碍、胆管阻塞所致。如肝内泥沙样结石、癌栓、华支睾吸虫病、毛细胆管型病毒性肝炎、原发性胆汁性肝硬化等。②肝外性常由急性胆囊炎、胆总管结石、蛔虫及肿瘤等阻塞引起。

（2）发生机制　由于胆道阻塞，阻塞上方胆管内的压力升高，胆管扩张，致小胆管与毛细胆管破裂，胆汁中的胆红素反流入血。此外由于胆汁分泌功能障碍、毛细胆管的通透性增加，胆汁浓缩而流量减少，导致胆道内胆盐沉淀与胆栓形成（图1-10）。

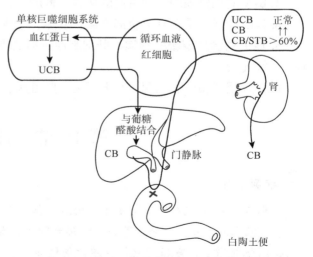

图1-10　胆汁淤积性黄疸胆红素的代谢特点
UCB.非结合胆红素；CB.结合胆红素；STB.总胆红素

又称为肝细胞后性黄疸。

（3）临床表现 一般黄疸较重，皮肤呈暗黄色，完全梗阻者可呈黄绿色，常有皮肤瘙痒及心动过缓，尿色深，粪便颜色变浅或呈白陶土色，腹泻腹胀，维生素K吸收障碍，夜盲症等。

正常人及3种黄疸的鉴别见表1-4。

表1-4　正常人及3种黄疸的鉴别

鉴别点	STB	CB	UCB	CB/STB	尿胆红素	尿胆原
正常人	1.7～17.1μmol/L	0～6.8μmol/L	1.7～10.2μmol/L	0.2～0.4	阴性	0.84～4.20μmol/L
溶血性黄疸	主要为UCB增多	轻度增加	明显增加	<0.2	阴性	明显增加
肝细胞性黄疸	CB和UCB均增多	中度增加	中度增加	0.2～0.5	阳性	正常或轻度增加
胆汁淤积性黄疸	主要为CB增多	明显增加	轻度增加	>0.5	强阳性	减少或缺如

（四）伴随症状

1. 黄疸伴发热 见于急性胆管炎、肝脓肿、钩端螺旋体病、败血症、大叶性肺炎。急性溶血可先有发热而后出现黄疸。

2. 黄疸伴腹痛 上腹阵发性绞痛见于胆道结石、胆道蛔虫病；右上腹剧痛、寒战高热和黄疸为查科（Charcot）三联征，提示急性化脓性胆管炎。持续性右上腹钝痛或胀痛可见于病毒性肝炎、肝脓肿或原发性肝癌。

3. 黄疸伴肝大 若轻度至中度肿大，质地软或中等硬度且表面光滑，见于病毒性肝炎、急性胆道感染或胆道阻塞；肝明显肿大，质地坚硬，表面凹凸不平有结节者见于原发或继发性肝癌。

4. 黄疸伴胆囊肿大 提示胆总管有梗阻，见于胰头癌、壶腹癌、胆总管癌、胆总管结石等。

5. 黄疸伴脾大 见于病毒性肝炎、钩端螺旋体病、败血症、疟疾、肝硬化、各种原因引起的溶血性贫血及淋巴瘤等。

6. 黄疸伴腹水 见于重症肝炎、肝硬化失代偿期、肝癌等。

（五）问诊要点

1. 确定是否黄疸 仔细询问检查巩膜有无黄染及尿色有无改变，应注意与假性黄疸相区别。

2. 黄疸的起病 急起或缓起，有无群集发病、外出旅游史、药物使用史，有无长期酗酒或肝病史。

3. 黄疸的临床表现 如黄疸的病程、程度、急缓、皮肤及黏膜的颜色、粪便、尿色等。

4. 伴随症状 是否有上腹部疼痛、发热、寒战、肝脾大、皮肤瘙痒、腰痛、贫血等。

5. 黄疸对全身健康的影响 肝细胞性黄疸的程度与肝功能损害程度呈正相关，先天性非溶血性黄疸全身情况较好。

6. 诊疗经过和一般情况 有无肝炎、胆道病、肝硬化、肿瘤等病史。

第15节　皮肤黏膜出血

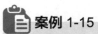 **案例1-15**

患者，女性，26岁，反复牙龈出血、鼻出血伴月经量过多1年多。患者自诉常见皮肤、黏膜青紫、有淤血点。查体：面色苍白，肝脾无肿大，血红蛋白80g/L，血小板53×10⁹/L。骨髓增生活跃，巨核细胞数增多，颗粒型巨核细胞比例增多。

问题： 患者可能的诊断是什么？如需确诊还应加做哪些检查项目？

皮肤、黏膜出血（mucocutaneous hemorrhage）是由机体止血或凝血功能障碍所引起，通常以全身性或局限性皮肤、黏膜自发性出血或损伤后难以止血为临床特征。

（一）病因

皮肤、黏膜出血的基本病因主要有三个，即血管壁功能异常、血小板异常及凝血功能障碍。

1. 血管壁功能异常 受损血管局部及附近的小血管收缩，使局部血流减少，以利于初期止血，但各种原因引起血管收缩乏力或异常时，生理止血功能下降，甚至可有出血倾向。

（1）遗传性出血性毛细血管扩张症、血管性假性血友病。

（2）过敏性紫癜、单纯性紫癜、老年性紫癜及机械性紫癜等。

（3）严重感染、化学物质或药物中毒及代谢障碍、维生素C或维生素B_3（烟酸）缺乏、尿毒症、动脉硬化等。

2. 血小板异常 正常成人血液中的血小板数量为（100～300）$\times 10^9$/L，进入血液后，平均寿命为7～14天，血小板有黏附、释放、聚集、收缩、吸附等功能，任何原因导致血小板数量和质量的异常，都可引起皮肤、黏膜出血。

（1）血小板减少 ①血小板生成减少：再生障碍性贫血、白血病、感染、药物性抑制等；②血小板破坏过多：原发免疫性血小板减少症、药物免疫性血小板减少性紫癜；③血小板消耗过多：血栓性血小板减少性紫癜、弥散性血管内凝血（DIC）。

（2）血小板增多 ①原发性：原发性血小板增多症；②继发性：继发于慢性髓系白血病、脾切除后、感染、创伤等。

此类疾病血小板数虽然增多，仍可引起出血现象，是由活动性凝血活酶生成迟缓或伴有血小板功能异常所致。

（3）血小板功能异常 ①遗传性：血小板无力症（thrombasthenia，主要为血小板聚集功能异常）、血小板病；②继发性：继发于药物、尿毒症、肝病、异常球蛋白血症等。

3. 凝血功能障碍 凝血过程较复杂，有许多凝血因子参与，任何一个凝血因子缺乏或功能不足均可引起凝血障碍，导致皮肤、黏膜出血。

（1）遗传性 血友病、低纤维蛋白原血症、凝血酶原缺乏症、低凝血酶原症、凝血因子缺乏症等。

（2）继发性 严重肝病、尿毒症、维生素K缺乏等。

（3）循环血液中抗凝物质增多或纤溶亢进 异常蛋白血症类肝素抗凝物质增多、抗凝药物治疗过量、原发性纤溶亢进或弥散性血管内凝血所致的继发性纤溶亢进等。

（二）发病机制

1. 血管壁因素 正常情况下，在血管破损时，局部小血管即发生反射性收缩，使血流变慢，以利于初期止血，继之，在血小板释放的血管收缩素等血清素作用下，毛细血管较持久收缩，发挥止血作用。当毛细血管壁存在先天性缺陷或受损伤时，不能正常地收缩发挥止血作用，导致皮肤、黏膜出血。

2. 血小板因素 血小板在止血过程中起重要作用，在血管损伤处血小板相互黏附、聚集成白色血栓阻塞伤口。血小板膜磷脂在磷脂酶作用下释放花生四烯酸，随后转化为血栓烷（TXA_2），进一步促进血小板聚集，并有强烈的血管收缩作用，促进局部止血。当血小板数量或功能异常时，均可引起皮肤、黏膜出血。

3. 凝血因素 血液凝固时一系列复杂的酶促反应过程，是由多种凝血因子按一定顺序相继激活，生成凝血酶，最终使纤维蛋白原变为纤维蛋白的过程，故任何一个凝血因子缺乏或功能异常均可引起凝血障碍，导致皮肤、黏膜出血。

（三）临床表现

皮肤、黏膜出血表现为血液淤积于皮肤或黏膜下，形成红色或暗红色斑。压之不褪色，视出血面积大小可分为瘀点（亦称出血点，直径小于2mm）、紫癜（直径3～5mm）和瘀斑（直径大于5mm）。

血小板减少性出血的特点为同时有出血点、紫癜、瘀斑、鼻出血、牙龈出血、月经过多、血尿及黑便等，严重者可导致脑出血。血小板病患者血小板计数正常，出血轻微，以皮下、鼻出血及月经过多为主，外伤时可出现出血不止。

血管壁功能异常引起的出血特点为皮肤、黏膜的瘀点、瘀斑，如过敏性紫癜表现为四肢或臀部有对称性、高出皮肤（荨麻疹或丘疹样）紫癜，可伴有痒感、关节痛及腹痛，累及肾脏时可有血尿。老年性紫癜常为手、足的伸侧瘀斑。

凝血功能障碍引起的出血常表现为内脏、肌肉出血或软组织血肿，可有关节腔出血，且常有家族史或肝脏病史。

（四）伴随症状

1. 四肢对称性紫癜伴有关节痛及腹痛、血尿者，见于过敏性紫癜。
2. 紫癜伴有广泛性出血，如鼻出血、牙龈出血、血尿、黑便等，见于血小板减少性紫癜、弥散性血管内凝血。
3. 紫癜伴有黄疸，见于肝脏疾病。
4. 自幼有轻伤后出血不止，且有关节肿痛或畸形者，见于血友病。
5. 皮肤、黏膜出血伴贫血和（或）发热者，常见于白血病、再生障碍性贫血等。

（五）问诊要点

1. **发病情况** 发病年龄、急缓、诱因、特点（是自发性还是损伤后）等。
2. **出血的临床表现** 出血部位、范围，是瘀点、瘀斑还是紫癜，有无内脏、肌肉出血，有无软组织血肿，有无鼻出血、月经过多或损伤后出血不止等。
3. **皮肤、黏膜出血的伴随症状** 有无皮肤苍白、乏力、头晕、眼花、耳鸣、记忆力减退、发热、黄疸、腹痛、骨关节痛、血尿、咯血等。
4. **诊疗经过** 是否到过医院就诊，做过何种检查。
5. **一般情况** 皮肤、黏膜出血后饮食、睡眠、大小便及精神状态。
6. **相关病史** 出血疾病家族史、过敏史、用药史、外伤史、感染史、肝肾疾病史、易出血史、有无化学药物及放射性物质接触史等。

> **链接**
>
> ### 血友病患者的春天
>
> 血友病为一组遗传性凝血活酶生成障碍的出血性疾病，其特征是有阳性家族史、幼年发病、凝血时间延长、自发或轻微外伤后出血不止，重症患者没有明显外伤也可发生自发性出血。每年的4月17日为世界血友病日。我国在2009年11月启动建立血友病病例信息管理制度，在全国各级医疗机构实行血友病患者就诊登记，开展血友病患者信息及凝血因子类药物应用情况报送工作。对于基层医疗临床医生对血友病等一些罕见病认识不足的现象，卫生部门组织邀请行业专家，通过视频会议等形式，对全国几千名从事血液病诊疗工作的临床医生进行了培训，并探索县域医共体，将优质医疗下沉基层，提升基层医疗诊疗能力，罕见病患者看病更加便利。

第16节 尿频、尿急与尿痛

案例 1-16

患者，女性，30 岁。

主诉：发热伴腰痛、尿频、尿急、尿痛 3 天。

现病史：患者 3 天前劳累后突起畏寒、发热，体温最高 39℃，伴右腰部胀痛及尿频、尿急、尿痛，无肉眼血尿及排尿困难。自服左氧氟沙星，症状无缓解，体温波动于 37.5～38.5℃。发病以来食欲减退，睡眠欠佳，尿量正常，大便如常，体重无明显变化。

问题：考虑什么诊断的可能性大？为了进一步明确诊断，需做哪些检查？

尿频（frequent micturition）是指单位时间内排尿次数增多。正常成人白天排尿4～6次，夜间0～2次。尿急（urgent micturition）是指患者有尿意需立即排出而不能控制。尿痛（dysuria）是指患者排尿时感觉耻骨上区、会阴部和尿道内疼痛或烧灼感。尿频、尿急和尿痛合称为膀胱刺激征。

（一）病因与发生机制

1. 炎性刺激 膀胱、尿道的感染性炎性刺激是引起膀胱刺激征最常见的原因。

2. 膀胱容量减少 膀胱肿瘤、膀胱结石、膀胱结核引起挛缩等均可使膀胱容量减少，毗邻器官的占位病变及妊娠晚期对膀胱的挤压也可引起尿频。

3. 神经因素 某些神经系统疾病或损伤导致膀胱排空或储存功能紊乱，引起排尿异常或出现膀胱高反应性（神经源性膀胱），导致尿频、尿急。

4. 其他因素 糖尿病、尿崩症、癔症、恐惧、精神紧张及下尿路梗阻等均可引起尿频。

（二）临床表现

1. 尿频

（1）生理性 多饮、紧张等引起排尿次数增多，每次尿量不少，不伴尿急、尿痛。

（2）病理性

1）多尿性：每次尿量不少，24小时总尿量增多，见于糖尿病、尿崩症、精神性多饮和急性肾衰竭的多尿期。

2）炎症性：每次尿量少，多伴尿急和尿痛，尿检可见白细胞，见于膀胱炎、尿道炎、前列腺炎等。

3）神经性：每次尿量少，无尿急、尿痛，尿检无白细胞，多由神经病变所致。

4）膀胱容量减少性：为持续性尿频，每次尿量少，用药不缓解，见于膀胱占位、受压与缩窄等。

5）尿道口受刺激性：见于尿道口息肉、处女膜伞、尿道旁腺囊肿等刺激尿道口。

2. 尿急

（1）炎症 急性膀胱炎、尿道炎症状明显；急性前列腺炎也常有尿急。

（2）结石和异物 刺激膀胱和尿道黏膜。

（3）肿瘤 膀胱癌和前列腺癌。

（4）神经源性 精神因素和神经源性膀胱。

（5）高温环境 致尿液高度浓缩，酸性尿刺激膀胱或尿道黏膜。

3. 尿痛 常与尿急同时存在。疼痛部位多在耻骨上区、会阴部和尿道内。性质可为灼痛或刺痛。尿道炎多在排尿开始时出现疼痛，排尿完毕时尿道内或尿道口痛；后尿道炎、膀胱炎和前列腺炎常出现终末性尿痛。

（三）伴随症状

1.尿频伴尿急、尿痛　见于膀胱炎和尿道炎，膀胱刺激征存在但不剧烈而伴有腰痛见于肾盂肾炎；伴有会阴部、腹股沟和睾丸胀痛见于急性前列腺炎。

2.尿频、尿急伴有血尿，午后低热，乏力盗汗　见于肾结核、膀胱结核。

3.尿频不伴尿急、尿痛，但伴有多饮、多尿和口渴　见于精神性多饮、糖尿病和尿崩症。

4.尿频、尿急伴无痛性血尿　见于膀胱癌。

5.老年男性尿频伴有尿线细，进行性排尿困难　见于前列腺增生。

6.尿频、尿急、尿痛伴有尿流突然中断　见于膀胱结石堵住出口或后尿道结石嵌顿。

（四）问诊要点

1. 询问尿频、尿急、尿痛发生的时间。

2. 了解尿频程度，如单位时间排尿次数，每次排尿间隔时间和尿量，是否伴尿急和尿痛。了解尿痛的部位、性质、时间和放射部位。

3. 是否有明显原因或诱因，如劳累、受凉、月经期、尿路器械检查等；有无尿路感染反复发作史，发作间隔多长；对疑为性传播疾病所致者，应询问患者及配偶有无不洁性交史。

4. 是否伴有发热、畏寒、乏力、盗汗等全身症状。

5. 是否到医院就诊，做过哪些检查，结果如何，治疗用药情况，效果如何。

6. 有无慢性病史，如结核、糖尿病、肾炎和尿路结石等。

链接

尿 路 感 染

根据感染发生部位可分为上尿路感染和下尿路感染，前者主要为肾盂肾炎，后者主要为膀胱炎。革兰氏阴性杆菌为最常见致病菌，以大肠埃希菌最为常见。95%病原菌经由尿道上行感染，尿路梗阻、医源性操作、性生活等因素可致上行感染的发生。1～50岁人群中，女性尿路感染发病率明显高于男性，成年男性多伴有泌尿生殖系统异常。结核病、糖尿病、肾炎和尿路结石等是尿路感染的易发和难以治愈的因素。

第 17 节　血　　尿

案例 1-17

患者，男性，30 岁。

主诉：反复肉眼血尿 1 年。

现病史：患者 1 年前"感冒"后突然出现全程肉眼血尿，呈洗肉水样。于当地医院检查，尿常规：红细胞 25～30 个/HP，尿蛋白（++），给予青霉素后好转，1 年内反复出现 3 次，均发生在"上呼吸道感染"之后，近一周发现双下肢轻度凹陷性水肿，自测体温 36.4℃，血压 150/90mmHg，无尿量减少，无尿频、尿急、尿痛，无出血点及皮疹。

问题：该患者的临床表现有何特点？

血尿（hematuria）包括镜下血尿和肉眼血尿，前者是指尿色正常，须经显微镜检查方能确定，通常离心沉淀后的尿液镜检每高倍视野有红细胞 3 个以上。后者是指尿呈洗肉水色或血色，肉眼即可见的血尿。

（一）病因

血尿是泌尿系统疾病最常见的症状之一。98%的血尿由泌尿系统疾病引起，2%的血尿由全身性疾病或尿路邻近器官疾病所致。

1. 泌尿系统疾病 肾小球疾病如急、慢性肾小球肾炎，IgA肾病；各种间质性肾炎、尿路感染、泌尿系统结石、结核、肿瘤、多囊肾、血管异常等。

2. 全身性疾病 ①感染性疾病：败血症、流行性出血热、猩红热、钩端螺旋体病和丝虫病等；②血液病：白血病、再生障碍性贫血、血小板减少性紫癜和血友病等；③免疫和自身免疫性疾病：系统性红斑狼疮、结节性多动脉炎、皮肌炎、类风湿关节炎、系统性硬化症等引起肾损害时；④心血管疾病：亚急性感染性心内膜炎、急进性高血压、慢性心力衰竭、肾动脉栓塞和肾静脉血栓形成等。

3. 尿路邻近器官疾病 急、慢性前列腺炎，精囊炎，急性盆腔炎或脓肿，子宫颈癌，输卵管炎，阴道炎，急性阑尾炎，直肠和结肠癌等。

4. 化学物品或药品对尿路的损害 磺胺类药物、吲哚美辛、甘露醇、汞、铅、镉等损伤肾小管，环磷酰胺可引起出血性膀胱炎，抗凝剂如肝素过量也可出现血尿。

5. 功能性血尿 平时运动量小的健康人，突然加大运动量可出现运动性血尿。

（二）临床表现

1. 尿颜色的改变 血尿的主要表现是尿颜色的改变，除镜下血尿颜色正常外，肉眼血尿根据出血量多少而呈不同颜色。尿呈淡红色像洗肉水样，提示每升尿含血量超过1ml。肾脏出血时，尿与血混合均匀，尿呈暗红色；膀胱或前列腺出血尿色鲜红，有时有血凝块。但红色尿不一定是血尿，需仔细辨别。如尿呈暗红色或酱油色，不浑浊、无沉淀，镜检无或仅有少量红细胞，见于血红蛋白尿；棕红色或葡萄酒色，不浑浊，镜检无红细胞见于卟啉尿；服用某些药物如大黄、利福平或进食某些红色蔬菜水果也可排红色尿，但镜检无红细胞。

2. 分段尿异常 将全程尿分段观察颜色，如尿三杯试验，用三个清洁杯分别留起始段、中段和终末段尿观察，如起始段血尿提示病变在尿道；终末段血尿提示出血部位在膀胱颈部、三角区或后尿道的前列腺和精囊；三段尿均呈红色即全程血尿，提示血尿来自肾脏或输尿管。

3. 镜下血尿 尿颜色正常，经显微镜检查可确定血尿，并可判断是肾性还是肾后性血尿。镜下红细胞大小不一、形态多样为肾小球性血尿，见于肾小球肾炎。如镜下红细胞形态单一，与外周血近似，为均一型血尿，提示血尿来源于肾后，见于肾盂、肾盏、输尿管、膀胱和前列腺病变。

4. 症状性血尿 血尿患者伴有全身或局部症状，其中以泌尿系统症状为主。如伴有肾区钝痛或绞痛提示病变在肾脏。膀胱和尿道病变则常有尿频、尿急和排尿困难。

5. 无症状性血尿 部分患者血尿既无泌尿系症状也无全身症状，见于某些疾病的早期，如肾结核、肾癌或膀胱癌早期。隐匿性肾炎也常表现为无症状性血尿。

（三）伴随症状

1. 血尿伴肾绞痛 是肾或输尿管结石的特征。

2. 血尿伴尿流中断 见于膀胱和尿道结石。

3. 血尿伴尿流细和排尿困难 见于前列腺炎、前列腺癌。

4. 血尿伴尿频、尿急、尿痛 见于膀胱炎和尿道炎，同时伴有腰痛、高热、畏寒常为肾盂肾炎。

5. 血尿伴有水肿、高血压、蛋白尿 见于肾小球肾炎。

6. 血尿伴肾肿块 单侧可见于肿瘤、肾积水和肾囊肿；双侧肿大见于先天性多囊肾，触及移动性肾脏见于肾下垂或游走肾。

7. 血尿伴有皮肤、黏膜及其他部位出血 见于血液病和某些感染性疾病。

8. 血尿合并乳糜尿 见于丝虫病、慢性肾盂肾炎。

（四）问诊要点

1. 尿的颜色，如为红色应进一步了解是否进食引起红色尿的药品或食物，是否为女性的月经期间，以排除假性血尿。

2. 血尿出现在尿程的哪一段，是否全程血尿，有无血块。

3. 是否伴有全身或泌尿系统症状。

4. 有无腰腹部新近外伤和泌尿系统器械检查史。

5. 过去是否有高血压和肾炎史。

6. 家族中有无耳聋和肾炎史。

第 18 节　少尿、无尿与多尿

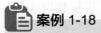 **案例 1-18**

患者，女性，45 岁。

主诉：多饮、多尿，夜尿增多 2 个月。

现病史：患者 2 个月前无明显诱因出现多饮、多尿、夜尿增多，尿量约 3500ml，夜尿由 0 次增加至 2～3 次，日饮水量明显增加，约 3500ml，易疲乏，无明显易饥、多食及怕热多汗，未予重视。发病以来体重下降约 3kg。

问题：该患者可能的诊断是什么？

正常成人 24 小时尿量为 1000～2000ml，相当于每分钟排尿约 1ml。如成人 24 小时尿量少于 400ml，或每小时尿量少于 17ml 称为少尿（oliguria）；如成人 24 小时尿量少于 100ml，或 12 小时完全无尿称为无尿；如成人 24 小时尿量超过 2500ml 称为多尿（polyuria），大于 4000ml 称为尿崩。

（一）病因与发生机制

尿量一般与摄水量成正比，许多情况如饮食、气温、精神紧张、劳动或运动、疼痛等均能影响尿量。若尿量过少，代谢产生的废物则不能完全从肾脏排出，从而导致肾功能受损。

1. 少尿和无尿　根据造成病变部位，可以分为三大病因：肾前性、肾性及肾后性。

（1）肾前性少尿/无尿　由各种原因引起的肾脏血流灌注不良导致，肾实质本身无器质性病变。其主要病因见表 1-5。

表1-5　肾前性少尿/无尿的主要病因	
类别	具体病因
有效循环血容量不足	①出血（外伤、手术等）；②经胃肠道液体丢失（呕吐、腹泻等）；③经肾液体丢失（利尿剂、尿崩症等）；④经皮肤、黏膜液体丢失（烧伤、高温等）；⑤血管内容量相对不足（低白蛋白血症等）
心脏搏出量不足	①心脏病（急性心肌梗死等）；②肺循环异常；③血管过度扩张（败血症、休克等）
肾动脉收缩	去甲肾上腺素、肝肾综合征、高钙血症
肾单位血流调节能力下降	在肾脏血流不足的背景下使用①血管紧张素转化酶抑制剂（ACEI）或血管紧张素Ⅱ受体拮抗剂（ARB）；②非甾体抗炎药（NSAID）或环氧合酶2（COX-2）抑制剂

在肾脏灌注不良时，一方面前列腺素分泌增加，以提高肾单位的血流灌注；另一方面，血管紧张素Ⅱ分泌增加，使出球小动脉收缩强于入球小动脉，保持肾小球内的滤过压，最终使肾小球滤过率得以维持。如果以上因素能及时得以纠正，血容量或肾血液灌流量恢复正常后，尿量可迅速复原；如果肾缺血程度较重且比较持久，特别是接触肾毒性物质时，易发生急性肾小管损伤，而转变为肾性少尿。

（2）肾性少尿/无尿　是指肾实质病变引起肾功能急剧恶化导致肾小球滤过率（GFR）降低，其主要病因见表1-6。

表1-6　肾性少尿/无尿的主要病因

类别	具体病因
肾脏大血管病变	①血栓；②栓塞；③受压
肾小球疾病或微血管病变	①急性或重症肾小球肾炎；②血管内皮损伤；③血栓性微血管病；④胆固醇栓塞
肾小管、肾间质疾病	①急性肾小管坏死；②急性间质性肾炎；③管型肾病；④严重的肾盂肾炎并发肾乳头坏死
终末期肾病	各种慢性肾脏疾病进展至终末阶段的临床综合征
其他	肾皮质坏死

（3）肾后性少尿/无尿　由各种原因造成的尿路梗阻导致，主要病因见表1-7。

表1-7　肾后性少尿/无尿的主要病因

类别	具体病因
机械性尿路梗阻	结石、血凝块、坏死组织阻塞输尿管、膀胱进出口或后尿道
尿路的外压	肿瘤、腹膜后淋巴瘤、特发性腹膜后纤维化、前列腺增生
其他	输尿管手术后，泌尿系结核或溃疡愈合后瘢痕挛缩，肾严重下垂或游走肾所致的肾扭转，神经源性膀胱等

2. 多尿　一般认为与下列因素有关。

（1）内分泌-代谢功能障碍　①尿崩症，包括肾性尿崩症和垂体性尿崩症，是由于肾脏对抗利尿激素（ADH）不反应或是由于垂体损害使抗利尿激素（ADH）分泌减少或缺如，影响远端肾小管及集合管对水的重吸收而致多尿。②糖尿病，是由于血糖过高，肾小球滤过的糖增多，肾小管管内渗透浓度增高，限制了水的重吸收而出现多尿，多饮也是其重要原因之一。③原发性甲状旁腺功能亢进，因甲状旁腺激素分泌增多而引起高钙血症，出现烦渴、多饮，同时可损害肾小管的浓缩功能，加之近端肾小管重吸收PO_4^{3-}也受抑制。血液中过多的钙和尿中高浓度的磷需要大量水分将其排出而形成多尿。④原发性醛固酮增多症，是由于肾上腺皮质分泌醛固酮增多，引起血钠浓度升高，刺激渗透压感受器，摄入水分增多，引起多尿；也可因严重低钾血症而影响小管-间质的浓缩尿液功能，以致多尿。

（2）肾小管-间质功能障碍　①肾小管对抗利尿激素反应性降低或对某些溶质的重吸收障碍。②肾小管、髓袢、肾髓质的高渗功能障碍，影响肾小管浓缩功能。③肾小管重吸收碳酸氢盐和（或）酸化尿功能障碍。

（3）精神、神经性因素　精神性多饮患者常自觉烦渴而大量饮水引起多尿。

（二）临床特点

1. 少尿/无尿

（1）肾前性少尿/无尿　①有致肾脏灌注不良的疾病或诱因；②尿常规大致正常；③肾小管功能良好，尿浓缩功能正常，一般不会出现完全无尿；④血尿素（mg/dl）：血肌酐（mg/dl）≥20：1；⑤及时纠正原发病后，肾功能迅速恢复正常。

（2）肾性少尿/无尿　①大多有肾脏病的病史和体征；②尿常规异常：蛋白尿、血尿、管型尿；③肾小管功能异常：包括浓缩功能，尿相对密度常＜1.105，可有肾性糖尿、氨基酸尿；④与肾前性比较，治疗相对困难，部分患者肾功能虽可恢复，但恢复较慢（1周至数月）；⑤完全无尿罕见，仅见于广泛肾皮质坏死和极个别的急进性肾小球肾炎患者。

（3）肾后性少尿/无尿 ①典型表现为突然完全无尿，可反复发作；②有尿排出者，尿常规可有血尿、白细胞尿，也可大致正常，但不会出现大量蛋白尿；③影像学检查有尿路梗阻的形态学改变，包括梗阻部位的病变及梗阻以上部位的积液，但在急性梗阻早期的表现可不明显；④急性梗阻解除后，多数患者于两周左右肾功能恢复正常。

2. 多尿 短时间内摄入过多水、饮料和含水分过多的食物，以及使用利尿剂后可出现短时间多尿，称为暂时性多尿。精神性多尿症是由精神性多饮所致多尿，也为暂时性多尿，尚可发现其他神经症状。垂体性尿崩症时排出低相对密度尿，量可达到5000ml/d以上。糖尿病时尿内含糖多，尿量增多。

（三）伴随症状

1. 少尿伴肾绞痛 见于肾动脉血栓形成或栓塞、肾结石。

2. 少尿伴心悸、气促、胸闷、不能平卧 见于心功能不全。

3. 少尿伴大量蛋白尿、水肿、高脂血症和低蛋白血症 见于肾病综合征。

4. 少尿伴有乏力、食欲减退、腹水和皮肤黄染 见于肝肾综合征。

5. 少尿伴血尿、蛋白尿、高血压和水肿 见于急性肾炎、急进性肾炎。

6. 少尿伴发热、腰痛、尿频、尿急、尿痛 见于急性肾盂肾炎。

7. 少尿伴排尿困难 见于前列腺增生。

8. 多尿伴烦渴、多饮、排低相对密度尿 见于尿崩症。

9. 多尿伴多饮、多食和消瘦 见于糖尿病。

10. 多尿伴高血压、低血钾和周期性瘫痪 见于原发性醛固酮增多症。

11. 多尿伴酸中毒、骨痛和肌麻痹 见于肾小管性酸中毒。

12. 少尿数天后出现多尿 可见于急性肾小管坏死恢复期。

13. 多尿伴神经症状 可能为精神性多饮。

（四）问诊要点

1. 诱因与病因 感染、劳累、饮水量、外伤、糖尿病、利尿剂及肾毒性药物等。

2. 症状特点 起病缓急；出现的时间，排尿次数及具体尿量，尿的性状、颜色。夜尿量和日尿量的差别，是尿量增加先于饮水增加，还是饮水增加先于尿量增加，是否用过利尿剂，与饮水有无关系。

3. 伴随症状 是否排尿困难，有无血尿、脓尿，有无尿频、尿急、尿痛，有无下腹憋胀感；是否伴发热、口渴、多饮、多食、消瘦等。

4. 诊疗经过及一般情况。

5. 相关病史 既往有无心脏病、肝病、糖尿病、肾病病史等。

> **链接**
>
> **夜 尿 增 多**
>
> 夜尿增多是指夜间睡眠时尿量＞750ml或大于白天的尿量（正常白天与夜间的尿量比值为2：1），但通常夜尿次数增多也归入这一范畴。主要病因：①与多尿的病因相同；②身体低垂部位水肿的疾病（如心力衰竭、肾病综合征、肝硬化），平卧时水肿部位的水分更多地返回循环中，并从尿中排出，因而造成夜尿增多；③7岁以下儿童及老年人夜间抗利尿激素（ADH）分泌相对较少造成夜尿增多；④膀胱及前列腺等泌尿外科疾病。

第 19 节 腰 背 痛

案例 1-19

患者，男性，50 岁。

主诉：腰痛伴左下肢放射痛 1 个月。

现病史：患者 1 个月前弯腰搬重物后出现腰痛，后逐渐感左下肢放射痛，反复发作，与劳累有关，咳嗽、用力排便时可加重疼痛。病程中无寒战高热、低热盗汗。自述仰卧位时左侧下肢稍抬离开床面即感疼痛。自病以来，神志清楚，大小便及睡眠均正常。既往体健，否认其他病史。

问题：该患者可能的诊断是什么？

（一）病因与发病机制

腰背痛（lumbodorsalgia）是常见的临床症状。其病因与发生机制复杂多样。腰背部组织包括皮肤、皮下组织、肌肉、韧带、脊椎、肋骨和脊髓。腰背痛多由局部病变导致，可能与腰背部长期负重，其结构易于损伤有关。任何组织病变均可引起疼痛，邻近器官病变波及或放射性腰背痛也很常见。

（二）分类

1. 按病因分类

（1）外伤性 ①急性损伤，由各种暴力、肌肉拉力所致的腰椎骨折、脱位或腰肌软组织损伤；②慢性损伤，工作时的不良体位、劳动姿势、搬运重物等引起的慢性累积性损伤，遇潮湿、寒冷等刺激后易发生。

（2）炎症性 ①感染性：如结核杆菌、化脓性球菌等；②无菌性炎症：寒冷、潮湿、变态反应和重手法推拿等可导致骨膜、韧带、筋膜和肌纤维的渗出、肿胀变性。

（3）退行性变 如过度活动，经常处于负重状态，则髓核易于脱出。前后纵韧带、小关节随椎体松动移位，引起韧带骨膜下出血，微血肿机化，骨化形成骨刺。髓核突出和骨刺可压迫或刺激神经引起疼痛。

（4）先天性疾病 常见的有隐性脊柱裂、腰椎骶化或骶椎腰化、漂浮棘突、发育性椎管狭窄和椎体畸形等。最常见于腰骶部，是引起下腰痛的常见原因。

（5）肿瘤性疾病 原发性或转移性肿瘤对胸腰椎及软组织侵犯。

2. 按原发病部位分类

（1）脊椎疾病 如脊椎骨折、椎间盘突出、感染性脊柱炎、脊椎肿瘤、先天畸形等。

（2）脊柱旁软组织疾病 如腰肌劳损、腰肌纤维组织炎等。

（3）脊神经根病变 如脊髓压迫症、急性脊髓炎、腰骶神经炎等。

（4）内脏疾病 如呼吸系统疾病；泌尿系统疾病，如肾及输尿管结石、炎症；盆腔、直肠、前列腺及子宫附件炎症等。

（三）临床表现

不同疾病引起的腰背痛具有不同特点，以下简述常见疾病的临床特点。

1. 脊椎病变

（1）脊椎骨折 有明显的外伤史，且多因由高空坠下，足或臀部先着地，骨折部位压痛和叩痛，可有畸形及活动障碍。

（2）椎间盘突出 常有搬重物或扭伤史，可突发和缓慢发病。青壮年多见，以腰 4 至骶 1 易发，表现为腰痛和（或）坐骨神经痛。有时疼痛剧烈，咳嗽、打喷嚏时疼痛加重，卧床休息时缓解。可有下肢麻木、冷感或间歇跛行。

（3）增生性脊柱炎　又称退行性脊柱炎，多见于50岁以上患者，晨起时感腰痛、酸胀、僵直而活动不便，活动腰部后疼痛好转，但过多活动后腰痛又加重。傍晚时疼痛明显。平卧可缓解，疼痛不剧烈，叩击腰部有舒适感，腰椎无明显压痛。

（4）结核性脊椎炎　是感染性脊椎炎中最常见的疾病，腰椎最易受累，其次为胸椎。背部疼痛常为首发症状，部位局限，呈隐痛、钝痛或酸痛，夜间明显，活动后加剧，伴有结核中毒症状。晚期可有脊柱畸形、冷脓肿及脊髓压迫症状。

（5）化脓性脊柱炎　不多见，常由败血症、外伤、腰椎手术、腰穿和椎间盘造影感染所致。患者感剧烈腰背痛，有明显压痛叩痛，伴畏寒、高热等全身中毒症状。

（6）脊椎肿瘤　以转移性恶性肿瘤多见，表现为顽固性腰背痛，剧烈而持久，休息和药物均难缓解，并有放射性神经根痛。

2. 脊柱旁组织病变

（1）腰肌劳损　常因腰扭伤治疗不彻底或累积性损伤，患者自觉腰骶酸痛、钝痛，休息时缓解，劳累后加重。特别是弯腰工作时疼痛明显，而伸腰或叩击腰部时可缓解疼痛。

（2）腰肌纤维组织炎　常因寒冷、潮湿、慢性劳损导致腰背部筋膜及肌肉组织水肿，纤维变性。患者大多感腰背部弥漫性疼痛，以腰椎旁肌肉及髂嵴上方为主，晨起时加重，活动数分钟后好转，但活动过度疼痛又加重。轻叩腰部则疼痛缓解。

3. 脊神经根病变

（1）脊髓压迫症　见于椎管内原发性或转移性肿瘤、硬膜外脓肿或椎间盘突出等。主要表现为神经根激惹征，疼痛剧烈，呈烧灼样或绞榨样痛，并沿一根或多根脊神经后根分布区放射，脊柱活动、咳嗽、喷嚏时加重。本病有定位性疼痛，并可有感觉障碍。

（2）蛛网膜下腔出血　出血刺激脊膜和脊神经后根时可引起剧烈的腰背痛。

（3）腰骶神经根炎　主要为下背部和腰骶部疼痛，有僵直感，疼痛向臀部及下肢放射，腰骶部有明显压痛，严重时有节段性感觉障碍、下肢无力、肌萎缩、腱反射减退。

4. 内脏疾病引起的腰背痛

（1）泌尿系统疾病　肾炎呈深部胀痛，并有轻微叩痛；肾盂肾炎腰痛较鲜明，叩痛较明显；肾脓肿多为单侧腰痛，常伴压痛；肾结石多为绞痛，叩痛剧烈。

（2）盆腔器官疾病　男性前列腺炎和前列腺癌常引起下腰骶部疼痛，伴尿频、尿急、排尿困难；女性慢性附件炎、子宫颈炎、盆腔炎可引起腰骶部疼痛，伴下腹坠胀感和盆腔压痛。

（3）消化系统疾病　急性胰腺炎常有左侧腰背部放射痛。

（4）呼吸系统疾病　胸膜炎、肺结核和支气管肺癌等可引起上背部疼痛，常有呼吸系统症状及体征，而脊柱本身无病变、无压痛、运动不受限。

（四）伴随症状

1. 腰背痛伴脊柱畸形　外伤后畸形则多由脊柱骨折、错位所致；自幼有畸形多为先天性脊柱疾病所致；缓慢起病者见于脊柱结核和强直性脊柱炎。

2. 腰背痛伴有活动受限　见于脊柱外伤、强直性脊柱炎、腰背部软组织急性扭伤。

3. 腰背痛伴发热　长期低热见于脊柱结核、类风湿关节炎；高热见于化脓性脊柱炎和椎旁脓肿。

4. 腰背痛伴尿频、尿急、排尿不尽　见于尿路感染、前列腺炎或前列腺增生。

5. 腰痛伴血尿　见于肾或输尿管结石。

6. 腰痛伴月经异常、痛经、白带过多　见于子宫颈炎、盆腔炎、卵巢及附件炎症或肿瘤。

（五）问诊要点

1. 询问起病情况，起病缓急与诱因，疼痛时间，有无外伤、用力不当、受凉等。

2. 询问腰背痛的特点，疼痛的性质（是否游走和对称性）、程度、和天气及活动的关系、缓解因素、演变过程。

3. 了解有无脊柱畸形、发热等伴随症状。

4. 询问患者是否到医院做过检查，是否到医院做过治疗，效果如何。

5. 患病以来饮食、睡眠、大小便及体重变化情况。

6. 询问既往史及职业特点。

第20节 关 节 痛

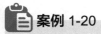 **案例 1-20**

> 患者，女性，35 岁。
>
> 主诉：反复多关节肿痛 5 年，加重伴乏力 1 周。
>
> 现病史：患者 5 年前无明显诱因出现多关节肿痛，主要在手腕部关节，两侧对称分布，伴双手晨僵，持续约 1 小时，未诊治。自述手指已稍有变形，近端指关节肿胀明显，且双腕活动稍有受限。1 周来出现双手、双腕关节肿痛加重，伴乏力，无发热，无光过敏。
>
> 问题：该患者关节痛的可能原因是什么？

关节痛（arthralgia）是关节疾病最常见的症状。根据不同病因及病程，可分为急性和慢性两种。急性关节痛多为关节及其周围组织的炎性反应，慢性多为关节囊肥厚及骨质增生。

（一）病因与发病机制

关节疼痛的病因复杂，可仅有单纯关节病变，也可为全身疾病的局部表现。

1. 外伤 ①急性关节损伤，如关节骨质、韧带等损伤；②慢性关节损伤，如长期负重、关节活动过度、关节扭伤处理不当或骨折愈合不良等。

2. 感染 细菌可直接侵入；邻近蔓延、血液侵入、关节穿刺时消毒不严带入关节内。

3. 变态反应和自身免疫 免疫复合物沉积于关节腔引起组织损伤和关节病变，如类风湿关节炎、过敏性紫癜引起的反应性关节炎；也可因机体产生自身抗体，引起自身免疫病，形成畸形，如类风湿关节炎、系统性红斑狼疮的关节病变。

4. 退行性关节病 又称增生性关节炎或肥大性关节炎。可无明显局部病因，多见于老年肥胖女性，有家族史，呈多关节受累；也可继发于创伤、感染等基础病变。

5. 其他 代谢性骨病、骨关节肿瘤。

（二）临床表现

1. 外伤性关节痛 急性关节痛表现为在外伤后立即出现受损关节疼痛、肿胀、功能障碍。慢性关节痛有明确外伤史，反复疼痛，多由负重、过度活动等诱发，物理或药物治疗可缓解。

2. 化脓性关节炎 起病急，体温可达39℃以上。病变关节红、肿、热、痛，位置较深的关节则红肿不明显。患者常感病变关节持续疼痛，功能严重障碍。

3. 结核性关节炎 儿童和青壮年多见。其中脊柱最常见，其次为髋、膝关节。活动期常有乏力、低热、盗汗，关节肿胀疼痛，且有结核中毒症状；晚期有关节畸形和功能障碍。

4. 风湿性关节炎 多于链球菌感染后急剧起病，以膝、踝、肩和髋关节多见，出现红、肿、热、痛，呈游走性，无关节僵直与畸形改变。

5. 类风湿关节炎 多由一个关节起病，以手中指指间关节首发疼痛，继而累及其他指间关节、腕关节，也可累及踝、膝和髋关节，常为对称性，伴有晨僵。晚期病变可出现畸形。

6. 退行性关节炎 早期表现为步行、久站和天气变化时病变关节疼痛，休息后缓解。晚期病变关节疼痛加重、持续并放射，关节有摩擦感，活动时有响声。

7. 痛风关节炎 常在饮酒、劳累或高嘌呤饮食后急起关节剧痛，局部皮肤红肿灼热。患者常于夜间痛醒。以第一跖趾关节、拇指关节多见。踝、手、膝、腕和肘关节也可受累。病变呈自限性，但经常复发。晚期可出现关节畸形。

（三）伴随症状

1. 关节痛伴高热畏寒，局部红肿灼热 见于化脓性关节炎。

2. 关节痛伴低热、乏力、盗汗、消瘦、食欲下降 见于结核性关节炎。

3. 关节痛呈游走性，伴有心肌炎、风湿性舞蹈病 见于风湿热。

4. 关节痛伴血尿酸升高、局部红肿灼热 见于痛风。

5. 全身小关节对称性疼痛伴有晨僵和关节畸形 见于类风湿关节炎。

6. 关节痛伴有皮肤红斑、光过敏、低热和多器官损害 见于系统性红斑狼疮。

7. 关节痛伴有皮肤紫癜、腹痛腹泻 见于关节受累型过敏性紫癜。

（四）问诊要点

1. 询问起病情况与疼痛开始的时间。

2. 关节痛的部位与性质，疼痛程度与发作时间，发作频度，加重与缓解因素。

3. 询问有无明显诱因，询问发病年龄，有无外伤史、手术史、其他病史。

4. 询问有无伴随症状。

5. 询问诊疗经过及效果。

6. 询问既往史、个人史及家族史 包括职业及居住环境，是否长期服用镇痛药和糖皮质激素等。

第 21 节 头 痛

案例 1-21

患者，男性，36 岁。

主诉：突发剧烈头痛 3 小时。

现病史：患者 3 小时前跑步时突感剧烈头痛伴恶心、呕吐，既往体健。查体：神志清楚，心肺听诊未见异常，脑膜刺激征阳性。脑脊液检查为血性，压力增高。

问题：该患者目前诊断是什么？引起头痛的可能原因是什么？

头痛（headache）是指额、顶、颞及枕部的疼痛。可见于多种疾病，大多无特异性，如全身感染、发热性疾病往往伴有头痛，精神紧张、过度疲劳也可有头痛。但反复发作或突发持续性头痛，可能是某些器质性疾病的预警信号，应高度重视，认真检查，明确诊断，及时治疗。

（一）病因

1. 颅脑病变

（1）感染 如各种脑膜炎、脑膜脑炎、脑炎、脑脓肿、脑寄生虫病等。

（2）血管病变 如蛛网膜下腔出血、脑出血、脑血栓形成、颅内静脉窦血栓形成、高血压脑病、脑血管畸形、颞动脉炎等。

（3）占位性病变　如脑肿瘤、颅内转移瘤、颅内囊虫病或包虫病等。

（4）颅脑外伤　如脑挫伤、硬膜下血肿、颅内血肿、硬膜外血肿。

（5）其他　如偏头痛、丛集性头痛、头痛型癫痫、腰椎穿刺后及腰椎麻醉后头痛。

2. 颅外病变

（1）颅骨疾病　如颅底凹陷症、颅骨肿瘤。

（2）颈部疾病　颈椎病及其他颈部疾病。

（3）神经痛　如三叉神经、舌咽神经及枕神经痛。

（4）其他　如眼、耳、鼻和齿疾病所致的头痛。

3. 全身性疾病

（1）急性感染　如流感、伤寒、肺炎等发热性疾病。

（2）心血管疾病　如高血压、心力衰竭。

（3）中毒　如铅、乙醇、一氧化碳、有机磷农药、药物（如硝酸酯类、颠茄）等中毒。

（4）其他　尿毒症、低血糖、贫血、肺性脑病、月经及绝经期头痛、中暑等。

4. 神经症　如神经衰弱及癔症性头痛。

（二）发生机制

头痛主要是由颅内外痛敏组织神经纤维的过度放电，或受到各种损害后引起。发生机制有下列几种。

1. 血管因素　各种原因引起的颅内外血管的收缩、扩张及血管受牵引或伸展（颅内占位性病变对血管的牵引、挤压）。

2. 脑膜受刺激或牵拉　颅内炎症或出血刺激脑膜，脑水肿牵拉脑膜等。

3. 神经因素　具有痛觉的脑神经（三叉神经、舌咽神经、迷走神经）和颈神经被刺激、挤压或牵拉。

4. 肌肉因素　头、颈部肌肉的收缩。

5. 牵涉性因素　眼、耳、鼻、鼻窦及牙齿病变而引起疼痛。

6. 其他　生化因素及内分泌紊乱，神经功能紊乱等。

（三）临床表现

头痛的临床表现根据病因不同而各有其不同。

1. 发病情况　急性起病并有发热者常为感染性疾病所致。急剧的头痛，持续不减，并有不同程度的意识障碍而无发热者，提示颅内血管性疾病（如蛛网膜下腔出血）。长期的反复发作头痛或搏动性头痛，多为血管性头痛（如偏头痛）或神经症。慢性进行性头痛并有颅内压增高的症状（如呕吐、缓脉、视神经盘水肿）应注意颅内占位性病变。青壮年慢性头痛，但无颅内压增高，常因焦虑、情绪紧张而发生，多为肌收缩性头痛（或称肌紧张性头痛）。

2. 头痛部位　了解头痛部位是单侧或双侧、前额或枕部、局部或弥散、颅内或颅外对病因的诊断有重要价值。如偏头痛及丛集性头痛多在一侧。颅内病变的头痛常为深在性且较弥散，颅内深部病变的头痛部位不一定与病变部位相一致，但疼痛多向病灶同侧放射。高血压引起的头痛多在额部或整个头部。全身性或颅内感染性疾病的头痛，多为全头部痛。蛛网膜下腔出血或脑脊髓膜炎除头痛外尚有颈痛。眼源性头痛为浅在性且局限于眼眶、前额或颞部。鼻源性或牙源性也多为浅表性疼痛。

3. 头痛的程度与性质　头痛的程度一般分轻、中、重三种，但与病情的程度并无平行关系。三叉神经痛、偏头痛、颅内动脉夹层及脑膜刺激的疼痛最为剧烈。脑肿瘤的痛多为中度或轻度。有时神经功能性头痛也颇剧烈。高血压性、血管性及发热性疾病的头痛，往往带有搏动性。神经痛多呈电击样痛或刺痛，肌肉收缩性头痛多为重压感、紧箍感或钳夹样痛。

4. 头痛出现的时间与持续时间 某些头痛可发生在特定时间，如颅内占位性病变往往清晨加剧，鼻窦炎的头痛也常发生于清晨或上午，丛集性头痛常在晚间发生，女性偏头痛常与月经期有关。脑肿瘤的头痛多为持续性，可有长短不等的缓解期。

5. 加重、减轻或诱发头痛的因素 咳嗽、打喷嚏、摇头、俯身可使颅内高压性头痛、血管性头痛、颅内感染性头痛及脑肿瘤性头痛加剧。丛集性头痛在直立时可缓解。颈肌急性炎症所致的头痛可因颈部运动而加剧；慢性或职业性的颈肌痉挛所致的头痛，可因活动按摩颈肌而逐渐缓解。偏头痛在应用麦角胺后可获缓解。

（四）伴随症状

1. 头痛伴剧烈呕吐者为颅内压增高，头痛在呕吐后减轻者见于偏头痛。

2. 头痛伴眩晕者见于小脑肿瘤、后循环缺血。

3. 头痛伴发热者常见于感染性疾病，包括颅内或全身性感染。

4. 慢性进行性头痛出现精神症状者应注意颅内肿瘤。

5. 慢性头痛突然加剧并有意识障碍者提示可能发生脑疝。

6. 头痛伴视力障碍者可见于青光眼或脑肿瘤。

7. 头痛伴脑膜刺激征者提示有脑膜炎或蛛网膜下腔出血。

8. 头痛伴癫痫发作者可见于脑血管畸形、脑内寄生虫病或脑肿瘤。

9. 头痛伴神经功能紊乱症状者可能是神经功能性头痛。

（五）问诊要点

1. 起病时间、急缓病程、部位与范围、性质、程度、频度（间歇性、持续性）、诱发或缓解因素。

2. 有无失眠、焦虑、剧烈呕吐（是否喷射性）、头晕、眩晕、晕厥、出汗、抽搐、视力障碍、感觉或运动异常、精神异常、意识障碍等相关症状。

3. 有无感染、高血压、动脉硬化、颅脑外伤、肿瘤、精神病、癫痫、神经症，以及眼、耳、鼻、齿等部位疾病史。

4. 职业特点、毒物接触史。

5. 治疗经过、服用药物及效果等。

第 22 节 消 瘦

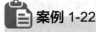
案例 1-22

患者，女性，56 岁。

主诉：进行性吞咽困难伴体重下降 6 个月。

现病史：6 个月前患者无诱因出现进行性吞咽困难，伴体重下降和四肢乏力，大小便未见异常。

查体：神志清楚，恶病质，心肺听诊未见异常。

问题：该患者目前诊断是什么？引起消瘦的可能原因是什么？

消瘦是指各种原因导致体重低于正常低限的一种状态。广义上讲，体重低于标准体重的 10% 称为消瘦，低于标准体重的 20% 称为明显消瘦。受遗传、营养状况、消化吸收、消耗等多因素影响，有些不一定是病理状态。

（一）病因及发病机制

造成体重下降的主要原因是吸收与消耗的负平衡，主要有以下情况。

1. 消化系统疾病引起的消化与吸收功能障碍。

2. 慢性传染病、感染、恶性肿瘤及创伤等引起消耗增加。

3. 神经内分泌疾病导致分解代谢增加。

4. 药源性消瘦　如甲状腺素制剂和苯丙胺等可使机体代谢明显增加，长期服用氨茶碱、氯化铵、对氨基水杨酸和雌激素等药物可引起食欲减退和上腹部不适等，导致饮食和吸收障碍。

5. 精神心理因素，如焦虑和抑郁等心身疾病可引起食欲减退。

（二）临床表现与伴随症状

1. 营养不良　由机体摄入及利用的能量不足所致，主要有以下疾病。

（1）口咽部疾病　包括口腔溃疡、舌炎、牙槽脓肿、牙痛、下颌骨骨髓炎、咽喉和食管肿瘤等。

（2）胃肠疾病及其他系统疾病　包括幽门梗阻、肠梗阻、克罗恩病、肾病、妊娠等，可引起严重呕吐腹泻，影响摄入或不能充分消化吸收。

（3）肝胆疾病　常伴发热、疼痛、黄疸、上腹不适及大便颜色、性状的变化。

（4）胰腺疾病　可有上腹痛、恶心、呕吐及严重的胰源性腹泻，甚至出现恶病质。

2. 慢性消耗性疾病表现

（1）消化道疾病　如消化道炎症、各种肿瘤等，出现相应症状和体征。

（2）慢性肝炎　乏力、食欲缺乏、恶心、腹胀、肝区疼痛，亦可有黄疸和低热。

（3）结核病　低热、盗汗、咳嗽、咯血等。

（4）神经系统疾病　脑卒中、重症肌无力、进行性肌营养不良、运动神经元病所致吞咽功能障碍。

（5）结缔组织病　关节痛、皮疹、脱发、口腔溃疡、雷诺现象、肌肉疼痛等多系统受累的症状和体征。

3. 内分泌疾病表现

（1）甲状腺功能亢进　可伴畏热多汗、性情急躁、震颤、心悸、多食、突眼、甲状腺肿等。

（2）糖尿病　可有三多一少症状，即多饮、多食、多尿，消瘦。

（3）艾迪生病　可伴有皮肤、黏膜色素沉着，乏力，食欲缺乏，低血压，低血糖和抵抗力下降。

（4）希恩综合征　可伴有性腺功能低下、闭经、无乳、皮肤苍白和毛发脱落等肾上腺皮质功能低下的表现。

4. 精神心理疾病表现　如抑郁症，可因厌食或拒食而导致重度消瘦。神经性厌食可有体重极度下降，伴闭经、毳毛增多、心动过缓、与体重下降不相称的活动能力、自我引起的呕吐等，一般无其他器质性或精神性疾病。

（三）问诊要点

1. 饮食习惯，食谱构成，进食量，运动量。

2. 出现的时间、体重下降程度与速度、伴随症状、身体变化显著的部位及引起变化的诱因。

3. 脑血管病、糖尿病、肿瘤、慢性腹泻及家族史。

4. 成年患者询问月经、性功能及生育状况。

5. 注意询问患者性格类型，工作及生活压力。

❤ **医者仁心**　　　　　　　　　　　**藏二代——石荔**

石荔出生在江南，却已有大半生在西藏度过。她常说拉萨是她的第二故乡，她在这里生活、工作的时间，远比故乡长久。石荔4岁那年，跟随响应国家号召奔赴雪域高原工作的父母进藏。父母都是医务工作者，让石荔从幼年起就对医院有着一种天然的亲近感。这些年，作为西藏感染性疾病的专科医生，石荔始终坚持以人民健康为中心，带领团队推动自治区人民医院感染科诊疗能力达到区内领先水平。她首次利用基因分型方法，分析了解西藏自治区结核病病原种型构成及其分布和结核分枝杆菌的耐药状况，建立了西藏结核分枝杆菌DNA指纹图像分析数据库、数字化基因信息库及其背景资料库和建立标准化的结核病病原学监测方法，对有效防治结核病、保障西藏人民的健康发挥了积极作用。

第23节 眩 晕

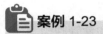
案例 1-23

患者，女性，28岁。

主诉：突发眩晕1小时。

现病史：1小时前患者转颈时出现眩晕，视物有旋转感，不敢睁眼，伴耳鸣、听力减退、恶心、呕吐。近3年类似症状时有发作，每次发作持续3～5天。查体：神志清楚，水平性眼球震颤。

问题：该患者目前诊断是什么？引起眩晕的可能原因是什么？

眩晕（vertigo）是患者感到自身或周围环境物体旋转或摇动的一种主观感觉障碍，常伴有客观的平衡障碍，一般无意识障碍。

（一）发生机制

眩晕发生机制有多种，可因病因不同而异。

1. 梅尼埃病 可能是内耳的淋巴代谢失调、淋巴分泌过多或吸收障碍，引起内耳膜迷路积水所致，亦有人认为是变态反应，维生素B族缺乏等因素所致。

2. 内耳炎 常由中耳病变（胆脂瘤、炎症性肉芽组织等）直接破坏骨迷路的骨壁引起，少数是炎症经血行或淋巴扩散所致。

3. 药物中毒 对药物敏感，内耳前庭或耳蜗受损所致。

4. 晕动病 乘坐车、船或飞机时，内耳膜迷路受到机械性刺激，引起前庭功能紊乱。

5. 后循环缺血 可由动脉管腔变窄、内膜炎症、椎动脉受压或动脉舒缩功能障碍等因素所致。

（二）病因与临床表现

1. 周围性眩晕 又称真性眩晕，是指内耳前庭至前庭神经颅外段之间的病变所引起的眩晕，运动性幻觉程度重，闭目不能减轻，持续时间较短，眼球震颤程度与眩晕程度一致，常伴有听力改变。

（1）梅尼埃病 以发作性眩晕伴耳鸣、听力减退及眼球震颤为主要特点，严重时可伴有恶心、呕吐、面色苍白和出冷汗，发作多短暂，很少超过2周。具有复发性特点。

（2）内耳炎 多由中耳炎并发，症状同上，检查发现鼓膜穿孔，有助于诊断。

（3）内耳药物中毒 常由链霉素、庆大霉素及其同类药物中毒性损害所致。多为渐进性眩晕伴耳鸣、听力减退，常先有口周及四肢发麻等。

（4）前庭神经元炎 多在发热或上呼吸道感染后突然出现眩晕，伴恶心、呕吐，一般无耳鸣及听力减退。持续时间较长，可达6周，痊愈后很少复发。

（5）位置性眩晕 患者头部处在一定位置时出现眩晕和眼球震颤，多数不伴耳鸣及听力减退。可见于中枢病变。

（6）晕动病 见于晕船、晕车等，常伴恶心、呕吐、出冷汗、面色苍白等。

2. 中枢性眩晕 又称假性眩晕，指前庭神经颅内段、前庭神经核及其纤维联系、小脑、大脑等的病变所引起的眩晕。运动性幻觉程度轻，闭目减轻，持续时间较长甚至数年，眼球震颤程度与眩晕程度不一致，听力和自主神经症状不明显。

（1）颅内血管性疾病 多有眩晕、耳鸣等症状，常见于后循环缺血、锁骨下动脉盗血综合征、延髓外侧综合征、脑动脉粥样硬化、高血压脑病和小脑出血等。

（2）颅内占位性病变 听神经瘤（又称听神经纤维瘤）、小脑肿瘤、第四脑室肿瘤除表现为眩晕外，常有进行性耳鸣和听力下降，还有头痛、复视、构音不清等。其他部位肿瘤因部位不同临床表现各异。

（3）颅内感染性疾病 除神经系统症状外，尚有感染症状，可见于颅后凹蛛网膜炎、小脑脓肿。

（4）颅内脱髓鞘疾病及变性疾病 多见于多发性硬化、延髓空洞症。

（5）癫痫 部分患者表现为眩晕性发作，多见于颞叶癫痫和前庭癫痫。

3. 其他原因的眩晕 常无真正旋转感，一般不伴听力减退、眼球震颤，少有耳鸣，常感头晕、头胀、头重脚轻。

（1）心血管疾病 低血压、高血压、阵发性心动过速、房室传导阻滞等。

（2）血液病 各种原因所致贫血、出血等。

（3）中毒性疾病 急性发热性疾病、尿毒症、严重肝病、重症糖尿病等。

（4）眼源性疾病 眼肌麻痹、屈光异常和视网膜病变。

（5）神经精神性眩晕 神经症、更年期综合征和抑郁症等。

（三）伴随症状

1.伴耳鸣、听力下降可见于前庭器官疾病、第Ⅷ脑神经病变及肿瘤。

2.伴恶心、呕吐可见于梅尼埃病、晕动病。

3.伴共济失调可见于小脑、颅后窝或脑干病变。

4.伴眼球震颤可见于脑干病变、梅尼埃病。

（四）问诊要点

1.发作时间、诱因、病程，有无复发性特点。

2.有无发热、耳鸣、听力减退、恶心、呕吐、出汗、口周及四肢麻木、视力改变、平衡失调等相关症状。

3.有无急性感染、中耳炎、颅脑疾病及外伤、心血管疾病、严重肝肾疾病、糖尿病等病史。

4.有无晕车、晕船及服药史。

第 24 节 晕 厥

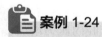 **案例 1-24**

患者，女性，43岁。

主诉：发作性意识丧失1次。

现病史：20分钟前患者做家务时突然出现一过性意识丧失，无大小便失禁，无肢体抽搐。平时有持续性窦性心动过缓（心率为50次/分以下）。近1年偶尔出现发作性头晕、黑矇、乏力等。

查体：神志清楚，心率43次/分，心律欠规整，未闻及杂音。

问题：该患者目前诊断是什么？引起晕厥的可能原因是什么？

晕厥（syncope）是指一时性广泛性脑供血不足所致的短暂意识丧失状态，发作时患者因肌张力消失不能保持正常姿势而倒地。一般为突然发作，迅速恢复，很少有后遗症。

（一）病因

晕厥病因大致分以下四类。

1. 血管舒缩障碍　见于单纯性晕厥、直立性低血压、颈动脉窦综合征、排尿性晕厥、咳嗽性晕厥及疼痛性晕厥等。

2. 心源性晕厥　见于严重心律失常、心脏排血受阻及心肌缺血性疾病等，如阵发性心动过速、阵发性心房颤动、病态窦房结综合征、高度房室传导阻滞、主动脉瓣狭窄、先天性心脏病某些类型、心绞痛与急性心肌梗死、原发性肥厚型心肌病等，最严重的为阿-斯（Adams-Stokes）综合征。

3. 脑源性晕厥　见于脑动脉粥样硬化、短暂性脑缺血发作、偏头痛、无脉症、慢性铅中毒性脑病等。

4. 血液成分异常　见于低血糖、通气过度综合征、重症贫血及高原晕厥等。

（二）发生机制与临床表现

1. 血管舒缩障碍

（1）血管抑制性晕厥　又称单纯性晕厥，多见于年轻体弱女性，发作常有明显诱因（如疼痛、恐惧、情绪紧张、轻微出血、各种穿刺及小手术等），在天气闷热、空气污浊、空腹、疲劳、失眠及妊娠等情况下更易发生。晕厥前期有头晕、眩晕、恶心、上腹不适、面色苍白、肢体发软、坐立不安和焦虑等，持续数分钟继而突然意识丧失，常伴有血压下降、脉搏微弱，持续数秒或数分钟后可自然苏醒，无后遗症。发生机制是由于各种刺激通过迷走神经反射，引起短暂的血管床扩张、回心血量减少、心排血量减少、血压下降导致脑供血不足。

（2）直立性低血压　又称体位性低血压，表现为在体位骤变，主要由卧位或蹲位突然站起时发生晕厥。可见于①某些长期站立于固定位置及长期卧床者；②服用某些药物，如氯丙嗪、胍乙啶、亚硝酸盐类等或交感神经切除术后患者；③某些全身性疾病，如脊髓空洞症、多发性神经根炎、脑动脉粥样硬化、急性传染病恢复期、慢性营养不良等。发生机制可能是由于下肢静脉张力低，血液蓄积于下肢（体位性）、周围血管扩张淤血（服用亚硝酸盐药物）或血液循环反射调节障碍等因素，使回心血量减少、心排血量减少、血压下降导致脑供血不足。

（3）颈动脉窦综合征　由于颈动脉窦附近病变，如局部动脉硬化、动脉炎、颈动脉窦周围淋巴结炎或淋巴结肿大、肿瘤，以及瘢痕压迫或颈动脉窦受刺激，致迷走神经兴奋、心率减慢、心排血量减少、血压下降致脑供血不足。可表现为发作性晕厥或伴有抽搐。常见的诱因有用手压迫颈动脉窦、突然转头、衣领过紧、介入检查或治疗等。

（4）排尿性晕厥　多见于青年男性，在排尿中或排尿结束时发作，持续1～2分钟，自行苏醒，无后遗症。机制可能为综合性的，包括自身自主神经不稳定、体位骤变（夜间起床）、排尿时屏气动作或通过迷走神经反射致心排血量减少、血压下降、脑缺血。

（5）咳嗽性晕厥　见于患慢性肺部疾病者，剧烈咳嗽后发生。机制可能是剧咳时胸腔内压力增加，静脉血回流受阻、心排血量降低、血压下降、脑缺血所致，亦有认为是剧烈咳嗽时脑脊液压力迅速升高，对大脑产生震荡作用所致。

（6）其他因素　如剧烈疼痛、下腔静脉综合征（晚期妊娠和腹腔巨大肿物压迫）、纵隔疾病、胸腔疾病、食管疾病、胆绞痛、支气管镜检时由于血管舒缩功能障碍或迷走神经兴奋，引起发作晕厥。

2. 心源性晕厥　由于心脏病心排血量突然减少或心脏停搏，脑组织缺氧而发生。最严重的为阿-斯综合征，主要表现是在心搏停止5～10秒出现晕厥，停搏15秒以上可出现抽搐，偶有大小便失禁。

3. 脑源性晕厥　由脑血管或主要供应脑部血液的血管发生循环障碍，导致一时性广泛性脑供血不足所致。如脑动脉硬化引起血管腔变窄，原发性高血压引起脑动脉痉挛，偏头痛及颈椎病时基底动脉舒缩障碍，各种原因所致的脑动脉微栓塞、动脉炎等病变均可出现晕厥。其中短暂性脑缺血发作可表现为多种神经功能障碍症状。由于损害的血管不同而表现多样化，如偏瘫、肢体麻木、语言障碍等。

4. 血液成分异常

（1）低血糖综合征　是由血糖低而影响大脑的能量供应所致，表现为头晕、乏力、恶心、饥饿感、出汗、震颤、神志恍惚、晕厥甚至昏迷。

（2）通气过度综合征　由于情绪紧张或癔症发作时，呼吸急促、通气过度，二氧化碳排出增加，导致呼吸性碱中毒、脑部毛细血管收缩、脑缺氧，表现为头晕、乏力、颜面四肢针刺感，并因可伴有血钙降低而发生手足搐搦。

（3）重症贫血　是由于血氧低下而在用力时发生晕厥。

（4）高原晕厥　是由短暂缺氧所引起。

（三）伴随症状

1. 伴有明显的自主神经功能障碍（如面色苍白、出冷汗、恶心、乏力等）者，多见于血管抑制性晕厥或低血糖性晕厥。

2. 伴有面色苍白、发绀、呼吸困难，见于急性左心衰竭。

3. 伴有心率和心律明显改变，见于心源性晕厥。

4. 伴有抽搐者，见于中枢神经系统疾病、心源性晕厥。

5. 伴有头痛、呕吐、视听障碍者提示中枢神经系统疾病。

6. 伴有发热、水肿、杵状指者提示心肺疾病。

7. 伴有呼吸深而快、手足发麻、抽搐者见于通气过度综合征、癔症等。

（四）问诊要点

1. 发生年龄、性别，有无心、脑血管病史。

2. 发作的诱因、发作与体位的关系、发作与咳嗽及排尿的关系、发作与用药的关系。

3. 发生速度，发作持续时间，发作时面色、血压及脉搏情况。

4. 既往有无相同发作史及家族史。

第 25 节　抽搐与惊厥

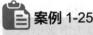 **案例 1-25**

> 患儿，女性，3 岁。
>
> 主诉：高热 1 天，惊厥发作 20 分钟。
>
> 现病史：1 天前患儿受凉后出现发热，最高体温 39.6℃，伴有畏寒，在家口服阿莫西林颗粒和退热药，效果不佳。20 分钟前突然出现惊厥发作 1 次，持续 2 分钟缓解，无大小便失禁。
>
> 问题：该患儿目前的诊断是什么？引起惊厥的可能原因是什么？

抽搐（tic）与惊厥（convulsion）均属于不随意运动。抽搐是指全身或局部成群骨骼肌非自主抽动或强烈收缩，常可引起关节运动和强直。当肌群收缩表现为强直性和阵挛性时称为惊厥。惊厥表现出的抽搐一般为全身性、对称性、伴有或不伴有意识丧失。惊厥的概念与癫痫有相同点也有不同点。癫痫大发作与惊厥的概念相同，而癫痫小发作则不应称为惊厥。

（一）病因

抽搐与惊厥的病因可分为特发性与症状性。特发性抽搐与惊厥常由先天性脑部不稳定状态所致。症状性抽搐与惊厥的病因如下。

1. 脑部疾病

（1）感染　如脑炎、脑膜炎、脑脓肿、脑结核瘤、脑灰质炎等。

（2）外伤　如产伤、颅脑外伤等。

（3）肿瘤　包括原发性肿瘤、脑转移瘤。

（4）血管疾病　如脑出血、蛛网膜下腔出血、高血压脑病、脑栓塞、颅内静脉窦血栓形成等。

（5）寄生虫病　如脑型疟疾、脑血吸虫病、脑包虫病、脑囊虫病等。

（6）其他　①先天性脑发育障碍；②原因未明的大脑变性，如结节性硬化、播散性硬化、胆红素脑病等。

2. 全身性疾病

（1）感染　如急性胃肠炎、中毒型菌痢、链球菌败血症、中耳炎、百日咳、狂犬病、破伤风等。小儿高热惊厥主要由急性感染所致。

（2）中毒　①内源性，如尿毒症、肝性脑病；②外源性，如乙醇、苯、铅、砷、汞、氯喹、阿托品、樟脑、银杏、有机磷农药中毒等。

（3）心血管疾病　高血压脑病或阿-斯综合征等。

（4）代谢障碍　如低血糖、低钙及低镁血症、急性间歇性血卟啉病、子痫、维生素B_6缺乏等。其中低血钙可表现为典型的手足搐搦症。

（5）风湿病　如系统性红斑狼疮、脑血管炎等。

（6）其他　如突然撤停镇静催眠药、抗癫痫药，还可见于热射病、溺水、窒息、触电等。

3. 神经症　如癔症性抽搐和惊厥。

（二）发生机制

抽搐与惊厥发生机制尚未完全明了，认为可能是由运动神经元的异常放电所致。这种病理性放电主要由神经元膜电位的不稳定引起，并与多种因素相关，可由代谢因素、营养因素、脑皮质肿物或瘢痕等激发，与遗传、免疫、内分泌、微量元素、精神因素等有关。

根据引起肌肉异常收缩的兴奋信号的来源不同，基本上可分为两种情况：①大脑功能障碍，如癫痫大发作等；②非大脑功能障碍，如破伤风、士的宁中毒、低钙血症性抽搐等。

（三）临床表现

由于病因不同，抽搐和惊厥的临床表现形式也不一样，通常可分为全身性和局限性两种。

1. 全身性抽搐　以全身骨骼肌痉挛为主要表现，典型者为癫痫大发作（惊厥），表现为患者突然意识模糊或丧失，全身强直、呼吸暂停，继而四肢发生阵挛性抽搐，呼吸不规则、尿便失禁、发绀，发作约半分钟自行停止，也可反复发作或呈持续状态。发作时可有瞳孔散大，对光反射消失或迟钝、病理反射阳性等。发作停止后不久意识恢复。如为肌阵挛性，一般只是意识障碍。由破伤风引起者为持续性强直性痉挛，伴肌肉剧烈的疼痛。

2. 局限性抽搐　以身体某一局部连续性肌肉收缩为主要表现，大多见于口角、眼睑、手足等。而手足搐搦症则表现为间歇性双侧强直性肌痉挛，以上肢手部最典型，呈"助产士手"表现。

（四）伴随症状

1. 伴发热，多见于小儿的急性感染，也可见于胃肠功能紊乱、重度失水等。但须注意，惊厥也可引起发热。

2.伴血压增高，可见于高血压、肾炎、子痫、铅中毒等。

3.伴脑膜刺激征，可见于脑膜炎、脑膜脑炎、蛛网膜下腔出血等。

4.伴瞳孔扩大与舌咬伤，可见于癫痫大发作。

5.惊厥发作前有剧烈头痛，可见于高血压、急性感染、蛛网膜下腔出血、颅脑外伤、颅内占位性病变等。

6.伴意识丧失，见于癫痫大发作、重症颅脑疾病等。

（五）问诊要点

1.发生年龄、病程；发作的诱因、持续时间、是否为孕妇。

2.部位是全身性还是局限性、性质呈持续强直性还是间歇阵挛性。

3.发作时意识状态，有无大小便失禁、舌咬伤、肌痛等。

4.有无脑部疾病、全身性疾病、癔症、毒物接触、外伤等病史及相关症状。

5.患儿应询问分娩史、喂养史、生长发育异常史和发热惊厥家族史。

第 26 节 意识障碍

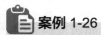

案例 1-26

　　患者，男性，32 岁。

　　主诉：发现神志不清、口吐白沫 20 分钟。

　　现病史：20 分钟前家人发现患者不省人事、口吐白沫，有大小便失禁，身上可闻及大蒜味。1 天前曾与家人发生过激烈口角。既往健康。

　　问题：该患者目前的诊断是什么？引起昏迷的可能原因是什么？

　　意识障碍（disturbance of consciousness）是指人对周围环境及自身状态的识别和觉察能力出现感知障碍。多由高级神经中枢功能活动（意识、感觉和运动）受损引起，可表现为嗜睡、意识模糊和昏睡，严重的意识障碍为昏迷。

（一）病因

1.急性重症感染 如脓毒血症、肺炎、中毒性菌痢、伤寒、斑疹伤寒、恙虫病和颅脑感染（脑炎、脑膜脑炎、脑型疟疾）等。

2.颅脑非感染性疾病 如①脑血管疾病：脑出血、蛛网膜下腔出血、脑栓塞、脑血栓形成、高血压脑病等；②脑占位性疾病：如脑肿瘤、脑脓肿；③颅脑损伤：脑震荡、脑挫裂伤、外伤性颅内血肿、颅骨骨折等；④癫痫。

3.内分泌与代谢障碍 如尿毒症、肝性脑病、肺性脑病、甲状腺危象、甲状腺功能减退、糖尿病性昏迷、低血糖、妊娠中毒症等。

4.水、电解质平衡紊乱 如低钠血症、低氯性碱中毒、高氯性酸中毒等。

5.外源性中毒 如催眠药、有机磷农药、氰化物、一氧化碳、乙醇和阿片类等中毒。

6.物理性及缺氧性损害 如高温中暑、热射病、触电、高山病等。

（二）发生机制

　　脑缺血、缺氧、葡萄糖供给不足、酶代谢异常等因素可引起脑细胞代谢紊乱，从而导致脑干网状结构功能损害和脑活动功能减退，产生意识障碍。意识有两个组成部分，即意识内容及其"开关"系统。意识内容即大脑皮质功能活动，包括记忆、思维、定向力和情感，还有通过视、听、语言和复杂运动等与外界保持紧密联系的能力。意识状态的正常取决于大脑半球功能的完整性，急性广泛性大脑半球损害或半球向下移位压迫丘脑或中脑时，则可引起不同程度的意识障碍。意识的"开关"系统包括经典的感觉传导路径（特异性上行投射系统）及脑干网状结构（非特异性上行投射系统）。意识"开关"系统可激活大脑皮质并使之维持一定水平的兴奋性，使机体处于觉醒状态，从而在此基础上产生意识内容。"开关"系统不同部位与不同程度的损害，可发生不同程度的意识障碍。

（三）临床表现

1. 嗜睡（somnolence） 是最轻的意识障碍，是一种病理性倦睡，患者陷入持续的睡眠状态，可被唤醒，并能正确回答和做出各种反应，但当刺激去除后很快又再入睡。

2. 意识模糊（confusion） 是意识水平轻度下降，较嗜睡为深的一种意识障碍。患者能保持简单的精神活动，但对时间、地点、人物的定向能力发生障碍。

3. 昏睡（stupor） 是接近于人事不省的意识状态。患者处于熟睡状态，不易唤醒。虽在强烈刺激下（如压迫眶上神经，摇动患者身体等）可被唤醒，但很快又再入睡。醒时答话含糊或答非所问。

4. 昏迷（coma） 是严重的意识障碍，表现为意识持续的中断或完全丧失。按其程度可分为3个阶段。

（1）轻度昏迷 意识大部分丧失，无自主运动，对声、光刺激无反应，对疼痛刺激尚可出现痛苦的表情或肢体退缩等防御反应。角膜反射、瞳孔对光反射、眼球运动、吞咽反射等可存在。

（2）中度昏迷 对周围事物及各种刺激均无反应，对于剧烈刺激可出现防御反射。角膜反射减弱，瞳孔对光反射迟钝，眼球无转动。

（3）深度昏迷 全身肌肉松弛，对各种刺激全无反应。深、浅反射均消失。

5. 谵妄（delirium） 是一种以兴奋性增高为主的高级神经中枢急性活动失调状态，临床上表现为意识模糊、定向力丧失、感觉错乱（幻觉、错觉）、躁动不安、言语杂乱。可见于急性感染高热期、药物中毒（如颠茄类药物中毒、急性酒精中毒）、代谢障碍（如肝性脑病）、循环障碍或中枢神经疾病等。

（四）伴随症状

1. 伴发热 先发热然后有意识障碍，可见于重症感染性疾病；先有意识障碍然后发热，见于脑出血、蛛网膜下腔出血、巴比妥类药物中毒等。

2. 伴呼吸缓慢 是呼吸中枢受抑制的表现，可见于阿片类、巴比妥类、有机磷农药等中毒，银环蛇咬伤等。

3. 伴瞳孔散大 可见于颠茄类、乙醇、氰化物等中毒，以及癫痫、低血糖状态等。

4. 伴瞳孔缩小 可见于阿片类、巴比妥类、有机磷农药等中毒。

5. 伴心动过缓 可见于颅内高压症、房室传导阻滞，以及阿片类药物、毒蕈等中毒。

6. 伴高血压 可见于高血压脑病、脑血管意外、肾炎尿毒症等。

7. 伴低血压 可见于各种原因的休克。

8. 伴皮肤、黏膜改变 出血点、瘀斑和紫癜等可见于严重感染和出血性疾病；口唇呈樱桃红色提示一氧化碳中毒。

9. 伴脑膜刺激征 见于蛛网膜下腔出血、脑膜炎等。

（五）问诊要点

1. 起病时间、发病前后情况、诱因、病程、程度。

2. 有无发热，头痛，呕吐，腹泻，皮肤、黏膜出血及运动障碍等相关伴随症状。

3. 有无急性感染性休克、高血压、糖尿病、肝肾疾病、肺源性心脏病、癫痫、颅脑外伤、肿瘤等病史。

4. 有无服毒及毒物接触史。

链接

持续性植物状态

持续性植物状态是指患者不能感知自身和周围环境，而睡眠 - 觉醒周期存在，丘脑下部和脑干功能完全或部分保存的临床状态，时间超过 3 个月。病变主要累及皮质、皮质下结构，也可部分累及脑干。严重的脑外伤为最常见的病因，其次为脑血管病、脑炎、脑肿瘤、中毒和严重的颅内感染。临床表现为存在睡眠 - 觉醒周期；对自身和周围环境缺乏感知，不能与外界进行沟通和交流；对视、听、触或有害刺激无反应，没有自主动作；脑干和脊髓反射存在；血压和心、肺功能良好，排尿排便失禁；头部磁共振成像（MRI）检查可见原发病的异常改变。

（杨志云　马　杰　钟雪梅　李敬芳　杜庆伟　邢夏囡）

第2章 问 诊

第1节 概　述

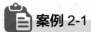
案例 2-1

　　患者，男性，82 岁，因右上腹钝痛收入院。既往有胆囊炎病史，经检查后以胆囊炎收入院。腹部 CT 检查提示回盲部穿孔，可见梭形物体穿透肠壁，不除外枣核。其后，患者经急诊手术防止了腹膜炎的发生。

　　问题：为什么会出现这种情况，如何避免此种情况的发生？

　　问诊（inquiry）是医护人员通过与患者及相关知情人员交谈来获得患者的病史资料，并通过分析做出临床诊断的方法。问诊是病史采集的重要手段，是临床医生必须掌握的基本技能。

　　1. 问诊可以帮助建立良好的医患关系　问诊是病史采集的第一步，通过医护人员正确的方法与良好的沟通技巧，可以使医护人员与患者之间建立良好的医患关系，使患者对医护人员产生信任感，有利于疾病的诊断与治疗。同时，医护人员通过问诊还能对患者进行健康教育或传达一些治疗信息，如医护人员在与心绞痛患者进行交谈的时候，告诉他在平常的生活中要避免情绪激动及剧烈的运动，在心绞痛发作的时候要马上舌下含服硝酸甘油等。另外，问诊本身也可起到治疗的作用，如某些心理疾病患者（如抑郁症），通过与他们交谈可以帮助缓解他们的抑郁情绪。

　　2. 问诊能获取重要的诊断依据　问诊是病史采集的重要手段，许多有丰富医学知识和临床经验的医生有时仅靠问诊即能对疾病做出初步的诊断。例如，心绞痛患者，通过与患者交谈，了解其疼痛部位、性质、时间、缓解方式、放射部位等，即可做出"心绞痛"的初步诊断。某些疾病，或者在疾病的早期，患者已经有主观的感受，如头痛、恶心、焦虑、失眠等，机体却还没有出现器质性或组织器官形态学方面的改变，这时，通过问诊即能获得患者的早期资料。

　　3. 问诊可为进一步检查提供线索　医护人员通过问诊获取有助于确立诊断的病史资料，并可为进一步体格检查提供线索。例如，患者以咳嗽、咯血为主要症状时，若同时伴有午后低热、盗汗等病史，则提示可能为肺结核。根据这一线索，进行详细的肺部体格检查和（或）X 线检查，一般即可明确诊断。

　　尽管目前医学发展迅速，新的诊断技术不断涌现，精密仪器和新的实验方法应用日益广泛，但疾病的发生发展、诊治经过、药物的疗效、既往健康状况、患者的思想情绪等只有通过问诊才能得到。因此，问诊仍然是诊断疾病最基本的、不可缺少的方法。相反，忽视问诊，必使病史采集粗疏，病情了解不够详细确切，则会造成临床工作中的漏诊或误诊。对病情复杂而又缺乏典型症状和体征的病例，深入、细致的问诊就显得更为重要。由此可见，问诊是一个很重要的诊断步骤，必须认真学习，切实熟练掌握。

第2节 问诊的内容

（一）一般项目

一般项目（general data）包括姓名、性别、年龄、出生日期、籍贯、民族、职业、婚姻状况、文化程度、通信地址、联系电话、入院日期、记录日期、病史陈述者及可靠程度等。其中，年龄是实足年龄，不应以"儿童""成人"等代替，因年龄本身亦具有诊断参考意义；职业应记录具体工种；入院日期和记录日期要详细到几点几分；病史陈述者如不是本人，应注明与患者的关系。

（二）主诉

主诉（chief complaint）是指促使患者就诊的主要症状（或体征）及持续时间，也是本次就诊最主要的原因及持续的时间。确切的主诉可以初步反映病情的轻重与缓急，并提供对某系统疾病的诊断线索。主诉应言简意明，用一两句话全面概括，包括1～3个症状或体征及其经历的时间，一般不超过20个字。例如，"发热、咳嗽、咳痰1天""多饮、多食、多尿伴消瘦3年""腹痛、呕吐伴腹泻4小时"等。主诉一般用患者自己描述的症状或体格检查到的体征，而不能用医疗诊断或实验室检查结果代替，如"糖尿病3年"，应记录为"多饮、多尿、消瘦3年"。

（三）现病史

现病史（history of present illness）是病史的主体部分，围绕主诉详细描述患者目前疾病的发生、发展、演变及应对的全过程，可以按照以下顺序及内容进行询问。

1. 起病情况与患病时间 每种疾病的起病与发作都有各自的特点，应详细询问发病当时的情况，包括环境及疾病的急缓，以及持续的时间。有的疾病起病比较急，如急性胃穿孔、脑栓塞等；有的疾病起病比较缓慢，如肺结核、肿瘤等；有的疾病常在休息的时候出现，如脑血栓；有的疾病常发生于激动或紧张的状态时，如脑出血、心绞痛等。患病时间是指从患病开始到就诊所持续的时间，根据情况可以用年、月、日、小时、分钟来计算。如先后出现几个症状，应按起病时间顺序分别记录。例如，"反复发作剑突下疼痛3年余，排黑便2天，头晕、乏力1天。"

2. 病因和诱因 指与本次发病有关的病因（如感染、中毒、过敏等）和诱因（如情绪、气候变化、环境改变、起居饮食失调等）。例如，大叶性肺炎常发生于醉酒、疲劳、淋雨后；急性胰腺炎常发生于有胆道疾病的患者或暴饮暴食后。

3. 主要症状特点 包括主要症状出现的部位、性质、持续时间和程度、缓解或加剧的因素等。

（1）部位 指症状包括的范围或牵涉的范围。例如，上腹痛多为胃、十二指肠或胰腺的疾病；右下腹痛多为阑尾炎，若为女性还应考虑到卵巢或输卵管疾病。

（2）性质 应详细询问疼痛的性质，疼痛的性质一般包括顿痛、隐痛、烧灼样痛、刀割样痛、针刺样痛、压榨样痛等。例如，急性胃穿孔为刀割样痛，心绞痛为压榨样痛。

（3）持续时间及缓解或加剧因素 指症状多长时间经历一次；每次持续多久；经常发生在哪个时间段等；哪些情况可以引起症状的加重或缓解，如心绞痛患者，在活动或情绪激动后出现心前区疼痛，含服硝酸甘油或休息后缓解，一般持续3～5分钟。

4. 病情发展与演变 指患病过程中主要症状的变化或新出现的症状。例如，肝硬化的患者出现行为和情绪的异常，应考虑是否发生肝性脑病；有心绞痛史的患者，若本次发作胸痛加重、休息后不能缓解、持续时间较长，应考虑是否发生心肌梗死。

5. 伴随症状 即在主要症状的基础上同时出现一系列的其他症状。这些伴随症状常常是鉴别诊断的依据或提示出现了并发症，可以为确定病因提供重要线索。例如，腹痛伴呕吐、腹胀、停止排便排气往往提示肠梗阻；腹痛伴恶心呕吐、黄疸、血及尿淀粉酶升高，常提示急性胰腺炎。

6. 诊治经过 包括患者患病后曾在何处诊治，接受了哪些诊疗的措施；如果用药，则药物的名称、剂量、用法、时间、不良反应及效果都应详细询问并记录。

7. 一般情况 指患者患病后精神状态、食欲、睡眠与大小便的情况和体重改变等。这些内容对于全面评估患者的病情和预后，以及选择什么样的诊疗措施是必不可少的。

（四）既往史

既往史（past history）包括以下内容。

1. 既往健康状况 可能与现患病有关，故可作为分析判断病情的依据。

2. 过去曾患过的疾病（包括各种传染病） 特别是与目前所患疾病有密切关系的既往疾病。例如，对风湿性心脏病患者应询问过去有否咽痛、游走性关节痛等。

3. 预防接种史、外伤手术史、过敏及其他情况史 如有无接种过百日咳、白喉、破伤风、脊髓灰质炎、麻疹、腮腺炎、乙型肝炎疫苗等；有无外科手术或住院情形及曾经发生的意外事件及其影响；有无对食物、药物或某些物质的过敏现象及其表现。为了解患者现病史以外的其他各系统是否患过疾病，这些疾病与本次疾病有无因果关系，还应主动向患者询问各系统过去可能发生的情况，这种方法称为系统回顾。通过系统回顾可避免遗漏重要的信息，询问要点如下。

（1）呼吸系统 有无咳嗽、咳痰、咯血、呼吸困难、胸痛等；有无呼吸系统传染病接触史。

（2）循环系统 有无心悸、胸痛、胸闷、呼吸困难、晕厥、下肢水肿等。

（3）消化系统 有无吞咽困难、食欲改变、反酸、嗳气、恶心、呕吐、呕血、腹胀、腹痛、腹泻、黄疸、便血、便秘等。

（4）泌尿生殖系统 有无排尿困难、尿频、尿急、尿痛、血尿、夜尿增多、颜面水肿、尿道或阴道分泌物等。

（5）造血系统 有无乏力、头晕、眼花、耳鸣、记忆力减退等。皮肤、黏膜有无苍白、出血点、瘀斑、血肿，以及淋巴结、肝脾大，骨骼痛等。有无化学药品、工业毒物、放射性物质的接触史。

（6）内分泌及代谢系统 有无多饮、多食、多尿、怕热、多汗、乏力等；性格、智力情况；有无肌肉震颤及痉挛；体重、皮肤、毛发的改变；有无手术、外伤、产后大出血。

（7）神经精神系统 有无头痛、失眠、记忆力减退、意识障碍（如嗜睡、昏迷）、语言障碍、痉挛、瘫痪，有无感觉和运动异常，以及定向障碍、性格改变；如疑有精神状态改变，还应了解情绪状态、思维过程、智能、能力、自知力等。

（8）运动系统 骨骼发育情况，有无骨折、畸形、关节肿痛、关节强直或变形、运动障碍、肢体肌肉疼痛、痉挛、萎缩、肢体无力等。

（五）个人史

个人史（personal history）包括以下内容。

1. 社会经历 包括出生地、有无疫区居住史，以及受教育程度、经济生活和业余爱好等。对于儿童，应详细询问其出生、喂养、生长发育、预防接种等情况。

2. 职业及工作条件 包括工种、劳动环境、对工业毒物的接触情况及时间。职业及工作条件与某些疾病的发生有很密切的关系，如煤炭工人、纺织工人长时间接触职业性粉尘，有患硅沉着病的危险。

3. 习惯与嗜好 详细询问并记录患者的起居与卫生习惯、饮食的选择与质量。有无烟酒嗜好及摄入量，以及其他异嗜物和麻醉药品、毒品等。例如，喜欢吃肥肉、油炸食品、巧克力、糖等高热量食物的人容易患高血压、糖尿病；长时间吸烟的人容易患呼吸系统疾病，长时间过量饮酒则容易引起酒精性脂肪肝。

4. 其他 有无不洁性交史，有否患过淋病性尿道炎、尖锐湿疣、下疳等。

（六）婚姻史

婚姻史（marital history）包括婚姻状况、结婚年龄、对方的健康状况、性生活的情况、夫妻关系等。

（七）月经史

对青春期后的女性应详细询问月经史（menstrual history），包括月经初潮年龄，月经周期，每次行经的天数、量和颜色，经期症状，有无痛经、白带等。对停经的女性，应询问末次月经的时间。对已绝经者还要询问停经年龄、症状，有无停经后出血等。女性月经史的记录格式如下。

$$初潮年龄 \frac{行经期（天）}{月经周期（天）} 末次月经（LMP）或绝经年龄$$

例如：

$$13 \frac{3\sim5天}{28\sim30天} 2018年6月10日（或50岁）$$

（八）生育史

对生育期女性应询问生育史（childbearing history），包括妊娠与生育次数和年龄，人工或自然流产的次数，有无死产、手术产、产褥感染及计划生育状况等。对男性患者应询问有无患过影响生育的疾病。

（九）家族史

有些疾病具有遗传性质，有些疾病则与环境因素或生活方式有关，探讨患者亲属的身体及情绪状况、了解家庭组成及相互关系等对于全面了解患者的健康状况、制订诊疗措施有很大帮助。

家族史（family history）通常包括直系亲属如双亲、兄弟、姐妹及子女的健康与疾病情况。特别应询问是否有与患者同样的疾病，有无与遗传相关的疾病如血友病、白化病、糖尿病、原发性高血压、癌症、精神疾病等，应详细询问并记录。已经死亡的直系亲属要问明死亡原因及年龄。若在几个成员或几代人中皆有同样疾病发生，应绘出家系图显示详细情况。

第 3 节　问诊的技巧与注意事项

（一）问诊的方法与技巧

问诊的方法和技巧与采集资料的完整性密切相关，涉及沟通交流能力、医学知识、仪表等方面内容。掌握问诊的方法，对医务人员有着重要的实用价值。

1. 仪表和礼节　整洁的衣着，谦虚礼貌的言语和行为会很快缩短医患之间的距离，有助于建立良好的医患关系，从而获得患者的信任，并愿意同医生谈论敏感的问题，亦能启发和鼓励患者提供有关医疗的客观、真实的资料。因此，询问者在接触患者时要做到衣冠整洁，文明礼貌，使患者感到亲切温暖，值得信赖。

2. 自我介绍　医生应简要地介绍自己，包括姓名、职务及在处理该对象时的角色等，让患者了解医生，可以减轻彼此的陌生感，促进良好关系的建立。同时，医生要礼貌地称呼对方，如××先生、××小姐、××大爷、××阿姨、××大娘等。应避免直呼其名或以床号称呼对方。

3. 问诊须循序渐进　问诊一般先从一般性、简单易答的问题开始，逐步深入进行有目的、有层次、有顺序的询问。例如，首先询问"请问您哪儿不舒服""病了多长时间"。然后，再逐步深入了解患者本次疾病的原因、经过、有关症状的特点等。如果询问涉及隐私，则应安排在双方已经建立充分的信任关系后进行。

4. 让患者充分陈述 尽可能地让患者充分地陈述自己的感受，不要以自己的主观臆测代替患者的感受。只有当患者的陈述离病情太远时，才可以通过灵活的方式把患者的话题转回，切不可简单粗暴地打断患者的陈述。

5. 询问的症状要详细 对主要症状要详细询问特点，包括出现的部位、性质、持续时间和程度、缓解和加剧的因素等。例如，"你的腹痛是左腹痛还是右腹痛""哪个部位最明显""在什么情况下发病""除腹痛外还有其他不适吗"等，以获得患者疾病的规律和特点。如患者有两种以上的疾病，则应按其发生先后顺序描述。

6. 在问诊的两个项目之间采用过渡语言 即是向患者说明即将讨论的新项目及其理由，这样患者就不会困惑为什么要改变话题，以及为什么要询问这些情况。

7. 避免诱问和逼问 当患者回答的问题与医务人员自身的想法有差距时，不应因急于了解情况而采取暗示、诱导、逼问的方式，如"你头痛时伴有呕吐吗""你上腹痛时向左肩放射吗"，而应当问"你头痛时还有别的什么不舒服吗""你腹痛时对别的部位有什么影响吗"，询问时也不应诱导患者提供合乎医生主观印象所要求的资料，如"你是不是下午发热""发热前有寒战吗"。不正确的提问往往会使患者在不甚理解其意义的情况下随声附和，减损了病史的真实性，严重者还可能延误患者的治疗时机。

8. 问诊时要注意系统性、必要性和目的性 提问时要全神贯注地倾听患者的回答，不应问了又问。要注意提问的系统性、必要性和目的性。杂乱无章的提问是漫不经心的表现，会降低患者对医务人员的信任和期望。

9. 询问病史的每一部分结束时进行归纳小结 交谈至一个段落，将内容归纳一下，整理出逻辑关系重述给患者听，防止遗漏和遗忘病史。问诊大致结束时，尽可能有重点地重述病史让患者确认，有无补充或纠正之处，以提供机会核实患者所述的病情或澄清所获信息。

10. 恰当地运用一些评价、赞扬与鼓励语言 如"可以理解""那你一定很不容易"等，可促使患者与医生的合作，使患者受到鼓舞而积极提供信息，对有精神障碍的患者，不可随便用赞扬或鼓励的语言。

11. 对于不能明确的问题妥善处理 如患者问到一些问题，医生不清楚或不懂时，不能不懂装懂，也不要简单回答"不知道"。如知道部分答案或相关信息，医生可以说明，并提供自己知道的情况供患者参考。对不懂的问题，可以回答稍后查阅请教他人后再回答，或请患者向某人咨询，或建议去何处能解决这一问题。

12. 结束问诊 问诊结束时，应谢谢患者的合作、告知患者或体语暗示医患合作的重要性，说明下一步对患者的要求、接下来做什么、下次就诊时间或随访计划等。

（二）问诊的注意事项

1. 尊重对方，认真倾听 对患者所说的话不予以主观评判或不切实际的保证；对其不愿意回答的问题，不强迫其回答，如果是重要的资料，则需向对方充分解释，并承诺保密原则，以解除其疑虑。

2. 时间要合适 不同的患者，选择不同的时间，同时应考虑患者的情绪。对危重患者，在扼要地询问和重点检查之后，应立即进行抢救，待病情稳定后再做详细问诊。不能亲自叙述病史的患者（如重病、意识不清、小儿等），则需向其家属或最了解病情的亲友询问。为了保证病史的可靠性，可待病情好转或意识清醒后，再直接询问患者。

3. 环境的选取 患者由于对环境陌生，以及就诊前可能存在紧张情绪，往往不能顺畅有序地陈述自己的病情，医护人员应该清楚这种情况，在问诊前准备好宽松和谐的环境以缓解患者紧张不安的情绪，必要时，如涉及患者的隐私，可以准备一个单独的房间，只有医生和患者两个人，患者可以大胆地说出自己的情况。

4. 问诊时语言要通俗易懂 避免采用有特定意义的医学术语提问。例如，心悸、谵妄、隐血、里急后重等，以免患者错误理解。若患者使用医学术语，要把具体意思问清，以便评估其使用是否正确。对患者的方言俗语，要细心领会其含义。患者述及的病名，记录时应冠以引号。

5. 资料要核实 对含糊不清、存有疑问的内容要进一步确认，以确保信息的准确性。对外院的病情介绍和诊断证明只能作为参考，绝不能代替医务人员的亲自问诊。

链接

老年人病史采集注意事项

老年人体力、视力、听力减退，部分患者还有反应缓慢或思维障碍，可能对问诊有一定的影响。应注意采用以下技巧：先用简单清楚、通俗易懂的一般性问题提问；减慢问诊进度，使之有足够时间思索、回忆，必要时适当重复；注意患者的反应，判断其是否听懂，有无思维障碍、精神失常，必要时向家属和朋友收集补充病史；耐心仔细进行系统回顾，以便发现重要线索；仔细询问过去史及用药史，个人史中重点询问个人嗜好、生活习惯改变；注意精神状态、外貌言行、与家庭及子女的关系等。

（郑 雁）

第二篇
体 格 检 查

第二章
查奇补体

一、视　诊

视诊（inspection）是用视觉来观察患者全身或局部表现的诊断方法。视诊能观察到患者全身的一般状态，如性别、年龄、发育、营养、体型、意识、面容、体位、姿势和步态等。局部视诊则是对患者身体某一局部进行更为细致和深入的观察，以补充一般视诊的不足，如皮肤出血点、巩膜黄染、颈动脉搏动、颈静脉怒张、胃肠蠕动波、关节畸形等，但某些特殊部位如耳鼓膜、眼底、胃肠黏膜等，则需用某些仪器如耳镜、检眼镜、内镜等帮助检查。

视诊最好在间接日光下进行，夜间普通灯光下不易辨别轻度发绀、黄疸、贫血和某些皮疹等。利用侧射光线观察搏动、蠕动及肿物的轮廓更清楚。

二、触　诊

案例 3-1

患者，女性，52 岁，饱餐后右上腹部疼痛 1 天，伴恶心、呕吐。

问题：1. 该患者主要应用何种基本检查方法？

　　　2. 确定右上腹部压痛、反跳痛选择何种检查方法？

触诊（palpation）是检查者通过手的感觉来判断所触及的被检者内脏器官及躯体部位物理特征的一种诊断方法。触诊可以进一步检查视诊发现的异常征象，也可以明确视诊不能明确的体征，如体温、湿度、震颤、波动、压痛、摩擦感，以及包块的位置、大小、轮廓、表面性质、硬度、移动度等。触诊的应用范围很广，可遍及身体各部，尤以腹部更为重要，常采用指腹和掌指关节掌面部位进行触诊，其中手指的指腹对触觉敏感，掌指关节掌面皮肤对震动觉敏感，手背皮肤对温度较为敏感。

（一）触诊方法

根据触诊部位及检查目的不同，可分浅部触诊法和深部触诊法。

1. 浅部触诊法　用右手轻轻平放在被检查部位，利用掌指关节和腕关节的协调动作，轻柔地进行滑动触摸，试探被查部位有无压痛、抵抗感、搏动、包块和某些肿大内脏器官等。浅部触诊适用于体表部位、关节、软组织、阴囊、精索，以及浅部的动脉、静脉、神经和淋巴结的检查。

2. 深部触诊法　用并拢的右手示、中、环指指端或双手重叠（右手在下，左手在上），由浅入深，逐渐加压，触摸深部脏器或病变，以了解病变部位和性质。深部触诊主要用于腹部检查。根据检查的目的和手法不同有以下几种方法。

（1）深部滑行触诊法（deep slipping palpation）　检查时嘱被检者张口平静呼吸，或与其交谈，转移其注意力，双下肢屈曲，尽量松弛腹肌。检查者以右手稍弯曲并以自然并拢的示、中、环指末端逐渐触向腹腔器官或包块，并在其上做上下左右的滑动触摸。如为肠管或条索状包块，则应做与长轴垂直方向的滑动触诊。这种触诊法常用于腹腔脏器及深部包块的检查。

（2）双手触诊法（bimanual palpation）　检查者将右手置于被查部位，左手置于被检查腹腔器官或包块的后部，并将被检查部位推向右手方向，使脏器或肿块被固定且更接近体表，有利于右手触诊。此法常用于肝、脾、肾、子宫和腹腔肿块的检查。

（3）深压触诊法（deep press palpation） 以一个或两个手指垂直地逐渐用力深压，用以探测腹腔深在病变部位或确定腹腔压痛点，如阑尾压痛点、胆囊压痛点等。检查反跳痛时，即在深压的基础上将手指迅速抬起，若被检者感到疼痛加重或面部出现痛苦表情，即为反跳痛。

（4）冲击触诊法（ballottement） 又称浮沉触诊法。一般仅用于大量腹水时肝、脾及腹腔包块难以触及者。以右手三或四个并拢的手指取70°～90°角，放置于腹壁上相应部位，做数次急速而较有力的冲击动作。在冲击腹壁时指端会有腹腔脏器或包块浮沉的感觉。这种检查方法会使被检者感到不适，操作时应避免用力过猛（图3-1）。

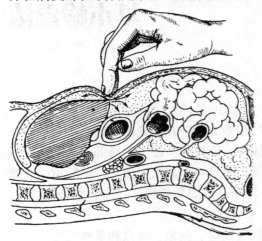

图3-1 冲击触诊法示意图

（二）触诊注意事项

1. 检查前应向被检者说明检查目的和配合动作。检查者手要温暖，动作轻柔，由浅入深，由轻到重，从健侧部位逐渐移向患侧，尽量避免和减轻患者的痛苦。

2. 检查时检查者站在被检者的右侧，面向被检者，以便随时观察面部表情；被检者一般取屈膝仰卧位，腹肌尽量放松。在检查脾、肾时，可嘱被检者取侧卧位。

3. 做下腹部检查时，应嘱被检者排尿，必要时排便，以免将充盈的膀胱和粪团误认为腹腔肿块。

4. 触诊时要手脑并用，边触摸边思考病变的解剖部位和毗邻关系，明确病变性质和来自何种脏器。

三、叩 诊

叩诊（percussion）是检查者用手或叩诊锤按一定的方法叩击身体某部位表面，使之震动而产生音响，并根据震动和音响的特点，或有无疼痛来判断被检查部位的脏器有无异常的一种诊断方法。

（一）叩诊方法

根据叩诊的手法和目的不同，分为间接叩诊法和直接叩诊法两种。

1. 间接叩诊法（indirect percussion） 是临床上最常采用的方法，检查者用左手中指第二指节紧贴于叩诊部位，其他手指稍抬起，勿与体表接触；右手指自然弯曲，以中指指端叩击左手中指第二指骨的前端，叩击方向应与叩诊部位的体表垂直，以腕关节与掌指关节的运动做弹跳式叩击，避免肘关节及肩关节活动。叩击动作要灵活、短促而富有弹性，每次叩击后右手中指立即抬起，以免影响叩诊效果。在一个部位每次只需连续叩击2～3次，如未能获得明确的印象，可再次连续叩击2～3次。叩击的力量和时间要均匀一致，才能正确判断叩击音的变化，对待不同的病变部位，叩击力量应视具体情况而定（图3-2）。

检查肝、肾区有无叩击痛时，检查者将左手手掌平置于被检部位，右手握拳并以尺侧叩击左手手背，观察或询问被检者有无疼痛。

2. 直接叩诊法（direct percussion） 检查者用右手中间三指并拢的手指掌面直接拍击或叩击被检查部位，借所产生的叩诊音和指下的震动感来判断病变情况。此法适用于胸、腹部面积较广泛的病变，如大量胸腔积液、腹水、气胸等。

（二）叩诊音

叩诊时因被叩击部位的组织或器官的密度、弹性、含气量及与体表距离的不同，叩击时可产生不同的音响。根据音响的强弱、长短、高低不同而分为清音、鼓音、过清音、浊音、实音五种。

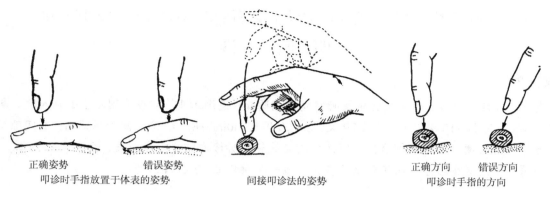

正确姿势　　　错误姿势
叩诊时手指放置于体表的姿势

间接叩诊法的姿势

正确方向　　错误方向
叩诊时手指的方向

图3-2　间接叩诊法的正误图

1. 清音（resonance）　是一种音调低、音响较强、震动时间较长的叩诊音。清音是正常肺部叩诊音，提示肺组织弹性、含气量、致密度正常。

2. 鼓音（tympany）　是一种和谐的低音，与清音相比音响更强，震动时间较长，类似击鼓声。叩击含有大量气体的空腔器官时出现，正常见于左前胸下部胃泡区及腹部；病理情况下见于肺内大空洞、气胸、气腹等。

3. 过清音（hyperresonance）　是一种介于清音与鼓音之间的叩诊音，音调较清音低，音响较清音强。过清音是一种正常成人不会出现的一种病态叩诊音，临床上见于肺组织含气量增多、弹性减弱时，如肺气肿等。

4. 浊音（dullness）　是一种音调较高，音响较弱，震动时间较短的叩诊音。正常情况下叩击心脏和肝脏被肺组织所覆盖的部分时出现。病理情况下见于肺组织含气量减少时，如肺炎、肺不张等。

5. 实音（flatness）　又称重浊音或绝对浊音，是一种音调较浊音更高，音响更弱，震动时间更短的叩诊音。正常情况下叩击实质性脏器如心脏、肝脏时产生，病理情况下见于大量胸腔积液或肺实变等。几种叩诊音及其特点见表3-1。

叩诊音	音响强度	音调	持续时间	正常存在部位	病理情况
清音	强	低	长	正常肺部	支气管炎
过清音	更强	最低	最长	正常不出现	阻塞性肺气肿
鼓音	响亮	高	较长	胃泡区和腹部	气胸、肺空洞
浊音	弱	高	短	心、肝被肺覆盖部分	肺炎、肺不张、胸膜增厚
实音	最弱	最高	最短	实质脏器部分	大量胸腔积液、肺实变

表3-1　叩诊音及其特点

（三）叩诊注意事项

1. 环境应安静，以免影响叩诊音的判断。

2. 根据叩诊部位不同，被检者应采取适当体位，如叩诊胸部时取坐位或仰卧位，叩诊腹部时常取仰卧位，必要时可取侧卧位。确定有无少量腹水时，可嘱被检者取肘膝位。

3. 叩诊时应充分暴露被检部位，肌肉尽量放松。

4. 叩诊时应注意对称部位的比较与鉴别。

5. 叩诊操作应规范，用力均匀适当，叩诊仅能使检查者判断深达5～7cm肺组织的病变。叩诊力量应视不同的检查部位、病变组织范围大小或位置深浅等情况而定。如对消瘦患者及儿童叩诊时，不宜用重力；叩诊前胸或腋部力量要比叩诊背部轻。确定心、肝相对浊音界及叩诊脾界时宜采取轻叩诊；

确定心、肝绝对浊音界时用中等力量叩诊；若病灶位置距体表达7cm左右时则需用重叩诊。

四、听 诊

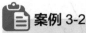案例 3-2

患者，男性，42岁，因弯腰抬重物时突发右侧胸痛，逐渐加重，伴呼吸困难2小时入院。查体：体温36.6℃、脉搏110次/分、呼吸29次/分、血压95/60mmHg。视诊右侧胸廓饱满，肋间隙增宽。触诊气管移向左侧，右胸语颤消失，叩诊右胸呈鼓音，听诊右肺呼吸音消失，余无阳性体征。

问题：请问医生给患者做了什么检查？为进一步确诊还需做何检查？

听诊（auscultation）是检查者直接用耳或借助听诊器在被检者体表听取身体各部发出声音，判断正常与否的一种检查方法。听诊是诊断疾病的一项基本技能和重要手段，在诊断心、肺疾病中尤为重要，常用以听取肺部各种异常呼吸音、啰音，心脏各种心音、杂音及心律失常等。

（一）听诊方法

1. 直接听诊法（direct auscultation） 检查者用耳直接贴附于被检者体表被检部位进行听诊。目前仅在某些特殊或紧急情况下采用。广义的听诊还包括听语音、咳嗽、呻吟、嗳气、哭泣及患者发出的任何声音。

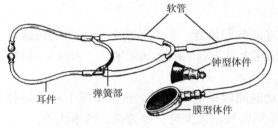

图 3-3 听诊器

2. 间接听诊法（indirect auscultation） 即用听诊器（图3-3）进行听诊的检查方法。此法方便，且对听诊音有放大作用，易于听清，临床适用范围很广，除用于心、肺、腹部的听诊外，也适用于其他如血管音、皮下捻发音、骨折摩擦音的听诊。

（二）听诊注意事项

1. 听诊环境要安静、温暖、避风，避免寒冷引起被检者肌束颤动出现附加音。

2. 被检者取适当体位并使肌肉放松，一般多取坐位或卧位。取坐位时，检查者与被检者对坐；取卧位时，检查者站在右侧。对衰弱的患者应尽可能减少体位改变带来的痛苦。

3. 选择合适的听诊器。一般高音调声音，则选用膜型体件适宜，如主动脉瓣关闭不全的杂音、呼吸音、肠鸣音等；而低音调声音，用钟型体件较好，如二尖瓣狭窄舒张期隆隆样杂音。

4. 注意听诊器耳件方向是否正确，管腔是否通畅或破裂漏气。

5. 听诊时，注意温暖听诊器体件，需直接紧贴皮肤，不能隔衣听诊，避免摩擦产生附加音。

6. 听诊时注意力要集中于被检查脏器和部位所发出的声音，听肺部时要排除心音的干扰，听心音时则排除呼吸音的干扰，必要时嘱患者控制呼吸配合听诊。

五、嗅 诊

嗅诊（olfactory examination）是检查者以嗅觉来判断发自被检者的异常气味与疾病之间关系的一种诊断方法。异常气味来自被检者的皮肤、黏膜、呼吸道、胃肠道、排泄物、脓液、血液等。嗅诊常能迅速提供有重要意义的诊断线索。临床上常见的异常气味如下。

1. 呼吸气味 浓烈酒味见于饮酒后或酒精中毒，刺激性蒜味见于有机磷农药中毒，烂苹果味见于糖尿病酮症酸中毒，氨味见于尿毒症，肝腥味见于肝性脑病，苦杏仁味见于氰化物中毒。

2. 汗液气味 酸性汗液见于活动性风湿热患者或长期服用水杨酸、阿司匹林等药物者，特殊的狐臭见于腋臭。

3. 痰液气味 血腥味见于大量咯血患者，恶臭味见于支气管扩张或肺脓肿合并厌氧菌感染。

4. 脓液气味 恶臭的脓液可见于气性坏疽。

5. 呕吐物气味 强烈的酸酵味见于胃潴留、幽门梗阻，粪臭味见于肠梗阻及胃结肠瘘患者，酒味见于饮酒后。

6. 尿液气味 尿液有大蒜味见于大量食蒜者或有机磷农药中毒者；浓烈的氨味见于膀胱炎，是尿液在膀胱内被细菌发酵所致。

7. 粪便气味 大便有腐败性臭味，提示消化不良或胰腺病变；肝腥味见于阿米巴痢疾；腥臭味见于细菌性痢疾。

（郑　雁）

第4章
一般检查

　　一般检查是对患者全身状态的概括性观察，其检查方法以视诊为主，必要时辅以触诊等检查方法，当视诊不能完全达到检查目的时，应配合使用触诊和嗅诊。

　　一般检查的内容包括性别、年龄、体温、呼吸、脉搏、血压、发育与体型、营养、意识状态、面容与表情、体位、姿势、步态、皮肤和淋巴结等。

第1节　全身状态检查

一、性　　别

　　性别（sex）一般根据性征特点辨别，正常人的性征特点是明显的，不难鉴别。性征的正常发育，在男性仅与雄性激素有关，而在女性与雄性激素及雌性激素均有关，但某些特殊患者，如真、假两性畸形及肾上腺性征综合征（adrenogenital syndrome）等，其性别不易准确辨认，需做专科检查和细胞染色体核型分析方能确定。

　　性别与某些疾病的发病率有关，甲型血友病多见于男性，女性罕见；甲状腺疾病和系统性红斑狼疮多见于女性；冠心病、胃癌、食管癌、痛风等多发于男性。

二、年　　龄

　　医生一般通过问诊了解患者的年龄（age）。但在某些特殊情况下，则需通过观察来判断患者的年龄，如意识障碍、濒死或故意隐瞒真实年龄者。年龄的判断一般以皮肤弹性与光泽度、肌肉结实程度与张力、毛发颜色与分布、面部与颈部皮肤皱纹、牙齿状况等为依据。但人的外观受多种因素影响，因此，通过观察外观只能粗略地判断一个人的年龄。

　　机体状态可因年龄而产生变化，年龄与某些疾病的发生和预后有一定关系，如麻疹、佝偻病、百日咳等多见于儿童；结核病、风湿热等多见于青少年；原发性高血压、动脉粥样硬化等多见于中老年人。一般情况下，青少年病后较易恢复，老年人则恢复较慢。药物的用量及某些诊疗方法的选择也需考虑年龄因素。

三、生命体征

　　生命体征（vital sign）是评价生命活动是否存在及生命活动质量的重要征象，是体格检查必检项目之一。生命体征包括体温（T）、呼吸（R）、脉搏（P）、血压（BP）。

（一）体温

　　体温（temperature）一般是指人体内部的温度，正常生理情况下会有一定的波动，24小时内波动范围一般不超过1℃。

　　1. 体温测量与正常范围　体温测量是临床上常规的检查之一，对某些疾病的诊断和病情的观察有重要的参考价值。传统的测量方法有3种：腋测法、口测法和肛测法，近年来临床上开始广泛使用额测法和耳测法,方便快捷,医生可根据患者的具体情况,选择不同的体温测量方法。

(1)腋测法 将腋窝汗液擦干,把体温计前端放置在腋窝深处,嘱患者用上臂将体温计夹紧,放置10分钟后取出读数,正常值范围为36.0～37.0℃。

(2)口测法 将消毒过的体温计前端置于舌下,紧闭口唇,不用口腔呼吸,以免冷空气进入口腔影响口腔内的温度,放置5分钟后取出读数,正常值范围为36.3～37.2℃。

(3)肛测法 被检者取侧卧位,将肛门体温计头端涂以润滑剂,徐徐插入肛门,深达体温计长度的一半为止,放置5分钟后取出读数,正常值范围为36.5～37.7℃。

以上体温检测的3种方法中,腋测法安全、简便,不易发生交叉感染,被检者易接受,临床应用最为普遍;口测法温度虽较可靠,但不易保持卫生,对婴幼儿及意识障碍的患者不能使用;肛测法温度稳定,不易受外界因素影响,多用于小儿及意识障碍患者。

耳测法多用于婴幼儿,应用红外线耳温计,测量鼓膜的温度;额测法多用于体温筛查,应用红外线额温计,测量额头皮肤温度。

2. 体温的记录方法 按一定间隔时间进行的体温测量结果记录于体温记录单相应的坐标点上,将各点以直线相连,即成体温曲线。许多发热性疾病体温曲线的形状有一定的规律性,称为热型,如伤寒、疟疾、脓毒血症、结核病等各有其独特热型,对诊断有一定的意义。

3. 体温测量中常见误差的原因 临床上有时见到体温测量结果与患者病情不符,应分析原因,并重新测量,避免因体温测量误差导致诊断和处理上的错误。常见误差的原因如下。

(1)测量前未将体温计的汞柱甩到35℃以下,致使测量结果高于患者的实际体温。

(2)应用腋测法检测时,被检者未能将体温计夹紧,致使体温计刻度没有上升到实际高度,致使检测结果低于被检者的实际体温。常见于消瘦、病情危重或意识障碍的患者。

(3)体温计附近有影响局部体温的冷热物体,如冰袋、热水袋等。

(4)测量前如以热水漱口或以热毛巾擦拭腋窝,也可使测量结果高于被检者的实际体温。

(二)呼吸

观察、测量并记录被检查者的呼吸(respiration)方式、节律和频率等。检测方法与临床意义详见第7章第3节。

(三)脉搏

脉搏(pulse)是指动脉搏动。一般选择检查桡动脉,检查时要注意脉率、节律、紧张度、强弱、脉搏及与呼吸的关系等。检查方法与临床意义详见第7章第6节。

(四)血压

血压(blood pressure)是指体循环动脉血压,是重要的生命体征,测量血压是体格检查的必查项目。检查方法与临床意义详见第7章第6节。

四、发育与体型

(一)发育

发育(development)是否正常,通常以年龄与智力、体格成长状态(如身高、体重及第二性征)之间的关系来判断。发育正常时,年龄与智力、体格成长状态之间的关系是均衡的。

正常的发育与种族遗传、内分泌、营养代谢、生活条件、体育锻炼等内外因素有密切关系。一般判断成人正常的指标是胸围等于身高的一半;两上肢展开的长度约等于身高;坐高等于下肢长度。正常成人身高(kg)与体重(cm)之间的关系可按下列公式大致推算(女性将所得再减2～3kg):

$$体重=身高-105$$

发育异常与内分泌的关系最为密切。如在发育成熟前，腺垂体功能亢进，生长激素分泌过多，则体格可异常高大，称为巨人症（gigantism）；反之，体格异常矮小，称为垂体性（生长激素缺乏性）侏儒症（pituitary dwarfism）。甲状腺功能减退时，可致小儿体格矮小、智力低下，称为呆小症（cretinism）。性腺功能异常对体格发育也有一定影响，性激素分泌异常时还可以导致第二性征的改变。此外，婴幼儿期营养不良也可影响发育。

（二）体型

体型（habitus）是身体各部发育的外观表现，包括骨骼、肌肉的生长与脂肪的分布状态等。临床上将成人的体型分为以下3种。

1. 正力型（匀称型） 身体的各部分匀称适中，一般正常人多为此型。

2. 无力型（瘦长型） 体高肌瘦，颈细长，肩窄下垂，胸廓扁平，腹上角小于90°。

3. 超力型（矮胖型） 体格粗壮，颈粗短，肩宽平，胸围增大，腹上角大于90°。

五、营　养

营养状态（state of nutrition）可根据皮肤、皮下脂肪、肌肉发育、毛发等情况综合进行判断。营养状态好坏，通常可作为评价健康或疾病程度的标准之一。

1. 营养状态分级 临床上一般用良好、中等、不良三个等级。

（1）良好 皮肤红润、弹性良好，皮下脂肪丰满，肌肉结实，指甲、毛发润泽，肩胛部和股部肌肉丰满。

（2）不良 皮肤萎黄、干燥、弹性减低，肌肉松弛，皮下脂肪菲薄，毛发枯燥，指甲粗糙无光泽，肩胛骨和髂骨嶙峋突出。

（3）中等 介于两者之间。

营养状态判断最简便的方法是查看皮下脂肪充实的程度。脂肪的分布存在个体差异，男女也各不相同。判断皮下脂肪充实程度最适宜、最方便的部位是前臂的曲侧或上臂伸侧下1/3，此处个体差异最小。检查时嘱被检者手臂放松下垂，用拇指和示指捏起皮下脂肪，捏时两指间距离3cm，观察其充实程度，标准厚度男性一般为12.5mm，女性一般为16.5mm。另外，测量一定时期内体重的变化也是观察营养状态的方法之一。

2. 常见的营养异常状态

（1）营养不良 主要是由摄食不足或消耗增多两大因素所引起。体重较标准体重下降10%以上者称为消瘦，极度消瘦称恶病质（cachexia）。轻微或短时的疾病一般不发生营养状态的改变。常见原因如下：①摄食及消化障碍：多见于食管、胃肠道、肝、胆、胰腺病变。严重的恶心呕吐，可致摄食障碍；消化液或酶生成减少往往影响消化与吸收。②消耗增多：各种慢性消耗性疾病如恶性肿瘤、活动性结核病、糖尿病、甲状腺功能亢进症等，均可引起消耗过多而导致营养不良。

（2）营养过度 是体内脂肪过多积聚的表现。超过标准体重20%者为肥胖。肥胖的主要原因是摄食过多，摄入量超过消耗量，过剩的营养物质转化为脂肪积存于体内。此外，遗传、内分泌、生活方式、运动及精神因素等对肥胖也有影响。临床上将肥胖分为两类，即单纯性肥胖和继发性肥胖。①单纯性肥胖：指无明显内分泌代谢病因而出现的肥胖症。全身脂肪分布均匀，一般无异常表现，常有一定的遗传倾向。②继发性肥胖：多由某些内分泌疾病引起，如下丘脑病变所致的肥胖性生殖无能综合征（弗勒赫利希综合征，Frohlich综合征），女性表现为生殖器发育障碍、闭经，男性则表现为女性体型。皮质醇增多症（又称库欣综合征，Cushing综合征），表现为向心性肥胖，以面部（满月脸）、肩背部（水牛肩）、腰腹部脂肪堆积显著，而四肢不明显。此外，胰岛B细胞瘤、功能性低血糖症等均可导致继发性肥胖。

六、意 识 状 态

意识（consciousness）是大脑功能活动的综合表现，即对环境和自身的知觉状态。正常人意识清晰、思维合理、情感活动和语言表达能力正常。凡能影响大脑功能活动的疾病均会引起不同程度的意识改变，这种状态称为意识障碍。根据意识障碍的程度分为：嗜睡、意识模糊、昏睡、昏迷等（详见第1章第26节）。

判断意识状态多采用问诊，通过与患者的对话来了解其思维、反应、情感活动、定向力（即对时间、人物、地点的判断分析能力）等，必要时还要做痛觉试验、角膜反射、瞳孔对光反射等检查，以判定其意识状态的程度。

七、语 调 与 语 态

语调（tone）指言语过程中的音调，神经或发音器官的病变可使语调发生改变，脑血管意外可引起构音困难，喉部的炎症、肿胀、梗阻或肿瘤也可引起发音困难或声音嘶哑。

语态（voice）指言语过程中的节奏，语言不流畅、节奏紊乱可见于口吃、帕金森病、舞蹈症等。某些口鼻的病变也可以引起语调、语态的改变。

八、面 容 与 表 情

 案例 4-1

> 患者，女性，27岁。发病时牙关紧闭，面肌抽搐，呈苦笑状。
>
> **问题**：该患者考虑可能为何种面容？此面容多考虑为何种病因？

健康人表情自然，神态安详。疾病可影响患者的面部表情或面容的变化。患病后，常可出现痛苦、忧虑或疲惫的面容（facial features）与表情（expression）。有些疾病有特殊的面容与表情，对诊断有一定的帮助。临床上常见的典型面容如下。

1. 急性病容 表现为面色潮红，兴奋不安，表情痛苦，有时伴鼻翼扇动、口唇疱疹等，见于急性发热性疾病，如肺炎链球菌肺炎、疟疾、流行性脑脊髓膜炎等。

2. 慢性病容 面色晦暗或苍白，面容憔悴，双目无神，见于慢性消耗性疾病，如恶性肿瘤、肝硬化、严重结核病等。

3. 特殊面容（图4-1）

（1）贫血面容 面色苍白，唇舌色淡，表情疲惫，见于各种原因所致的贫血。

（2）二尖瓣面容 面色晦暗，双颊紫红，口唇发绀，见于风湿性心脏瓣膜病二尖瓣狭窄。

（3）甲状腺功能亢进面容 眼裂增大，眼球突出，瞬目减少，兴奋不安，烦躁易怒或惊愕表情，见于甲状腺功能亢进症。

（4）黏液性水肿面容 颜面水肿苍白，睑厚面宽，目光呆滞，反应迟钝，眉毛、头发稀疏，见于甲状腺功能减退症。

（5）肝病面容 面色晦暗无光，额部、鼻部、双颊有褐色色素沉着，伴有胆红素升高时可见皮肤、黏膜不同程度的黄染。见于慢性肝病。

（6）肾病面容 面色苍白，双睑、颜面水肿，舌质色淡，见于慢性肾病。

（7）满月面容 面如满月，皮肤发红，常有痤疮和小须，见于肾上腺皮质功能亢进症及长期应用糖皮质激素的患者。

（8）肢端肥大症面容 头颅增大，面部变长，下颌增大并向前突出，眉弓及两颧隆起，耳鼻增大，唇舌肥厚，见于肢端肥大症。

（9）伤寒面容　表情淡漠，反应迟钝，呈无欲状，常见于伤寒。

（10）苦笑面容　发作时牙关紧闭，面肌抽搐，呈苦笑状，见于破伤风。

（11）面具面容　面部呆板，无表情，似面具样，见于震颤性麻痹。

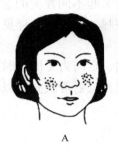 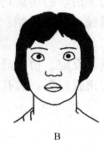 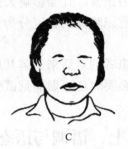 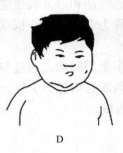 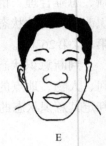

A　　　　　　　B　　　　　　　C　　　　　　　D　　　　　　　E

图 4-1　特殊面容

A. 二尖瓣面容；B. 甲状腺功能亢进面容；C. 黏液性水肿面容；D. 满月面容；E. 肢端肥大症面容

九、体　位

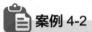 **案例 4-2**

患者，男性，82 岁，不能平卧而取坐位，双下肢下垂，两手置于膝盖或扶持床边。

问题：患者为何种体位？可能的病因是什么？

体位（position）是指被检者身体所处的状态。体位对某些疾病的诊断具有一定意义。常见体位如下。

1. 自主体位（active position）　身体活动自如，不受限制，见于正常人、患病较轻者或疾病早期。

2. 被动体位（passive position）　患者不能自己调整或变换身体的位置，见于瘫痪、极度衰弱或意识丧失的患者。

3. 强迫体位（compulsive position）　患者为了减轻疾病的痛苦，常被迫采取的体位。临床常见的强迫体位有下列几种。

（1）强迫仰卧位　患者仰卧，双腿屈曲，以减轻腹部肌肉紧张，见于急性腹膜炎等。

（2）强迫俯卧位　患者俯卧以减轻脊背肌肉紧张，常见于脊柱疾病。

（3）强迫侧卧位　患者卧向患侧，以减轻疼痛，并有利于健侧代偿呼吸，见于一侧胸膜炎和大量胸腔积液。

（4）强迫坐位（端坐呼吸）　患者不能平卧而取坐位，双下肢下垂，两手置于膝盖或扶持床边，以改善呼吸，同时减少下肢回心血量，减轻心脏负担，见于有严重呼吸困难的心脏病或肺部疾病。

（5）强迫蹲位　患者在步行或其他活动过程中，感到呼吸困难和心悸而采取蹲踞体位或膝胸位以缓解症状，见于发绀型先天性心脏病。

（6）强迫停立位　患者行走时心前区疼痛突然发作，被迫立刻站住，并以右手按抚前胸部位，待症状稍微缓解后，才继续行走，见于心绞痛。

（7）辗转体位　患者腹痛时，辗转反侧，坐卧不安，见于胆石症、胆道蛔虫病、肾绞痛等。

（8）角弓反张位　患者颈及背肌肉强直，头部极度后仰，胸腹前凸、躯干呈弓形，见于破伤风及脑膜炎。

十、姿　势

姿势（posture）是指举止的状态。健康人躯干端正，肢体动作灵活适度。正常姿势主要靠骨骼结构和各部分肌肉的紧张度来保持。健康状况和精神状态对姿势有一定的影响：如疲劳和情绪低沉者可出现弯背、垂肩；腹部疼痛时可有躯干制动或弯曲；胸、腰椎疾病患者走路拘谨，有的屈身而行；颈椎疾病时颈部活动受限。

十一、步 态

📋 **案例 4-3**

患者，男性，46岁，行走中常因下肢突发性酸痛乏力，而被迫停止行进，需稍停片刻后方能继续行走。

问题：患者为何种步态？此种步态多考虑为何种病因？

步态（gait）即走路时所表现的姿态。当患某些疾病时，可使步态发生很大改变，并且有一定的特征性。常见典型异常步态如下（图4-2）。

1. 蹒跚步态 身体左右摇摆（称鸭步），见于佝偻病、进行性肌营养不良或双侧先天性髋关节脱位等。

2. 醉酒步态 走路时躯干重心不稳，步态紊乱似醉酒状，见于酒精中毒、小脑疾病或巴比妥类中毒。

3. 偏瘫步态 又称画圈步态，由于瘫痪侧肢体肌张力增高，患侧膝关节伸直，脚向跖侧屈曲而内翻，为避免脚尖拖地，行走时先将下肢外展而后内收如同用脚画圈，见于偏瘫。

4. 共济失调步态 起步时一脚高抬，骤然垂落，且双目向下注视，两脚间距很宽，以防身体倾斜，闭目时则不能保持平衡，见于脊髓病变。

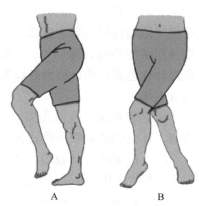

图4-2 异常步态
A. 跨阈步态；B. 剪刀式步态

5. 慌张步态 起步后小步急速趋势行，身体前倾，有难以止步之势，见于震颤性麻痹。

6. 跨阈步态 由于踝部肌腱、肌肉弛缓，患足下垂，行走时须高抬下肢才能起步，见于腓总神经麻痹。

7. 剪刀式步态 由于两下肢肌张力增高，尤以伸肌及内收肌张力增高明显，故移步时下肢内收过度，两腿交叉呈剪刀状，见于脑性瘫痪与截瘫患者。

8. 间歇性跛行 行走中常因下肢突发性酸痛乏力，而被迫停止行进，需稍停片刻后始能继续行走，见于脊髓病变、下肢动脉硬化。

第2节 皮 肤

皮肤检查包括对皮肤、汗腺、毛发及可见黏膜的检查，主要通过视诊进行，有时配合触诊检查。因此，应在良好自然光线下进行。

皮肤异常改变不仅可由皮肤本身的病变引起，还可由多种内脏及全身性疾病引起。

一、颜 色

皮肤颜色（skin color）除与种族、遗传有关外，还与毛细血管的分布、血管充盈度、色素量多少、皮下脂肪厚薄等因素有关。临床常见的皮肤颜色改变如下。

1. 苍白（pallor） 皮肤、黏膜苍白可由贫血、末梢毛细血管痉挛或充盈不足所引起，如寒冷、惊恐、休克、主动脉瓣关闭不全等。四肢末端苍白，可由局部动脉痉挛或阻塞引起，如雷诺病、血栓闭塞性脉管炎等。

2. 发红（redness） 皮肤发红是由毛细血管扩张充血、血流加速和增多及红细胞量增多所致。生理情况下见于运动、饮酒、日晒或情绪激动等；病理情况下见于发热性疾病（如肺炎链球菌肺炎、猩红热等）、某些物质中毒（如阿托品等），一氧化碳中毒皮肤、黏膜可出现樱桃红色。皮肤持久性发红可见于肾上腺皮质功能亢进症及真性红细胞增多症。

3. 发绀（cyanosis） 皮肤呈青紫色，常出现于口唇、面颊及指端，详见第1章第6节。

4. 黄染（stained yellow） 皮肤、黏膜发黄，常见原因有黄疸、饮食所致胡萝卜素增高、服用含有黄色素的药物等。

5. 色素沉着（pigmentation） 由于表皮基底层的黑色素增多，部分或全身皮肤色泽加深，称为色素沉着。正常人身体的外露部分及乳头、腋窝、外生殖器、肛门周围等处色素较深。全身性色素沉着可见于原发性慢性肾上腺皮质功能减退症（又称艾迪生病，Addison disease）、肝硬化、肝癌晚期及长期使用某些药物如砷剂等。妊娠期妇女乳头和乳晕及腹白线的色素加深，并且面部、额部可出现棕褐色对称性色素斑片，称为妊娠斑，分娩后多可自动消失。老年人全身或面部也可出现散在的色素斑片，称为老年斑。

6. 色素脱失 皮肤丧失原有的色素，形成脱色斑片称为色素脱失。色素脱失是由于酪氨酸酶合成障碍，体内的酪氨酸不能转化为多巴，使黑色素合成减少。常见的有白癜风、白斑和白化病。

（1）白癜风（vitiligo） 为形状不一、大小不等、进展缓慢、逐渐扩大的色素脱失斑片，没有自觉症状也不引起生理功能改变，见于白癜风，偶见于甲状腺功能亢进症、肾上腺皮质功能减退症及恶性贫血等。

（2）白斑（leukoplakia） 色素脱失斑片多为圆形或椭圆形，面积一般不大，常发生在口腔黏膜和女性外阴部，有发生癌变的可能。

（3）白化病（albinism） 先天性酪氨酸酶缺乏，引起全身皮肤和毛发色素脱失，为遗传性疾病。

二、湿度与出汗

皮肤的湿度（humidity）与汗腺分泌功能有关，出汗多者皮肤比较湿润，出汗少者比较干燥，正常人在气温高、湿度大的环境里出汗增多是生理的调节反应。在病理情况下，出汗可增多、减少或无汗，对疾病诊断有意义，如风湿病、结核病、甲状腺功能亢进症、佝偻病和布鲁氏菌病出汗增多；夜间睡眠中出汗为盗汗，是结核病的重要征象；四肢发凉而大汗淋漓，称为冷汗，见于休克和虚脱；皮肤少汗或无汗，见于维生素A缺乏、甲状腺功能减退症、尿毒症、脱水、硬皮病等。

三、弹 性

皮肤弹性（elasticity）与年龄、营养状态、皮下脂肪及组织间隙所含液体量有关。儿童与青年皮肤紧张富有弹性；老年人皮肤组织萎缩，皮下脂肪减少，弹性减退。皮肤弹性检查部位常取手背或上臂内侧肘上3～4cm处皮肤，医生用拇指与示指将皮肤提起，片刻后松手，正常人皱褶迅速平复，称为皮肤弹性良好；弹性减弱时皱褶平复缓慢，见于长期消耗性疾病或严重脱水的患者。

四、皮 疹

皮疹（skin eruption）种类很多，病因各异，是皮肤疾病和全身疾病的重要体征之一。皮疹的形态特点和出现规律有一定特异性，对诊断有意义。检查时应仔细观察其初现部位、出疹顺序、分布情况、形态、大小、颜色、平坦或隆起、压之是否褪色、持续及消退时间、有无痛痒和脱屑、有无诱因等。常见皮疹如下。

1. 斑疹（macula） 局部的皮肤颜色发红，形态大小不一，一般不隆起皮面，见于斑疹伤寒、风湿性多形性红斑、丹毒等。

2. 丘疹（papules） 有颜色改变而隆起皮面，触之较硬，表面可扁平、尖顶或凹陷，见于药物疹、麻疹、湿疹等。

3. 斑丘疹（maculopapule） 在丘疹周围有皮肤发红的底盘为斑丘疹，见于药物疹、风疹、猩红热。

4. 玫瑰疹（roseola） 是一种鲜红色的圆形斑疹，直径2～3mm，系病灶周围的血管扩张所致，手指按压可消退，松开时又复出现，多出现于胸腹部，是伤寒或副伤寒的特征性皮疹，对诊断有意义。

5. 荨麻疹（urticaria） 又称风团，为稍隆起皮面苍白或红色的局限性水肿，大小不等，形态各异，有瘙痒和灼痛感，常见于各种过敏性疾病。

6. 疱疹（bleb） 为局限性的内含液体的腔性皮损，高出皮面。腔内液体为血清、淋巴液者为水疱，可见于单纯疱疹、水痘等，直径小于1cm为小水疱，直径大于1cm为大水疱。水疱内液体为脓性者为脓疱，可以原发也可由水疱感染而来，可见于糖尿病足和烫伤患者。

五、脱 屑

正常皮肤表层不断角化和更新，故经常有少量脱屑（desquamation），但一般不易察觉。大量皮肤脱屑具有诊断意义，如米糠样脱屑常见于麻疹，片状脱屑常见于猩红热，银白色鳞状脱屑常见于银屑病。

六、出 血

皮肤与黏膜下出血可呈各种表现，根据其直径大小及伴随情况分为以下几种：出血点直径不超过2mm；紫癜直径在3～5mm；瘀斑直径为5mm以上；片状出血并伴有皮肤隆起为血肿。小的出血点应与红色皮疹或小红痣相鉴别，皮疹在加压时可褪色或消失，出血点于加压时不褪色，小红痣压之不褪色且表面光亮，高出皮面。皮肤及黏膜下出血常见于血液系统疾病、重症感染、某些血管损害的疾病，以及工业毒物或药物中毒等。

七、蜘蛛痣与肝掌

蜘蛛痣（spider angioma）是由一支中央小动脉及许多向外辐射的细小血管扩张所形成，形似蜘蛛，故称为蜘蛛痣（图4-3）。蜘蛛痣直径可由帽针头大到数毫米不等。出现部位主要在面、颈、手背、上臂、前臂、前胸和肩部等上腔静脉分布的区域内。检查时用铅笔或牙签压迫蜘蛛痣的中心，其辐射状小血管网即褪色，去除压力后复又出现。一般认为，蜘蛛痣的出现与肝脏对雌激素的灭活功能减退有关，常见于急慢性肝炎或肝硬化。健康妇女在妊娠期间也可出现。

慢性肝病患者手掌大、小鱼际处常发红，加压后褪色，称为肝掌（liver palm），发生机制和临床意义与蜘蛛痣相同。

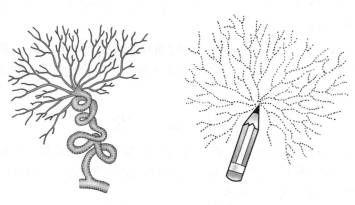

图4-3 蜘蛛痣及检查方法

八、水　肿

水肿（edema）是皮下组织的细胞内及组织间隙液体潴留过多所致。根据水肿的范围和程度，临床上分为轻、中、重三度。

1. 轻度　仅见于皮下组织疏松处与下垂部位，如眼睑、踝部、胫前及卧位时的腰骶部等，指压后凹痕较浅，平复较快。

2. 中度　全身组织水肿，指压后凹痕明显，平复缓慢。

3. 重度　全身组织严重水肿，低垂部位皮肤绷紧而光亮，甚至有液体渗出，同时常伴有胸腔积液、腹水。

凹陷性水肿局部受压后可出现凹陷，而黏液性水肿及象皮肿尽管组织肿胀明显，受压后可无组织凹陷。

九、溃疡与瘢痕

皮肤溃疡（ulcer）应注意其部位、大小、数目、形状、深浅和表面分泌物的情况。溃疡常由外伤、炎症、局部血液循环障碍、恶性肿瘤等原因引起。瘢痕（scar）是皮肤创面愈合后新生结缔组织增生的痕迹。瘢痕的存在常为患过某些疾病提供了证据，如手术切口部位有愈合瘢痕；颈部淋巴结结核破溃愈合后可在相应部位留有瘢痕；患过天花者，在其面部或其他部位有多数大小类似的瘢痕。

十、皮下结节

正常人皮肤无结节。出现结节时应注意大小、硬度、部位、活动度、有无压痛等。临床常见的结节如下。

1. 类风湿结节　关节与骨隆突处出现数目不多的结节常为类风湿结节，它主要是由皮下组织和（或）真皮内纤维蛋白样物质聚积及组织细胞等成分所致。其特点为质较硬如橡皮，多无压痛，大小不等，与皮肤粘连或不粘连，好发于肘背侧、指关节、肩骨突、枕骨突、腓肠肌腱等处。

2. 欧氏（Osler）小结　为突起于皮肤的小结，如米粒大小，局部皮肤可发黄或呈粉红色，压痛明显，多发生于指尖、足趾、大小鱼际肌肌腱等处，见于感染性心内膜炎。

3. 痛风结节　也称为痛风石，是血液尿酸超过饱和浓度，尿酸盐针状结晶在皮下结缔组织沉积，引起慢性异物样反应所致。一般以外耳的耳轮、跖趾、指（趾）关节及掌指关节等部位多见，黄白色结节，大小不一（小至小米粒，大至1～2cm），为痛风的特征性病变。

4. 结节性红斑　多见于青壮年女性，结节好发于小腿伸侧，有时波及大腿下段及臀部，常为对称性、大小不一（直径1～4cm）、数目不等的疼痛性结节。结节发生较快，可略高于皮面，皮肤紧张，周围可有水肿，表面热有压痛。皮损由鲜红色变为紫红色，最后可为黄色。常持续数天至数周而逐渐消退，多不发生溃疡，不留瘢痕，但易复发。可见于溶血性链球菌等感染、自身免疫病、某些药物（如溴剂、口服避孕药等）及麻风等。

5. 囊蚴结节　躯干、四肢、皮下或肌肉内出现的黄豆至核桃大小的结节，多为猪肉绦虫囊蚴结节，其特点为圆形或椭圆形，表面平滑，无压痛，与皮肤无粘连，可推动，质地硬韧，但有一定弹性，数目多少不一（少则1～2个，多至数百个）。

十一、毛　发

毛发（hair）的颜色可因种族而不同，正常人毛发的多少也存在差异，一般男性体毛较多，阴毛呈菱形；女性体毛较少，阴毛呈倒三角形。检查毛发时要注意其分布、疏密和色泽。正常人毛发的多少、分布及颜色等与遗传、营养状况、年龄有关。

毛发疾病一般可分为毛发脱落、毛发过多、毛发变色、毛发变质等。中年以后由于毛发根部的血供和细胞代谢减退，头发可逐渐减少或色素脱失，形成秃发或白发。毛发异常增多常见于多毛症。先天性全身多毛症如毛孩，常有家族史，可伴有牙齿发育异常。获得性多毛症大多于青春发育期开始出现毛发增多，常见于皮质醇增多症等。长期服用某些药物如糖皮质激素、睾酮、环孢素 A 等也可以出现多毛现象，称为医源性多毛。

病理情况下，儿童期阴毛过早出现为性早熟的标志之一，内分泌功能障碍者可无阴毛。脂溢性皮炎、黏液性水肿、腺垂体功能减退、某些抗癌药物（如环磷酰胺）、神经营养障碍等可引起毛发脱落；肾上腺皮质功能亢进症或长期使用糖皮质激素的患者，毛发可异常增多，女性患者除一般体毛增多外，还可出现胡须。

第3节　淋　巴　结

淋巴结分布于全身，体格检查时只能检查身体各部表浅淋巴结。正常淋巴结体积很小，直径多在 0.2～0.5cm，质地柔软，表面光滑，单个散在，无压痛，与毗邻组织无粘连，一般不易触及。

一、表浅淋巴结分布

表浅淋巴结呈组群分布，一个组群的淋巴结收集一定区域内的淋巴液，局部炎症或肿瘤往往引起这些相应区域的淋巴结肿大。常见淋巴结如下。

1. 耳前淋巴结　位于耳屏前方。

2. 耳后乳突淋巴结群　位于耳后乳突表面、胸锁乳突肌止点处，亦称为乳突淋巴结，收集颞、顶、乳突及耳郭的淋巴液。

3. 枕淋巴结群　位于枕部下方，斜方肌起点与胸锁乳突肌止点之间，收集枕部、顶部等处的淋巴液。

4. 颈前淋巴结群　位于胸锁乳突肌表面及下颌角处。

5. 颈后淋巴结群　位于斜方肌前缘，与颈前区淋巴结合称颈部淋巴结，收集鼻咽部、喉部、气管及甲状腺等处的淋巴液。

6. 锁骨上淋巴结　左侧多收集食管、胃等器官的淋巴液，右侧多收集气管、胸膜、肺等处的淋巴液。

7. 颌下淋巴结群　位于颌下腺附近，在下颌角与颏部之中间部位，收集口腔底部、颊黏膜、齿龈等处的淋巴液。

8. 颏下淋巴结群　位于颏下三角内，收集颏下三角区内组织、唇和舌部的淋巴液。

9. 腋窝淋巴结　收集躯干上部、乳腺、胸壁等处的淋巴液。可分为五群（图4-4）。

（1）外侧淋巴结群　位于腋窝外侧壁，亦称外侧群。

（2）胸肌淋巴结群　位于胸大肌下缘深部，亦称前侧群。

（3）肩胛下淋巴结群　位于腋窝后皱襞深部，亦称后侧群。

（4）中央淋巴结群　位于腋窝内侧壁近肋骨及前锯肌处，亦称内侧群或中央群。

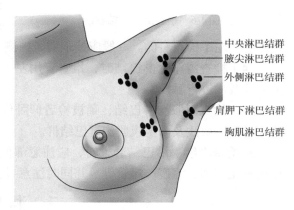

图4-4　腋窝淋巴结分布

（5）**腋尖淋巴结群**　位于腋窝顶部，亦称顶群或尖群。

10. 滑车上淋巴结群　位于上臂内侧，内上髁上方3～4cm处，肱二头肌与肱三头肌之间的间沟内。

11. 腹股沟淋巴结群　位于腹股沟韧带下方股三角内，收集下肢、外生殖器及会阴部的淋巴液。

12. 腘窝淋巴结群　位于小隐静脉和腘静脉的汇合处，收集小腿处的淋巴液。

二、检查顺序、方法及内容

1. 检查顺序　检查应按顺序进行，以免遗漏。一般顺序为耳前、耳后乳突区、枕骨下区、颌下、颏下、颈部、锁骨上窝、腋窝、滑车上、腹股沟、腘窝等。头颈部淋巴结分布见图4-5。

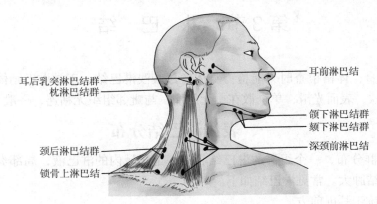

耳后乳突淋巴结群
枕淋巴结群

耳前淋巴结

颌下淋巴结群
颏下淋巴结群

颈后淋巴结群

深颈前淋巴结

锁骨上淋巴结

图4-5　头颈部淋巴结分布

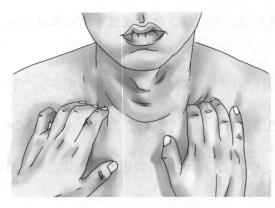

图4-6　锁骨上淋巴结触诊

2. 检查方法　检查淋巴结主要应用触诊，检查时手法要正确，手指紧贴检查部位，由浅入深滑动触诊。

（1）检查头颈部淋巴结时，检查者站在被检者背后，让其头稍低，或偏向检查侧，以使皮肤或肌肉松弛，便于触诊。

（2）检查锁骨上窝淋巴结时，被检者取坐位或仰卧位，头部稍向前屈，检查者站在被检者前面，用双手进行触摸，左手触诊右侧，右手触诊左侧（图4-6）。

（3）检查腋窝淋巴结时，检查者面对被检者，一手握住被检者手腕向外上屈时，外展抬高约45°，另一手手指并拢，掌面贴近胸壁向上逐渐达腋窝顶部，以右手检查左侧，左手检查右侧。一般应按顶群、内侧群、前侧群、后侧群和外侧群的顺序进行。

（4）检查滑车上淋巴结时，检查者用左（右）手扶托被检者左（右）前臂，以右（左）手向滑车上由浅及深进行触摸。

（5）检查腹股沟淋巴结，嘱被检者仰卧位两下肢稍屈曲，检查者站在右侧，右手检查左侧，左手检查右侧，由浅及深至腹股沟淋巴结群。

3. 检查内容　淋巴结肿大时，应注意部位、大小、数目、硬度、压痛、活动度、有无粘连，局部皮肤有无红肿、瘢痕、瘘管等。并同时注意寻找引起淋巴结肿大的原发病灶。

三、淋巴结肿大的原因

1. 局部淋巴结肿大

（1）**非特异性淋巴结炎**　由所属部位的某些急、慢性炎症引起，如急性化脓性扁桃体炎、齿龈炎可引起颌下或颈部淋巴结肿大。急性炎症初期，肿大的淋巴结质地柔软、有压痛、表面光滑、无粘连，肿大到一定程度即停止；慢性炎症时，淋巴结较硬，有轻压痛，最终淋巴结可缩小或消退。

（2）淋巴结结核　肿大的淋巴结常发生于颈部血管周围，呈多发性，质地稍硬，大小不等，可相互粘连，或与周围组织粘连在一起，如发生干酪性坏死，则可触到波动。晚期破溃后形成瘘管，经久不愈，愈合后可形成瘢痕。

（3）恶性肿瘤淋巴结转移　质地坚硬，或有橡皮样感，与周围组织粘连，不易推动，一般无压痛。胸部肿瘤如肺癌可向右侧锁骨上窝或腋部淋巴结转移；胃癌、食管癌多向左侧锁骨上淋巴结转移，这种肿大的淋巴结称为菲尔绍（Virchow）淋巴结。

2. 全身性淋巴结肿大　肿大淋巴结的部位可以遍及全身，大小不等，活动，无粘连，光滑，不痛。可见于淋巴瘤，各型急、慢性白血病，系统性红斑狼疮等。

（吕卓珍）

第5章
头部检查

📋 **案例** 5-1

患者，女性，58 岁，急诊入院，呈昏迷状态，呼出的气体呈大蒜味，瞳孔直径 2mm。

问题：该患者应首先考虑诊断的疾病是什么？

一、头　　部

头部包括头发、头皮、头颅等，一般以视诊检查为主，辅以触诊检查。

（一）头发

检查头发要注意颜色、疏密度、脱发的类型与特点。

头发的颜色、曲直和疏密度可因种族遗传因素而不同。

脱发可由疾病引起，如斑秃、甲状腺功能减退症、伤寒等，也可由物理与化学因素引起，如放射治疗和抗癌药物治疗等，检查时要注意其发生部位、形状与头发改变的特点。

（二）头皮

头皮检查需分开头发观察头皮颜色，有无头皮屑、头癣、疖痈、外伤、血肿及瘢痕等。

（三）头颅

检查头颅（skull）应注意大小、外形变化、有无异常活动、有无压痛和异常隆起。

头颅的大小以头围来衡量，测量时以软尺自眉间绕到颅后通过枕骨粗隆绕头一周。新生儿头围约 34cm，到 18 岁可达 53cm 或以上，以后几乎不再变化。

临床常见的头颅大小异常或畸形如下（图 5-1）。

1. 小颅　小儿前囟多在 12～18 个月内闭合，囟门过早闭合可形成小头畸形，一般同时伴有智力发育障碍。

2. 尖颅　亦称塔颅，矢状缝及其他颅缝大多在出生后 6 个月骨化，如矢状缝与冠状缝过早闭合导致头顶部尖突高起，造成与颜面的比例异常。见于先天性尖头并指/趾畸形，即阿佩尔综合征（Apert syndrome）。

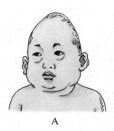
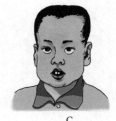

图 5-1　常见的头颅畸形

A. 尖颅；B. 巨颅；C. 方颅

3. 巨颅 额、顶、颞及枕部突出膨大呈圆形，颈部静脉充盈，对比之下颜面很小。由于颅内压增高，压迫眼球，形成双目下视，巩膜外露的特殊表情，称落日现象，见于脑积水。

4. 方颅 前额左右突出，头顶平坦呈方形，见于小儿佝偻病或先天性梅毒。

5. 长颅 自颅顶至下颌部的长度明显增大，见于马方综合征（Marfan syndrome）及肢端肥大症。

6. 变形颅 发生于中年人，以颅骨增大变形为特征，同时伴有长骨的骨质增厚与弯曲，见于畸形性骨炎（佩吉特病，Paget病）。

头部的运动异常，一般视诊即可发现。头部活动受限，见于颈椎疾病；头部不随意地颤动，见于帕金森病（Parkinson病）；与颈动脉搏动一致的点头运动，称多点头运动（Musset征），见于严重主动脉瓣关闭不全。

二、头 部 器 官

（一）眼

1. 眉毛 正常人眉毛一般内侧与中间部分比较浓密，外侧部分较稀疏。如果外 1/3 过于稀疏或脱落，见于垂体前叶功能减退、黏液性水肿、麻风病等。

2. 眼睑

（1）睑内翻 由于瘢痕形成使睑缘向内翻转，常见于沙眼。

（2）眼睑水肿 由于眼睑组织疏松，一些疾病引起的水肿可在眼睑表现出来。常见于肾炎、营养不良、血管神经性水肿等。

（3）上睑下垂 双侧上睑下垂见于先天性上睑下垂、重症肌无力；单侧上睑下垂见于各种原因引起的动眼神经麻痹，如外伤、蛛网膜下腔出血、脑炎、脑脓肿等。

（4）眼睑闭合障碍 双侧眼睑闭合障碍见于甲状腺功能亢进症；单侧眼睑闭合障碍见于面神经麻痹。

3. 结膜 分睑结膜、穹隆部结膜与球结膜三部分。检查上睑结膜时需翻转眼睑。翻转要领：嘱被检者向下看，检查者将示指放在其上睑中央眉下凹处，拇指放在睑缘中央稍上方的睑板上，用示指和拇指捏住此处上睑皮肤，轻轻向前下方牵拉，然后示指向下压迫睑板上缘，并与拇指配合将睑缘向上捻转即可将眼睑翻开。检查下睑结膜时，嘱被检者向上看，将拇指放在下睑中部睑缘稍下方往下牵拉下睑就可暴露下睑结膜。

结膜常见的改变：结膜充血见于结膜炎；结膜苍白见于贫血；若有多少不等散在的出血点时，可见于感染性心内膜炎；若有大片的结膜下出血，可见于高血压、动脉硬化；颗粒与滤泡见于沙眼；球结膜水肿见于颅内压增高、重度水肿等。除沙眼、春季卡他性结膜炎外，几乎所有的结膜炎症在下睑结膜的表现都比上睑结膜更明显。

4. 角膜 表面有丰富的感觉神经末梢，因此角膜的感觉十分灵敏。检查时用斜照光更易观察其透明度，注意有无云翳、白斑、软化、溃疡、新生血管等。角膜边缘出现灰白色混浊环，多见于老年人，故称为老年环，是类脂质沉着的结果，无自觉症状，不妨碍视力。角膜边缘若出现棕黄色或略带绿色的色素环，环的外缘较清晰，内缘较模糊，称为角膜色素环（凯-弗环，Kayser-Fleischer ring），是铜代谢障碍的结果，见于肝豆状核变性（威尔逊病，Wilson disease）和铜中毒。

5. 巩膜 不透明，血管极少，故为瓷白色。黄疸时，巩膜比其他黏膜先出现黄染。这种黄染在巩膜是连续的，近角膜巩膜交界处较轻，越远离此越黄。中年以后在睑裂部可出现黄色斑块，为脂肪沉着所形成，这种斑块呈不均匀分布，应与黄疸鉴别。

6. 虹膜 正常虹膜纹理近瞳孔部分呈放射状排列，周边呈环形排列。纹理模糊或消失见于虹膜炎症、水肿和萎缩。形态异常或有裂孔，见于虹膜后粘连、外伤、先天性虹膜缺损等。

7. 瞳孔 是虹膜中央的孔洞，瞳孔缩小是由于动眼神经的副交感神经支配瞳孔括约肌收缩，瞳孔扩大是由于交感神经支配瞳孔扩大肌收缩。检查时应注意瞳孔的形状、大小、位置，双侧是否等圆、等大，对光、调节及集合反射等。

（1）瞳孔的形状与大小 正常为圆形，双侧等大，直径为3～4mm。引起瞳孔大小改变的病理情况：瞳孔缩小见于中毒（有机磷农药）、药物反应（毛果芸香碱、阿片类、氯丙嗪）等；瞳孔扩大见于外伤、颈交感神经刺激、青光眼绝对期、视神经萎缩、药物影响（阿托品、可卡因）等；双侧瞳孔散大并伴有对光反射消失为濒死状态的表现；双侧瞳孔大小不等，常提示有颅内病变，如脑外伤、脑肿瘤、脑疝等。

（2）对光反射 分直接对光反射和间接对光反射。直接对光反射，通常用手电筒直接照射瞳孔后，瞳孔立即缩小，移开光源后瞳孔迅速复原。间接对光反射是指光线照射一只眼时，另一只眼瞳孔立即缩小，移开光线，瞳孔扩大。检查间接对光反射时，应以一手挡住光线以免对侧检查眼受照射而形成直接对光反射。瞳孔对光反射迟钝或消失，见于昏迷患者。

（3）调节与集合反射 嘱被检者注视1m以外的目标（通常是检查者的示指尖），然后将目标移近眼球（5～10cm），正常人此时可见，瞳孔缩小，双眼内聚，称为集合反射。由于视物由远及近，同时伴有晶状体的调节。以上瞳孔缩小、双眼内聚、晶状体的调节三者统称为近反射。动眼神经功能损害时，集合反射和调节反射均消失。瞳孔对光反射消失而调节反射存在者称阿-罗瞳孔（Argyll Robertson pupil），多见于神经梅毒等。

8. 眼球 检查时注意眼球的外形与运动。

（1）眼球突出 双侧眼球突出见于甲状腺功能亢进症。甲状腺功能亢进症患者除突眼外，还有其他眼征：①冯·格雷费（Graefe）征：又称眼睑迟落征，表现为双眼向下看时，上睑不能随眼球下落或滞后；②施特尔瓦格（Stellwag）征：表现为瞬目减少和凝视；③默比乌斯（Mobius）征：表现为两眼看近物时，眼球辐辏不良，集合能力减弱；④若弗鲁瓦（Joffroy）征：表现为眼睛向上看时前额皮肤不能皱起。单侧眼球突出，多由局部炎症或眶内占位性病变所致。

（2）眼球下陷 双侧下陷见于严重脱水，老年人由于眶内脂肪萎缩亦有双眼球后退；单侧下陷，见于霍纳（Horner）综合征和眶尖骨折。

（3）眼球运动 检查六条眼外肌的运动功能。检查者将目标物（棉签或手指尖）置于被检者眼前30～40cm处，嘱被检者固定头位，眼球随目标方向移动，一般按左→左上→左下，右→右上→右下6个方向的顺序进行。每一个方向代表一对配偶肌的功能。眼球运动由动眼神经、滑车神经、展神经支配。当这些神经麻痹时，就会出现眼球活动受限，并伴有斜视、复视，多由颅脑外伤、鼻咽癌、脑炎、脑膜炎、脑脓肿、脑血管病变所引起。

眼球震颤，简称眼震，是指眼球自发或在诱发后出现的不自主、有节律、短促摆动。按照眼震节律性往复运动的方向可分为水平性眼震、垂直性眼震和旋转性眼震。按照眼震运动的节律可分为钟摆样眼震和跳动性眼震。钟摆样眼震指眼球运动在各方向上的速度及幅度均相等。跳动性眼震指眼球运动在一个方向上的速度比另一个方向快，因此有慢相及快相之分，通常用快相表示眼震的方向。自发的眼球震颤见于小脑疾病、耳源性眩晕等。

（4）眼压 可采用触诊法或眼压计来检查。前者是检查者凭手指的感觉判断被检者眼球的硬度，该法虽不够准确，但简便易行，有临床应用的价值。检查时，让被检者向下看（不闭眼），检查者用双手示指放在其上睑的眉弓和睑板上缘之间，其他手指放在额部和颊部，然后两手示指交替轻压眼球的赤道部，判断其软硬度。眼压增高可见于青光眼、眼内肿瘤。眼压降低可见于脱水、眼球萎缩、眼球破裂伤等。

（二）耳

耳是听觉和平衡器官，包括外耳、中耳、内耳。

1. 耳郭及外耳道 注意耳郭的外形、大小，是否有发育畸形，皮肤有无瘢痕、红肿、瘘管、结节等。耳郭上触及痛性小结节，可见于痛风患者，为尿酸钠沉着的结果。耳郭红肿并有局部发热和疼痛，见于感染。

外耳道有黄色液体渗出并有痒痛者为外耳道炎；外耳道内有局部红肿疼痛，并有耳郭牵拉痛则为疖肿。有脓液流出并有全身症状，则应考虑急性中耳炎。有血液或脑脊液流出则应考虑到颅底骨折。对耳鸣患者则应注意是否存在外耳道瘢痕狭窄、耵聍或异物堵塞。

2. 鼓膜 检查时将耳郭向后上牵拉，然后插入耳镜观察，观察鼓膜是否有内陷、外凸、溢液及颜色改变，是否穿孔及注意穿孔位置。

3. 乳突 检查时注意耳郭后方皮肤有无红肿，乳突有无明显压痛，是否有瘘管。乳突内腔与中耳道相连，患化脓性中耳炎引流不畅时可蔓延为乳突炎，严重时，可继发耳源性脑脓肿或脑膜炎。

4. 听力 粗测法：在静室内嘱被检者闭目坐于椅子上，并用手指堵塞一侧耳道，检查者持手表或以拇指与示指互相摩擦，自1m以外逐渐移近被检者耳部，直到被检者听到声音为止，测量距离，同样方法检查另一侧。比较两耳的测试结果并与检查者（正常人）的听力进行对照。正常人一般在1m处可闻机械表声或捻指声。精测方法是使用规定频率的音叉或电测听设备进行一系列较精确的测试，对明确诊断更有价值。

（三）鼻

1. 鼻的外形 注意鼻部皮肤颜色和鼻外形的改变。如鼻梁部皮肤出现红色斑块，病损处高起皮面并向两侧面颊部扩展，见于系统性红斑狼疮。如发红的皮肤损害主要在鼻尖和鼻翼，并有毛细血管扩张和组织肥厚，见于酒渣鼻。鼻外形变形、鼻梁宽平如蛙状，称为蛙状鼻，见于肥大的鼻息肉患者。鞍鼻是由鼻骨破坏、鼻梁塌陷所致，见于鼻骨骨折、鼻骨发育不良、先天性梅毒和麻风病等。鼻翼扇动，吸气时鼻孔张大，呼气时鼻孔回缩，可见于伴有呼吸困难的患者，如高热性疾病和哮喘发作时。

2. 鼻腔 检查鼻腔是否通畅，鼻前庭有无分泌物、出血，黏膜有无红肿、糜烂、结痂，鼻中隔有无明显偏曲。不用器械，只能视诊鼻前庭、鼻底和部分下鼻甲；使用鼻镜则可检查中鼻甲、中鼻道、嗅裂和鼻中隔上部。鼻出血见于外伤、鼻腔感染、局部血管损伤、鼻咽癌、鼻中隔偏曲及全身性疾病等。鼻腔通气不畅，常见于鼻腔炎症和鼻息肉等。大量清水样鼻涕，多见于过敏性鼻炎；黄绿色黏稠带腥味的鼻涕，见于化脓性鼻窦炎。鼻腔分泌物减少、黏膜干燥、发痒，鼻腔扩大伴头痛，嗅觉减退，甚至鼻中有腥臭味，见于萎缩性鼻炎。

额镜是可用于头部佩戴的一个能聚光的凹面反光镜器械，作为耳鼻咽喉科常用的检查工具，在耳科及鼻科的检查诊断及治疗中起着重要的作用。使用额镜时须注意：①保持瞳孔、镜孔、反光焦点和检查部位成一直线；②检查者应姿势端正，不可弯腰、扭颈而迁就光源；③单目视线向正前方通过镜孔观察反射光束焦点区，即被检查部位，但另一眼不闭；④额镜与被检查部位宜保持一定距离（25cm左右），不应太近或太远。

3. 鼻窦 为鼻腔周围含气的骨质空腔，共四对（图5-2），都有窦口与鼻腔相通，当引流不畅时容易发生炎症。鼻窦炎时出现鼻塞、流涕、头痛和鼻窦压痛。各鼻窦区压痛检查法如下。

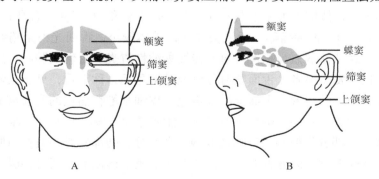

图5-2 鼻窦位置示意图

（1）额窦　检查者一手扶持患者枕部，用另一手拇指或示指置于被检者眼眶上缘内侧用力向后向上按压。或以两手固定头部，双手拇指置于被检者眼眶上缘内侧向后、向上按压。也可用中指指腹叩击。

（2）筛窦　检查者双手固定于被检者耳后，双侧拇指分别置于其鼻根部与眼内眦之间向后方按压。

（3）上颌窦　检查者双手固定于被检者的耳后，将拇指分别置于其左右颧部向后按压。也可用中指指腹叩击。

（4）蝶窦　因解剖位置较深，不能在体表进行检查。

（四）口

口的检查包括口唇、口腔内器官和组织及口腔气味的检查等。

1. 口唇　健康人口唇红润光泽。口唇苍白，因毛细血管充盈不足或血红蛋白含量降低，见于贫血、虚脱、主动脉瓣关闭不全等。口唇颜色深红，因毛细血管过度充盈或血液循环加速，见于急性发热性疾病。口唇发绀，因血液还原血红蛋白增加，见于心力衰竭和呼吸衰竭等。口唇干燥并有皲裂，见于严重脱水患者。口唇疱疹多为单纯疱疹病毒感染引起，常伴发于大叶性肺炎、感冒、流行性脑脊髓膜炎、疟疾等。口唇突然发生非炎症性、无痛性肿胀，见于血管神经性水肿。口角糜烂见于维生素B_2（又称核黄素）缺乏症。口唇肥厚增大见于黏液性水肿、肢端肥大症及呆小病等。

2. 口腔黏膜　检查应在充分的自然光线下进行，也可用手电筒照明，正常口腔黏膜光洁呈粉红色。如出现蓝黑色色素沉着斑多为原发性慢性肾上腺皮质功能减退症。如出现大小不等的黏膜下出血点或瘀斑，则可能为各种出血性疾病或维生素C缺乏所引起。若在相当于第二磨牙的颊黏膜处出现帽针头大小白色斑点，称为麻疹黏膜斑或科氏斑（Koplik spot），为麻疹的早期特征。此外，黏膜充血、肿胀并伴有小出血点，称为黏膜疹，多为对称性，见于猩红热、风疹和某些药物中毒。黏膜溃疡可见于慢性复发性口疮。鹅口疮，又称雪口病、急性假膜型念珠菌性口炎，为白念珠菌（白假丝酵母菌）感染所致，表现为口腔黏膜、舌上布满白屑，多见于衰弱的患儿或老年患者，也可出现于长期使用广谱抗生素和抗癌药之后。

3. 牙　应注意有无龋齿、残根、缺牙和义齿等。如发现牙疾病，应按下列格式标明所在部位：牙的色泽与形状也具有临床诊断意义，正常牙齿呈瓷白色，如牙齿呈黄褐色称氟牙症，为长期饮用含氟量过高的水所引起；如发现中切牙切缘呈月牙形凹陷且牙间隙分离过宽，称为哈钦森（Hutchinson）牙，为先天性梅毒的重要体征之一；单纯牙间隙过宽见于肢端肥大症。

4. 牙龈　正常牙龈呈粉红色，质坚韧且与牙颈部紧密贴合，检查时经压迫无出血及溢脓。牙龈缘出血常为口腔内局部因素引起（如牙石等），也可由全身性疾病所致（如维生素C缺乏症、肝脏疾病或血液系统疾病等）。牙龈经挤压后有脓液溢出见于慢性牙周炎、牙龈瘘管等。牙龈的游离缘出现蓝灰色点线称为铅线，是铅中毒的特征。在铋、汞、砷等中毒时可出现类似的黑褐色点线状色素沉着，应结合病史注意鉴别。

5. 舌　检查时应注意舌质、舌苔及舌的活动。正常人舌质淡红、湿润、柔软，舌苔薄白，活动自如，伸舌居中，无震颤。舌体增大可见于黏液性水肿、呆小病和21-三体综合征[又称先天愚型、唐氏综合征（Down syndrome）]、舌肿瘤等。舌乳头萎缩，舌体较小，舌面光滑呈粉红色或红色，称镜面舌，又称光滑舌，见于缺铁性贫血、恶性贫血及慢性萎缩性胃炎。舌乳头肿胀、发红类似草莓，称草莓舌，见于猩红热或长期发热患者。舌面敷有黑色或黄褐色毛，称毛舌，见于久病衰弱或长期使用广谱抗生素（引起真菌生长）的患者。舌面上出现黄色上皮细胞堆积而成的隆起部分，状如地图，称地图舌，可见于维生素B_2缺乏。舌的震颤见于甲状腺功能亢进症，偏斜见于舌下神经麻痹。

6. 咽部及扁桃体　咽部分为鼻咽、口咽及喉咽三个部分，咽部检查一般指口咽部。口咽部位于软腭平面之下、会厌上缘的上方；前方直对口腔，软腭向下延续形成前后两层黏膜皱襞，前面的黏膜皱襞称为舌腭弓，后面的称为咽腭弓。扁桃体位于舌腭弓和咽腭弓之间的扁桃体窝中。咽腭弓的后方称咽后壁。

咽部的检查方法：被检者取坐位，头略后仰，口张大并发"啊"音，此时检查者用压舌板在舌的前2/3与后1/3交界处迅速下压，此时软腭上抬，在照明的配合下即可见软腭、腭垂、软腭弓、扁桃体、咽后壁等。

检查时若发现咽部黏膜充血、红肿、黏膜腺分泌增多，多见于急性咽炎。若咽部黏膜充血、表面粗糙，并可见淋巴滤泡呈簇状增殖，见于慢性咽炎。扁桃体发炎时，腺体红肿、增大，在扁桃体隐窝内有黄白色分泌物，或渗出物形成的苔片状假膜，很易剥离，这点与白喉在扁桃体上所形成的假膜不同，白喉假膜不易剥离，若强行剥离则易引起出血。扁桃体肥大一般分为三度（图5-3）：不超过咽腭弓者为Ⅰ度肥大；超过咽腭弓，未达咽后壁中线者为Ⅱ度肥大；达到或超过咽后壁中线者为Ⅲ度肥大。

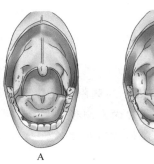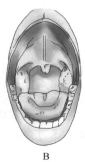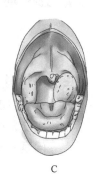

A B C

图5-3 扁桃体位置及其大小分度示意图
A. Ⅰ度肥大；B. Ⅱ度肥大；C. Ⅲ度肥大

7. 喉 位于喉咽之下，向下连接气管。喉为软骨、肌肉、韧带、纤维组织及黏膜所组成的一个管腔结构，是发音的主要器官。但声音的协调和语言的构成还需肺、气管、咽部、口腔、鼻腔、鼻窦等多方面的配合才能完成。以上任何部分发生病损时都会使声音发生变化。急性嘶哑或失声常见于急性喉炎，慢性失声要考虑喉癌。喉的神经支配有喉上神经与喉返神经。上述神经受到损害，如纵隔或喉肿瘤时，可引起声带麻痹以至于失声。

8. 口腔的气味 健康人口腔无特殊气味，饮酒、吸烟的人可有烟酒味，如有特殊难闻的气味称为口臭，可由口腔局部、胃肠道或其他全身性疾病引起。

局部原因：如牙龈炎、龋齿、牙周炎可产生臭味；牙槽脓肿为腥臭味；牙龈出血为血腥味。其他疾病引起具有特殊气味的口臭有：糖尿病酮症酸中毒患者可产生烂苹果味；尿毒症患者可发出尿味；肝坏死患者口腔中有肝臭味；肺脓肿患者呼吸时可发出组织坏死的臭味；有机磷农药中毒的患者口腔中能闻到大蒜味。

（五）腮腺

腮腺位于耳屏、下颌角、颧弓所构成的三角区内，正常腮腺体薄而软，触诊时摸不出腺体轮廓。腮腺肥大时可见到以耳垂为中心的隆起，并可触及边缘不明显的包块。腮腺导管位于颧骨下1.5cm处，横过咀嚼肌表面，开口相当于上颌第二磨牙对面的颊黏膜上。检查时应注意导管口有无分泌物。腮腺肥大可见于急性流行性腮腺炎、急性化脓性腮腺炎、腮腺肿瘤等。

（吕卓珍）

第6章
颈部检查

案例 6-1

　　患者，男性，28岁，近一周胸闷、气短。查体：右侧胸廓饱满，呼吸运动减弱，语颤消失，叩诊实音，呼吸音消失，气管向左侧移位。

　　问题：该患者考虑可能的诊断是什么？

案例 6-2

　　患者，男性，65岁，突发咳嗽、呼吸困难。查体：气管向左侧移位，右侧胸廓饱满，叩诊呈鼓音。

　　问题：该患者首先应考虑的疾病是什么？

一、颈部外形与分区

　　正常人颈部直立，两侧对称，男性甲状软骨比较突出，女性则平坦不显著，转头时可见胸锁乳突肌突起。头稍后仰，更易观察颈部有无包块、瘢痕和两侧是否对称。

　　为描述和标记颈部病变的部位，根据解剖结构，颈部每侧又可分为两个大三角区域，即颈前区和颈外侧区。颈前区为胸锁乳突肌内缘、下颌骨下缘与前正中线之间的区域，又称颈前三角。颈外侧区为胸锁乳突肌的后缘、锁骨上缘与斜方肌前缘之间的区域，又称颈后三角。

二、颈部姿势与运动

　　正常人坐位时颈部直立，伸屈、转动自如，检查时应注意颈部静态与动态时的改变：如头不能抬起，见于重症肌无力、进行性脊肌萎缩、严重消耗性疾病的晚期等。头部向一侧偏斜称为斜颈，见于先天性颈肌挛缩、先天性斜颈和颈肌外伤、瘢痕挛缩等。颈部运动受限并伴有疼痛，可见于软组织炎症、颈肌扭伤、颈椎结核或肿瘤等。

三、颈部包块

　　颈部包块检查时应注意其部位、数目、大小、质地、活动度、与邻近器官的关系和有无压痛等特点。如为淋巴结肿大，质地不硬，有轻度压痛时，可能为非特异性淋巴结炎；如质地较硬，且伴有纵隔、胸腔或腹腔病变的症状或体征，则应考虑到恶性肿瘤的淋巴结转移。如包块圆形、表面光滑、有囊样感、压迫能使之缩小，则可能为囊状瘤。若颈部包块弹性大且无全身症状，则应考虑囊肿的可能。肿大的甲状腺和甲状腺来源的包块在做吞咽动作时可随吞咽上下移动，以此可与颈前其他包块鉴别。

四、颈部血管

（一）颈静脉

　　正常人立位或坐位时颈外静脉常不显露，平卧时可稍见充盈，半卧位（身体与床呈30°～45°）时充盈水平仅限于锁骨上缘至下颌角距离的下 2/3 以内。在半卧位时，颈静脉充盈超过正常水平，或立位时可见颈静脉明显充盈，称颈静脉怒张，提示颈静脉压增高，见于右心衰竭、缩窄性心包炎、心包积液、上腔静脉阻塞综合征等。颈静脉与右心房的压力改变，右侧颈部较左侧颈部明显，一般多取右侧颈静脉进行观察。颈静脉搏动可见于三尖瓣关闭不全。

（二）颈动脉

正常人颈部动脉的搏动，只在剧烈活动后可见，且很微弱。如在安静状态下出现颈动脉的明显搏动，则多见于主动脉瓣关闭不全、高血压、甲状腺功能亢进症及严重贫血患者。因颈动脉和颈静脉都可能发生搏动，并且部位相近，故应鉴别。一般静脉搏动柔和，范围弥散，触诊时无搏动感；动脉搏动比较强劲，为膨胀性，搏动感明显。

（三）颈部血管听诊

被检者取坐位，检查者用钟型听诊器听诊，注意有无杂音。如在颈部大血管区听到血管性杂音，应考虑颈动脉或椎动脉狭窄。若在锁骨上窝处听到杂音，则可能为锁骨下动脉狭窄，见于颈肋压迫。如在右锁骨上窝听到低调、柔和、连续性的"营营"样杂音，则可能为颈静脉血流快速流入上腔静脉口径较宽的球部所产生，这种静脉音是生理性的，用手指压迫颈静脉后即可消失。

五、甲　状　腺

甲状腺位于甲状软骨下方和两侧（图6-1），正常为 15～25g，呈蝶形，表面光滑，柔软不易触及。

（一）甲状腺检查法

1. 视诊　观察甲状腺的大小和对称性。正常人甲状腺外观不明显，女性在青春期可略增大。检查时嘱被检者做吞咽动作，可见甲状腺随吞咽动作而向上移动，如不易辨认，再嘱被检者两手放于枕后，头向后仰，再进行观察即较明显。

2. 触诊　比视诊更能明确甲状腺的轮廓及病变的性质。触诊包括甲状腺峡部和甲状腺侧叶的检查。触

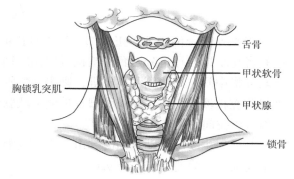

图6-1　甲状腺的位置

诊甲状腺动作宜轻柔，应注意甲状腺的大小、质地、是否对称，有无结节、压痛及震颤等。

（1）甲状腺峡部　位于环状软骨下方第二至第四气管环前面。检查时，检查者站于被检者前面用拇指（或站于被检者后面用示指）从胸骨上切迹向上触摸，可感到气管前软组织，判断有无增厚，请被检者吞咽，可感到此软组织在手指下滑动，判断有无增厚和肿块。

（2）甲状腺侧叶　嘱被检者头稍前屈，并偏向检查侧以松弛皮肤与肌肉。

前面触诊：检查者一手拇指施压于被检者一侧甲状软骨，将气管推向对侧，另一手示、中指在对侧胸锁乳突肌后缘向前推挤甲状腺侧叶，拇指在胸锁乳突肌前缘触诊，配合吞咽动作，重复检查，可触及被推挤的甲状腺（图6-2A）。用同样方法检查另一侧甲状腺。

后面触诊：类似前面触诊。检查者一手示、中指施压于被检者一侧甲状软骨，将气管推向对侧，另一手拇指在对侧胸锁乳突肌后缘向前推挤甲状腺，示、中指在其前缘触诊甲状腺。配合吞咽动作，重复检查（图6-2B）。用同样方法检查另一侧甲状腺。

3. 听诊　当触到甲状腺肿大时，用钟型听诊器直接放在被检者肿大的甲状腺上，如听到低调的连续性血管杂音，对诊断甲状腺功能亢进症有帮助。

（二）甲状腺肿大分度及原因

不能看出肿大但能触及者为Ⅰ度；能看到肿大又能触及，但在胸锁乳突肌外缘以内者为Ⅱ度；超过胸锁乳突肌外缘者为Ⅲ度。引起甲状腺肿大的常见疾病：甲状腺功能亢进症、单纯性甲状腺肿、甲状腺癌、慢性淋巴细胞性甲状腺炎（桥本甲状腺炎）、甲状腺腺瘤等。

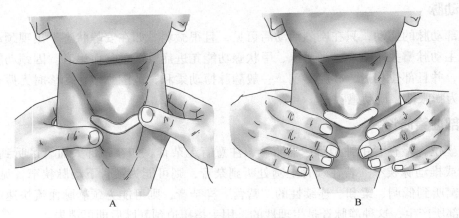

图6-2　甲状腺触诊

A. 前面触诊；B. 后面触诊

六、气　管

正常人气管位于颈前正中部。检查时让被检者取舒适坐位或仰卧位，使颈部处于自然直立状态，检查者将示指与环指分别置于被检者两侧胸锁关节上，然后将中指置于气管之上，观察中指是否在示指与环指中间。如两侧距离不等，则表示气管有偏移。根据气管的偏移方向可以判断病变的性质，如大量胸腔积液、积气、纵隔肿瘤及单侧甲状腺肿大可将气管推向健侧，而肺不张、肺硬化、胸膜粘连可将气管拉向患侧。

此外，主动脉弓动脉瘤时，由于心脏收缩时瘤体膨大将气管压向后下，随心脏搏动可以触到气管向下曳动，称为奥利弗（Oliver）征。

（吕卓珍）

胸部是指颈部以下和腹部以上的区域。胸部检查的内容很多，包括胸廓、胸壁、乳房、纵隔、支气管、肺、胸膜、心脏和淋巴结等。胸部检查是体格检查中的重要部分。检查应在合适的温度及光线充足的环境中进行。被检者尽可能暴露整个胸廓，视病情或检查需要采取坐位或卧位，检查者全面系统地按视、触、叩、听的顺序进行检查。一般先检查前胸部及两侧胸部，然后再检查背部，自上而下，两侧对比。

第1节　胸部的体表标志

为了能准确地描述胸壁和胸腔内脏器及其病变所在的部位和范围，常利用胸廓的自然体表标志及人为划线进行定位（图7-1）。

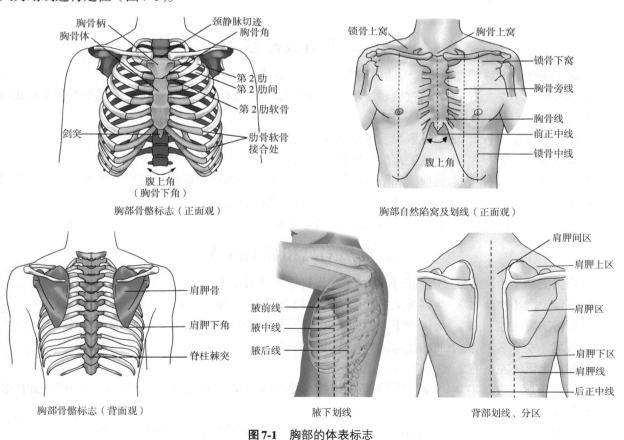

图7-1　胸部的体表标志

一、骨骼标志

1. 胸骨柄 为胸骨上端略呈六角形的骨块。其上部两侧与左右锁骨的胸骨端相连接，下方则与胸骨体相连。

2. 胸骨上切迹 位于胸骨柄的上方，正常情况下气管位于切迹正中。

3. 胸骨角 又称路易斯（Louis）角，为胸骨柄和胸骨体的连接处向前突出而成，左右第2肋软骨在此与胸骨相连，为计算前肋骨和肋间隙的标志。其相当于气管分叉处、主动脉弓、心房上缘、上下纵隔交界及第5胸椎水平。

4. 肋骨与肋间隙 肋骨共12对，胸骨角与第2肋软骨相连，以此类推。在前胸部两侧，第1～10肋骨与各自的肋软骨连接，再与胸骨相连，第11～12肋骨不与胸骨相连而为浮肋。在背部两侧肋骨与相应的胸椎相连接。

5. 腹上角 又称胸骨下角，为左右肋弓在胸骨下端会合处所形成的夹角，正常呈70°～110°，体型瘦长者角度较小，矮胖者角度较大，深吸气时可稍增宽。

6. 剑突 为胸骨体下端的突出部分，呈三角形，其底部与胸骨体相连。正常人剑突的长短存在很大差异。

7. 脊柱棘突 是后正中线的标志。以第7颈椎棘突最为突出，其下为胸椎的起点，以此为计数胸椎的标志。

8. 肩胛骨 位于背部两侧的上方，肩胛骨的最下端为肩胛下角，常作为背部计数肋骨及肋间隙标志。当被检者立位，两上肢自然下垂时，肩胛下角相当于第7或第8肋骨水平，或相当于第8胸椎水平。

二、垂直线标志

1. 前正中线 又称胸骨中线，为通过胸骨正中的垂直线。

2. 锁骨中线（左、右） 为通过锁骨肩峰端与胸骨端两点连线中点的垂直线。成年男性和儿童此线一般通过乳头。

3. 腋前线（左、右） 为通过腋窝前皱襞的垂直线。

4. 腋后线（左、右） 为通过腋窝后皱襞的垂直线。

5. 腋中线（左、右） 为腋前线和腋后线等距离的平行线，即通过腋窝顶部的垂直线。

6. 肩胛线（左、右） 为双臂自然下垂时通过肩胛下角的垂直线。

7. 后正中线 即脊柱中线，为通过脊骨棘突的垂直线。

三、自然陷窝和解剖区域

1. 胸骨上窝 为胸骨柄上方的凹陷部，正常气管位于其后正中。

2. 锁骨上窝（左、右） 为锁骨上方的凹陷部，相当于两肺尖的上部。

3. 锁骨下窝（左、右） 为锁骨下方的凹陷部，相当于两肺尖的下部。

4. 腋窝（左、右） 为上肢内侧与胸壁相连的凹陷部。

5. 肩胛上区（左、右） 为肩胛冈以上的区域。

6. 肩胛下区（左、右） 为两肩胛下角的连线与第12胸椎水平线之间的区域。后正中线将此区分为左右两部。

7. 肩胛间区（左、右） 为两肩胛骨内缘之间的区域。后正中线将此分为左右两部。

第2节 胸壁、胸廓与乳房检查

一、胸　壁

检查胸壁时，除应注意营养状态、皮肤、淋巴结和骨骼肌发育的情况外，还应着重检查以下各项内容。

1. 静脉　正常胸壁无明显静脉可见，当上、下腔静脉阻塞后，侧支循环形成，胸壁静脉可充盈或曲张。上腔静脉阻塞时，静脉血流方向自上而下；下腔静脉阻塞时，静脉血流方向自下而上。

2. 皮下气肿　气体积存于皮下称为皮下气肿（subcutaneous emphysema）。正常胸壁无皮下气肿，胸部皮下气肿是由于气管、肺、食管或胸膜受损后，气体逸出存积于皮下所致，偶见于产气荚膜梭菌感染而发生。严重者气体可由胸壁向颈部、腹部或其他部位蔓延。检查时用手按压有握雪感或捻发感；用听诊器加压听诊，可听到类似捻发的声音。

3. 胸壁压痛　正常胸壁无压痛，当肋间神经炎、肋软骨炎、胸壁软组织炎、肿瘤浸润及肋骨骨折等时，病变部位可有局部压痛。急性白血病患者，常有胸骨压痛及叩击痛。

4. 肋间隙　注意肋间隙有无回缩或膨隆。吸气时肋间隙回缩提示呼吸道阻塞；肋间隙膨隆见于大量胸腔积液、张力性气胸或严重肺气肿患者用力呼气时。

二、胸　廓

正常胸廓两侧大致对称，呈椭圆形。成人胸廓前后径较左右径短，前后径与左右径之比约为1.0∶1.5，小儿和老年人前后径略小于左右径或相等。常见的异常胸廓如下（图7-2）。

1. 扁平胸（flat chest）　胸廓扁平，前后径短于左右径的一半，见于慢性消耗性疾病，如肺结核等，也可见于瘦长体型。

2. 桶状胸（barrel chest）　前后径增大，与左右径几乎相等或超过左右径，呈圆桶状，肋骨的倾斜度变小，肋间隙增宽饱满，腹上角加大。见于阻塞性肺气肿，亦可见于老年人和矮胖体型。

3. 佝偻病胸（rachitic chest）　是佝偻病所致的胸部病变，多见于儿童。其表现如下。

（1）鸡胸　胸廓前后径略长于左右径，其上下距离较短，胸骨下端常前突，胸廓前侧肋骨凹陷。

（2）佝偻病串珠　胸骨两侧各肋软骨与肋骨交界处隆起呈串珠状。

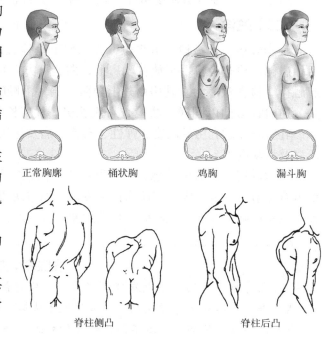

正常胸廓　　桶状胸　　鸡胸　　漏斗胸

脊柱侧凸　　　　脊柱后凸

图7-2　胸廓外形的改变

（3）肋膈沟　下胸部前面的肋骨外翻并沿膈附着处的部位胸壁向内凹陷形成的沟状带。

（4）漏斗胸　胸骨剑突处显著内陷，形似漏斗。

4. 胸廓一侧或局部变形　胸廓一侧隆起见于大量胸腔积液、气胸或一侧严重代偿性肺气肿。胸廓局部隆起见于心脏扩大、大量心包积液、主动脉瘤、胸壁肿瘤等；胸廓一侧平坦或下陷常见于肺不张、肺纤维化、广泛性胸膜增厚和粘连等。

5. 胸廓畸形　胸椎的异常弯曲如后凸、前凸、侧凸及后侧凸等，可引起胸廓畸形。常见于脊椎结核，也可见于脊柱发育畸形、脊椎肿瘤、佝偻病及长期姿势不正等。胸廓畸形可致胸腔内器官移位，

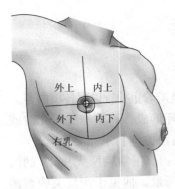

图 7-3 乳房病变的定位与划区

严重者可引起呼吸、循环功能障碍。

三、乳　房

正常儿童及男性乳房（breast）一般不明显，乳头位于左右锁骨中线第 4 肋间隙。正常女性乳房在青春期逐渐增大，呈半球形，乳头也逐渐增大呈圆柱形。中老年妇女乳房多下垂或呈袋状，孕妇及哺乳期妇女乳房增大前突或下垂，乳晕扩大且色素加深。

检查时光线应充足，前胸充分暴露，被检者可取坐位或仰卧位，一般先视诊，再触诊，注意两侧对比。便于记录病变部位，以乳头为中心做一垂直线和水平线，将乳房分为 4 个象限，便于记录病变部位（图 7-3）。

（一）视诊

注意观察乳房大小、形状，乳头是否对称及皮肤有无红肿、皮疹、橘皮样变、破溃、瘢痕、色素沉着等。

乳房不对称，多见于一侧乳房发育不全、先天畸形、囊肿、肿瘤或炎症。乳房有红、肿、热、痛，严重者破溃多为急性乳腺炎。乳房瘘管或溃疡多见于乳腺结核或脓肿。乳房局限性隆起或凹陷，皮肤水肿、毛囊下陷呈橘皮样变，乳头上牵或内陷，多为乳腺癌体征。非哺乳期乳头分泌物渗出可见于乳腺管病变，如为血性分泌物可能为乳腺癌。男性乳房发育见于肝硬化、内分泌功能障碍等。

（二）触诊

触诊乳房时，被检者取坐位，先双臂下垂检查，然后双臂高举或双手叉腰再行检查，先触健侧，后触患侧。检查者将手平放在乳房上，向胸部方向轻施加压力，进行滑动触摸，切忌用手指将乳房提起触摸。检查顺序为左乳房由外上象限开始，沿顺时针方向进行由浅入深触摸 4 个象限，最后触诊乳头。逆时针方向以同样方法检查右侧乳房。乳房检查完毕后，应检查腋窝、锁骨上窝及颈部淋巴结。触诊乳房时注意乳房的硬度、弹性、有无压痛及包块。当触及包块时须注意部位、大小、外形、硬度、压痛及活动度等。

正常乳房柔软有弹性感，可有颗粒或柔韧感，无压痛。月经期乳房有紧张感，月经后消失，哺乳期可有结节感。触诊乳房有压痛提示炎症。如包块质地软，界限清楚，活动度好，无压痛，多为良性；如包块不规则，质硬，无压痛，移动度差则多为恶性。

> **链接**
>
> ### 乳腺癌早期自查方法
>
> 乳房自查有助于早期发现乳房病变。检查最好在月经后的 7～10 天。站立镜前（两臂先自然下垂，然后双手撑腰或双手高举抱枕于头后），比较两侧乳房是否对称、轮廓有无改变、乳头有无内陷及皮肤颜色。取不同体位（仰卧或侧卧），将手指平放于乳房上，按顺序（外上象限至内上象限）环形触摸，检查有无肿块，检查两侧腋窝淋巴结有无肿大。用拇指及示指轻轻挤压乳头检查有无溢液。当疑有异常时应及时就医。

第 3 节　肺和胸膜

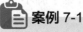 **案例 7-1**

患者，男性，25 岁。发热伴胸痛、咳嗽、咳痰 1 天。

1 天前受凉后突发寒战、高热，体温在 39℃以上，伴右侧胸痛，深呼吸胸痛加重，咳嗽、咳少量铁锈色痰，自服"感康"等药物，效果不明显。查体：体温39.6℃、脉搏112次/分、呼吸30次/分、血压105/70mmHg，神清，呼吸急促。视诊发现急性病容，右侧胸部呼吸运动减弱，触诊右下肺语颤增强，叩诊浊音，听诊右下肺闻及支气管呼吸音及少许湿啰音，肝、脾未触及。

问题： 该患者最可能的诊断是什么？为明确诊断，需做哪些必要检查？

检查胸部时患者一般采取坐位或仰卧位，充分暴露腰部以上的胸部。室内有良好的自然光线、环境舒适、安静、温暖，避免因寒冷诱发肌颤而干扰听诊。检查时从上到下，以先前胸再侧胸、后背部的顺序检查，应注意左右相应部位的对比。按视、触、叩、听诊顺序进行检查。

一、视 诊

（一）呼吸运动

健康人在静息状态下呼吸运动稳定而有节律，此系通过中枢神经、神经反射及呼吸化学感受器的调节来实现的，此外，呼吸运动也受意识的支配。呼吸运动是借助于膈和肋间肌的收缩和松弛来完成的，胸廓随呼吸运动扩大和缩小，从而带动肺的扩张和回缩。正常情况下吸气为主动运动，此时胸廓扩大，胸腔内负压增高致肺扩张，空气由口、鼻经气管进入肺内。呼气为被动运动，此时肺弹力回缩致胸廓缩小，胸膜腔内负压降低，气体呼出。成人静息呼吸时，潮气量约为500ml。吸气时可见胸廓前部肋骨向上外方移动，呼气时向内下方移动；吸气时膈肌收缩使腹部隆起，呼气时膈肌松弛，腹部回缩。

正常男性和儿童的呼吸以膈肌运动为主，致腹壁运动起伏较大，称腹式呼吸；女性则以肋间肌运动为主，致胸廓运动起伏较大，称胸式呼吸。一般情况下这两种呼吸往往同时存在。某些疾病可使呼吸运动发生改变，常见的呼吸运动改变如下。

1. 呼吸运动减弱或消失 ①局限性或单侧呼吸运动减弱或消失：见于单侧大量胸腔积液、气胸、胸膜增厚及粘连、重症肺结核、胸膜炎、肺不张、大叶性肺炎等；②双侧性呼吸运动减弱或消失：见于肺气肿、呼吸肌麻痹等。

2. 呼吸运动增强 ①局限性或单侧呼吸运动增强，多为代偿性；②双侧性呼吸运动增强，多见于剧烈运动后、代谢性酸中毒等。

3. 呼吸类型变化 ①胸式呼吸减弱而腹式呼吸增强：见于肋骨骨折、肺炎、肺不张、胸膜炎等；②腹式呼吸减弱而胸式呼吸增强：见于大量腹水、腹膜炎、腹腔巨大肿瘤等。

4. 呼吸困难 包括吸气性、呼气性、混合性呼吸困难（详见第1章第2节）。

（二）呼吸频率、节律和深度

正常成人静息状态下，呼吸12～20次/分，节律均匀整齐，深浅适度，呼吸与脉搏之比为1：4，婴幼儿较成人快。在病理情况下，呼吸频率、节律和深度均可发生改变（图7-4）。

1. 呼吸频率的变化

（1）呼吸过快 指呼吸频率超过20次/分，见于剧

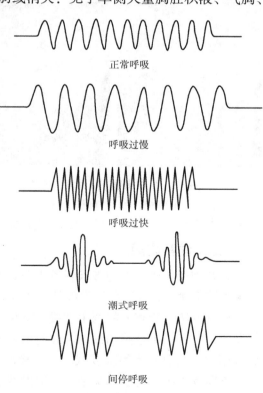

正常呼吸

呼吸过慢

呼吸过快

潮式呼吸

间停呼吸

图7-4 呼吸频率与节律变化

烈活动、发热、贫血、大叶性肺炎、胸腔积液、气胸、心力衰竭等。

（2）呼吸过慢　指呼吸频率低于12次/分。呼吸过慢见于麻醉剂或镇静剂过量、颅内高压等。

2. 呼吸深度的变化

（1）呼吸浅快　见于呼吸肌麻痹、大叶性肺炎、大量胸腔积液、气胸、大量腹水及高度鼓肠等。

（2）呼吸深大　当重度代谢性酸中毒时，机体为排出过多的CO_2以调节血液的酸碱平衡，出现深大而稍快的呼吸，称为酸中毒大呼吸，又称库斯莫尔（Kussmaul）呼吸，常见于尿毒症、糖尿病酮症酸中毒等。

3. 呼吸节律的变化

（1）潮式呼吸　又称陈-施（Cheyne-Stokes）呼吸，是一种由浅慢逐渐变为深快，再由深快变为浅慢，持续30秒至2分钟，随后经过5～30秒呼吸暂停，再重复上述过程的周期性呼吸。

（2）间停呼吸　又称比奥（Biot）呼吸，表现为有规律地呼吸几次之后突然停止呼吸，间隔几秒后又开始呼吸。与潮式呼吸不同，间停呼吸每次呼吸节律、深度基本相等。

以上两种呼吸均表示呼吸中枢兴奋性降低，常见于中枢神经系统疾病及某些中毒，如脑膜炎、脑炎、颅内高压、糖尿病酮症酸中毒、巴比妥类中毒等。间停呼吸比潮式呼吸更为严重，预后不良，常为临终前出现。部分老年人深睡时亦可出现潮式呼吸，为脑动脉硬化、脑供血不足的表现。

（3）抑制性呼吸　此为胸部发生剧烈疼痛所致的吸气时相突然中断，呼吸运动短暂地突然受抑制，呈断续性浅快呼吸。其见于急性胸膜炎、胸膜恶性肿瘤、肋骨骨折等。

（4）双吸气呼吸　为连续两次吸气，类似哭泣时的抽泣，见于颅内压增高和脑疝前期。

（5）叹气样呼吸　表现为在一段正常呼吸节律中插入一次深大呼吸，并常伴有叹气声，见于神经症。

二、触　诊

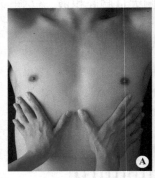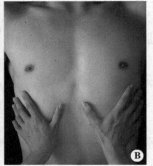

图7-5　检查胸廓呼吸动度的方法
A. 前胸呼气相；B. 前胸吸气相

（一）胸廓扩张度

胸廓扩张度即呼吸时的胸廓动度，于胸廓前下部检查较易触及。前胸部的检查方法为检查者两手置于被检者胸廓下面的前侧部，左右拇指分别沿两肋缘指向剑突，拇指尖在前正中线两侧对称部位，而手掌和伸展的手指置于前侧胸壁；背部的检查方法是检查者两拇指对称地平行放在被检者第10肋水平的脊柱两侧数厘米处，并将两侧皮肤向中线轻推。检查时嘱被检者做深呼吸运动，观察比较两侧手的动度是否一致（图7-5）。正常两侧胸廓扩张度一致，两手拇指移动距离相等，当一侧扩张受限，见于大量胸腔积液、气胸、胸膜增厚和肺不张等。

（二）语音震颤

语音震颤（语颤）为被检者发出声音所产生的声波振动，沿着气管、支气管及肺泡传到胸壁，检查者可用手触知，故又称触觉震颤（图7-6）。根据其振动的强弱，可判断胸内病变的性质。

检查方法：检查者将两手掌或手掌尺侧缘平贴在被检者胸壁的对称部位，嘱被检者用同样强度重复发"一"音，手掌感知振动。此时由上至下，由前胸到后背，由内到外，双手可交换比较两侧语颤是否相同，注意有无增强或减弱。语颤的强弱与发音强弱、音调高低、胸壁厚薄、支气管是否通畅、邻近脏器及组织等有密切关系。一般发音强、音调低、胸壁薄及支气管至胸壁的距离近者语颤强，反之则弱，故男性较女性强；成人较儿童强；瘦者较肥胖者强；右上胸较左上胸强；前胸上部较下部强；

后胸下部较上部强；肩胛间区及左右胸骨旁第1、2肋间隙最强，肺底最弱。

1. 语音震颤增强 主要见于：①肺实变：因肺组织实变使语颤传导良好，如大叶性肺炎实变期、大片肺梗死等；②肺内巨大空腔：肺内有靠近胸壁的大空腔，且与支气管相通，声波在空腔内产生共鸣，尤其是空腔周围有炎性浸润时，则更有利于声波传导，如肺脓肿、肺结核空洞等；③压迫性肺不张，如胸腔积液压迫上方所致的肺不张，而支气管无阻塞，肺组织致密度增加，有利于声音的传导。

2. 语音震颤减弱或消失 主要见于：①支气管阻塞：声波传导受阻，如阻塞性肺不张；②肺泡内含气量过多，如肺气肿；③大量胸腔积液或气胸；④胸膜高度增厚粘连；⑤胸壁水肿、皮下气肿。

（三）胸膜摩擦感

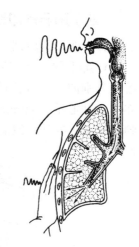

图7-6 语音震颤示意图

正常人胸膜光滑，胸膜腔内有少量的液体起润滑作用，呼吸时无胸膜摩擦感。胸膜炎症时，两层胸膜因纤维蛋白沉着于表面而变粗糙，呼吸时壁层和脏层胸膜发生相互摩擦，触诊有皮革样相互摩擦的感觉，即为胸膜摩擦感。见于纤维素性胸膜炎、渗出性胸膜炎早期等。该体征常于深呼吸、呼吸动度最大的部位即腋下第5～7肋间最易触及，有摩擦感的部位同时也能听到摩擦音。

三、叩 诊

肺部叩诊是利用胸廓、肺组织的物理特性，叩击时产生不同音响，以判断肺部病变的存在与否及其性质。

（一）叩诊的方法

肺部叩诊方法有间接和直接叩诊法，以间接叩诊法常用（详见第3章）。

1. 体位与姿势 被检者取坐位或仰卧位，姿势端正，呼吸均匀，肌肉放松。检查前胸时，胸部挺直；检查背部时，头稍低，胸稍向前倾，两手抱肩或抱肘；检查侧胸时，可让患者上肢举起抱枕部。

2. 方法 叩诊前胸部及肩胛下角以下时，检查者板指平贴在被检者肋间隙，板指与肋骨平行。叩诊肩胛间区时，板指与脊柱平行。

3. 顺序 一般由肺尖开始，先前胸，再侧胸、后背部，自上而下，由外向内，两侧对比，力量均等，轻重适宜，逐个肋间隙进行叩诊。

（二）胸部叩诊音的种类

胸部叩诊音的种类：清音、浊音、实音、鼓音、过清音（详见第3章）。

（三）正常胸部叩诊音的分布

正常肺部叩诊为清音；肺与肝脏或心脏交界之重叠区域，叩诊为浊音，又称肝脏或心脏的相对浊音界；叩诊未被肺遮盖的心脏或肝脏时为实音，又称心脏或肝脏的绝对浊音区；左前胸下部为胃泡区，叩诊呈鼓音。肺部叩诊音其音响强弱和高低与肺脏的含气量的多少、胸壁的厚薄及邻近器官的影响等有关。①肺上叶体积较下叶小，含气量较少，且上胸部的肌肉较厚，故前胸上部较下部叩诊音稍浊；②右肺上叶较左肺上叶小，且习惯用右手者右侧胸大肌较左侧发达，故右肺上部叩诊音亦相对较浊；③背部的肌肉、骨骼层次较多，故背部叩诊音较前胸部稍浊；④右侧腋下部因受肝脏的影响叩诊稍浊，而左侧腋前线下方有胃泡的存在，故叩诊呈鼓音，该鼓音区的大小随胃内含气量的多少而变化（图7-7）。

（四）肺界的叩诊

肺界叩诊的原则：由清音变为浊音处即为相应的肺界。

1. 肺上界 即肺尖的宽度。叩诊方法：被检者取坐位，双臂下垂，检查者自斜方肌前缘中央部开始，分别向内、外侧叩诊，当由清音变为浊音时各作一标记，两点间清音带的距离即为肺尖的宽度，亦称克勒尼希（Kronig）峡，正常宽度为4～6cm，右侧较左侧稍窄（图7-8）。肺上界变窄或消失见于肺结核所致的肺尖浸润、纤维性变及萎缩；肺上界增宽见于肺气肿或气胸。

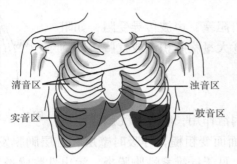

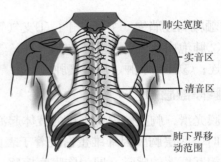

图7-7 正常前胸部叩诊音　　图7-8 正常肺尖宽度与肺下界移动范围

2. 肺前界 正常人左肺前界相当于心脏的绝对浊音界，右肺前界相当于胸骨右缘，临床甚少应用。

3. 肺下界 正常人平静呼吸时，两侧肺下界大致相等，通常在锁骨中线、腋中线和肩胛线自上而下叩诊，当由清音变至浊音时即为相应的肺下界。正常肺下界可因体型、发育不同而有差异，如矮胖者可上升1个肋间隙，瘦长者可下降1个肋间隙。病理情况下，肺下界下移见于肺气肿、腹腔内脏下垂；肺下界上移见于肺不张、肺纤维化、大量腹水、肝脾大、腹腔巨大肿瘤及膈肌麻痹等。

4. 肺下界移动度 即相当于呼吸时膈肌的移动范围。叩诊方法：先在平静呼吸时，于肩胛线上叩出肺下界的位置并做一标记，嘱被检者深吸气后屏住呼吸的同时，沿该线继续迅速向下叩诊，在由清音变为浊音处作标记。待被检者恢复平静呼吸后，再嘱做深呼气后屏住呼吸，再迅速由下向上叩诊，在浊音变为清音处作标记。测量深吸气至深呼气时两个标记的距离即为肺下界移动度。正常人肺下界移动度为6～8cm。肺下界移动范围＜4cm为减弱，常见于肺气肿、肺不张、肺纤维化、肺炎和肺水肿。当大量胸腔积液、气胸、胸膜广泛粘连时不能叩出肺下界及肺移动范围。

（五）胸部病理性叩诊音

在正常肺部的清音区范围内出现浊音、实音、鼓音、过清音即为病理性叩诊音，多提示肺、胸膜、胸壁的病理改变。

1. 浊音及实音 见于：①肺组织含气量减少，如肺炎、肺结核、肺梗死、肺脓肿、肺不张、肺纤维化等；②肺内不含气的占位性病变，如肺癌、肺寄生虫病等；③胸膜腔病变，如胸腔积液、胸膜粘连增厚等；④胸壁疾病，如胸壁水肿、肿瘤等。

2. 鼓音 产生鼓音的原因是肺部出现大的含气腔，见于：①气胸；②肺内空洞性病变，空洞直径＞3cm，且位置浅表，如肺结核、肺脓肿空洞。

3. 过清音 当肺泡内含气量增多，肺组织弹性降低时，叩诊为过清音，见于肺气肿、支气管哮喘发作。

4. 浊鼓音 当肺泡壁松弛，肺泡内含气量减少时，如肺不张、肺炎充血期或消散期、肺水肿等，局部叩诊可呈现一种兼有浊音和鼓音特点的混合性叩诊音。

四、听 诊

肺部听诊是肺部检查中最主要及最基本的方法。肺部听诊时，被检者取坐位，但病情严重时可取卧位。听诊顺序一般由肺尖开始，自上而下分别检查前胸、侧胸、后背部，听诊前胸部应沿锁骨中线和腋前线；听诊侧胸部应沿腋中线和腋后线；听诊背部应沿肩胛线，逐一肋间进行，对上下、左右对称部位进行对比。被检者微张口做均匀呼吸，必要时可做深呼吸或咳嗽数声后立即听诊。

（一）正常呼吸音

正常肺部可听到三种呼吸音（图7-9）。

1. 支气管呼吸音 是呼吸时气流在声门、气管或主支气管形成湍流所产生的声音，此音颇似抬高舌头经口腔呼气时所发出的"哈"音，音调强而高。①听诊特点：呼气音较吸气音强而高调；呼气时相较吸气时相长。②听诊部位：喉部，胸骨上窝，背部第6、7颈椎及第1、2胸椎附近的气管区域。如在肺部其他部位听到此音则为病理现象。

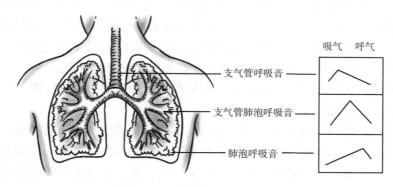

图7-9 三种正常呼吸音示意图

2. 支气管肺泡呼吸音 该音为支气管呼吸音和肺泡呼吸音的混合声音。①听诊特点：吸气音的性质与肺泡呼吸音相似，但音调较高且较响亮。呼气音的性质则与支气管呼吸音相似，但强度稍弱、音调稍低；吸气和呼气时相大致相等。②听诊部位：胸骨角附近及肩胛间区第3、4胸椎水平及肺尖附近，若在其他部位听到此音时属异常，提示有病变存在。

3. 肺泡呼吸音 是由于吸气时气流经气管、支气管进入肺泡，冲击肺泡壁，使肺泡壁由松弛变为紧张，呼气时肺泡由紧张变为松弛，这种肺泡弹性变化和气流的振动即产生肺泡呼吸音。这种声音类似上牙咬下唇，吹气发出的"夫"音，为一种柔和吹风样声音。①听诊特点：吸气音较呼气音强，音调高；吸气相较呼气相长。②听诊部位：除支气管呼吸音和支气管肺泡呼吸音的听诊部位外，肺的其余部位均为肺泡呼吸音。

肺泡呼吸音的强弱与患者的年龄、性别、体型、呼吸深浅、肺组织的弹性大小、胸壁厚薄等有关。一般男性较女性强；儿童较老年人强；瘦者较肥胖者强；乳房下部、肩胛下区及腋窝下部肺泡呼吸音较强，而肺尖和肺下缘区域则较弱。

（二）异常呼吸音

1. 异常肺泡呼吸音

（1）肺泡呼吸音减弱或消失 与肺泡内的空气流量减少、进入肺内的空气流速减慢及呼吸音传导障碍有关。见于：①全身极度衰弱、呼吸无力；②胸廓活动受限，如胸痛、肋软骨骨化、肋骨骨折等；③呼吸肌疾病，如重症肌无力、膈肌麻痹等；④支气管狭窄或阻塞，如阻塞性肺不张、严重的支气管哮喘等；⑤肺部疾病，如慢性阻塞性肺疾病、肺纤维化、肺炎早期等；⑥胸腔疾病，如胸腔积液、气胸、胸膜增厚及粘连；⑦腹部疾病，如大量腹水、腹腔巨大肿瘤等。

（2）肺泡呼吸音增强 ①双侧肺泡呼吸音增强，与呼吸运动及通气功能增强，使进入肺泡内的空气流量增多或流速加快有关，如运动、发热、酸中毒、贫血等；②单侧肺泡呼吸增强，见于一侧肺部和胸腔病变引起肺泡呼吸减弱或消失，而健侧肺代偿性肺泡呼吸音增强。

（3）**呼气音延长**　是由于下呼吸道狭窄或部分阻塞，使呼气阻力增加；或因肺泡壁的弹性减弱，呼气的动力下降所致。本型见于支气管哮喘、慢性支气管炎及慢性阻塞性肺气肿。

（4）**断续性呼吸音**　又称齿轮呼吸音，由于肺内炎症或小支气管狭窄，空气不能均匀、连续地进入肺泡，使肺泡呼吸音呈现断续或不规则间歇。本型见于肺结核、肺炎等。当寒冷、疼痛及精神紧张时，亦可听到断续性肌肉收缩的附加音，但与呼吸运动无关，应予鉴别。

（5）**粗糙性呼吸音**　为支气管黏膜水肿或炎症浸润，使黏膜不光滑或狭窄，气流进出不畅所致，本型见于支气管炎及肺炎的早期。

2. 异常支气管呼吸音　在正常肺泡呼吸音的部位听到支气管呼吸音，则为异常支气管呼吸音，又称管状呼吸音。常见于以下疾病。

（1）**肺组织实变**　致密的实变组织有良好的传导性，在胸壁易于听到，实变的范围越大、越浅，其声音越强，反之则弱。肺组织实变见于大叶性肺炎实变期、干酪性肺炎、肺梗死等。

（2）**肺内大空腔**　当肺内有大空腔与支气管相通，且周围肺组织又有实变时，音响在空腔内产生共鸣而增强，并有利于音响的传导。肺内大空腔见于肺脓肿、肺结核空洞。

（3）**压迫性肺不张**　胸腔积液时，压迫肺发生肺膨胀不全而致肺组织致密，有利于支气管呼吸音的传导，在积液区上方可听到，但强度弱而遥远。

3. 异常支气管肺泡呼吸音　凡在正常肺泡呼吸音的部位听到支气管肺泡呼吸音，即为异常支气管肺泡呼吸音。其产生机制：①小部分肺实变与正常肺组织相互掺杂存在；②肺实变部位较深被正常肺组织所覆盖，见于支气管肺炎、肺结核、大叶性肺炎早期，胸腔积液上方肺膨胀不全的区域有时可闻及此音。

（三）啰音

啰音（rale）是呼吸音以外的附加音，按性质不同可分为下列两种（图7-10）。

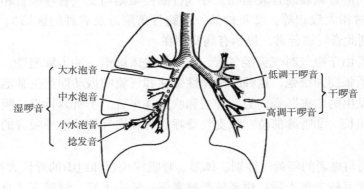

图7-10　啰音发生机制

1. 干啰音

（1）**产生机制**　由于气管、支气管狭窄或部分阻塞，空气吸入或呼出时发生湍流所致的声音。呼吸道狭窄或不完全性阻塞的病理基础为：炎症引起的黏膜充血水肿及黏稠分泌物增加；支气管平滑肌痉挛；管腔内肿瘤或异物阻塞，管壁被肿大的淋巴结或纵隔肿瘤压迫等（图7-11）。

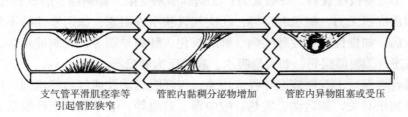

图7-11　干啰音的发生机制

（2）听诊特点 ①干啰音是一种音调高带乐性而连续的声音，持续时间较长；②吸气和呼气均可听到，主要在呼气时听到；③强度、性质、部位和数量易改变。

（3）分类 根据音调的高低及发生部位可分为两种。①低调干啰音：又称鼾音，是一种粗糙、音调低，像熟睡时打鼾的声音，多发生在气管或主支气管。②高调干啰音：又称哨笛音、哮鸣音，常被描述为鸟鸣音、箭鸣音等。哮鸣音在呼气相时较吸气相更响。广泛哮鸣音系支气管痉挛、水肿引起，常见于支气管哮喘；局限哮鸣音见于支气管狭窄，如支气管结核或肿瘤。

（4）临床意义 ①发生于两肺的干啰音，常见于支气管哮喘、心源性哮喘、慢性支气管炎和支气管肺炎；②局限性干啰音见于支气管内膜结核或肿瘤。

2. 湿啰音

（1）产生机制 ①由于气管或支气管内有较稀薄的液体，如渗出液、痰液、血液、黏液和脓液等，呼吸时气流通过液体，形成水泡破裂所产生的声音，又称水泡音。②小支气管、细支气管管壁及肺泡壁因分泌物黏着而陷闭，吸气时突然被冲开重新充气所产生的爆裂音。

（2）听诊特点 ①断续而短暂，一次连续出现多个；②大、中、小水泡音可同时存在；③吸气和呼气早期均可听到，但以吸气时或吸气末较明显；④部位较固定、易变性小；⑤咳嗽后可出现或消失。

（3）分类 按呼吸道腔径的不同和腔内渗出物的多少，分为大、中、小水泡音和捻发音。①大水泡音（粗湿啰音）：发生于气管、主支气管和空洞腔内，见于支气管扩张、肺结核空洞、肺水肿。昏迷或临终前患者因无力咳出分泌物，可出现大水泡音，谓之痰鸣。②中水泡音（中湿啰音）：发生于中等支气管，见于支气管炎、肺梗死和肺结核等。③小水泡音（细湿啰音）：发生在小支气管或肺泡内，见于细支气管炎、支气管肺炎、肺淤血、肺炎、早期肺结核等。④捻发音：为一种极细而均匀的湿啰音，类似耳边用手捻一束头发所发出的声音。其产生是由于吸气时气流冲开未展开或被液体相互黏合的肺泡所致的细小破裂音。捻发音多见于肺淤血、肺泡炎、肺炎早期等。老年人或长期卧床的患者可在肺底听到捻发音，在数次深呼吸或咳嗽后可消失，一般无临床意义。

（4）临床意义 ①肺部局限性湿啰音，提示该处的局部病变，如肺炎、肺结核、支气管扩张等；②两侧肺底湿啰音，见于心力衰竭所致的肺淤血和支气管肺炎等；③两肺满布湿啰音，见于急性肺水肿和严重支气管肺炎。

（四）语音共振

嘱被检查者重复发"一"的长音，喉部发音产生振动经气管、支气管、肺泡传至胸壁，用听诊器在胸壁听到的声音称语音共振，正常人为柔和且含糊不清的声音。

要注意对比两侧对称部位强度及性质的改变，语音共振产生原理和临床意义与语音震颤相同。

1. 语音共振减弱或消失 见于支气管阻塞、慢性阻塞性肺疾病、胸腔积液、气胸、胸膜增厚、胸壁水肿及肥胖等。

2. 语音共振增强 根据强度及性质分为①支气管语音：语音共振增强和字音清晰，称支气管语音。临床上该音常与语音震颤增强、异常支气管呼吸音三者同时存在，以语音震颤最灵敏。如为更强、更响的支气管语音则为胸语音，见于大范围的肺实变。②耳语音：被检者用耳语声调发"一"音时，在正常人肺泡呼吸音区只能听到微弱的音响，在肺实变区可听到音调较高的耳语音。

（五）胸膜摩擦音

正常胸膜光滑，胸膜腔内仅有微量液体起润滑作用，呼吸时无音响发生。当胸膜发生炎症时，由于纤维素渗出使胸膜表面变得粗糙，随呼吸运动，脏层和壁层胸膜相互摩擦而产生的声音，可通过听诊器听到，即胸膜摩擦音。

1. 听诊特点 ①为粗糙、响亮、断续、长短不一的声音，似两手背或两张皮革相互摩擦的声音。

②通常于吸气和呼气时均能听到，以吸气末或呼气初最明显，屏气时消失。③深呼吸或在听诊器体件上加压时，摩擦音更清楚。④最常听到的部位是前下侧胸壁，即腋下第5～7肋间。⑤可随体位的改变而消失或出现。

2. 临床意义 见于纤维素性胸膜炎、肺梗死、胸膜肿瘤、尿毒症及严重脱水。胸膜摩擦音是干性胸膜炎的重要体征，当胸腔积液增多时，两层胸膜被分开，摩擦音可消失，积液吸收后两层胸膜又接触，可再出现。当纵隔胸膜发生炎症时，于呼吸及心脏搏动时均可听到胸膜摩擦音，称胸膜心包摩擦音。胸膜摩擦音与心包摩擦音的鉴别：前者随呼吸出现，故屏气消失，后者随心跳出现，故屏气存在或更清楚。

第4节 呼吸系统常见疾病的主要症状与体征

一、大叶性肺炎

大叶性肺炎（lobar pneumonia）是呈大叶分布的肺炎性病变，其病原菌为肺炎链球菌。根据病理改变特征可分为三期，即充血期、实变期、消散期。

1. 症状 多在青壮年发病，起病急骤，典型表现为寒战、高热、胸痛、咳嗽及咳铁锈色痰、呼吸困难。

2. 体征 实变期典型体征如下。

（1）视诊 急性发热病容，呼吸急促、鼻翼扇动，多有口周疱疹，可有发绀。患侧呼吸运动减弱。

（2）触诊 患侧胸廓扩张度减弱，语音震颤增强。

（3）叩诊 患侧叩诊浊音或实音。

（4）听诊 患侧可听到异常支气管呼吸音、湿啰音。当病变累及胸膜，可闻及胸膜摩擦音。

二、慢性阻塞性肺疾病

慢性阻塞性肺疾病（chronic obstructive pulmonary disease，COPD）多由慢性支气管炎发展所致。气管、支气管及其周围组织的慢性炎症，导致气道阻力增加，终末细支气管远端气道弹性减退，过度膨胀、充气及肺容量增大，气道壁破坏。

1. 症状 中年以上发病多见，有多年慢性咳嗽、咳痰或伴有喘息的病史，COPD的主要症状为在慢性支气管炎的基础上逐渐出现并加重的呼吸困难。

2. 体征

（1）视诊 桶状胸，两侧呼吸运动减弱。

（2）触诊 两侧胸廓扩张度减弱及语音震颤减弱。

（3）叩诊 两肺叩诊过清音，肺下界下移，肺下界移动度减弱，心浊音界缩小或不能叩出。

（4）听诊 两肺呼吸音减弱，呼气延长，合并感染双肺底可有干、湿啰音。心音遥远。

三、支气管哮喘

支气管哮喘（bronchial asthma）是由多种细胞（嗜酸性粒细胞、肥大细胞、T淋巴细胞、中性粒细胞及气道上皮细胞）和细胞组分参与的气道慢性炎症，这种慢性炎症与气道高反应性相关，通常出现广泛多变的可逆性气流受限，并引起反复性的发作。

1. 症状 多在儿童及青年发病，常反复发作，有一定的季节性。发作前常有鼻咽发痒、打喷嚏、流涕或干咳等先兆，继之出现呼气性呼吸困难、咳嗽、胸闷及喘鸣。常在夜间或清晨发作，历时数分、数小时或数天不等。症状可自行缓解或经治疗后缓解，缓解前常咳出大量稀薄痰液，气促减轻，发作停止。

2. 体征 缓解期无明显体征，发作期体征如下。

（1）视诊 表情痛苦、大汗淋漓、发绀、被迫端坐。胸廓饱满，两侧呼吸运动减弱。

（2）触诊 两侧胸廓扩张度减弱及语音震颤减弱。

（3）叩诊 两肺叩诊过清音，肺下界下移，肺下界移动度减弱，心浊音界缩小。

（4）听诊 两肺满布哮鸣音，呼气延长，语音共振减弱。合并感染时可出现湿啰音。

四、胸腔积液

胸腔积液（pleural effusion）是指胸膜胸内积聚的液体量超过正常，其性质根据病因不同分为渗出液及漏出液两种。前者多由胸膜的炎症、肿瘤、风湿病引起；后者则多由心力衰竭、低蛋白血症所致。

1. 症状 主要症状为胸痛、胸闷、呼吸困难。症状的有无及轻重与病因、积液的性质及形成速度有关。炎症引起者除上述症状外，常有发热。积液量少时可有胸痛，漏出液多无胸痛。中等量以上的积液，若形成缓慢，气急、胸闷较轻，若形成速度快则呼吸困难明显。

2. 体征 中等量及以上的积液，典型体征如下。

（1）视诊 喜患侧卧位或端坐位，患侧胸廓饱满，呼吸运动减弱或消失。

（2）触诊 气管移向健侧，患侧胸廓扩张度减弱或消失，积液区语音震颤减弱或消失。积液上方因肺组织受压，语音震颤可增强。

（3）叩诊 积液区叩诊实音，液面上方呈浊鼓音。

（4）听诊 积液区呼吸音减弱或消失，积液上方可听到异常支气管呼吸音或异常支气管肺泡呼吸音。积液区语音共振减弱或消失。

五、气　胸

气胸（pneumothorax）是指胸膜腔内有气体积聚，肺大疱破裂或肺组织病变侵及脏层胸膜，也可由外伤或胸膜穿刺引起。

1. 症状 轻重与发病的急缓、积气量的多少、原发病的性质及肺功能状态有关。少量积气或起病缓，症状不明显；积气多、起病急者，常突发胸痛及呼吸困难，严重者高度呼吸困难及发绀，伴大汗、烦躁不安，甚至休克。

2. 体征 积气量多时出现以下体征。

（1）视诊 患侧胸廓饱满，呼吸运动减弱或消失。

（2）触诊 气管移向健侧，患侧胸廓扩张度减弱或消失，语音震颤减弱或消失。左侧气胸时心尖搏动不能触及。

（3）叩诊 患侧叩诊鼓音。左侧气胸时左心界叩不出；右侧气胸时肝浊音界下移。

（4）听诊 患侧呼吸音减弱或消失，左侧气胸时，心音遥远或不易听到。

肺部及胸膜常见疾病的体征见表7-1。

表7-1　肺部及胸膜常见疾病的体征

疾病	视诊		触诊		叩诊		听诊	
	胸廓	呼吸动度	气管位置	语音震颤	音响	呼吸音	啰音	语音共振
肺实变	对称	患侧减弱	居中	患侧增强	浊音或实音	支气管呼吸音	湿啰音	患侧增强
肺气肿	桶状	两侧减弱	居中	两侧减弱	过清音	减弱	多无	减弱
哮喘	对称	两侧减弱	居中	两侧减弱	过清音	减弱	哮鸣音	减弱
肺不张	患侧凹陷	患侧减弱	移向患侧	减弱或消失	浊音	减弱或消失	无	减弱或消失
胸膜增厚	患侧凹陷	患侧减弱	移向患侧	减弱	浊音	减弱	无	减弱

续表

疾病	视诊		触诊		叩诊		听诊	
	胸廓	呼吸动度	气管位置	语音震颤	音响	呼吸音	啰音	语音共振
胸腔积液	患侧饱满	患侧减弱或消失	移向健侧	减弱或消失	实音	减弱或消失	无	减弱或消失
气胸	患侧饱满	患侧减弱或消失	移向健侧	减弱或消失	鼓音	减弱或消失	无	减弱或消失

第 5 节 心 脏 检 查

📋 **案例 7-2**

患者，男性，45 岁。劳累后呼吸困难 1 个月，加重伴夜间不能平卧、咳嗽 1 天。

患者 1 个月前开始出现劳累后呼吸困难，休息后可以缓解，1 天前因受凉"感冒"致夜间不能平卧，频繁咳嗽，咳白色泡沫痰，故来院就诊。查体：血压 125/70mmHg，双肺可闻及水泡音，心率 125 次 / 分，律齐，主动脉瓣听诊区可闻及 4/6 级收缩期喷射样杂音。

问题：该患者最可能的诊断是什么？为明确诊断，需做哪些必要检查？

心脏检查是体格检查中十分重要的环节。检查时被检者一般取仰卧位或坐位，必要时可以采用左侧卧位或前倾位并充分暴露前胸。检查环境安静，光线柔和，温度适宜。采用视、触、叩、听四种方法顺次进行。

一、视 诊

卧位时，检查者应站在被检者右侧，视线与被检者胸廓同高或与心前区呈切线位置。

（一）心前区外形

正常人心前区无异常的隆起和凹陷，疾病时可出现异常。

1. 心前区隆起 儿童时期罹患心脏疾病（先天性心脏病或风湿性心瓣膜病）并伴有心脏增大（特别是右心室增大）时，可将发育时期的胸壁向外推挤而使心前区向外隆起。

2. 心前区饱满 大量心包积液时，心前区外观可显得饱满。

（二）心尖搏动

心尖主要由左心室构成，心脏收缩时心尖向前冲击前胸壁相应部位，称为心尖搏动（apical impulse）。正常成人心尖搏动位于胸骨左侧第 5 肋间隙锁骨中线内 0.5～1.0cm 处，搏动范围直径为 2.0～2.5cm。

1. 心尖搏动位置改变 可受多种生理和病理因素影响。

（1）生理因素 心尖搏动位置可因体位、体型和呼吸等影响而有所变化。

仰卧位时心尖搏动位置略向上移；左侧卧位时心尖搏动位置可向左移 2.0～3.0cm；右侧卧位时心尖搏动位置可向右移 1.0～2.5cm；小儿、矮胖体型者及妊娠期妇女，心脏常呈横位，心尖搏动移向外上方可达第 4 肋间左锁骨中线外；瘦长体型者，心脏呈垂直位，心尖搏动下移可达第 6 肋间；深吸气时膈下降，心尖搏动可向下移位；深呼气时膈上抬，心尖搏动可向上移位。

（2）病理因素 包括心脏因素和（或）心脏外因素。①心脏因素：左心室增大，心尖搏动位置向左下移位；右心室增大，因左心室被推向左后，心尖搏动位置向左移位，但不向下移位；左右心室均增大时，心脏向左右两侧扩大，心尖向左下移位。②胸部因素：凡是能造成纵隔和气管移位的胸部疾病，均可使心尖搏动移位。如一侧胸腔积液或积气时，心尖搏动移向健侧；一侧肺不张或胸膜粘连时，心尖搏动移向患侧；心脏纵隔胸膜粘连时侧卧位心尖搏动位置固定不变；胸廓或脊柱畸形，可致心脏位置发生改变，心尖搏动位置亦相应移位。③腹部因素：凡能使膈位置抬高的疾病，如大量腹水、腹腔内巨大肿瘤等，均可使心尖搏动位置向上移位。

2. 心尖搏动强度及范围的改变

（1）生理情况　胸壁较厚或肋间隙较窄者，心尖搏动弱，范围较小；胸壁较薄或肋间隙较宽者，心尖搏动强，范围较大；剧烈运动或情绪激动时，心尖搏动增强。

（2）病理情况　①心尖搏动增强：左心室肥大、甲状腺功能亢进、发热、贫血时，都可使心尖搏动增强，范围扩大。②心尖搏动减弱：心肌病变伴心肌收缩功能降低时（如心肌病、心肌炎、心肌梗死等），心尖搏动减弱；慢性阻塞性肺疾病、左侧胸腔大量积液或积气时，心尖搏动减弱或消失。心脏扩大伴心功能不全者，心尖搏动弥散，范围扩大。

3. 负性心尖搏动　心脏收缩时，心尖部胸壁搏动不向外突反而向内凹陷者，称为负性心尖搏动。见于粘连性心包炎，系心包与周围组织广泛粘连所致；当右心室明显增大而致心脏顺钟向转位时，亦可出现负性心尖搏动。

4. 心尖搏动观察注意事项　①观察心尖搏动时，需注意其位置、强度、范围、频率和节律；②部分正常人如肥胖者和乳房悬垂者心尖搏动位置可以不明显；③先天性右位心时，心尖搏动位于右侧与正常心尖搏动相对应的位置。

（三）心前区异常搏动

心前区异常搏动常见于以下情况。

1. 胸骨左缘第2、3肋间搏动　主要见于肺动脉扩张或肺动脉高压，也可见于正常青年人。

2. 胸骨左缘第3、4肋间搏动　见于右心室肥大。

3. 胸骨右缘第2肋间搏动　见于升主动脉扩张或升主动脉瘤。

4. 剑突下搏动　见于右心室肥大，特别是伴有慢性阻塞性肺疾病者，亦可见消瘦者、腹主动脉瘤患者。

右心室搏动与腹主动脉搏动的鉴别方法：①嘱被检者深吸气，搏动增强则为右心室搏动，搏动减弱则为腹主动脉搏动；②检查者手指平放于被检者剑突下，向上后方加压，如搏动冲击指尖且吸气时增强，则为右心室搏动；如搏动冲击指腹且吸气时减弱，则为腹主动脉搏动。

二、触　诊

触诊主要用于检查心尖搏动和心前区异常搏动等，除可以证实视诊所见，还可进一步发现其他体征，如震颤及心包摩擦感等。触诊通常先用右手全手掌置于心前区，确定需要触诊的部位和范围，然后逐渐缩小到用手掌尺侧（小鱼际）或示指、中指及环指的指腹并拢同时触诊。

（一）心尖搏动及心前区搏动

检查心尖搏动的位置、强弱和范围，触诊比视诊更为准确，尤其是在视诊看不清楚的情况下更为重要。检查时感到手指被强有力的心尖搏动抬起并停留片刻，称心尖抬举性搏动，是左心室肥大的可靠体征。心尖搏动时的外向性运动标志心室收缩期的开始，可以此来帮助判断心音、杂音及震颤所在的时期。

（二）震颤

震颤（thrill）为用手触诊时感觉到一种细微的振动感，因其与在猫喉部摸到的呼吸震颤相似，故又称为猫喘。震颤是心血管器质性病变的特征性体征之一，常见于先天性心脏病及风湿性心瓣膜病（表7-2）。

表7-2　心前区震颤的临床意义		
部位	时期	常见病变
胸骨右缘第2肋间	收缩期	主动脉瓣狭窄
胸骨左缘第2肋间	收缩期	肺动脉瓣狭窄
胸骨左缘第3～4肋间	收缩期	室间隔缺损
胸骨左缘第2肋间	连续性	动脉导管未闭
心尖区	舒张期	二尖瓣狭窄
心尖区	收缩期	二尖瓣关闭不全

　　震颤发生的机制：同心脏杂音，故有震颤一定能听到杂音，且在一定条件下杂音越响震颤越强。但听到杂音不一定能触及震颤，这与听觉和触觉对声波振动的敏感性不同有关。如振动频率较高，超过触觉所能感知的上限，则仅能听到杂音而不能触及震颤。

（三）心包摩擦感

　　心包摩擦感是心包炎时在心前区胸骨左缘第3、4肋间可以触及的一种摩擦震动感。在心脏的收缩期和舒张期均能触及，以收缩期、坐位前倾或呼气末更易触及。其发生的原因是急性心包炎致纤维蛋白渗出使心包表面粗糙，心脏搏动时脏层与壁层心包相互摩擦而产生的振动传至胸壁所致。随着心包腔内渗液增多，摩擦感消失。

三、叩　诊

　　心脏叩诊的目的主要在于确定心界的大小、形态及其在胸腔的位置。心脏及大血管为不含气器官，叩诊音呈相对浊音和绝对浊音（实音），心脏左右缘被肺覆盖部分叩诊呈相对浊音，其不被肺覆盖的部分呈绝对浊音。叩诊心界是指心脏相对浊音界，其反映心脏的实际大小和形状。

（一）叩诊的方法及顺序

　　1. 叩诊方法　心脏叩诊时采用间接叩诊法。被检者取仰卧位或坐位，仰卧位时检查者板指与肋间平行，坐位时检查者板指与心缘平行，叩诊力度适当，用力均匀。

　　2. 叩诊顺序　叩诊时通常采用先左后右，自外向内，自下而上（或自上而下）。叩诊心脏左界时，由心尖搏动肋间开始，自心尖搏动外2～3cm处自外向内进行；叩诊心脏右界时，从肝浊音界的上一肋间，自右锁骨中线处由外向内进行。

　　3. 心脏浊音界的判断　当叩诊音由清音变为相对浊音时，表示已达心脏边界，此界为心脏的相对浊音界。如再继续向内叩诊，当叩诊音变为实音时，表示已达心脏无肺覆盖区域的边界，此界为心脏的绝对浊音界。心脏相对浊音界和绝对浊音界见图7-12。

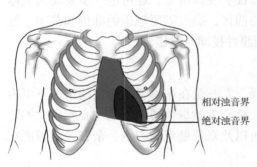

相对浊音界
绝对浊音界

图7-12　心脏相对浊音界和绝对浊音界

（二）正常心浊音界

　　正常人心左界在第2肋间几乎与胸骨左缘一致，自第3肋间以下逐渐呈向左下方凸起的弧形，达第5肋间。正常人心右界几乎与胸骨右缘一致，仅第4肋间稍向右凸出。正常成人心脏相对浊音界与前正中线的平均距离见表7-3。

右界（cm）	肋间	左界（cm）
表7-3 正常成人心脏相对浊音界与前正中线的平均距离		
2～3	Ⅱ	2～3
2～3	Ⅲ	3.5～4.5
3～4	Ⅳ	5～6
—	Ⅴ	7～9

注：一般情况下，成人左锁骨中心距正中线的平均距离为8～10cm。

（三）心浊音界的组成

心左界第2肋间相当于肺动脉段，第3肋间为左心耳，第4、5肋间为左心室；肺动脉与左心室交界处的凹陷部位称为心腰部；心右界第2肋间相当于上腔静脉和升主动脉，自第3肋间以下为右心房。心上界相当于第3肋骨前端下缘水平，其上方即相当于第1、2肋间隙水平的部分浊音区，又称为心底部浊音区，为大血管在胸壁上的投影区；心下界由右心室及左心室心尖部组成。心脏各部位在胸壁的投影见图7-13。

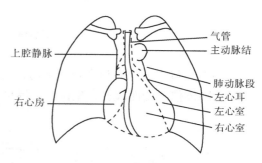

图7-13 心脏各部在胸壁的投影

（四）心浊音界改变的临床意义

心浊音界的改变可因心脏本身和（或）心脏以外因素的影响而发生。

1. 心脏因素

（1）左心室增大　左心室增大时心浊音界向左下扩大，心腰加深近似直角，心界呈靴形，称靴形心。常见于主动脉瓣关闭不全，故又称为主动脉型心（图7-14），亦可见于高血压心脏病。

（2）右心室增大　右心室轻度增大时心绝对浊音界增大；右心室显著增大时，相对浊音界向两侧扩大，且心脏沿长轴顺钟向转位，故心浊音界向左侧增大明显。右心室增大常见于肺源性心脏病、房间隔缺损等。

（3）左、右心室扩大　左、右心室都增大时心界向两侧扩大，且左界向左下扩大，称为普大型。主要见于扩张型心肌病、克山病、全心衰竭等。

（4）左心房及肺动脉段增大　心腰部饱满或膨出，心浊音界呈梨形，称梨形心。常见于二尖瓣狭窄，故又称为二尖瓣型心（图7-15）。

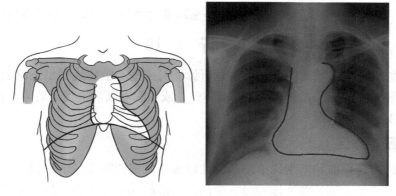

图7-14 主动脉瓣关闭不全的心浊音界（靴形心）

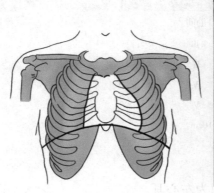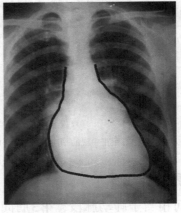

图7-15 二尖瓣狭窄的心浊音界（梨形心）

（5）心包积液 心包大量积液时，心界向两侧扩大，绝对浊音界与相对浊音界几乎相同，心浊音界形状随体位改变而改变，坐位时心界呈三角形烧瓶状，仰卧位时心底部增宽呈球形（图7-16）。

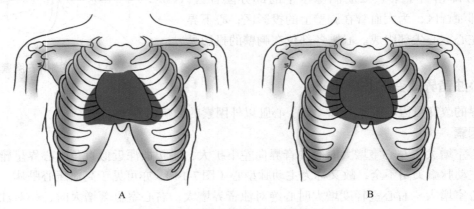

图7-16 心包积液的心脏浊音界
A. 坐位；B. 仰卧位

2. 心外因素

（1）胸部因素 大量胸腔积液或积气时，可使心界移向健侧；一侧胸膜粘连、胸膜增厚、肺不张等，使心界移向患侧；肺气肿时，心浊音界缩小或叩不出。肺实变、肺肿瘤或纵隔淋巴结肿大时，如与心浊音界重叠，则心界叩不出。

（2）腹部因素 大量腹水、巨大腹腔肿瘤、妊娠末期时可使膈抬高，心脏呈横位，叩诊心界扩大。

四、听 诊

心脏听诊是心脏检查中最重要的方法，通过听诊能对一些心脏疾病做出正确的诊断。听诊心脏时被检者一般采取仰卧位或坐位，必要时需要改变体位，或做深呼吸、适当运动等。检查时环境宜安静，根据情况选用钟型或膜型听诊器。

（一）心脏瓣膜听诊区

心脏瓣膜产生的声音在前胸壁听诊最清楚的区域称心脏瓣膜听诊区。瓣膜产生的声音受血流方向影响传导至胸壁不同部位，该处即为该瓣膜听诊区，与解剖部位不完全一致。临床常用的心脏瓣膜听诊区有以下五个（图7-17）。

1. 二尖瓣听诊区 位于心尖区，即心尖搏动最强点。正常人一般位于左侧第5肋间锁骨中线稍内侧。心脏增大，心尖搏动移位时，通常选择心尖搏动最强点。

2. 肺动脉瓣听诊区 位于胸骨左缘第2肋间。

3. 主动脉瓣听诊区 位于胸骨右缘第2肋间。

4. 主动脉瓣第二听诊区 位于胸骨左缘第3、4肋间。

5. 三尖瓣听诊区 位于胸骨左缘第4、5肋间。

除此以外，根据不同的心脏病变，其听诊区还可有腋下、颈部、剑突下等。

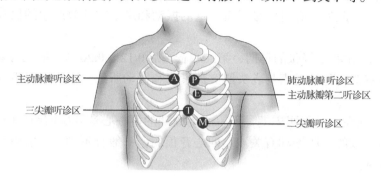

图7-17 心脏各瓣膜在胸壁的投影

（二）听诊顺序

设定听诊顺序有助于全面了解心脏情况并防止遗漏。通常按照逆时针方向，即以二尖瓣听诊区（心尖区）、肺动脉瓣听诊区、主动脉瓣听诊区、主动脉瓣第二听诊区、三尖瓣听诊区的顺序进行。

（三）听诊内容

听诊内容包括心率、心律、心音、额外心音、心脏杂音、心包摩擦音等。

1. 心率（heart rate） 指每分钟心搏的次数。以第一心音为准计算。正常成人心率为60～100次/分；女性较男性稍快，老年人稍慢，3岁以下儿童多在100～130次/分。安静状态下成人窦性心律超过100次/分，婴幼儿心率超过150次/分的状态称为心动过速；成人清醒时心率频率低于60次/分的状态，称为心动过缓。

2. 心律（cardiac rhythm） 指心脏跳动的节律。正常人心率规则。如吸气时心率增快、呼气时心率减慢，称为窦性心律不齐，可见于正常的儿童及青少年，一般无临床意义。听诊时最常发现的心律失常是期前收缩和心房颤动。

（1）**期前收缩** 又称为过早搏动（简称早搏），是由异位起搏点提前发出的冲动引起心脏提前收缩所致。期前收缩按其起源的部位不同又分为房性期前收缩、交界性期前收缩、室性期前收缩三种，但听诊时难以区别，确诊有赖于心电图检查。根据期前收缩发生的频率可以分为偶发（＜6次/分）和频发（＞6次/分）。偶发出现的期前收缩多无临床意义，如期前收缩有规律地出现，每一次正常搏动后出现一次期前收缩，称为二联律；每两次正常心搏后出现一次期前收缩，称为三联律，以此类推。

期前收缩听诊的特点为：①在规则心搏的基础上突然提前出现一次心搏，其后有一较长间歇（代偿间歇）；②提前出现的心搏第一心音增强，第二心音减弱或难以听到。

（2）**心房颤动** 简称房颤，是由心房异位节律点发出的冲动产生的多部位折返所致。听诊的特点：①心律绝对不规则；②第一心音强弱不等；③脉率少于心率。这种脉率明显少于心率的现象称为脉搏短绌（pulse deficit）。临床上心房颤动常见的原因有风湿性心瓣膜病二尖瓣狭窄、原发性高血压、冠状动脉粥样硬化性心脏病、甲状腺功能亢进症等。

3. 心音（cardiac sound） 正常生理情况下心音图记录到每一心动周期有4个心音，按其出现的先后顺序命名为第一心音（S_1）、第二心音（S_2）、第三心音（S_3）和第四心音（S_4）。通常只能听到S_1和S_2，在部分健康儿童和青少年可听到S_3，但S_4一般听不见，如能听到属病理性。

（1）心音的产生

1）第一心音：标志着心室收缩期的开始。主要由心室收缩开始时二尖瓣和三尖瓣快速关闭，瓣叶及附属结构突然紧张引起的振动所产生。此外，血流突然加速和减速导致的大血管和心室壁的振动，以及主动脉瓣和肺动脉瓣开放等因素也参与第一心音的形成。

2）第二心音：标志着心室舒张期的开始。主要由心室舒张开始时主动脉瓣和肺动脉瓣关闭引起瓣膜及血管壁振动所产生。此外，心室舒张时血管壁的振动和房室瓣开放产生的振动等因素也参与第二心音的形成。

3）第三心音：出现在心室舒张的早期，第二心音之后0.12～0.20秒。第三心音是心室快速充盈时血流冲击心室壁引起室壁，包括腱索与乳头肌突然紧张和振动所致。正常情况下只在部分儿童和青少年中可以听到。

4）第四心音：出现在心室舒张末期，下一心动周期的第一心音开始前约0.1秒。一般认为第四心音的产生与心房收缩导致的心肌振动有关。第四心音很弱，一般听不到，如能听到常为病理性，或称房性或收缩期前奔马律。

（2）心音的听诊特点

1）第一心音的特点：①音调较低钝；②强度较响；③历时较长（约0.1秒）；④与心尖搏动同时出现；⑤心尖部听诊最清楚。

2）第二心音的特点：①音调较高而清脆；②强度较第一心音弱；③历时较短（约0.08秒）；④在心尖搏动之后出现；⑤心底部最清楚。

3）第三心音的特点：①音调低而柔和；②紧接第二心音之后出现；③通常在心尖部的右上方听得较清楚。

4）第四心音的特点：很弱，一般听不到。

第一心音与第二心音的区别：心脏听诊最基本的技能是判断第一心音和第二心音，在此基础上才能进一步判断心脏杂音和额外心音所处的心动周期时相。

第一心音与第二心音的区别见表7-4。

表7-4　第一心音与第二心音的鉴别

鉴别点	第一心音	第二心音
音调	较低钝	较高而清脆
强度	较响	较第一心音弱
历时	较长，约0.1秒	较短，约0.08秒
与心尖搏动的关系	与心尖搏动同时出现	在心尖搏动之后出现
最强听诊部位	心尖部最清楚	心底部最清楚

（3）心音强度改变及临床意义　受心脏本身和心外因素的影响，心音可增强或减弱。

1）第一心音强度改变：主要取决于心肌收缩力、心室充盈情况、瓣膜的完整性、弹性及位置。

第一心音增强：常见于二尖瓣狭窄，主要原因是舒张期心室充盈减少，使心室开始收缩时二尖瓣位置低垂，加之心室收缩时间短，导致左心室内压力迅速上升，造成二尖瓣关闭振动加强（但若二尖瓣瓣叶显著增厚、纤维化、钙化时，瓣叶活动受限，第一心音反而减弱）。此外，高热、贫血、甲状腺功能亢进等时，心肌收缩力增强，致使第一心音亦增强。

第一心音减弱：常见于二尖瓣关闭不全，由于左心室舒张期过度充盈，二尖瓣于心室收缩前位置较高，此外因瓣膜闭合障碍，二尖瓣关闭振幅减小、减弱，故使第一心音减弱。同样，主动脉瓣关闭不全时，因舒张期左心室过度充盈及压力明显升高，心室收缩前二尖瓣已接近关闭位置，导致第一心音减弱。此外，心肌炎、心肌病、心肌梗死时，心室肌收缩力明显减弱，亦出现第一心音减弱。

第一心音强弱不等：常见于心房颤动、期前收缩，以及三度房室传导阻滞（完全性房室传导阻滞）等心律失常。期前收缩或心房颤动的两次心搏较近时，心室充盈减少，房室瓣位置较低，第一心音增强；而两次心搏相距较远时，第一心音则减弱。完全性房室传导阻滞时，心房和心室的搏动各不相关，形成房室分离现象，当心室收缩紧随心房收缩之后发生，则第一心音响亮，又称大炮音（cannon sound）。

2）第二心音强度改变：体循环和（或）肺循环阻力的大小及半月瓣的病理改变是影响第二心音强度的主要因素。第二心音有两个主要成分，即主动脉瓣成分（A_2）和肺动脉瓣成分（P_2），一般情况下，青少年$P_2 > A_2$，成年人$P_2 = A_2$，老年人$P_2 < A_2$。通常A_2在主动脉瓣区听诊最清楚，而P_2在肺动脉瓣区听诊最清楚。

第二心音增强：A_2增强，主要由主动脉内压力增高所致，可见于高血压、主动脉粥样硬化等；P_2增强，主要由肺动脉内压力增高所致，可见于二尖瓣狭窄、左心功能不全、肺心病，以及左至右分流的先天性心脏病等。

第二心音减弱：A_2减弱，主要由主动脉内压力降低（低血压或休克）或瓣叶病理性损害丧失弹性或闭合障碍所致，主要见于主动脉瓣狭窄或关闭不全等。P_2减弱，主要由肺动脉内压力降低所致，可见于肺动脉瓣狭窄或关闭不全等。

3）第一、第二心音强度同时改变：主要取决于心室收缩力、心排血量、声源距胸壁的距离及声音传导介质的改变等。

第一、第二心音同时增强：主要见于心脏活动增强时，如体力活动、情绪激动、贫血、甲状腺功能亢进，以及胸壁较薄弱者。

第一、第二心音同时减弱：主要见于心肌炎、心肌病、心肌梗死、休克等心肌严重受损和心排血量明显降低时。此外，心包积液、左侧胸腔大量积液、慢性阻塞性肺疾病，以及过度肥胖等，使声音传导受阻，听诊时第一、第二心音均降低。

（4）心音性质改变及临床意义 心肌严重病变时，第一心音失去原有特征而与第二心音相似，如果同时还伴有心率加快，收缩期与舒张期时限几乎相等时，可形成单音律，听诊时心音类似钟摆的"dida"声，又称钟摆律，又因此音的性质与节律类似胎儿心音，故又称胎心律。心音性质改变提示心功能严重受损，常见于急性大面积心肌梗死、重症心肌炎、扩张型心肌病等。

（5）心音分裂及临床意义 正常生理情况下，心室收缩与舒张时两个房室瓣与两个半月瓣的关闭并非绝对同步，三尖瓣关闭较二尖瓣关闭延迟0.02～0.03秒，肺动脉瓣关闭较主动脉瓣关闭延迟约0.03秒。由于此时间差极小，人耳不能分辨，故听诊仍为一个声音。如果某种原因致第一心音或第二心音非同步差距增大，导致听诊时闻及一个心音分裂为两个部分的现象，称为心音分裂（图7-18）。

1）第一心音分裂：当左、右心室收缩明显不同步时，致二尖瓣和三尖瓣关闭时间相距>0.03秒，可出现第一心音分裂，在三尖瓣听诊区较清楚。本型见于完全性右束支传导阻滞，右心室激动和收缩开始时间均晚于左心室，使三尖瓣延迟关闭，偶可见于正常儿童与青少年。

2）第二心音分裂：是由主动脉瓣和肺动脉瓣关闭明

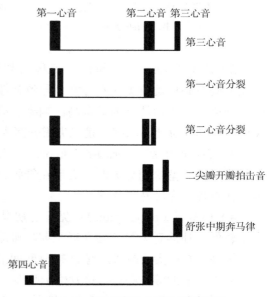

图7-18 临床常见心音分裂示意图

显不同步（＞0.03秒）所致。临床上较常见，在肺动脉瓣区听诊较明显。可见于以下几种情况：①生理性分裂：在深吸气末可出现第二心音分裂，是由于深吸气时因胸腔负压增加，右心回心血流增加，右心室排血时间延长，使肺动脉瓣关闭明显延迟。常见于正常人，尤其是儿童和青少年。②持续分裂：又称通常分裂，是临床上最常见的第二心音分裂，见于二尖瓣狭窄伴肺动脉高压、肺动脉瓣狭窄等某些使右心室排血时间延长的情况，也可见于二尖瓣关闭不全、室间隔缺损等使左心室射血时间缩短，致主动脉瓣关闭时间提前的情况。③固定分裂：指第二心音分裂不受吸气、呼气的影响，第二心音分裂的两个成分时距相对较固定，常见于先天性心脏病房间隔缺损。原因是呼气时右心房回心血量有所减少，但由于存在左心房血液向右心房分流，右心血流仍然增加，排血时间延长，肺动脉关闭明显延迟，致第二心音分裂；吸气时，回心血流增加，右心房压力暂时性增高造成左向右分流减少，降低了吸气时导致的右心血流增加的改变，故此使第二心音分裂的时距较为固定。④反常分裂：又称逆分裂，是指主动脉瓣关闭时间迟于肺动脉瓣（与一般的分裂顺序相反）。常见于完全性左束支传导阻滞，此外主动脉瓣狭窄或重度高血压时由于左心排血受阻，排血时间延长亦可使主动脉瓣关闭明显延迟。从而出现第二心音反常分裂。反常分裂属病理体征。

4. 额外心音　指在正常第一、第二心音之外听到的病理性附加心音。多数为病理性。按其出现的时期不同，可以分为收缩期额外心音和舒张期额外心音，其多数出现在舒张期。

（1）舒张期额外心音　包括奔马律、二尖瓣开放拍击音及心包叩击音等。

1）奔马律（gallop rhythm）：是在第二心音之后额外出现的病理性三音心律，与原有的第一、第二心音共同组成类似马奔跑时的蹄声。奔马律是心肌严重受损的重要体征。按其出现时间早晚可分为三种：①舒张早期奔马律：又称室性奔马律，是奔马律中最常见的一种，实为病理性第三心音。舒张早期奔马律的出现，提示有严重器质性心脏病，常见于心力衰竭、急性心肌梗死、重症心肌炎与扩张型心肌病等。其与生理性第三心音的主要区别是后者见于健康人，尤其是儿童和青少年，在心率不快时易发现。②舒张晚期奔马律：又称收缩前期奔马律或房性奔马律，实为病理性第四心音。常见于阻力负荷过重引起心室肥厚的心脏病，如高血压心脏病、肥厚型心肌病、主动脉瓣狭窄等（表7-5）。

表7-5　奔马律与生理性第三心音的鉴别		
鉴别点	奔马律	生理性第三心音
发生情况	严重器质性心脏病	健康儿童及青少年
发生时心率	多在100次/分以上	＜100次/分
与第一、第二心音的关系	三个心音间隔时间大致相等	距第二心音较近

2）开瓣音（opening snap）：又称二尖瓣开放拍击音，见于二尖瓣狭窄患者。心室舒张早期血液自高压力的左心房迅速流入左心室，导致弹性尚好的二尖瓣瓣叶迅速开放后又突然停止，瓣叶振动引起拍击样声音。听诊特点为音调高而响亮、清脆，呈拍击样，在心尖内侧较清楚。开瓣音的存在提示二尖瓣瓣叶弹性及活动尚好，是二尖瓣分离术适应证的重要参考条件。

3）心包叩击音（pericardial knock）：见于缩窄性心包炎，是由于缩窄的心包限制心室的舒张，致使舒张早期心室快速充盈时，心室在舒张过程中被迫骤然停止，导致室壁振动而产生的声音。心包叩击音在胸骨左缘最易闻及。

4）扑落音（tumor plop）：见于心房黏液瘤患者，声音类似开瓣音，但出现时间较开瓣音晚，且音调较低。扑落音为黏液瘤在舒张期随血流进入左心室，撞碰房、室壁和瓣膜，以及瘤蒂柄突然紧张产生振动。在心尖或胸骨左缘第3、4肋间最明显。

（2）收缩期额外心音　可发生于收缩早期或中、晚期。

1）收缩早期喷射音：又称收缩早期喀喇音（click），为爆裂样声音，高调而清脆，在心底部听诊最清楚。其产生机制为扩大的肺动脉或主动脉在心室射血时动脉壁振动，或狭窄的瓣叶在开启时突然受限产生振动。当瓣膜钙化和活动减弱时，此喷射音可消失。

2）收缩中、晚期喀喇音：如关门落锁的"ka-ta"样声音，在心尖区及其稍内侧最清楚。喀喇音可由房室瓣（多数为二尖瓣）在收缩中、晚期脱入左心房，使其腱索突然拉紧产生振动所致，这种情况临床上称为二尖瓣脱垂。由于二尖瓣脱垂可造成二尖瓣关闭不全，血液由左心室反流至左心房，二尖瓣脱垂患者可同时伴有收缩晚期杂音。

（3）医源性额外心音　由于心血管病治疗技术的发展，人工器材置入心脏可导致额外心音，常见的主要有人工瓣膜音和人工起搏音。

1）人工瓣膜音：心脏病患者在置换人工金属瓣后均可产生瓣膜开关时撞击金属支架所致的金属乐音，音调高、响亮、短促。

2）人工起搏音：安置起搏器后有可能出现的额外音。高频、短促、带喀喇音性质。在心尖内或胸骨左下缘最清楚。其为起搏电极发放的脉冲电流刺激心脏，引起局部肌肉收缩和起搏电极导管在心腔内摆动引起的振动所致。

5. 心脏杂音（cardiac murmur）　是指除心音和额外心音之外，在心脏收缩或舒张期发现的异常声音。它可与心音分开和相连续，甚至完全掩盖心音。杂音对某些心血管疾病的诊断具有重要意义。

（1）杂音产生机制　正常血液呈分层流动状态，中央部位流速最快，越远离中央越慢，称为层流。在血流加速、瓣膜口异常、血管管径异常等情况下，可使层流转变为湍流或漩涡，使心壁、瓣膜或大血管壁产生振动而在相应部位产生杂音（图7-19）。具体机制如下。

1）血流加速：血液在一定管径、一定黏度系数下，从层流变为湍流的速度是固定的。如血流速度达到或超过层流变为湍流的速度时，即产生湍流致使心壁、瓣膜或大血管壁产生振动而出现杂音，一般血流速度越快，杂音也越响（图7-19A）。正常人剧烈运动后，以及发热、严重贫血、甲状腺功能亢进时血流速度加快等即可出现杂音，或使原有杂音增强。

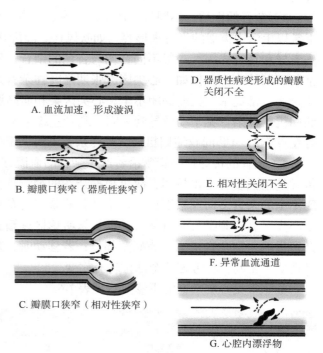

A. 血流加速，形成漩涡

B. 瓣膜口狭窄（器质性狭窄）

C. 瓣膜口狭窄（相对性狭窄）

D. 器质性病变形成的瓣膜关闭不全

E. 相对性关闭不全

F. 异常血流通道

G. 心腔内漂浮物

图7-19　心脏杂音的产生机制示意图

2）瓣膜口狭窄：血流通过狭窄部位会产生湍流而出现杂音，这是形成杂音的最常见原因。临床常见器质性狭窄见于二尖瓣狭窄、肺动脉瓣狭窄、主动脉瓣狭窄、先天性主动脉瓣狭窄等（图7-19B）；相对性狭窄见于心室腔扩大，或主动脉、肺动脉根部扩大所致的瓣膜口相对狭窄（图7-19C）。

3）瓣膜关闭不全：心脏瓣膜由于器质性病变（如畸形、粘连或穿孔等）形成的关闭不全（图7-19D）或由于心腔扩大导致的相对性关闭不全（图7-19E），可使血液反流经过关闭不全的部位时产生漩涡而出现杂音，这也是产生杂音的一个常见原因。临床常见如风湿性二尖瓣关闭不全的心尖区收缩性杂音，主动脉瓣关闭不全的主动脉瓣区舒张期杂音，扩张型心肌病致左心室扩大引起的二尖瓣相对关闭不全的心尖区收缩性杂音等。

4）异常血流通道：心腔内或相邻的大血管间存在异常血流通道，形成分流，产生湍流而出现杂音。临床常见室间隔缺损、动脉导管未闭等（图7-19F）。

5）心腔内漂浮物：心室内乳头肌或腱索断裂，断裂残端在心腔内漂浮摆动，干扰血流产生湍流而引起杂音（图7-19G）。

6）大血管瘤样扩张：血液自正常的动脉管腔流经扩张的血管瘤（主要是动脉瘤）时会产生漩涡而导致杂音出现。

（2）杂音听诊要点　当听到杂音时，应根据杂音最响部位、出现时期、性质、传导、强度，以及杂音与体位、呼吸、运动的关系等来判断其临床意义。

1）杂音的部位：一般来说杂音最响的部位常常提示病变部位。如杂音在心尖区最响，提示二尖瓣病变；杂音在主动脉瓣区或肺动脉瓣区最响，则分别提示为主动脉瓣或肺动脉瓣病变；如在胸骨左缘第3、4肋间闻及响亮而粗糙的收缩期杂音，应考虑室间隔缺损等。

2）杂音的时期：不同时期的杂音反映不同的病变。通常，发生在第一、第二心动周期之间的杂音称为收缩期杂音（systolic murmur，SM）；发生在第二心音与下一心动周期第一心音之间的杂音称为舒张期杂音（diastolic murmur，DM）；杂音在收缩期和舒张期连续出现者称为连续性杂音（continuous murmur）；如收缩期和舒张期均有杂音但不连续则称为双期杂音。一般认为，舒张期杂音和连续性杂音均为器质性杂音，而收缩期杂音则可能系器质性或功能性，应注意鉴别。

3）杂音的性质：不同病变产生的杂音，音调与音色不同。音调常描述为柔和或粗糙。音色在临床上常以生活中类似的声音来形容，如吹风样、隆隆样（雷鸣样）、机器样、喷射样、叹气样（哈气样）、乐音样和鸟鸣样等。一般不同音调与音色的杂音，反映不同的病理变化。临床上可根据杂音的性质来推断不同的病变。例如，心尖区舒张期隆隆样杂音是二尖瓣狭窄的特征；心尖区粗糙的全收缩期吹风样杂音，常提示二尖瓣关闭不全；心尖区柔和而高调的吹风样杂音常为功能性杂音；胸骨左缘第2、3肋间机器样杂音见于动脉导管未闭；胸骨左缘第3、4肋间舒张期叹气样杂音为主动脉瓣关闭不全；胸骨左缘第3、4肋间收缩期粗糙吹风样杂音主要见于先天性心脏病室间隔缺损等。

4）杂音的传导：杂音常沿着产生杂音的血流方向传导，并可借助周围组织向四周扩散。一般杂音传导越远强度将变得越弱，故可根据杂音的最响部位及传导方向来判断杂音的来源。例如，二尖瓣关闭不全的杂音多向左腋下传导，主动脉瓣狭窄的杂音向颈部传导，而二尖瓣狭窄的隆隆样杂音则局限于心尖区。听到杂音时可将听诊器从该听诊区逐渐移向另一听诊区，若杂音逐渐减弱，只在该听诊区杂音最响，则杂音来源于该病变部位；若移动时，杂音先逐渐减弱，而移近另一听诊区时杂音有增强且性质不相同，应考虑两个部位均有病变。

临床常见心脏杂音的听诊要点见表7-6。

表7-6　临床常见心脏杂音的听诊要点

时期	病变部位	最响部位	杂音性质	传导
收缩期	二尖瓣关闭不全	心尖区	吹风样	左腋下、左肩胛下区
	主动脉瓣狭窄	主动脉瓣区	喷射样	颈部、胸骨上凹
	肺动脉瓣狭窄	肺动脉瓣区	喷射样	胸骨左缘第2肋上下
	室间隔缺损	胸骨左缘第3、4肋间	粗糙吹风样	心前区
舒张期	二尖瓣狭窄	心尖区	隆隆样	无
	主动脉瓣关闭不全	胸骨左缘第3、4肋间	叹气样	心尖区
连续性	动脉导管未闭	胸骨左缘第2肋间	机器样	上胸部、肩胛间区

5）杂音的强度：杂音的强度受病变程度、血流速度、心肌收缩力、病变部位两侧的压力差等因素影响。收缩期杂音的强度一般采用6级分级法（表7-7），对舒张期杂音的分级也可参照此标准，但亦有只分为轻、中、重度三级者。

表7-7　杂音强度分级

级别	响度	听诊特点	震颤
1/6	极弱	微弱，须在安静环境下仔细听诊才能听见	无
2/6	轻度	较易听到，不太响亮	无
3/6	中度	杂音明显，较为响亮	可有
4/6	中度	杂音响亮	有
5/6	重度	杂音很强，且向四周传导，但听诊器离开胸壁即听不到	明显
6/6	重度	杂音震耳，即使听诊器离开胸壁一定距离也能听到	强烈

　　6）体位、呼吸和运动对杂音的影响：体位、深呼吸、运动等动作可使某些杂音增强或减弱，有助于杂音的判别。①体位：仰卧位时二尖瓣、三尖瓣与肺动脉瓣关闭不全的杂音更明显；左侧卧位可使二尖瓣狭窄的杂音更明显；前倾坐位时，主动脉瓣关闭不全的叹气样杂音更易于闻及；此外，从卧位或下蹲位迅速站立，致瞬间回心血量减少，从而使二尖瓣、三尖瓣、主动脉瓣关闭不全及肺动脉瓣狭窄与关闭不全的杂音均减轻，而肥厚型梗阻性心肌病因左心室流出道梗阻加重，其杂音反而增强。②呼吸：深吸气时，胸腔负压增加，回心血量增多和右心室排血量增加，从而使与右心相关的杂音增强，如三尖瓣或肺动脉瓣狭窄与关闭不全；若深吸气后紧闭声门并用力做呼气动作[瓦尔萨尔瓦（Valsalva）动作]时，胸腔压力增高，回心血量减少，经瓣膜产生的杂音一般都减轻，而梗阻性肥厚型心肌病的杂音则增强。③运动：运动时心率增快，心搏增强，血流加速，在一定的心率范围内亦使杂音增强，如二尖瓣狭窄的杂音在运动后可明显增强。

　　（3）杂音的临床意义　杂音的听取对心血管病的诊断与鉴别诊断有重要价值。但有杂音不一定有心脏病，有心脏病也可无杂音。根据杂音产生的部位有无器质性病变可将杂音分为器质性杂音与功能性杂音；功能性杂音包括无害性杂音、生理性杂音和相对性关闭不全或狭窄引起的杂音，其中相对性杂音见于病理情况，与器质性杂音合称为病理性杂音。心脏没有器质性病变时出现的杂音属于生理性杂音，心瓣膜和血管器质性损害所引起的杂音为器质性杂音。应注意，生理性杂音必须符合以下条件：只限于收缩期、心脏无增大、杂音柔和、吹风样、无震颤。临床上应注意生理性杂音与器质性杂音的鉴别（表7-8）。

表7-8　生理性杂音与器质性杂音的鉴别要点

鉴别点	生理性杂音	器质性杂音
年龄	儿童、青少年多见	见于任何年龄
部位	肺动脉瓣区和（或）心尖区	见于任何瓣膜区
性质	柔和，吹风样	粗糙，吹风样或喷射样
持续时间	短	较长，常为全收缩期
强度	≤2/6级	常≥3/6级，可伴有震颤
传导	较局限	沿血流方向传导较远而广泛
震颤	无	可伴有
心脏形态	正常	常有增大

　　（4）临床常见心脏杂音的特点和临床意义　见表7-9。

表7-9 临床常见心脏杂音的特点和临床意义

杂音性质	收缩期杂音		舒张期杂音
	功能性	器质性	
二尖瓣区	常见于运动、发热、贫血、妊娠与甲状腺功能亢进等。杂音性质柔和、呈吹风样、强度多在2/6级以下，时限短，较局限。病理情况下的功能性杂音，见于左心增大引起的二尖瓣相对性关闭不全，如高血压心脏病、冠心病、贫血性心脏病和扩张型心肌病等，杂音呈吹风样，较柔和，强度一般不超过3/6级，经治疗心腔缩小后，杂音可减弱	主要见于风湿性心瓣膜病二尖瓣关闭不全、二尖瓣脱垂综合征等，杂音吹风样、粗糙，多≥3/6级，持续时间长，可占据全收缩期，甚至遮盖第一心音，并向左腋下传导	①功能性：主要见于主动脉瓣关闭不全引起的相对性二尖瓣狭窄，其发生原因是主动脉反流的血液冲击二尖瓣前叶使二尖瓣开放受限所致。此杂音又称奥斯汀·弗林特（Austin Flint）杂音，其出现的时期与性质都与二尖瓣狭窄相似，但不伴第一心音亢进、开瓣音及震颤等，这可与器质性二尖瓣狭窄的杂音鉴别 ②器质性：主要见于风湿性心瓣膜病二尖瓣狭窄。杂音在心尖区最响，隆隆样、递增型，平卧或左侧卧位易闻及，第一心音亢进，常伴震颤
主动脉瓣	见于升主动脉扩张，如高血压和主动脉粥样硬化。杂音柔和，常有A$_2$亢进	见于主动脉瓣狭窄。杂音为典型的喷射性，响亮而粗糙，向颈部传导，常伴有震颤，且A$_2$减弱	主要见于各种原因引起主动脉瓣关闭不全所致的器质性杂音。杂音出现在舒张早期，递减型、柔和、叹气样，在胸骨左缘第3、4肋间最清楚，常沿胸骨左缘向心尖传导，前倾坐位、深呼气后暂停呼吸最清楚。常见原因为风湿性心瓣膜病或先天性心脏病的主动脉瓣关闭不全、梅毒性升主动脉炎和马方综合征所致主动脉瓣关闭不全
肺动脉瓣	多为生理性，在青少年及儿童中多见。柔和、吹风样，常在2/6级以下，时限较短。病理情况下的功能性杂音，由肺动脉高压导致肺动脉扩张产生的肺动脉瓣相对性狭窄所致，听诊特点与生理性类似，杂音强度较响，伴P$_2$亢进。常见于二尖瓣狭窄、先天性心脏病的房间隔缺损等	见于肺动脉瓣狭窄，杂音喷射性、粗糙、强度≥3/6级，常伴有震颤，但P$_2$减弱	多数为肺动脉扩张导致相对性关闭不全所致的功能性杂音，吹风样、柔和、较局限，常伴P$_2$亢进，称格雷厄姆·斯蒂尔（Graham Steell）杂音。常见于二尖瓣狭窄伴重度肺动脉高压患者
三尖瓣区	多见于右心室扩大如二尖瓣狭窄、肺心病等所致三尖瓣相对性关闭不全。杂音为吹风样、柔和，吸气时增强，一般在3/6级以下，可随病情好转、心腔缩小而减弱或消失	极少见，杂音特点与器质性二尖瓣关闭不全相似，但不传导，可伴颈静脉和肝脏收缩期搏动	局限于胸骨左缘第4、5肋间，低调隆隆样，见于三尖瓣狭窄，极少见
其他部位	部分青少年可在胸骨左缘第2、3肋间闻及生理性（无害性）杂音，可能是左心室或右心室将血液排入主动脉或肺动脉时产生的紊乱血流所致。杂音常在2/6级及以下，柔和、不传导，平卧吸气时易闻及，坐位时减轻或消失	—	

此外，连续性杂音常见于先天性心脏病动脉导管未闭。在胸骨左缘第2肋间稍外侧闻及，粗糙、响亮似机器样，在整个收缩与舒张期持续存在，常伴有震颤。此外，冠状动静脉瘘、冠状动脉窦瘤破裂也可出现连续性杂音。

6. 心包摩擦音（pericardial friction sound） 指脏层与壁层心包由于感染或理化等因素致纤维蛋白沉积而变粗糙，在心脏搏动时产生摩擦而出现的声音。心包摩擦音性质粗糙、音调较高、搔抓样、近在耳边，类似纸张摩擦的声音。在心前区或胸骨左缘第3、4肋间最响亮，前倾坐位及呼气末更明显。心包摩擦音与心脏搏动一同出现，屏气时摩擦音仍存在，可据此与胸膜摩擦音相鉴别。各种感染性心包炎、急性心肌梗死、尿毒症、心脏损伤后综合征和系统性红斑狼疮等皆可出现。当心包腔有一定积液量后，摩擦音可消失。

第6节 血管检查

血管检查是心血管检查的重要组成部分。本节重点阐述周围血管检查，包括脉搏、血压、血管杂音和周围血管征等。

一、脉 搏

动脉血管随心脏的收缩和舒张活动而出现相应的扩张和回缩的现象，称为动脉搏动，简称脉搏（pulse）。检查脉搏主要采用触诊，也可用脉搏计描记波形。检查时应选择浅表动脉，最常选用桡动脉，此外亦可选颞动脉、颈动脉、肱动脉、股动脉及足背动脉等。检查时需两侧脉搏情况对比，正常人两侧脉搏差异很小，不易察觉。某些疾病时，两侧脉搏明显不同，如缩窄性大动脉炎或无脉症。在检查脉搏时应注意脉搏脉率、脉律、紧张度、强弱和波形变化等。

1. 脉率 即每分钟脉搏的次数。正常成人脉率在安静状态下为60～100次/分，与心率一致。故任何可以导致心率加快或减慢的因素（包括生理、病理及药物因素等）皆可相应地影响脉率。某些心律失常，如心房颤动或频发性期前收缩时，可因部分心脏收缩时每搏输出量过低，周围动脉不能产生搏动，故出现脉率少于心率。

2. 脉律 即脉搏的节律。脉搏的节律可反映心脏的节律。正常人脉律规则，有窦性心律不齐者的脉律可随呼吸改变，吸气时增快，呼气时减慢。各种心律失常患者均可影响脉律，有期前收缩呈二联律或三联律者可形成二联脉、三联脉；二度房室传导阻滞者可有脉搏脱漏；心房颤动时脉律绝对不规则，且强弱不等，常有脉搏短绌。

3. 紧张度 脉搏的紧张度与血压有关（主要是收缩压）。检查时，以手指指腹按压动脉（通常是桡动脉），逐渐施压直至远端手指触不到脉搏，此时，完全阻断动脉搏动所施加的压力，即为脉搏的紧张度。正常人动脉壁光滑、柔软、具有弹性，用手指压迫致血流阻断时，其远端的动脉管不能触及。有时将动脉血管压紧后，虽远端手指触不到动脉搏动，但可触及动脉呈迂曲或条索状，并且硬而缺乏弹性，提示动脉硬化。

4. 强弱 脉搏的强弱取决于心脏每搏输出量、脉压及外周血管阻力。每搏输出量增加、脉压增大、周围血管阻力降低时，脉搏强且振幅大，称为洪脉，见于高热、甲状腺功能亢进、主动脉瓣关闭不全等。反之，脉搏减弱而振幅低，称为细脉，见于心力衰竭、主动脉瓣狭窄与休克等。

5. 波形 脉搏搏动的情况可用脉波仪描记出具有一定形态的曲线，称脉搏的波形。临床上亦常用触诊来粗略估计脉搏的波形。了解脉搏的波形变化有助于心血管疾病的诊断。

（1）水冲脉（water hammer pulse） 即脉搏骤起骤落，犹如潮水涨落，故名水冲脉或陷落脉。检查者握紧被检者手腕掌面，将其前臂高举过头部，脉搏的冲击感更为明显。这是由脉压明显增大所致，临床常见于主动脉瓣关闭不全、甲状腺功能亢进、严重贫血及先天性动脉导管未闭等。

（2）交替脉（pulsus alternans） 指节律规则而强弱交替的脉搏，一般认为系左心室收缩力强弱交替所致，是左心室心力衰竭的重要体征之一。常见于高血压心脏病、急性心肌梗死和主动脉瓣关闭不全等。

（3）奇脉（paradoxical pulse） 吸气时脉搏明显减弱或消失的现象称为奇脉（或吸停脉），常见于心包积液和缩窄性心包炎，是心脏压塞的重要体征之一。奇脉产生的原因：当心脏压塞或心包缩窄时，吸气时回心血量减少致心脏排血量减少。

二、血 压

血压（blood pressure，BP）是指体循环动脉血压，是重要的生命体征，测量血压是体格检查的必查项目。

（一）血压的测量

血压测量的方法有两种：包括直接测量法和间接测量法。直接测量法精确但为有创测量方法，仅用于危重、疑难病例。目前广泛采用的血压测量方法为间接测量法，即袖带加压法。间接测量法简便易行，但易受多种因素影响。间接测量法采用血压计测量，包括汞柱式、弹簧式和电子血压计。诊所或医院常用汞柱式血压计或电子血压计进行测量。

1. 测量方法

（1）与被检者沟通，取得其配合，让被检者在安静环境中休息5～10分钟。嘱被检者取坐位或卧位，全身放松。裸露被测上肢（通常测量右上肢），自然伸直并轻度外展，肘部与心脏在同一水平（坐位平第4肋软骨，平卧位平腋中线）。

（2）放置好血压计，打开血压计储汞器开关。将袖带气囊中间部分对准肱动脉，均匀紧贴皮肤缠于上臂，其下缘距肘窝2～3cm处，袖带松紧适度，以可插入一指为宜。

（3）将听诊器胸件置于肘窝内上肱动脉搏动处，然后向袖袋内快速充气并注视血压计的汞柱高度，边充气边听诊，待肱动脉搏动消失后，再继续充气将汞柱升高20～30mmHg。以恒定的速度缓慢放气（2～6mmHg），持续注视汞柱下降。根据Korotkoff五期法：听到第一次声响时（第Ⅰ期）的汞柱值为收缩压，随着汞柱下降其声音逐渐增强（第Ⅱ期），继而出现吹风样杂音（第Ⅲ期），再后声音突然变小而低沉（第Ⅳ期），最终声音消失（第Ⅴ期）。声音消失时的汞柱值即为舒张压。间隔1～2分钟再次测量，两次的平均值即为血压测量结果。收缩压与舒张压之差为脉压（pulse pressure）。舒张压加1/3脉压为平均动脉压。对于12岁以下儿童、妊娠期妇女、主动脉瓣关闭不全者、甲状腺功能亢进者、严重贫血者及Korotkoff音不消失者，可以第Ⅳ期汞柱值作为舒张压读数。

（4）测量完毕后排净袖袋内气体，整理血压计，将汞柱值降至0位，再将血压计向右倾斜45°，关闭储汞器开关，关闭并妥善放置血压计。

（5）有些疾病需要测量下肢血压。测量时被检者取俯卧位，袖带的气囊部分置于大腿后部，其下缘位于腘窝上方3～4cm，听诊器胸件置于腘窝处动脉上，判定收缩压和舒张压方法同上。

电子血压计的使用前两步同汞柱式血压计，然后打开血压计开关，等待自动测量结束后，记录数值并关闭血压计。

2. 血压记录方法 测量完毕后记录血压值。血压的计量单位为mmHg（毫米汞柱）。血压记录以"收缩压/舒张压"表示，如120/80mmHg。

3. 血压测量的注意事项 ①测压前，被检者停止吸烟或饮用咖啡；②核对血压计；③测量时血压计不能倾斜，汞柱保持垂直；④袖带与被测肢体间不应隔有衣物，袖带上方衣物不能过紧；⑤听诊器胸件不能塞在袖带下面；⑥袖带的大小应适应患者的上臂臂围，至少应包裹80%的上臂臂围。

（二）血压标准

目前，我国采用国际上统一的血压分类标准，在未用降压药情况下，非同日3次测量血压，收缩压≥140mmHg和（或）舒张压≥90mmHg，诊断为高血压。根据血压升高水平，又将高血压分为3级（表7-10）。

表7-10 血压水平和（或）分级

类别	收缩压（mmHg）		舒张压（mmHg）
正常血压	<120	和	<80
正常高值	120～139	和（或）	80～89
高血压	≥140	和（或）	≥90
1级高血压（轻度）	140～159	和（或）	90～99

续表

类别	收缩压（mmHg）		舒张压（mmHg）
2级高血压（中度）	160～179	和（或）	100～109
3级高血压（重度）	≥180	和（或）	≥110
单纯收缩期高血压	≥140	和	＜90

注：当收缩压和舒张压分属于不同级别时，以较高的级别作为标准。

（三）血压变动的临床意义

1. 高血压 血压测量值可受多种因素的影响，如情绪紧张、剧烈活动、饮酒、吸烟等。绝大多数高血压是原发性高血压，约5%为继发性高血压，如慢性肾炎、肾血管疾病等。高血压是动脉粥样硬化和冠心病的重要危险因素，也是心力衰竭的重要原因。

2. 低血压 血压＜90/60mmHg时称为低血压。持续低血压见于休克、心肌梗死、心功能不全、心脏压塞等严重病症。低血压也可有个体的原因，患者自述一贯血压偏低，一般无症状。如被测者平卧5分钟以上，然后站立1分钟和5分钟，出现收缩压下降20mmHg以上，同时伴有头晕及晕厥，即为直立性低血压。

3. 双上肢血压差别显著 正常双上肢血压差别是5～10mmHg，若超过此范围多见于发作性大动脉炎或先天性动脉畸形等。

4. 上下肢血压差异常 正常下肢血压高于上肢血压20～40mmHg，如下肢血压小于上肢血压多见于主动脉缩窄、胸腹主动脉型大动脉炎等。

5. 脉压改变 当脉压＞40mmHg为脉压增大，见于主动脉关闭不全、甲状腺功能亢进、动脉导管未闭、严重贫血等。若脉压＜30mmHg则为脉压减小，见于心包积液、缩窄性心包炎、主动脉瓣狭窄及严重心力衰竭患者。

（四）动态血压监测

动态血压监测（ambulatory blood pressure monitoring，ABPM）是采用无创伤性的自动血压测量仪对被检者的血压进行24小时或更长时间的多时点检测。被检者可在日常工作和活动下进行检测，使用动态血压监测仪按设定的间隔时间24小时连续地记录血压。测量时间间隔设定一般为30分钟一次，也可根据需要设定时间。正常人24小时血压波动规律为白昼高于夜间或清醒高于睡眠时，即晨间血压开始逐渐升高，8：00～10：00及16：00～18：00为两个高峰，其后逐渐呈平稳状并持续到夜间睡前，然后血压逐渐下降，至2：00左右时达最低。

动态血压的国内正常参考标准：24小时平均血压值＜130/80mmHg，白昼平均值＜135/85mmHg。正常情况下，夜间血压值较白昼低10%～15%。凡疑有单纯性诊所高血压（白大衣高血压），以及降压治疗效果差的患者，均应考虑做动态血压监测作为常规血压监测的补充。

链接

高血压的健康管理

《中国心血管健康与疾病报告2019》显示，我国高血压患病人数已达2.7亿。包括脑卒中、冠心病、心力衰竭、肾脏疾病在内的高血压严重并发症致残和致死率高，已成为我国家庭和社会的沉重负担。然而，高血压可防可控。《健康中国行动（2019—2030年）》提出涉及三个大方面共十五项重要行动。在"心脑血管疾病防治行动"中明确提出，到2022年和2030年，30岁及以上居民高血压知晓率分别不低于55%和65%，高血压患者规范管理率分别不低于60%和70%，高血压治疗率和控制率持续提高。做到人人知晓个人血压、控制高血压危险因素、自我血压管理、注重合理膳食和酌情量力运动等。

三、周围血管征及血管杂音

（一）周围血管征

周围血管征即脉压增大时出现的体征。临床主要见于重度主动脉瓣关闭不全、动脉导管未闭、甲状腺功能亢进、严重贫血等疾病。除了可以出现水冲脉以外，还可以出现以下体征。

1. 枪击音（pistol shot sound） 用听诊器胸件放在四肢浅表大动脉（通常在肱动脉或股动脉）处，可闻及与心搏一致的类似用枪射击的"ta-ta"音，称为枪击音。此为脉压增大时血流冲击动脉壁所致。

2. Duroziez双重杂音 将听诊器胸件稍加压置于股动脉处，可闻及收缩期与舒张期吹风样双期杂音，称为Duroziez双重杂音。此是由于脉压增大，血流往返于听诊器加压造成的动脉狭窄处所引起。

3. 毛细血管搏动征（capillary pulsation） 用手指轻压被检者甲床末端或以玻片轻压口唇黏膜使局部发白，随着心脏收缩和舒张，可见到红、白交替的节律性微血管搏动现象，即为毛细血管搏动征。

（二）腹-颈静脉回流征

用手掌按压被检查者的右上腹部，颈静脉充盈更加明显，称为肝-颈静脉回流征阳性，是右心衰竭的重要体征之一，亦常见于缩窄性心包炎和心包积液。

（三）血管杂音

1. 动脉杂音 多见于周围动脉、肺动脉和冠状动脉，如甲状腺功能亢进时，在肿大的甲状腺上可以闻及血管杂音；肾动脉狭窄时，可在上腹部及腰背部闻及收缩期杂音；周围动静脉瘘时，可在病变部位闻及连续性杂音；多发性大动脉炎时，根据狭窄部位不同，可在相应部位闻及收缩期杂音。

2. 静脉杂音 少数健康人在颈部锁骨上下区域，尤其是右侧可以闻及低调、柔和的营营声，坐位及站立时更明显，以手指压迫颈静脉暂时中断血流时，杂音可消失，称为静脉杂音。其为颈静脉血流快速流入上腔静脉所致，属无害性杂音。此外，肝硬化门静脉高压引起腹壁静脉曲张时，可以在脐周或上腹部闻及连续性静脉营营声。

第 7 节 循环系统常见疾病的主要症状和体征

一、二尖瓣狭窄

二尖瓣狭窄（mitral stenosis）绝大多数是风湿热反复发作遗留的慢性心脏瓣膜损害。主要病理生理改变为二尖瓣叶交界处发生炎症、水肿、相互粘连及融合造成瓣膜口面积缩小，致使左心房血液在舒张期流入左心室受阻，导致左心房增大和肺淤血，继而肺动脉压增高，右心室负荷过重，出现右心室肥厚与扩张，最终导致右心衰竭。

1. 症状 最早出现的症状为劳力性呼吸困难，随着病情发展，出现夜间阵发性呼吸困难、端坐呼吸及急性肺水肿，可有咳痰、咯血。

2. 体征

（1）视诊 两颧及口唇发绀呈二尖瓣面容。右心室扩大致心尖搏动向左移位。

（2）触诊 心尖区常有舒张期震颤。

（3）叩诊 轻度二尖瓣狭窄心浊音界无异常。中度以上狭窄致左心房、右心室增大及肺动脉段扩张，心腰部膨出，心浊音界可呈梨形。

（4）听诊 ①心尖区舒张中晚期隆隆样、递增型杂音，左侧卧位时更明显，这是二尖瓣狭窄最重要的特征性体征；②心尖区第一心音亢进；③部分患者可闻及高调、响亮的二尖瓣开瓣拍击音（提示瓣膜弹性及活动度尚好）；④肺动脉瓣区第二心音增强和分裂；⑤严重肺动脉高压时，在肺动脉瓣区可闻及舒张期杂音，称Graham Steell杂音；⑥晚期患者可出现心房颤动。

二、二尖瓣关闭不全

二尖瓣关闭不全（mitral insufficiency）常由风湿性和非风湿性病变如二尖瓣脱垂、冠心病、心肌病等导致的器质性瓣叶和腱索损害所致，部分是由于左心室扩大引起的相对性关闭不全。二尖瓣关闭不全使收缩期部分血液反流至左心房，导致左心房充盈度和压力均增加，舒张期左心室容量负荷加重，左心室扩大，最终发生左心衰竭。

1.症状 慢性二尖瓣关闭不全患者可多年无症状。严重者出现心悸、乏力、活动时气促等。

2.体征

（1）视诊 左心室增大，心尖搏动向左下移位。

（2）触诊 心尖搏动有力，可呈抬举样。

（3）叩诊 心浊音界向左下扩大。晚期可向两侧扩大。

（4）听诊 ①心尖区闻及3/6级以上粗糙、响亮的全收缩期吹风样杂音，向左腋下和左肩胛下传导；②第一心音减弱或被掩盖；③肺动脉瓣区第二心音增强和分裂。

三、主动脉瓣狭窄

主动脉瓣狭窄（aortic stenosis）可由先天性、风湿性和退行性病变引起。主要病理改变是主动脉瓣口狭窄，左心室排血阻力增大，左心室肥厚；主动脉平均压力降低，致冠状动脉和周围动脉血流量减少。

1.症状 轻度狭窄可无症状。中、重度者常见呼吸困难、心绞痛及晕厥，为典型主动脉瓣狭窄的三联征。

2.体征

（1）视诊 心尖搏动增强。

（2）触诊 心尖搏动呈抬举样，胸骨右缘第2肋间可触及收缩期震颤。

（3）叩诊 心界正常或向左下扩大。

（4）听诊 ①胸骨右缘第2肋间可闻及3/6级以上粗糙、响亮的收缩期喷射样杂音，向颈部传导；②主动脉瓣区第二心音减弱，伴第二心音反常分裂；③心尖区可闻及第四心音。

四、主动脉瓣关闭不全

主动脉瓣关闭不全（aortic insufficiency）主要由风湿热，其次由先天性、瓣膜脱垂、感染性心内膜炎、动脉粥样硬化等引起。其主要的病理生理改变为舒张期主动脉血液反流，左心室容量负荷过重，最终发展为左心室扩大，左心衰竭。由于左心室反流，可致舒张压明显降低而引起脉压增大。

1.症状 头晕、心悸、头部搏动感。严重者心肌缺血时出现心绞痛。

2.体征

（1）视诊 心尖搏动向左下移位。重度关闭不全者出现颈动脉搏动，可出现随心脏搏动的点头运动（Musset征）。

（2）触诊 心尖搏动向左下移位，呈抬举性搏动。有水冲脉，毛细血管搏动。

（3）叩诊 心浊音界向左下扩大，心腰加深，心浊音界呈靴形。

（4）听诊 ①主动脉瓣第二听诊区闻及叹息样舒张期杂音，向心尖部传导；②主动脉瓣区第二心音减弱；③可有相对性二尖瓣狭窄所致的心尖区柔和、低调的舒张期隆隆样杂音，称为奥斯汀·弗林特

（Austin Flint）杂音。周围大血管可听到枪击音和 Duroziez 双重杂音。

五、心包积液

心包积液（pericardial effusion）是由感染性（如结核病）或非感染性（如风湿性疾病、尿毒症）疾病等引起的心包腔内液体积聚。大量或迅速生成的积液使心包腔内压力明显增高，心脏舒张受限，导致静脉回流受阻，心排血量减少，严重则引起急性心脏压塞而危及生命。

1. 症状 多有心前区闷痛、心悸、呼吸困难、腹胀、水肿等。心脏压塞者可出现心源性休克。

2. 体征

（1）视诊 心前区饱满，心尖搏动明显减弱或消失。

（2）触诊 心尖搏动减弱或触不到，如能触到心尖冲动则在心脏相对浊音界的内侧。在心包炎初期积液量很少时，可触及心包摩擦感。

（3）叩诊 心浊音界向两侧扩大，且随体位而改变（卧位为球形，坐位为烧瓶状）。

（4）听诊 早期小量积液时可闻及心包摩擦音，大量积液时心音遥远，偶可闻及心包叩击音。

（5）其他体征 可出现颈静脉怒张、肝大、肝颈静脉回流征阳性、奇脉、脉压减小等。由于肺部受到扩大心包的挤压，可在左肩胛下角处出现语音增强，叩诊浊音，听诊可闻及支气管肺泡呼吸音，称为尤尔特（Ewart）征。

六、心力衰竭

心力衰竭（heart failure）是指在静脉回流正常的情况下，由于各种原因引起心脏舒缩功能障碍导致心排血量减少，不能满足机体代谢需要的一种综合征。临床上以肺和（或）体循环淤血及组织灌注不足为特征，又称充血性心力衰竭（congestive heart failure）。

1. 症状

（1）左心衰竭 乏力、咳嗽，进行性加重的劳力性呼吸困难，夜间阵发性呼吸困难，严重者可出现端坐呼吸及咳粉红色泡沫痰。

（2）右心衰竭 食欲不振、腹胀、恶心、少尿。

2. 体征

（1）左心衰竭 主要为肺淤血的体征。

1）视诊：呼吸困难、发绀，半卧位或端坐位。发生急性肺水肿时可有频繁咳嗽，伴大量粉红色泡沫痰，呼吸窘迫，大汗等。

2）触诊：严重者可出现交替脉。

3）叩诊：常有心界扩大。

4）听诊：心率加快，心尖部及内侧可闻及舒张期奔马律，肺动脉瓣区第二心音亢进，双肺底可闻及细小湿啰音。急性肺水肿时闻及广泛湿啰音及哮鸣音。

（2）右心衰竭 主要为体循环淤血的体征。

1）视诊：颈静脉怒张，可有周围性发绀。

2）触诊：肝大、压痛，肝颈静脉回流征阳性。双下肢水肿，严重者可出现腹水、胸腔积液及全身水肿。

3）叩诊：心界扩大，有胸腔积液、腹水征。

4）听诊：三尖瓣区可闻及相对性关闭不全的收缩期吹风样杂音。

（赵 巍）

第8章 腹部检查

案例 8-1

患者，女性，51岁。近2天出现右上腹持续性疼痛，阵发加剧，并向右腰背放射，高热，皮肤及巩膜黄染，大便发白，小便黄。

问题： 该患者可能的诊断是什么？

案例 8-2

患者，男性，35岁。反复上腹疼痛8年，进食后可缓解，常有夜间痛醒，此次复发5天来就诊。查体：剑突下偏右压痛（+），无肌紧张及反跳痛。

问题： 该患者最可能的诊断是什么？

腹部主要由腹壁、腹腔和腹腔内脏器组成。腹部范围上起膈，下至骨盆。腹部体表上以两侧肋弓下缘和胸骨剑突与胸部为界，下至两侧腹股沟韧带和耻骨联合，前面和侧面由腹壁组成，后面为脊柱和腰肌。腹腔脏器多，有消化、泌尿、生殖、内分泌、血液及血管系统，由于各个脏器互相交错重叠，病变复杂需要仔细检查加以判断。腹部检查应用视诊、触诊、叩诊、听诊四种方法，尤以触诊最为重要。为了避免触诊引起胃肠蠕动增加，导致肠鸣音发生变化，腹部检查的顺序为视、听、叩、触，但记录时为了统一格式仍按视、触、叩、听的顺序。

第 1 节　腹部的体表标志及分区

为了准确描述脏器病变和体征的部位和范围，常借助腹部的体表标志，人为将腹部进行分区，以便熟悉脏器的位置和其在体表的投影。

一、体表标志

常用腹部体表标志有：剑突、肋弓下缘、耻骨联合、髂前上棘、脐、腹中线、腹直肌外缘、腹股沟韧带等（图8-1）。

二、腹部分区

（一）四区分法

通过脐划一水平线与一垂直线，两线相交将腹部分为四区，即左、右上腹部和左、右下腹部（图8-2）。各区所包含主要脏器如下。

1. 右上腹部（right upper quadrant，RUQ）　肝、胆囊、

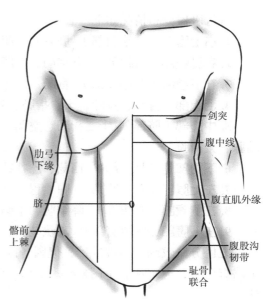

图8-1　腹部前面体表标志示意图

幽门、十二指肠、小肠、胰头、右肾上腺、右肾、结肠肝曲、部分横结肠、腹主动脉、大网膜。

2. 右下腹部（right lower quadrant，RLQ）　盲肠、阑尾、部分升结肠、小肠、右输尿管、胀大的膀胱、淋巴结、女性右侧卵巢和输卵管、增大的子宫、男性右侧精索。

3. 左上腹部（left upper quadrant，LUQ）　肝左叶、脾、胃、小肠、胰体、胰尾、左肾上腺、左肾、结肠脾曲、部分横结肠、腹主动脉、大网膜。

4. 左下腹部（left lower quadrant，LLQ）　乙状结肠、部分降结肠、小肠、左输尿管、胀大的膀胱、淋巴结、女性左侧卵巢和输卵管、增大的子宫、男性左侧精索。

四区分法简单易行，但较粗略，难以准确定位为其不足之处。

（二）九区分法

由两侧肋弓下缘连线和两侧髂前上棘连线为两条水平线，左、右髂前上棘至腹中线连线的中点为两条垂直线，四线相交将腹部划分为井字形九区，即左、右上腹部（季肋部），左、右侧腹部（腰部），左、右下腹部（髂窝部），以及上腹部、中腹部（脐部）和下腹部（耻骨上部）（图8-3）。

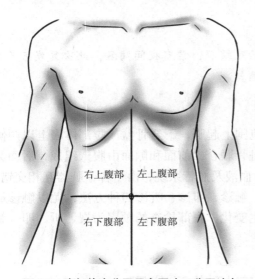

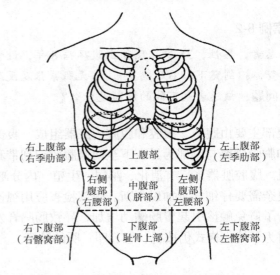

图8-2　腹部体表分区示意图（四分区法）　　　　**图8-3**　腹部体表分区示意图（九分区法）

各区脏器分布情况如下。

1. 右上腹部（右季肋部）　肝右叶、胆囊、结肠肝曲、右肾上腺、右肾。

2. 右侧腹部（右腰部）　升结肠、空肠、右肾。

3. 右下腹部（右髂窝部）　盲肠、阑尾、回肠下端、淋巴结。

4. 上腹部　胃、肝左叶、十二指肠、胰头、胰体、横结肠、腹主动脉、大网膜。

5. 中腹部（脐部）　十二指肠、空肠、回肠、下垂的胃或横结肠、肠系膜及淋巴结、输尿管、腹主动脉、大网膜。

6. 下腹部（耻骨上部）　回肠、乙状结肠、输尿管、胀大的膀胱、女性增大的子宫。

7. 左上腹部（左季肋部）　脾、胃、结肠脾曲、胰尾、左肾上腺、左肾。

8. 左侧腹部（左腰部）　降结肠、空肠、回肠、左肾。

9. 左下腹部（左髂窝部）　乙状结肠、淋巴结、女性左侧卵巢和输卵管、男性左侧精索。

九区分法较细，定位准确，但因各区较小，包含脏器常超过一个分区，加之体型不同，脏器位置可略有差异，应予注意（图8-4）。临床上常用四区分法，在此基础上加用上腹、中腹、下腹和左、右侧腹部。

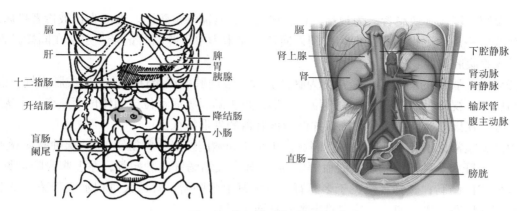

图8-4 腹部脏器位置分布图

第2节 腹部视诊

进行腹部视诊前，嘱被检者排空膀胱，取低枕仰卧位，充分暴露全腹，注意保暖，以免腹部受凉引起不适。检查环境光线宜充足而柔和，从前侧方射入视野，有利于观察腹部表面的器官轮廓、肿块、肠型和蠕动波等，检查者应站立于被检者右侧，按一定顺序自上而下地观察腹部，有时为了查出细小隆起或蠕动波，视诊时应将视线降低至腹平面，从侧面呈切线方向进行观察。

腹部视诊的主要内容有腹部外形、呼吸运动、腹壁皮肤、腹壁静脉、胃肠型和蠕动波及疝等。

一、腹 部 外 形

应注意腹部外形是否对称，有无全腹或局部的膨隆或凹陷，有腹水或腹部肿块时，还应测量腹围的大小。

健康成年人平卧时，前腹壁大致处于肋缘至耻骨联合同一平面或略为低凹，称为腹部平坦，坐起时脐以下部分稍前凸。肥胖者或小儿（尤其餐后）腹部外形较饱满，前腹壁稍高于肋缘与耻骨联合的平面，称为腹部饱满。消瘦者及老年人，因腹壁皮下脂肪较少，腹部下陷，前腹壁稍低于肋缘与耻骨联合的平面，为腹部低平。

（一）腹部膨隆

平卧时前腹壁明显高于肋缘与耻骨联合的平面，外观呈凸起状，称腹部膨隆，可因生理状况如肥胖、妊娠，或病理状况如腹水、腹内积气、巨大肿瘤等引起，因情况不同又可表现如下。

1. 全腹膨隆　弥漫性膨隆的腹部呈球形或椭圆形，除肥胖、腹壁皮下脂肪明显增多，出现脐凹陷外，腹腔内容物增多所致者腹壁无增厚，腹压影响使脐突出。常见于下列情况。

（1）腹腔积液　腹腔内有大量积液，也称腹水（ascites）。平卧位时腹壁松弛，液体下沉于腹腔两侧，致侧腹部明显膨出，外形扁而宽，称为蛙腹。侧卧或坐位时，因液体移动而使腹下部膨出。腹水常见于肝硬化门静脉高压症，腹水量多致腹压增高，此时可使脐部突出；也可见于心力衰竭、缩窄性心包炎、腹膜癌转移（肝癌、卵巢癌多见）、肾病综合征、胰源性腹水或结核性腹膜炎等。

（2）腹内积气　多在胃肠道内，大量积气可引起全腹膨隆，使腹部呈球形，两侧腰部膨出不明显，变动体位时其形状无明显改变，见于各种原因引起的肠梗阻或肠麻痹。

积气在腹腔内，称为气腹，见于胃肠穿孔或人工气腹，前者常伴有不同程度的腹膜炎。

（3）腹内巨大肿块　如巨大卵巢囊肿、畸胎瘤等。当患者仰卧位腹部中央膨隆，立位时膨隆以脐为中心，腹部常呈尖凸形，但脐本身不凸起，称为尖腹，可见于腹膜的炎症或肿瘤浸润。

对腹水及腹内巨大肿块患者，为观察其程度和变化，常需测量腹围。方法为让被检者排尿后平卧，用软尺经脐绕腹一周，测得的周长即为腹围，通常以厘米为单位并同时记录。定期在同样条件下测量比较，可以观察腹腔内容物的变化。

2. 局部膨隆 腹部的局限性膨隆常见为脏器肿大、腹内肿瘤或炎性肿块、胃或肠胀气，以及腹壁上的肿物和疝等。视诊时应注意膨隆的部位、外形，是否随呼吸而移位或随体位而改变，有无搏动等。脏器肿大一般都在该脏器所在部位膨隆，并保持该脏器的外形特征。

上腹中部膨隆常见于肝左叶肿大、胃癌、胃扩张（如幽门梗阻、胃扭转）、胰腺肿瘤或囊肿等；右上腹膨隆常见于肝大（肿瘤、脓肿、淤血等）、胆囊肿大及结肠肝曲肿瘤等；左上腹膨隆常见于脾大、结肠脾曲肿瘤或巨结肠；腰部膨隆见于多囊肾、巨大肾上腺肿瘤、肾盂大量积水或积脓；脐部膨隆常由脐疝、腹部炎症性肿块（如结核性腹膜炎致肠粘连）引起。

下腹膨隆常见于增大子宫（妊娠、子宫肌瘤）及膀胱胀大，后者在排尿后可以消失；右下腹膨隆常见于回盲部结核或肿瘤及阑尾周围脓肿等；左下腹膨隆见于降结肠及乙状结肠肿瘤，也可由干结粪块所致。此外还可由游走下垂的肾脏或女性患者的卵巢癌或囊肿而致下腹部膨隆。有时局部膨隆是由于腹壁上的肿块（皮下脂肪瘤、结核性脓肿等）而非腹腔内病变。其鉴别方法是嘱被检者仰卧位做屈颈抬肩动作，使腹壁肌肉紧张，如肿块更加明显，说明肿块位于腹壁上。反之如变得不明显或消失，说明肿块在腹腔内，被收缩变硬的腹肌所掩盖。

局部膨隆近圆形者，多为囊肿、肿瘤或炎性肿块（后者有压痛亦可边缘不规则）；呈长形者，多为肠管病变如肠梗阻、肠扭转、肠套叠或巨结肠征等。膨隆有搏动者可能是动脉瘤，亦可能是位于腹主动脉上面的脏器或肿块传导其搏动。膨隆随体位变更而明显移位者，可能为游走的脏器（肾、脾、带蒂肿物，如卵巢囊肿等）或大网膜、肠系膜上的肿块。腹壁或腹膜后肿物（神经纤维瘤、纤维肉瘤等）一般不随体位变更而移位。随呼吸移动的局部膨隆多为膈下脏器或其肿块。在腹白线、脐、腹股沟或手术瘢痕部位于腹压增加时出现膨隆，而卧位或降低腹压后消失者，为各部位的可复性疝。

（二）腹部凹陷

仰卧时前腹壁明显低于肋缘与耻骨联合的平面，称腹部凹陷，凹陷分全腹凹陷和局部凹陷，但以前者意义更为重要。

1. 全腹凹陷 仰卧时前腹壁明显凹陷，见于消瘦和脱水者。严重时前腹壁凹陷几乎贴近脊柱，肋弓、髂嵴和耻骨联合显露，使腹外形如舟状，称舟状腹，见于恶病质，如晚期结核病、恶性肿瘤等慢性消耗性疾病。吸气时出现腹凹陷见于膈肌麻痹和上呼吸道梗阻。

2. 局部凹陷 较少见，多由手术后腹壁瘢痕收缩所致。立位或加大腹压时，凹陷可更明显。白线疝（腹直肌分裂）、切口疝于卧位时可见凹陷，但立位或加大腹压时，局部反而膨出。

二、呼吸运动

正常人可以见到呼吸时腹壁上下起伏，吸气时上抬，呼气时下陷，即为腹式呼吸运动，男性及小儿以腹式呼吸为主，而成年女性则以胸式呼吸为主，腹壁起伏不明显。

腹式呼吸减弱常因腹膜炎症、腹水、急性腹痛、腹腔内巨大肿物或妊娠等。腹式呼吸消失常见于胃肠穿孔所致急性腹膜炎或膈肌麻痹等。腹式呼吸增强不多见，常为癔症性呼吸或胸腔疾病（大量积液等）。

三、腹壁静脉

正常人腹壁皮下静脉一般不显露，在较瘦或皮肤白皙的人才隐约可见，皮肤较薄而松弛的老年人可见，但较直并不迂曲，其他使腹压增加的情况也可见。

当腹壁静脉可显而易见或迂曲变粗，称为腹壁静脉曲张。常见于门静脉高压致循环障碍或上、下腔静脉回流受阻而有侧支循环形成。检查时应注意曲张的静脉的分布及血流方向。

正常时脐水平线以上的腹壁静脉血流自下向上流入上腔静脉，脐水平线以下的腹壁静脉自上向下流入下腔静脉。门静脉高压显著时，于脐部可见到曲张静脉向四周放射，如水母头，其血液的流向与正常者相同（图8-5）。上、下腔静脉阻塞时，曲张的静脉多分布在腹壁两侧，下腔静脉阻塞时脐以下的腹壁静脉血流方向流向上；上腔静脉阻塞时，上腹部的静脉血流方向流向下（图8-6）。因此，确定腹壁曲张静脉的血流方向，可判断静脉阻塞部位。

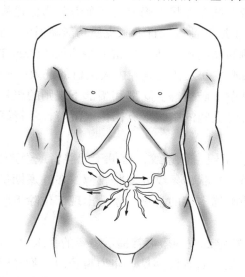
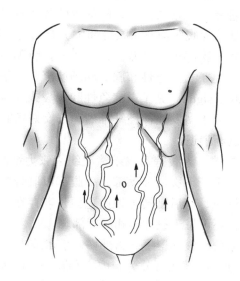

图8-5 门静脉高压时腹壁浅静脉血流方向和分布　　　　**图8-6** 下腔静脉梗阻时腹壁浅静脉血流方向和分布

检查血流方向方法：可选择一段没有分支的腹壁静脉，检查者将右手示指和中指并拢压在静脉上，然后一只手指紧压静脉向外滑动，挤出该段静脉内血液（图8-7A），至一定距离后放松该手指，另一手指紧压不动，观察静脉是否充盈，如迅速充盈，则血流方向是从放松的一端流向紧压手指的一端（图8-7B）。再同法放松另一手指，观察静脉充盈速度，即可判断血流方向（图8-7C）。

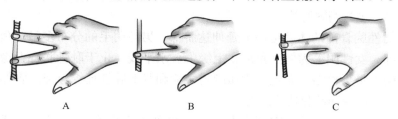

A　　　　　　　　B　　　　　　　　C

图8-7 测定静脉血流方向示意图

四、胃肠型和蠕动波

正常人腹部一般看不到胃和肠的轮廓及蠕动波形，腹壁菲薄或松弛的老年人、经产妇或极度消瘦者可能见到。

胃肠道发生梗阻时，梗阻近端的胃或肠段饱满而隆起，可显出各自的轮廓，称为胃型（gastral pattern）或肠型（intestinal pattern），伴有该部位的蠕动加强，可以看到蠕动波。胃蠕动波自左肋缘下开始，缓慢地向右推进，到达右腹直肌旁（幽门区）消失，此为正蠕动波。有时尚可见到自右向左的逆蠕动波。肠梗阻时亦可看到肠蠕动波，小肠梗阻所致的蠕动波多见于脐部，严重梗阻时，胀大的肠袢呈管状隆起，横行排列于腹中部，组成多层梯形肠型，并可看到明显的肠蠕动波，运行方向不一致，此起彼伏，全腹膨胀，听诊时可闻及高调肠鸣音或呈金属音调。结肠远端梗阻时，其宽大的肠型多位于腹部周边，同时盲肠多胀大成球形，随每次蠕动波的到来而更加隆起。如发生了肠麻痹，则蠕动波消失。在观察蠕动波时，从侧面观察更易察见，亦可用手轻拍腹壁而诱发之。

五、腹壁其他情况

1. 皮疹　不同种类的皮疹提示不同的疾病，充血性或出血性皮疹常出现于发疹性高热疾病或某些传染病（如麻疹、猩红热、斑疹伤寒）及药物过敏等。紫癜或荨麻疹可能是过敏性疾病全身表现的一部分。一侧腹部或腰部的疱疹（沿脊神经走行分布）提示带状疱疹。

2. 色素　正常情况下，腹部皮肤颜色较暴露部位稍淡，散在点状深褐色色素沉着常为血色病。皮肤皱褶处（如腹股沟及系腰带部位）有褐色素沉着，可见于原发性慢性肾上腺皮质功能减退症。腰部、季肋部和下腹部皮肤呈蓝色，为血液自腹膜后间隙渗到侧腹壁的皮下所致格雷·特纳征（Grey Turner sign），可见于重症急性胰腺炎和肠绞窄等。脐周围或下腹壁皮肤发蓝为腹腔内大出血的征象——卡伦征（Cullen sign），见于重症急性胰腺炎或异位妊娠（宫外孕）破裂等。腹部和腰部不规则的斑片状色素沉着，见于多发性神经纤维瘤。妇女妊娠时，在脐与耻骨之间的中线上有褐色素沉着，常持续至分娩后才逐渐消退。

3. 腹纹　为腹壁真皮结缔组织因张力增高断裂所致，呈银白色条纹，可见于肥胖者或经产妇女。妊娠纹出现于下腹部和髂部，下腹部以耻骨为中心，略呈放射状，条纹处皮肤较薄，在妊娠期呈淡蓝色或粉红色，产后则转为银白色而长期存在。紫纹是皮质醇增多症的常见征象，出现部位除下腹部和臀部外，还可见于股外侧和肩背部。

4. 瘢痕　腹部瘢痕多为外伤、手术或皮肤感染所致。特定部位的瘢痕常提示患者的手术史。

5. 疝　腹部疝可分为腹内疝和腹外疝两大类，前者少见，后者较多见。疝为腹腔内容物经腹壁或骨盆壁的间隙或薄弱部分向体表突出而形成。脐疝多见于婴幼儿，成人则可见于经产妇或有大量腹水的患者。先天性腹直肌两侧闭合不良者可有白线疝；手术瘢痕愈合不良处可有切口疝；股疝位于腹股沟韧带中部，多见于女性；腹股沟疝则偏于内侧。男性腹股沟斜疝可下降至阴囊，该疝在直立位或用力咳嗽时明显，至卧位时可缩小或消失，亦可以手法还纳，如有嵌顿则可引起急性腹痛。

6. 脐部　正常人脐与腹壁相平或稍凹陷，脐凹分泌物呈浆液性或脓性，有臭味，多为炎症所致。分泌物呈水样，有尿味，为脐尿管未闭的征象。脐部溃烂，可能为化脓性或结核性炎症；脐部溃疡如呈坚硬、固定而突出，多为癌肿所致。

7. 腹部体毛　男性胸骨前的体毛可向下延伸达脐部。男性阴毛的分布多呈三角形，尖端向上，可沿前正中线直达脐部；女性阴毛为倒三角形，上缘为一水平线，止于耻骨联合上缘处，界限清楚。腹部体毛增多或女性阴毛呈男性型分布见于皮质醇增多症和肾上腺性征综合征。腹部体毛稀少见于腺垂体功能减退症、黏液性水肿和性腺功能减退症。

8. 上腹部搏动　大多由腹主动脉搏动传导而来，可见于正常较瘦者。腹主动脉瘤和肝血管瘤时，上腹部搏动明显。二尖瓣狭窄或三尖瓣关闭不全引起右心室增大，亦可见明显的上腹部搏动。

第3节　腹部听诊

腹部听诊是将听诊器膜型体件置于腹壁上，全面听诊各区，尤其注意上、中腹部。听诊内容主要包括肠鸣音、血管杂音、振水音、摩擦音和搔弹音等。妊娠5个月以上的妇女还可在脐下方听到胎儿心音（130～160次/分）。

一、肠　鸣　音

肠蠕动时，肠管内气体和液体随之而流动，产生一种断断续续的咕噜声（或气过水声）称为肠鸣音。在正常情况下，肠鸣音4～5次/分，时隐时现，时强时弱，以脐周较明显。

1. 肠蠕动增强 肠鸣音达每分钟10次以上，但音调不特别高亢，称肠鸣音活跃，见于急性胃肠炎、服泻药后或胃肠道大出血；次数多且肠鸣音响亮、高亢，甚至呈叮当声或金属音，称肠鸣音亢进，见于机械性肠梗阻。

2. 肠蠕动减弱或消失 肠鸣音明显少于正常，数分钟才听到一次，称为肠鸣音减弱，见于老年性便秘、腹膜炎、电解质紊乱（低血钾）及胃肠动力低下等；持续听诊2分钟以上未听到肠鸣音，用手指轻叩或搔弹腹部仍未听到肠鸣音，称为肠鸣音消失，见于急性腹膜炎或麻痹性肠梗阻。

二、振水音

在胃内有大量液体及气体存留时可出现振水音。检查时被检者仰卧，检查者以一耳凑近被检者上腹部，同时以冲击触诊法振动胃部，即可听到气、液撞击的声音。亦可将听诊器膜型体件置于被检者上腹部进行听诊。正常人在餐后或饮大量液体后可有上腹部振水音，但若在清晨空腹或餐后6～8小时以上仍有此音，则提示幽门梗阻或胃扩张。

三、血管杂音

正常腹部无血管杂音。腹中部的收缩期血管杂音（喷射性杂音）常提示腹主动脉瘤或腹主动脉狭窄。前者可触到该部搏动的肿块，后者则搏动减弱，下肢血压低于上肢，严重者触不到足背动脉搏动。如收缩期血管杂音在左、右上腹，常提示肾动脉的狭窄，可见于年轻的高血压患者。如该杂音在下腹两侧，应考虑髂动脉狭窄。当左叶肝癌压迫肝动脉或腹主动脉时，也可在肿块部位听到吹风样杂音，或在肿瘤部位（较表浅时）听到轻微的连续性杂音。门静脉高压有显著的腹壁静脉曲张时，常于脐周或上腹部听到一种连续性的静脉"营营"音。

第4节 腹部叩诊

腹部叩诊的主要作用在于叩知某些脏器的大小和叩痛，胃肠道充气情况，腹腔内有无积气、积液和肿块等。一般采用间接叩诊法。

一、腹部叩诊音

正常腹部大部分叩诊为鼓音，其程度因胃肠充气多少而不同，高度鼓音见于胃肠显著胀气、胃肠穿孔及麻痹性肠梗阻。当肝、脾或其他脏器高度肿大，腹腔内肿瘤或大量腹水时，鼓音范围缩小，病变部位可出现浊音或实音。

二、肝脏及胆囊叩诊

1. 叩诊方法 用叩诊法确定肝上界时，一般沿右锁骨中线，由肺区向下叩向腹部，叩指用力要适当。当由清音转为浊音时，即为肝上界。此处相当于被肺遮盖的肝顶部，故又称肝相对浊音界。再向下叩1～2肋间，则浊音变为实音，此处的肝脏不再被肺所遮盖而直接贴近胸壁，称肝绝对浊音界（亦为肺下界）。确定肝下界时，常由腹部鼓音区沿右锁骨中线，由鼓音转为浊音处即是。如无肝缘增厚，一般叩得的肝下界比触得的肝下缘高1～2cm，但若肝缘明显增厚，则两项结果较为接近。在确定肝的上下界时要注意体型，匀称体型者的正常肝脏在右锁骨中线上，其上界在第5肋间，下界位于右季肋下缘。两者之间的距离为肝上下径，为9～11cm；右腋中线上，上界为第7肋间，下界相当于第10肋骨水平；右肩胛线上，上界为第10肋间。矮胖体型者肝上下界均可高1个肋间，瘦长体型者则可低1个肋间。

2. 肝浊音界改变的临床意义 肝浊音界扩大见于肝癌、肝脓肿、肝炎、肝淤血和多囊肝等。肝浊音界缩小见于急性重型肝炎、肝硬化和胃肠胀气等。肝浊音界消失代之以鼓音者，多由肝表面覆有气体所致，是急性胃肠穿孔的一个重要征象，但也可见于腹部大手术后数日内、间位结肠（结肠位于肝与膈之间）。肝区叩击痛见于肝炎、肝脓肿或肝癌。

胆囊位于深部，且被肝脏遮盖，临床上不能用叩诊检查其大小，仅能检查胆囊区有无叩击痛，胆囊区叩击痛为胆囊炎的重要体征。

三、胃泡鼓音区及脾叩诊

胃泡鼓音区位于左前胸下部肋缘以上，为胃底穹隆含气而形成。其上界为膈及肺下缘，下界为肋弓，左界为脾脏，右界为肝左缘。正常情况下胃泡鼓音区的大小受胃内含气量的多少和周围器官组织病变的影响。肝脾大、左侧胸腔积液、心包积液、肝左叶大时，该区缩小或消失。胃扩张时此鼓音区增大。

四、移动性浊音

腹腔内有中等以上的积液时，因重力作用，液体多潴积于腹腔的低处，故在此处叩诊呈浊音。检查时被检者先取仰卧位，腹中部由于含气的肠管在液面浮起，叩诊呈鼓音，两侧腹部因腹水积聚叩诊呈浊音。检查者自腹中部脐水平面开始向被检者左侧叩诊，发现浊音时，板指固定不动，嘱被检者右侧卧，再次叩诊，如呈鼓音，表明浊音移动。同样方法向右侧叩诊，叩得浊音后嘱被检者左侧卧，以核实浊音是否移动。这种体位不同而出现浊音区变动的现象，称移动性浊音，是发现有无腹水的重要检查方法。当腹腔内游离腹水在1000ml以上时，即可查出移动性浊音。

如果腹水量少，用以上方法不能查出时，若病情允许可让被检者取肘膝位，使脐部处于最低部位。由侧腹部向脐部叩诊，如由鼓音转为浊音，则提示有腹水的可能（即水坑征）。也可让被检者站立，如下腹部积有液体而呈浊音，液体的上界呈一水平线，在此水平线上为浮动的肠曲，叩诊呈鼓音。

下列情况易误认为腹水，应注意鉴别。

1. 肠梗阻　肠管内有大量液体潴留，可因被检者体位的变动，出现移动性浊音，但常伴有肠梗阻的征象。

2. 巨大的卵巢囊肿　鉴别点如下：①卵巢囊肿所致浊音，于仰卧时常在腹中部，鼓音区则在腹部两侧，这是由肠管被卵巢囊肿压挤至两侧腹部所致（图8-8）；②卵巢囊肿的浊音不呈移动性；③尺压试验也可鉴别，即当被检者仰卧时，用一硬尺横置于腹壁上，检查者两手将硬尺下压，如为卵巢囊肿，则腹主动脉的搏动可经囊肿壁传到硬尺，使硬尺发生节奏性跳动；如为腹水，则搏动不能被传导，硬尺无此种跳动。

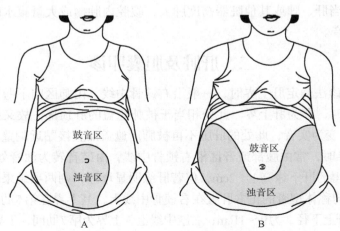

图8-8　卵巢囊肿与腹水叩诊音的鉴别示意图

A. 卵巢囊肿；B. 腹水

五、肋脊角叩击痛

肋脊角叩击痛主要用于检查肾脏病变。检查时，被检者采取坐位或侧卧位，检查者用左手掌平放在其肋脊角处（肾区），右手握拳用由轻到中等的力量叩击左手背。正常时肋脊角处无叩击痛，当有肾炎、肾盂肾炎、肾结石、肾结核及肾周围炎时，肾区有不同程度的叩击痛。

六、膀胱叩诊

膀胱内有尿液充盈时，耻骨上方叩诊呈圆形浊音区。女性在妊娠时子宫增大，子宫肌瘤或卵巢囊肿时，在该区叩诊也呈浊音，应予鉴别。排尿或导尿后复查，如浊音区转为鼓音，即为尿潴留所致膀胱增大。

第5节　腹部触诊

触诊是腹部检查的主要方法，对腹部体征的认知和疾病的诊断具有重要意义。有些体征如腹膜刺激征、腹部肿块、脏器肿大等主要靠触诊发现。在腹部触诊时各种触诊手法都能用到。

为达到满意的腹部触诊，被检者应排尿后取低枕仰卧位，两手自然置于身体两侧，两腿屈起并稍分开，以使腹肌尽量松弛，做张口缓慢腹式呼吸，必要时可取侧卧位或坐位。检查者应站立于被检者右侧，检查时手要温暖，指甲剪短，先以全手掌放于被检者腹壁上部，使被检者适应片刻，并感受腹肌紧张度。然后以轻柔动作按顺序触诊，一般自左下腹开始逆时针方向至右下腹，再至脐部，依次检查腹部各区。原则是先触诊健康部位，逐渐移向病变区域，以免造成被检者感受的错觉。边触诊边观察被检者的反应与表情，对精神紧张或有痛苦者给予安慰和解释。亦可边触诊边与被检者交谈，转移其注意力而减少腹肌紧张，以保证顺利完成检查。

一、腹壁紧张度

正常人腹壁有一定张力，但紧张度适中，触之柔软或稍有阻力，较易压陷，称腹壁柔软，有些人（尤其儿童）因不习惯触摸或怕痒而发笑致腹肌自主性痉挛，称肌卫增强，在适当诱导或转移注意力后可消失，不属异常。某些病理情况可使全腹或局部腹肌紧张度增加或减弱。

（一）腹壁紧张度增加

全腹壁紧张可分为几种情况。由于腹腔内容物增加，如肠胀气或气腹、腹腔内大量腹水（多为漏出液），触诊腹部张力可增加，但无肌痉挛，也无压痛。如由急性胃肠穿孔或脏器破裂所致急性弥漫性腹膜炎，腹膜受刺激而引起腹肌痉挛，腹壁常有明显紧张，甚至强直硬如木板，称板状腹（board-like rigidity）；结核性炎症或其他慢性病变由于发展较慢，对腹膜刺激缓和，且有腹膜增厚和肠管、肠系膜的粘连，故形成腹壁柔韧而具抵抗力，不易压陷，称揉面感（doughy sensation），此征亦可见于癌性腹膜炎。

局部腹壁紧张常由脏器炎症波及腹膜而引起，如上腹或左上腹肌紧张常见于急性胰腺炎，右上腹肌紧张常见于急性胆囊炎，右下腹肌紧张常见于急性阑尾炎，但也可见于胃穿孔，此系胃穿孔时胃内容物顺肠系膜右侧流至右下腹，引起该部的肌紧张和压痛。在年老体弱、腹肌发育不良、大量腹水或过度肥胖的患者，腹膜虽有炎症，但腹壁紧张可不明显，盆腔脏器炎症也不引起明显腹壁紧张。

（二）腹壁紧张度减低

腹壁紧张度减低多由腹肌张力降低或消失所致。检查时腹壁松软无力，失去弹性，全腹紧张度减低，见于慢性消耗性疾病或大量放腹水后，亦见于经产妇或年老体弱、脱水的患者。脊髓损伤所致腹肌瘫痪和重症肌无力可使腹壁张力消失。局部紧张度降低较少见，多由于局部的腹肌瘫痪或缺陷（如腹壁疝等）。

二、压痛及反跳痛

触诊时，检查者以右手示指、中指指端放于被检者腹壁逐渐深压而发生疼痛称为压痛（tenderness）。

正常腹部触摸时不引起疼痛，重按时仅有一种压迫感。真正的压痛多来自腹壁或腹腔内的病变。若腹壁病变比较表浅，可借抓捏腹壁或仰卧位做屈颈抬肩动作使腹壁肌肉紧张，触痛更明显，从而有别于腹腔内病变引起者。腹腔内的病变，如脏器的炎症、淤血、肿瘤、破裂、扭转及腹膜的刺激（炎症、出血等）等均可引起压痛，压痛的部位常提示存在相关脏器的病变。

阑尾炎早期局部可无压痛，以后才有右下腹压痛。胰体和胰尾的炎症和肿瘤，可有左腰部压痛。胆囊的病变常有右肩胛下区压痛。此外胸部病变如下叶肺炎、胸膜炎、心肌梗死等也常在上腹部或季肋部出现压痛，盆腔疾病如膀胱、子宫及附件的疾病可在下腹部出现压痛。一些位置较固定的压痛点常反映特定的疾病，如位于右锁骨中线与肋缘交界处的胆囊点压痛标志着胆囊的病变，位于脐与右髂前上棘连线中、外1/3交界处的麦克伯尼点压痛标志着阑尾的病变等。当检查者用右手压迫被检者左下腹降结肠区，相当于麦克伯尼点对称部位，再用左手按压其上端使结肠内气体传送至右下腹盲肠和阑尾部位，如引起右下腹疼痛，则为罗夫辛征（Rovsing sign）阳性，提示右下腹部有炎症。

当检查者用手触诊被检者腹部出现压痛后，用并拢的2～3个手指（示、中、环指）压于原处稍停片刻，使压痛感觉趋于稳定，然后迅速将手抬起，如此时被检者感觉腹痛骤然加重，并常伴有痛苦表情或呻吟，称为反跳痛。反跳痛是腹膜壁层已受炎症累及的征象。腹膜炎患者常有腹肌紧张、压痛与反跳痛，称腹膜刺激征（peritoneal irritation sign），亦称腹膜炎三联征。当腹内脏器炎症尚未累及壁腹膜时，可仅有压痛而无反跳痛。

三、脏器触诊

腹腔内重要脏器较多，如肝、脾、肾、胆囊、胰腺、膀胱及胃肠等，在其发生病变时，常可触到脏器增大或局限性肿块，对诊断有重要意义。

（一）肝脏触诊

1. 肝脏触诊方法 被检者取仰卧位，两膝关节屈曲，使腹壁放松，并做较深腹式呼吸动作以使肝脏在膈下上下移动。检查者立于被检者右侧用单手或双手触诊。

（1）单手触诊法 较为常用，检查者将右手四指并拢，掌指关节伸直，与肋缘大致平行地放在右上腹部（或脐右侧）估计肝下缘的下方，以示指前外侧指腹接触肝脏，被检者呼气时，手指压向腹壁深部，吸气时，手指缓慢抬起朝肋缘向上迎触下移的肝缘，如此反复进行，手指逐渐向肋缘移动，直到触到肝缘或肋缘为止。需在右锁骨中线及前正中线上，分别触诊肝缘并测量其与肋缘或剑突根部的距离，以厘米表示。

（2）双手触诊法 检查者右手位置同单手法，而用左手托住被检者右腰部，拇指张开于肋部，触诊时左手向上推，使肝下缘紧贴前腹壁下移，并限制右下胸扩张，以增加膈下移的幅度，这样吸气时下移的肝脏就更易碰到右手指，可提高触诊的效果（图8-9）。

2. 肝脏触诊内容 触及肝脏时，应详细体会并描述下列内容。

（1）大小 正常成人的肝脏可于肋弓下触及肝下缘，在1cm以内，在剑突下在3cm以内。如超出上述标准，肝脏质地柔软，表面光滑，且无压痛，则首先应考虑肝下移，此时可用叩诊法叩出肝上界，如肝上界也相应降低，肝上下径正常，则为肝下移，如肝上界正常或升高，则提示肝大。

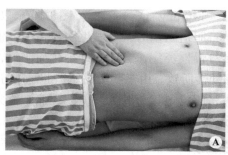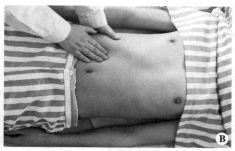

图8-9 肝脏触诊
A. 肝脏单手触诊法；B. 肝脏双手触诊法

肝脏下移常见于内脏下垂，肺气肿、右侧胸腔大量积液导致膈肌下降。

肝大见于病毒性肝炎、肝淤血、脂肪肝、白血病、肝脓肿、肝肿瘤等。

肝脏缩小见于急性和亚急性重型肝炎，以及肝硬化晚期。

（2）质地　一般将肝脏质地分为三级，即质软、质韧（中等硬度）和质硬。正常肝脏质地柔软，如触及口唇；急性肝炎及脂肪肝时肝质地稍韧，慢性肝炎及肝淤血肝质韧如触鼻尖；肝硬化质硬，肝癌质地最坚硬，如触前额。肝脓肿或囊肿有液体时呈囊性感，大而表浅者可能触到波动感。

（3）边缘和表面状态　触及肝脏时应注意肝脏边缘的厚薄，是否整齐，表面是否光滑、有无结节。正常肝脏边缘整齐，且厚薄一致、表面光滑。肝边缘圆钝常见于脂肪肝或肝淤血。肝边缘锐利，表面有结节，多见于肝硬化。肝边缘不规则，表面不光滑，呈不均匀的结节状，见于肝癌等。

（4）压痛　正常肝脏无压痛，如果肝包膜有炎性反应或紧张时则有压痛，轻度弥漫性压痛见于肝炎、肝淤血等，局限性剧烈压痛见于较表浅的肝脓肿，可伴有叩击痛。

（5）搏动　正常肝脏及炎症、肿瘤等引起的肝大并不伴有搏动。凡肝大未压迫到腹主动脉，或右心室未增大到向下推压肝脏时，均不出现肝脏的搏动。如果触到肝脏搏动，应注意其为单向性还是扩张性。单向性搏动常为传导性搏动，系由肝脏传导了其下面的腹主动脉的搏动所致，故两手掌置于肝脏表面有被推向上的感觉。扩张性搏动为肝脏本身的搏动，见于三尖瓣关闭不全，由于右心室的收缩搏动通过右心房、下腔静脉而传导至肝脏，使其呈扩张性，如置两手掌于肝脏左右叶上面，即可感到两手被推向两侧的感觉，称为扩张性搏动。

3. 肝脏肿大的临床意义　由于肝脏病变的性质不同，物理性状也各异，故触诊时必须逐项认真、仔细检查，综合判断其临床意义。例如，急性肝炎时，肝脏可轻度肿大，表面光滑，边缘钝，质稍韧，但有充实感及压痛。右心衰竭引起肝淤血时，肝脏可明显肿大，且大小随淤血程度变化较大，表面光滑，边缘圆钝，质韧，也有压痛，用手压迫肿大肝脏可使颈静脉怒张更明显，称为肝颈静脉回流征阳性。脂肪肝所致肝大，表面光滑，质软或稍韧，但无压痛。肝硬化的早期肝常肿大，晚期则缩小，质较硬，边缘锐利，表面可能触到小结节，无压痛。肝癌时肝脏逐渐肿大，质地坚硬如石，边缘不整，表面高低不平，可有大小不等的结节或巨块，压痛和叩痛明显。

（二）胆囊触诊

正常胆囊隐存于肝脏后不能触及。胆囊肿大时可在右肋缘下、腹直肌外缘处触及，肿大的胆囊一般呈梨形或卵圆形、张力较高的肿块，随呼吸上下移动。如肿大胆囊呈囊性感，并有明显压痛，常见于急性胆囊炎。胆囊肿大呈囊性感，无压痛者，见于壶腹周围癌。胆囊肿大，有实性感者，见于胆囊结石或胆囊癌。

当胆囊有炎症时，但肿大的胆囊未达肋缘下，不能触及胆囊，此时可用胆囊触痛试验检查。检查方法：检查者以左手掌平放于被检者右胸下部，以拇指指腹压于右肋下胆囊点处嘱被检者缓慢深吸气，在深吸气时发炎的胆囊下移时碰到用力按压的拇指，引起疼痛，此为胆囊触痛，如因疼痛剧烈而吸气

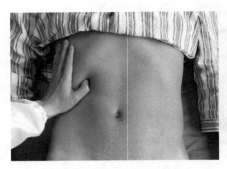

图8-10 Murphy征检查法

终止，称墨菲征（Murphy sign）阳性（图8-10），见于急性胆囊炎。在胆总管结石胆道阻塞时，可发生明显黄疸，但胆囊常不肿大，乃因胆囊多有慢性炎症，囊壁因纤维化而皱缩，且与周围组织粘连而失去移动性所致。由于胰头癌压迫胆总管导致胆道阻塞、黄疸进行性加深，胆囊也显著肿大，但无压痛，称为库瓦西耶征（Courvoisier sign）阳性。

（三）脾脏触诊

1. 触诊方法 脾脏明显肿大而位置又较表浅时，用单手稍用力触诊即可查到。如果肿大的脾脏位置较深，应用双手触诊法进行检查，被检者仰卧，两腿稍屈曲，检查者左手绕过被检者腹前方，手掌置于其左胸下部第9～11肋处，试将其脾脏从后向前托起，并限制胸廓运动，右手掌平放于脐部，与左肋弓大致呈垂直方向，自脐平面开始配合呼吸，如同触诊肝脏一样，迎触脾尖，直至触到脾缘或左肋缘为止（图8-11A），脾脏切迹为其形态特征。在脾脏轻度肿大而仰卧位不易触到时，可嘱被检者取右侧卧位，双下肢屈曲，此时用双手触诊则容易触到（图8-11B）。

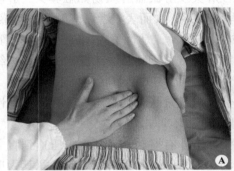
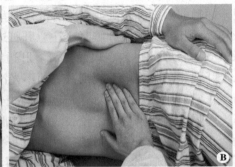

图8-11 脾脏触诊

2. 脾脏大小测量 脾大测量法如下（图8-12）。

（1）第1线测量 指左锁骨中线与左肋缘交点至脾下缘的距离，以厘米表示（下同）。脾脏轻度肿大时只做第1线测量。

（2）第2线测量和第3线测量 脾脏明显肿大时，应加测第2线和第3线。前者系指左锁骨中线与左肋缘交点至脾脏最远点的距离（应大于第1线测量），后者指脾右缘与前正中线的距离。如脾脏高度肿大向右越过前正中线，则测量脾右缘至前正中线的最大距离，以"+"表示；未超过前正中线则测量脾右缘与前正中线的最短距离，以"-"表示。临床上将脾大分为轻、中、高三度。脾缘不超过肋下2cm为轻度肿大；超过2cm，在脐水平线以上为中度肿大；超过脐水平线或前正中线则为高度肿大，即巨脾。

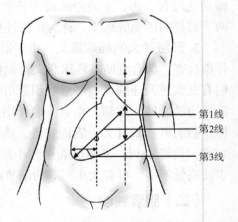

图8-12 脾大测量法

3. 脾大的临床意义 正常脾脏不能触及。内脏下垂或左侧胸腔积液、积气时膈下降，可使脾脏向下移位。除此以外，能触到脾脏则提示脾脏已肿大至正常2倍以上，多为病理现象。轻度肿大常见于急慢性肝炎、伤寒、粟粒性结核、急性疟疾、感染性心内膜炎及败血症等，一般质地柔软；中度肿大常见于肝硬化、疟疾、慢性淋巴细胞白血病、慢性溶血性黄疸、淋巴瘤、系统性红斑狼疮等，质地一般较硬；高度肿大，表面光滑者见于慢性髓系白血病、黑热病、慢性疟疾和骨髓纤维化等，表面不平滑而有结节者见于淋巴瘤和恶性组织细胞病。脾脏表面有囊性肿物者见于脾囊肿；脾脏压痛见于脾脓肿、脾梗死等；脾周围炎或脾梗死时，脾脏触诊有摩擦感且有明显压痛。

（四）肾脏触诊

1. 检查方法 一般用双手触诊法。可采取平卧位。平卧位触诊右肾时，嘱被检者两腿屈曲并做较深腹式呼吸。检查者立于被检者右侧，以左手掌托起其右腰部，右手掌平放在右上腹部，手指方向大致平行于右肋缘进行深部触诊右肾，于被检者吸气时双手夹触肾脏。如触到光滑钝圆的脏器，可能为肾下极，如能在双手间握住更大部分，则略能感知其蚕豆状外形，此时被检者常有酸痛或类似恶心的不适感。触诊左肾时，左手越过被检者腹前方从后面托起左腰部，右手掌横置于被检者左上腹部，依上述方法双手触诊左肾。平卧位未能触及肾脏时，可变换体位（侧卧、坐位或立位）再行触诊。

2. 肾脏触诊的临床意义 正常人肾脏一般不易触及，有时可触到右肾下极。身材瘦长者，肾下垂、游走肾或肾脏代偿性增大时，肾脏较易触到。在深吸气时能触到1/2以上的肾脏即为肾下垂。如肾下垂明显并能在腹腔各个方向移动时称为游走肾。肾大见于肾盂积水或积脓、肾肿瘤、多囊肾等。当肾盂积水或积脓时，肾脏的质地柔软而富有弹性，有时有波动感。多囊肾时，一侧或两侧肾脏为不规则形增大，有囊性感。肾肿瘤则表面不平，质地坚硬。

当肾脏和尿路有炎症或其他疾病时，可在相应部位出现压痛点（图8-13）。①季肋点（前肾点）：第10肋骨前端，右侧位置稍低，相当于肾盂位置；②上输尿管点：在脐水平线上腹直肌外缘；③中输尿管点：在髂前上棘水平腹直肌外缘，相当于输尿管第二狭窄处；④肋脊点：背部第12肋骨与脊柱的交角（肋脊角）的顶点；⑤肋腰点：第12肋骨与腰肌外缘的交角（肋腰角）顶点。

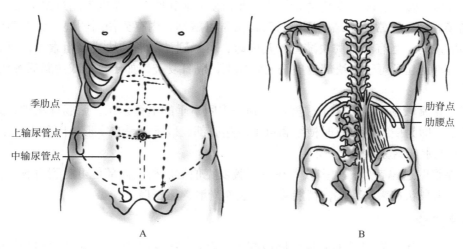

图8-13 肾脏疾病压痛点示意图

A. 腹面；B. 背面

肋脊点和肋腰点压痛见于肾盂肾炎、肾脓肿和肾结核等，如炎症深隐于肾实质内，可无压痛而仅有叩击痛。季肋点压痛亦提示肾脏病变。上输尿管点或中输尿管点出现压痛，提示输尿管结石、结核或化脓性炎症。

（五）膀胱触诊

正常膀胱空虚不易触到，当膀胱充盈时，于下腹中部触及呈扁圆形或球形，囊状物，不能用手推移。按压时憋胀有尿意，排尿或导尿后缩小或消失，借此可与妊娠子宫、卵巢囊肿及直肠肿物等鉴别。膀胱胀大最多见于尿道梗阻（如前列腺增生或癌、脊髓病）所致的尿潴留，也见于昏迷患者、腰椎或骶椎麻醉后、手术后局部疼痛患者。

（六）胰腺触诊

胰腺位于腹膜后，位置深而柔软，故不能触及。在病理情况下常亦不能触及。胰腺在上腹部相当于第1、2腰椎处，胰头及胰颈约位于腹中线偏右，而胰体、胰尾在腹中线左侧。当胰腺有病变时，则可在上腹部出现体征。当上腹中部或左上腹有横行呈带状压痛及肌紧张，并涉及左腰部者，提示胰腺炎症，如起病急同时有左腰部皮下淤血而发蓝，则提示重症急性胰腺炎。如在上腹部触及质硬而无移动性横行条索状的肿物时，应考虑为慢性胰腺炎。如呈坚硬块状，表面不光滑似有结节，则可能为胰腺癌。胰头癌时，可出现阻塞性黄疸及胆囊肿大而无压痛（即库瓦西耶征阳性）。在上腹部肋缘下或左上腹部触到囊性肿物，多为胰腺假性囊肿。但要注意胃在胰腺前面，故此区肿物需与胃部肿瘤鉴别。

四、肿　块

腹部肿块常由肿大或异位的脏器、炎性肿块、囊肿、肿大淋巴结，以及良、恶性肿瘤，肠内粪块引起，因此应注意鉴别。首先应将正常脏器与病理性肿块区别开来。

（一）正常腹部可触到的结构

1. 腹直肌肌腹及腱划　在腹肌发达者或运动员的腹壁中上部，可触到腹直肌肌腹，隆起略呈圆形或方块状，较硬，其间有横行凹沟，为腱划，易误认为腹壁肿物或肝缘。但其在中线两侧对称出现，较浅表，于屈颈、抬肩、腹肌紧张时更明显，可与肝脏及腹腔内肿物区别。

2. 腰椎椎体及骶骨岬　形体消瘦及腹壁薄软者，在脐附近中线位常可触到骨样硬度的肿块，自腹后壁向前突出，有时可触到其左前方有搏动，此即腰椎（$L_4 \sim L_5$）椎体或骶骨岬（S_1向前突出处）。初学者易将其误认为后腹壁肿瘤。在其左前方常可查到腹主动脉搏动，宽度不超过3.5cm。

3. 乙状结肠粪块　正常乙状结肠用滑行触诊法常可触到，内存粪便时明显，为光滑索条状，而无压痛，可被手指推动。当有干结粪块潴留于其内时，可触到类圆形肿块或较粗索条，可有轻压痛，易误认为肿瘤。为鉴别起见可于肿块部位皮肤上做标志，隔日复查，如于排便或洗肠后肿块移位或消失，即可明确。

4. 横结肠　正常较瘦的人，于上腹部可触到一中间下垂的横行索条，腊肠样粗细，光滑柔软，滑行触诊时可推动，即为横结肠。有时横结肠可下垂达脐部或以下，呈U字形，因其上、下缘均可触及，故仔细检查不难与肝缘区别。

5. 盲肠　除腹壁过厚者外，大多数人在右下腹麦克伯尼点稍上内部位可触到盲肠。正常时触之如圆柱状，其下部为梨状扩大的盲端，稍能移动，表面光滑，无压痛。

（二）异常肿块

如在腹部触到上述内容以外的肿块，则应视为异常，多有病理意义。触到这些肿块时需注意下列各点。

1. 部位　各部位的肿块常来源于该部的脏器，如上腹中部触到肿块常为胃或胰腺的肿瘤、囊肿或胃内结石；右肋下肿块常与肝和胆有关。两侧腹部的肿块常为结肠的肿瘤。脐周或右下腹不规则，有压痛的肿块常为结核性腹膜炎所致的肠粘连。下腹两侧类圆形、可活动，具有压痛的肿块可能系腹腔淋巴结肿大，如位于较深、坚硬不规则的肿块则可能系腹膜后肿瘤。卵巢囊肿多有蒂，故可在腹腔内游走。腹股沟韧带上方的肿块可能来自卵巢及其他盆腔器官。

2. 大小　凡触及的肿块均应测量其纵、横径或前后径（深厚），以厘米表示，便于动态观察。临床上也可用实物做比喻，如拳头、鸡蛋、核桃等。如肿块大小变异不定，甚至自行消失，则可能是痉挛、充气的肠袢所引起。

3. 形态　注意其形状、轮廓、边缘和表面切迹等。圆形且表面光滑的肿块多为良性。形态不规则，表面凸凹不平且坚硬者，应多考虑恶性肿瘤。如在右上腹触到边缘光滑的卵圆形肿物，应疑为胆囊积液。左上腹肿块有明显切迹多为脾脏。

4. 质地 肿块若为实质性的，其质地可能柔韧、中等硬或坚硬，见于肿瘤、炎性或结核浸润块，如胃癌、肝癌、回盲部结核等。肿块若为囊性，质地柔软，见于囊肿、脓肿，如卵巢囊肿、多囊肾等。

5. 压痛 急性炎性肿块有明显压痛。如右下腹的肿块压痛明显，常为阑尾脓肿等。肝脏增大有明显压痛，多见于急性肝炎、肝脓肿。

6. 搏动 消瘦者可以在腹部见到或触到动脉的搏动。如在腹中线附近触到明显的膨胀性搏动，则应考虑腹主动脉或其分支的动脉瘤。有时尚可触及震颤。

7. 移动度 肿块随呼吸而上下移动，多为肝、脾、胃、肾或其肿物，胆囊因附在肝下，横结肠因借胃结肠韧带与胃相连，故其肿物亦随呼吸而上下移动。肝脏和胆囊的移动度大，不易用手固定。如果肿块能用手推动者，可能来自胃、肠或肠系膜。移动度大的多为带蒂的肿物或游走的脏器。局部炎性肿块或脓肿及腹腔后壁的肿瘤，一般不能移动。

五、液 波 震 颤

腹腔内有大量游离液体时，如用手指叩击腹部，可感到液波震颤或称波动感。检查时被检者平卧，检查者以一手掌面贴于被检者一侧腹壁，另一手四指并拢屈曲，用指端叩击对侧腹壁（或以指端冲击式触诊），如有大量液体存在，则贴于腹壁的手掌有被液体波动冲击的感觉，即波动感。为防止腹壁本身的震动传至对侧，可让另一人将手掌尺侧缘压于脐部腹中线上，即可阻止之（图8-14）。此法检查腹水，需有3000～4000ml以上液量时才能查出，不如移动性浊音敏感。

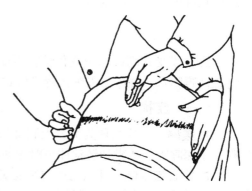

图8-14 液波震颤检查法

第6节 腹部常见病变的主要症状和体征

一、消化性溃疡

消化性溃疡主要指发生在胃、十二指肠的深达黏膜肌层的急性或慢性溃疡。溃疡的形成与胃肠道黏膜在某种情况下被胃酸和胃蛋白酶等自身消化有关，是一种常见病和多发病。

（一）症状

1. 上腹疼痛 是本病的主要症状，常可提示诊断，具有以下特征。

（1）部位 胃溃疡的疼痛多位于中上腹部稍偏高处，或剑突下和剑突下偏左处。十二指肠溃疡的疼痛多位于中上腹部或脐上方和脐上偏右处。胃或十二指肠后壁溃疡特别是穿透性溃疡的疼痛可放射至背部。疼痛范围多为数厘米直径大小。因空腔脏器疼痛属内脏神经痛，在体表上定位不十分确切，所以疼痛不一定能准确反映溃疡所在的解剖位置。

（2）性质 疼痛性质不一，常为持续性钝痛、隐痛、胀痛、烧灼样痛、饥饿痛等。急性发作时亦可有剧痛，如绞拧或刀割样痛。当溃疡穿透至浆膜层或穿孔，即可出现持续性剧痛。

（3）节律性 消化性溃疡的疼痛与进餐有一定关系。胃溃疡的疼痛多在餐后1小时内发生，经1～2小时后逐渐缓解，至下一次餐后再重复出现上述规律，呈进餐—疼痛—缓解的规律。十二指肠溃疡的疼痛则多发生在两餐之间，持续至下一次进餐后缓解，呈疼痛—进餐—缓解的规律，又称空腹痛，也可出现夜间痛，可于午夜及清晨1小时发生疼痛。

（4）周期性 上腹疼痛可持续数天、数周、数月，继以较长时间缓解，以后又复发，一年四季均可发病，但好发季节为秋末或春初，与寒冷有明显关系。

（5）长期性　溃疡愈合后甚易复发，因此常表现为上腹部疼痛屡愈屡发，延续数年至数十年，每次发作持续数周至数月不等。

（6）诱发因素　过度紧张、劳累、焦虑、忧郁、饮食不慎、气候变化、烟酒和药物影响等因素可使消化性溃疡的症状加剧。

（7）缓解因素　休息、进食和服制酸药物等可使症状减轻或缓解。

2.伴随症状　常有餐后腹胀、反酸、嗳气、烧心、流涎、恶心、呕吐、食欲不振、便秘等症状。

3.全身症状　自主神经功能失调的症状，如失眠、多汗，以及营养不良的症状，如消瘦、贫血等。

（二）体征

消化性溃疡缺乏特异性体征，在溃疡活动期多数患者有上腹部局限性轻压痛，胃溃疡压痛点常偏左，十二指肠溃疡压痛点常偏右，少数患者可有贫血和营养不良的体征。后壁溃疡穿孔，可有背部皮肤感觉过敏区和明显压痛。

二、急性腹膜炎

当腹膜受到细菌感染或化学物质如胃、肠、胰液及胆汁等的刺激时，即可引起腹膜急性炎症，称为急性腹膜炎。临床上以细菌感染所致者急性腹膜炎最为严重。

（一）症状

1.腹痛　主要表现为突发上腹部持续性剧烈疼痛，一般以原发病灶处最显著，腹痛迅速扩展至全腹，于深呼吸、咳嗽和转动体位时疼痛加剧。

2.恶心与呕吐　开始是由腹膜受炎症刺激而致反射性恶心与呕吐，呕吐物为胃内容物，有时带有胆汁。以后则出现麻痹性肠梗阻，呕吐转为持续性，呕吐物可有肠内容物，可伴有恶臭。

3.全身症状　可伴有发热及毒血症，严重者可出现休克等征象。

（二）体征

急性弥漫性腹膜炎患者多呈急性危重病容，全身冷汗，表情痛苦，为减轻腹痛常被迫采取两下肢屈曲仰卧位，呼吸浅速。在病程后期因高热、不能进食、呕吐、失水、酸中毒等，患者出现精神萎靡、面色灰白、皮肤和口舌干燥、眼球及两颊内陷、脉搏频数无力、血压下降等征象。腹部检查可发现：视诊可见腹式呼吸明显减弱或消失，当腹腔内炎性渗出液增多或肠管发生麻痹明显扩张时，可见腹部膨隆。触诊典型的腹膜炎三联征——腹肌紧张、压痛和反跳痛。叩诊时由于胃肠穿孔游离气体积聚于膈下，可出现肝浊音界缩小或消失，腹腔有大量渗液时，可叩出移动性浊音。听诊肠鸣音减弱或消失。局限性腹膜炎时，腹肌紧张、压痛、反跳痛局限于腹部的病变局部，如局限性腹膜炎局部形成脓肿，或炎症与周围大网膜和肠管粘连成团时，触诊时可在局部扪及有明显压痛的肿块。

三、肝 硬 化

肝硬化是一种以肝细胞弥漫损害引起弥漫性纤维组织增生和结节形成，导致正常肝小叶结构破坏肝内循环障碍为特点的常见慢性肝病。

（一）症状

肝硬化起病隐匿，进展缓慢，肝脏又有较强的代偿功能，所以在肝硬化发生后较长一段时间，甚至数年内并无明显症状及体征。临床上将肝硬化分为代偿期（早期）和失代偿期（中、晚期）。

代偿期肝硬化症状较轻微，常缺乏特征性，可有食欲不振、消化不良、腹胀、恶心、大便不规则等消化系统症状，以及乏力、头晕、消瘦等全身症状。

失代偿期肝硬化时上述症状加重，并可出现水肿，腹水，黄疸，皮肤、黏膜出血，消化道出血，发热，肝性脑病，少尿，无尿等症状。

（二）体征

肝硬化患者常面色灰暗，缺少光泽，皮肤、巩膜黄染，面、颈和上胸部可见毛细血管扩张或蜘蛛痣，手掌的大、小鱼际和指端有红斑称为肝掌，男性常有乳房发育并伴压痛。肝脏由肿大而变小，质地变硬，表面不光滑。脾脏轻度至中度肿大。下肢水肿、腹水等。

四、急性阑尾炎

急性阑尾炎是指阑尾的急性炎症性病变，是外科最常见的急腹症。

（一）症状

腹痛是主要症状，早期为中上腹或脐周范围较弥散疼痛（内脏神经痛），经数小时（6~8小时）后炎症波及浆膜和腹膜壁层出现定位清楚的右下腹疼痛（躯体神经痛）。70%~80%的患者有典型转移性右下腹痛病史。少数患者病情发展快，疼痛一开始即局限于右下腹。患者常伴有恶心、呕吐、便秘、腹泻及轻度发热。

（二）体征

病程的早期在上腹或脐周有模糊不清的轻压痛，起病数小时后右下腹阑尾点有显著而固定的压痛和反跳痛，这是诊断阑尾炎的重要依据。被检者取仰卧位时，检查者右手压迫被检者左下腹降结肠区，再用左手反复按压其前上端（近侧结肠），被检者诉右下腹痛，称为罗夫辛征阳性，这是由结肠内气体倒流刺激发炎阑尾所致。被检者左侧卧位，两腿伸直，当右下肢被动向后过伸时发生右下腹痛，称为腰大肌征阳性，此征提示炎症阑尾位于盲肠后位。低位或盆腔内阑尾炎症时，可有直肠右前壁触痛或触及肿块。当阑尾炎进展至坏死穿孔后，右下腹压痛和反跳痛更明显，并伴局部腹肌紧张。形成阑尾周围脓肿时，可触及有明显压痛的肿块。

五、肠 梗 阻

肠梗阻是肠内容物在肠道通过时受阻所产生的一种常见的急腹症。

（一）分类

肠梗阻的分类对诊断及治疗有指导意义。根据产生原因可分为以下几种。

1. 机械性肠梗阻 临床上最常见，是由于各种原因引起肠腔狭小，影响肠内容物顺利通过，如肠粘连、肠扭转、肠套叠、绞窄性疝、蛔虫团或粪块堵塞肠腔等所致。

2. 动力性肠梗阻 肠腔无狭窄，由于肠壁肌肉运动功能紊乱，肠内容物不能通过，动力性肠梗阻又分为麻痹性肠梗阻和痉挛性肠梗阻。前者常见于腹部大手术后、急性弥漫性腹膜炎、腹膜后出血、感染和低血钾症等情况，后者较少见，由肠腔受外伤、异物、炎症刺激或铅中毒刺激等所致。

3. 血运性肠梗阻 由于肠系膜血管有栓塞或血栓形成而致肠管缺血，继而肠壁平滑肌发生麻痹，肠内容物运行停滞。

此外，根据肠壁有无血液循环障碍，分为单纯性肠梗阻和绞窄性肠梗阻，根据肠腔梗阻的程度，分为完全性肠梗阻和不完全性肠梗阻，根据肠梗阻发展的快慢，分为急性肠梗阻和慢性肠梗阻。

临床上肠梗阻随着病理过程的演变和发展，可由单纯性发展成绞窄性，由不完全性转变成完全性，由慢性转变为急性，由机械性转变为麻痹性。

（二）症状

临床表现为腹痛、呕吐、排便排气停止和腹胀。腹痛是最主要症状，机械性肠梗阻时，梗阻近端肠段平滑肌产生强烈收缩，出现阵发性剧烈绞痛，数分钟一次，小肠梗阻的腹痛较大肠梗阻严重。高位小肠梗阻时一般腹痛在上腹部，低位小肠梗阻时腹痛常位于脐周，结肠梗阻时腹痛常位于下腹部。早期即有反射性呕吐，吐出胃肠内容物，高位小肠梗阻呕吐发生早，可吐出胃肠液及胆汁，呕吐量大，低位小肠梗阻呕吐出现较晚，先吐胃液和胆汁，以后可吐出粪臭味小肠内容物，如有肠管血供障碍，可吐出咖啡色血性液体。麻痹性肠梗阻可有溢出性严重呕吐，结肠梗阻一般无呕吐，或到病程晚期才有呕吐。

肠道积气积液可产生腹胀，小肠梗阻时以上腹部和中腹部腹胀明显，结肠梗阻以上腹部和两侧腹部腹胀明显。患者常无排便和排气，但在完全性小肠梗阻的早期，可排出大肠内积存的少量气体和粪便。

（三）体征

患者呈痛苦重病面容，眼球凹陷呈脱水貌，呼吸急促，脉搏细数，甚至有血压下降、休克等征象。

腹部检查见腹部膨胀，小肠梗阻可见脐周不规则呈梯形多层排列的肠型和蠕动波，结肠梗阻可见腹部周边明显膨胀。腹肌紧张且伴压痛，绞窄性肠梗阻患者可出现反跳痛。机械性肠梗阻患者可听到肠鸣音明显亢进，呈金属音调。麻痹性肠梗阻患者肠鸣音减弱或消失。当腹腔有渗液时，出现移动性浊音。

（杨 震）

生殖器、肛门和直肠的检查是全身体格检查的一部分，但由于部位比较特殊，有些患者可能会紧张、拘谨、不配合，甚至会拒绝检查。应对有检查指征的患者说明检查的目的、方法和重要性，同时尊重患者的权利和隐私，使之接受并配合检查。男性医生检查女性患者时，须有女性医务人员在场。

一、男性生殖器

男性生殖器包括外生殖器和内生殖器。检查时，应充分暴露被检者下身，双下肢取外展位，视诊和触诊相结合。先检查外生殖器（阴茎、阴囊），后检查内生殖器（主要检查前列腺、精囊）。

（一）阴茎

阴茎为前端膨大的圆柱体，分头、体、根三部分。正常成年人阴茎长7～10cm，由3个海绵体构成。其检查顺序如下。

1. 包皮 阴茎的皮肤在阴茎颈前向内翻转覆盖于阴茎表面称为包皮。成年人包皮不应掩盖尿道口。翻起包皮后应露出阴茎头，若翻起后仍不能露出尿道外口或阴茎头者称为包茎，包茎见于先天性包皮口狭窄或炎症、外伤后粘连。若包皮长度超过阴茎头，但翻起后能露出尿道口或阴茎头，称包皮过长。包皮过长或包茎易引起尿道外口或阴茎头感染、嵌顿；污垢在阴茎颈部易于残留，长期的污垢刺激常被视为阴茎癌的重要致病因素之一。故提倡早期手术处理过长的包皮。

2. 阴茎头与阴茎颈 阴茎前端膨大部分称为阴茎头，俗称龟头。在阴茎头、颈交界部位有一环形浅沟，称为阴茎颈或阴茎头冠。检查时应将包皮上翻暴露全部阴茎头及阴茎颈，观察其表面的色泽，有无充血、水肿、分泌物及结节等。正常阴茎头红润、光滑。如有小水泡常为生殖器疱疹。阴茎头部如出现淡红色小丘疹融合成蕈样，呈乳突状突起，应考虑为尖锐湿疣。

3. 尿道口 检查尿道口时，检查者用示指与拇指轻轻挤压龟头使尿道张开，观察尿道口有无红肿、分泌物及溃疡。淋球菌或其他病原体感染所致的尿道炎常可见以上改变。观察尿道口是否狭窄，先天性畸形或炎症粘连常可出现尿道口狭窄。并注意有无尿道口异位，尿道下裂时尿道口位于阴茎腹面，如嘱患者排尿，裂口处常有尿液溢出。

4. 阴茎大小与形态 成年人阴茎过小呈婴儿型阴茎，见于垂体功能或性腺功能不全患者；在儿童期阴茎过大呈成人型阴茎，见于性早熟，如促性腺激素过早分泌。假性性早熟见于睾丸间质细胞瘤患者。

（二）阴囊

阴囊为腹壁的延续部分，囊壁由多层组织构成。阴囊内中间有一隔膜将其分为左右两个囊腔，每囊内含有精索、睾丸及附睾。检查时被检者取站立位或仰卧位，两腿稍分开。先观察阴囊皮肤及外形，后进行阴囊触诊，方法是检查者将双手拇指置于被检者阴囊前面，其余手指放在阴囊后面，起托护作用，拇指做来回滑动触诊，可双手同时进行，也可用单手触诊。阴囊检查按以下顺序进行。

1. 阴囊皮肤及外形 正常阴囊皮肤呈深暗色，多皱褶。视诊时注意观察阴囊皮肤有无皮疹、脱屑、溃烂等损害，观察阴囊外形有无肿胀、肿块。阴囊常见病变：阴囊湿疹、阴囊水肿、阴囊象皮肿、阴囊疝、鞘膜积液等。

2. 精索 正常精索为柔软的条索状圆形结构，由输精管、提睾肌、动静脉、精索神经及淋巴管等组成。精索在左右阴囊腔内各有一条，位于附睾上方，检查时检查者用示指和拇指触诊，从附睾摸到腹股沟环。精索常见病变包括输精管结核、精索急性炎症、精索静脉曲张等。

3. 睾丸 左右各一，椭圆形，表面光滑柔韧。检查时检查者用拇指和示、中指触诊，注意其大小、形状、硬度及有无触压痛等，两侧须对比。睾丸急性肿痛多见于急性睾丸炎，慢性肿痛多见于结核，一侧睾丸肿大、质硬并有结节应考虑睾丸肿瘤或白血病细胞浸润等。当阴囊触诊未触及睾丸时，应触诊腹股沟管内或阴茎根部、会阴部等处，或行超声检查腹腔，如睾丸隐藏在以上部位，称为隐睾症，以一侧多见，也可为双侧。无睾丸常见于性染色体数目异常所致的先天性无睾症。

4. 附睾 是储存精子和促进精子成熟的器官，位于睾丸后外侧。检查时检查者用拇指和示、中指触诊，注意大小、有无结节和压痛。常见病变有炎症、结核等。

（三）前列腺

前列腺位于膀胱下方、耻骨联合后约2cm处，形状像前后稍扁的栗子。正中有纵行浅沟，将其分为左右两叶，尿道从中纵行穿过，排泄管开口于尿道前列腺部。检查时被检者取肘膝卧位，跪卧于检查台上，也可采用右侧卧位或站立弯腰位，检查者示指戴指套，指端涂以润滑剂，徐徐插入肛门，向腹侧触诊。正常前列腺质韧而有弹性，左右两侧之间可触及正中沟。前列腺增生时正中沟消失，表面光滑有韧感，多见于老年人。前列腺肿大、质硬无压痛，表面有硬结节者多为前列腺癌。

（四）精囊

精囊又叫精囊腺，为长椭圆形的囊状器官，位于膀胱底的后方，输精管壶腹的外侧，左右各一，其排泄管与输精管壶腹的末端合成射精管，精囊分泌的液体组成精液的一部分。正常时肛诊不易触及，如可触及则视为病理状态。精囊呈条索状肿胀并有触压痛多为炎症所致，呈结节状多为结核所致。

二、女性生殖器

女性生殖器包括内外两部分，一般情况下女性外生殖器检查由妇产科医生根据病情需要进行。检查时被检者应排空膀胱，暴露下身，仰卧于检查台上，两腿外展、屈膝，检查者戴无菌手套检查，检查顺序和方法如下。

（一）外生殖器

1. 阴阜 位于耻骨联合前面，为皮下脂肪丰富、柔软的脂肪垫。性成熟后皮肤有阴毛，呈倒三角形分布，为女性第二性征。若阴毛先浓密后脱落而明显稀少或缺如，见于性功能减退症或希恩综合征等；阴毛明显增多，呈男性分布，多见于肾上腺皮质功能亢进症。

2. 大阴唇 为一对纵行长圆形隆起的皮肤皱襞，皮下组织松软，富含脂肪及弹力纤维。性成熟后表面有阴毛，未生育妇女两侧大阴唇自然合拢遮盖外阴；经产妇两侧大阴唇常分开；老年人或绝经后则常萎缩。

3. 小阴唇 位于大阴唇内侧，为一对较薄的皮肤皱襞，两侧小阴唇常合拢遮盖阴道外口。小阴唇表面光滑，呈浅红色或褐色，前端融合后包绕阴蒂，后端彼此会合形成阴唇系带。小阴唇炎症时常有红肿疼痛。局部色素脱失见于白斑症。

4. 阴蒂 为两侧小阴唇前端会合处与大阴唇前连合之间的隆起部分，外表为阴蒂包皮，其内具有男性阴茎海绵体样组织，性兴奋时能勃起。阴蒂过小见于性发育不全；过大应考虑两性畸形；红肿见于外阴炎症。

5. 阴道前庭 为两侧小阴唇之间的菱形裂隙，前部有尿道口，后部有阴道口。前庭大腺分居于阴道口两侧，如黄豆粒大，开口于小阴唇与处女膜的沟内。如有炎症则局部红肿、硬痛并有脓液溢出。

肿大明显而压痛轻，可见于前庭大腺囊肿。

（二）内生殖器

1. 阴道 未婚女性一般不做阴道检查。阴道为生殖通道，平常前后壁相互贴近，内腔狭窄，但富于收缩和伸展性。检查时检查者用拇、示指分开两侧小阴唇，在前庭后部可见阴道外口，其周围有处女膜，正常阴道黏膜呈浅红色、柔软、光滑，应注意其紧张度，有无瘢痕、肿块、分泌物、出血等并观察子宫颈有无糜烂及新生物形成等。

2. 子宫 为中空的肌质器官，位于骨盆中央，呈倒梨形。应以双合诊法触诊子宫。正常子宫颈表面光滑，妊娠时质软呈紫色，检查时应注意子宫颈有无充血、糜烂、肥大及息肉。正常成年未孕子宫长约7.5cm，宽4cm，厚约2.5cm；产后妇女子宫增大，触之较韧，光滑无压痛。子宫体积均匀性增大见于妊娠，非均匀性增大见于各种肿瘤。

3. 输卵管 长8～14cm。正常输卵管表明光滑、质韧无压痛。输卵管肿胀、增粗或有结节，弯曲或僵直，且常与周围组织粘连固定，明显触压痛者，多见于急慢性炎症或结核。

4. 卵巢 为一对扁椭圆形性腺，成人女性卵巢约4cm×3cm×1cm，表明光滑质软。卵巢触诊多用双合诊，绝经后萎缩变小变硬，增大有压痛常见于卵巢炎症，不同程度肿大常见于卵巢囊肿。

三、肛门与直肠检查

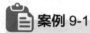

案例 9-1

患者，男性，34岁。主诉：反复肛门部肿物脱出2年，便血1周。现病史：2年前无明显诱因反复出现肛门部肿物脱出，可自行回纳，1周前出现大便后点滴样出血，无发热、恶心、呕吐、腹泻。体格检查：体温36.8℃，脉搏74次/分，呼吸20次/分，血压116/70mmHg。专科查体：患者左侧卧位，肛周无溃疡、红肿、瘢痕等，肛门7点位可见肿物脱出，直肠空虚，直肠光滑，未及肿物，无压痛，指套退出无血染。

　　问题：1. 该患者尚需完善哪些检查？
　　　　　2. 该患者所患疾病的鉴别诊断是什么？

直肠全长12～15cm，下连肛管，肛管下端在体表的开口为肛门，位于会阴中心体和尾骨尖之间。肛门与直肠的检查方法简便，常能发现许多有重要临床价值的体征。根据病情需要，被检者采取不同的体位。常用的体位如下。

1. 肘膝位 被检者两肘关节屈曲，置于检查台上，胸部尽量靠近检查台，两膝关节屈曲呈直角跪于检查台上，臀部抬高。此体位最常用于前列腺、精囊及内镜检查（图9-1）。

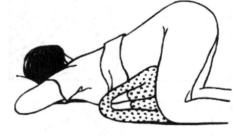

图9-1 肘膝位示意图

2. 左侧卧位 被检者取左侧卧位，右腿向腹部屈曲，左腿伸直，臀部靠近检查台右边。检查者位于被检者背后进行检查。该体位适用于病重、年老体弱或女性被检者（图9-2）。

3. 仰卧位或截石位 被检者仰卧于检查台上，臀部垫高，两腿屈曲、抬高并外展。该体位适用于重症体弱者或膀胱直肠窝的检查，亦可进行直肠双合诊，即检查者右手示指在直肠内，左手在下腹部，双手配合，以检查盆腔脏器的病变情况。

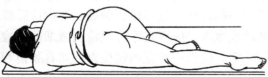

图9-2 左侧卧位示意图

肛门与直肠检查所发现的病变如肿块、溃疡等应按时针方向进行记录，并注明检查时被检者所取体位。肘膝位时肛门后正中点为12点钟位，前正中点为6点钟位，而仰卧位的时钟位则与此相反。肛门与直肠的检查方法以视诊、触诊为主，辅以内镜检查。

（一）视诊

正常肛门周围皮肤较深，皱褶自肛门向外周呈放射状。让被检者提肛收缩肛门时括约肌皱褶更明显，做排便动作时皱褶变浅。

1. 肛门闭锁与狭窄 多见于新生儿先天性畸形；因感染、外伤、手术等引起的肛门狭窄，常可在肛周发现瘢痕。

2. 肛门瘢痕与红肿 肛门周围瘢痕，多见于外伤或手术后，肛门周围有红肿及压痛，常为肛门周围炎症或脓肿。

3. 肛裂 是肛管下段（齿状线以下）深达皮肤全层的纵行及梭形裂口或感染性溃疡。被检者自觉排便时疼痛，排出的粪便周围常附有少许鲜血。检查时肛门常可见裂口，触诊时有明显触压痛。

4. 痔 是直肠下端黏膜下或肛管边缘皮下的内痔静脉丛或外痔静脉丛扩大和曲张所致的静脉团。多见于成年人，患者常有大便带血、痔块脱出、疼痛或瘙痒感。内痔位于齿状线以上，表面被直肠下端黏膜所覆盖，在肛门内口可查到柔软的紫红色包块，排便时可突出肛门口外；外痔位于齿状线以下，表面被肛管皮肤所覆盖，在肛门外口可见紫红色柔软包块；混合痔是齿状线上、下均可发现紫红色包块，下部被肛管皮肤所覆盖，具有外痔与内痔的特点。

5. 肛门直肠瘘 简称肛瘘，有内口和外口，内口在直肠或肛管内，瘘管经过肛门软组织开口于肛门周围皮肤，肛瘘多为肛管或直肠周围脓肿与结核所致，不易愈合，检查时可见肛门周围皮肤有瘘管开口，有时有脓性分泌物流出，在直肠或肛管内可见瘘管的内口或伴有硬结。

6. 直肠脱垂 又称脱肛，是指肛管、直肠或乙状结肠下端的肠壁，部分或全层向外翻而脱出于肛门外。检查时被检者取蹲位，观察肛门外有无突出物。如无突出物或突出不明显，让被检者屏气做排便动作时肛门外可见紫红色球状突出物，且随排便力气加大而突出更为明显。此即直肠部分脱垂（黏膜脱垂），停止排便时突出物常可回复至肛门内；若突出物呈椭圆形块状物，表面有环形皱襞，即为直肠完全脱垂（直肠壁全层脱垂），停止排便时不易回复。

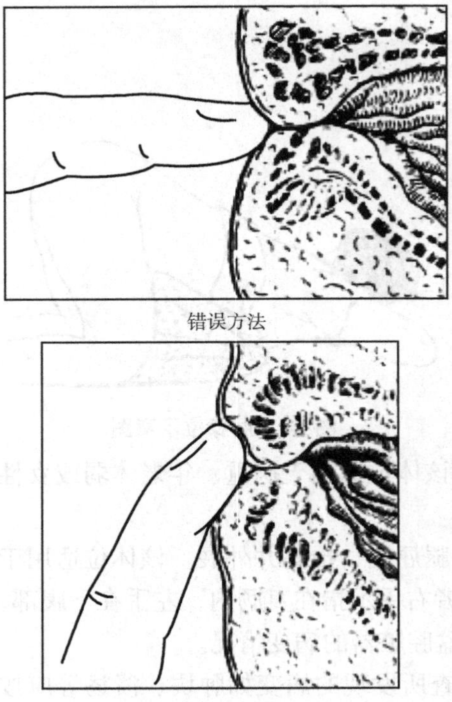

（二）触诊

肛门和直肠触诊通常称为肛诊或直肠指诊。被检者可采取肘膝位、左侧卧位或仰卧位等。触诊时检查者右手示指戴指套或手套，并涂以润滑剂，如肥皂液、凡士林、液状石蜡后，将示指置于肛门外口轻轻按摩，等被检者肛门括约肌适应放松后，再徐徐插入肛门、直肠内（图9-3）。先检查肛门及括约肌的紧张度，再查肛管及直肠的内壁。注意有无压痛及黏膜是否光滑，有无肿块及搏动感。男性还可触诊前列腺与精囊，女性则可检查子宫颈、子宫体、输卵管等。必要时配合用双合诊，对以上器官的疾病诊断有重要价值，此外对盆腔的其他疾病如阑尾炎、髂窝脓肿也有诊断意义。

直肠指诊时应注意有无以下异常改变：①直肠剧烈触痛，常因肛裂及感染引起；②触痛伴有波动感见于肛门、直肠周围脓肿；③直肠内触及柔软、光滑而有弹性的包块常为直肠息肉；④触及坚硬凹凸不平的包块，应考虑直肠癌；⑤指诊后指套表面带有黏液、脓液或血液，应取其涂片镜检或做细菌学检查。如直肠病变病因不明，应进一步做内镜检查，如直肠镜和乙状结肠镜以助鉴别。

错误方法

正确方法

图9-3 直肠指诊

（章 洁）

第1节 脊柱检查

脊柱是支撑体重、维持躯体各种姿势的重要支柱，并作为躯体活动的枢纽。其由7个颈椎、12个胸椎、5个腰椎、5个骶椎、4个尾椎组成。脊柱有病变时表现为局部疼痛、姿势或形态异常，以及活动受限等。脊柱检查时患者可取站立位或坐位，应注意其弯曲度、活动范围，以及有无畸形、压痛和叩痛等。

一、脊柱弯曲度

（一）生理性弯曲

正常人直立时，脊柱从侧面观察有四个生理性弯曲，即颈段稍向前凸，胸段稍向后凸，腰椎明显向前凸，骶椎则明显向后凸。被检者取站立位或坐位，检查者从后面观察脊柱有无侧弯。轻度侧弯时需借助触诊确定，检查方法是检查者用示、中指或拇指沿脊椎的棘突尖以适当的压力往下划压，划压后皮肤出现一条红色充血痕，以此痕为标准，观察脊柱有无侧弯。正常人脊柱无侧弯。除以上方法检查外还应侧面观察脊柱各部形态，了解有无前后凸出畸形。

（二）病理性变形

1. 颈椎变形 颈部检查需观察自然姿势有无异常，如被检者立位时有无侧偏、前屈、过度后伸和僵硬感。颈侧偏见于先天性斜颈，被检者头向一侧倾斜，患侧胸锁乳突肌隆起。

2. 脊柱后凸 脊柱过度后弯称为脊柱后凸，也称为驼背，多发于胸段脊柱。脊柱后凸时前胸凹陷，头颈部前倾。脊柱胸段后凸的原因甚多，表现也不完全相同，常见病因如下。

（1）佝偻病 多在儿童期发病，坐位时胸段呈明显均匀性向后弯曲，仰卧位时弯曲可消失。

（2）脊柱结核 多在青少年时期发病，病变常在胸椎下段及腰段。由于椎体被破坏、压缩，棘突明显向后凸出，形成特征性的成角畸形。常伴有全身其他脏器的结核病变如肺结核等。

（3）强直性脊柱炎 多见于成年人，脊柱胸段呈弧形（或弓形）后凸，常有脊柱强直性固定，仰卧位时亦不能伸直。

（4）脊椎退行性变 多见于老年人，椎间盘退行性萎缩，骨质退行性变，胸腰椎后凸曲线增大，造成胸椎明显后凸，形成驼背。

（5）其他 如外伤所致脊椎压缩性骨折，造成脊柱后凸，可发生于任何年龄；青少年胸段下部均匀性后凸，见于脊椎骨软骨炎。

3. 脊柱前凸 脊柱过度向前凸出性弯曲，称为脊柱前凸。多发生在腰椎部位，患者腹部明显凸向前，臀部明显凸向后，多由晚期妊娠、大量腹水、腹腔巨大肿瘤、第5腰椎向前滑脱、髋关节结核及先天性髋关节后脱位等所致。

4.脊柱侧凸 脊柱离开后正中线向左或右偏曲称为脊柱侧凸。侧凸严重时可出现肩部及骨盆畸形。根据侧凸的性状分为姿势性侧凸和器质性侧凸两种。

（1）姿势性侧凸 无脊柱结构的异常。姿势性侧凸早期脊柱的弯曲度多不固定，改变体位可使侧凸得以纠正，如平卧位或向前弯腰时脊柱侧凸可消失。姿势性侧凸的原因：①儿童发育期坐、立姿势不良。②代偿性侧凸，可由一侧下肢明显短于另一侧所致。③坐骨神经性侧凸，多因椎间盘突出，被检者改变体位，放松对神经根压迫的一种保护性措施，突出的椎间盘位于神经根外侧，腰椎突向患侧；位于神经根内侧，腰椎突向健侧。④脊髓灰质炎后遗症等。

（2）器质性侧凸 特点是改变体位不能使侧凸得到纠正。其病因有先天性脊柱发育不全、慢性胸膜肥厚、胸膜粘连及肩部或胸廓的畸形等。

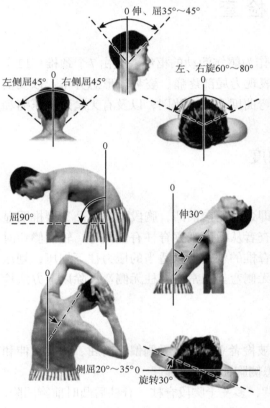

图10-1 脊柱活动度示意图

二、脊柱活动度

（一）正常活动度

正常人脊柱有一定活动度，但各部位活动范围明显不同。颈椎段和腰椎段的活动范围最大；胸椎段活动范围最小；骶椎和尾椎已融合成骨块状，几乎无活动性。

检查脊柱的活动度时，应让被检者做前屈、后伸、侧弯、旋转等动作，以观察脊柱的活动情况及有无变形。已有脊柱外伤可疑骨折或关节脱位时，应避免脊柱活动，以防止损伤脊髓。正常人直立、骨盆固定的条件下，颈段、胸段、腰段的活动范围参考值见图10-1。

（二）活动受限

检查脊柱颈段活动度时，检查者固定被检者肩部，嘱被检者做前屈、后伸、侧弯及左右旋转动作，颈及软组织有病变时，活动常不能达以上范围，否则有疼痛感，严重时出现僵直。脊柱颈段活动受限常见于：①颈肌肌纤维炎及韧带受损；②颈椎病；③结核或肿瘤浸润；④颈椎外伤、骨折或关节脱位。脊柱腰段活动受限常见于：①腰部肌纤维组织炎及韧带受损；②腰椎椎管狭窄；③椎间盘突出；④腰椎结核或肿瘤；⑤腰椎骨折或脱位。

三、脊柱压痛与叩击痛

（一）压痛

脊柱压痛的检查方法是嘱被检者取端坐位，身体稍向前倾。检查者以右手拇指从枕骨粗隆开始自上而下逐个按压脊椎棘突及椎旁肌肉，正常时每个棘突及椎旁肌肉均无压痛。如有压痛，提示压痛部位可能有病变，并以第7颈椎棘突为标志计数病变椎体的位置。除颈椎外，颈旁组织的压痛也提示相应病变，如落枕时斜方肌中点处有压痛；颈肋综合征及前斜角肌综合征时，压痛点在锁骨上窝和颈外侧三角区内，颈部肌纤维组织炎时压痛点在颈肩部，范围比较广泛。胸腰椎病变如结核、椎间盘突出及外伤或骨折，均在相应脊椎棘突有压痛，若椎旁肌肉有压痛，常为腰背肌纤维炎或劳损。

（二）叩击痛

常用的脊柱叩击方法有两种。

1. 直接叩击法　即用中指或叩诊锤垂直叩击各椎体的棘突，多用于检查胸椎与腰椎。颈椎疾病，特别是颈椎骨关节损伤时，因颈椎位置深，一般不用此法检查。

2. 间接叩击法　嘱被检者取坐位，检查者将左手掌置于其头部，右手半握拳以小鱼际肌部位叩击左手背，了解被检者脊柱各部位有无疼痛。如疼痛阳性见于脊柱结核、脊椎骨折及椎间盘突出等。叩击痛的部位多为病变部位。如有颈椎病或颈椎间盘脱出症，间接叩诊时可出现上肢的放射性疼痛。

第2节　四肢与关节检查

四肢及其关节的检查通常运用视诊与触诊，两者相互配合，特殊情况下采用叩诊和听诊。四肢检查除大体形态和长度外，应以关节检查为主。

一、上　　肢

双上肢长度可用目测法，嘱被检者双上肢向前手掌并拢比较其长度，也可用带尺测量肩峰至桡骨茎突或中指指尖的距离为全上肢长度。双上肢长度正常情况下等长，长度不一见于先天性短肢畸形、骨折重叠和关节脱位等，如肩关节脱位时，患侧上臂长于健侧。

（一）肩关节

嘱被检者做自主运动，观察有无活动受限，或检查者一手固定肩胛骨，另一手持前臂进行多个方向的活动。肩关节外展可达90°，内收45°，前屈90°，后伸35°，旋转45°。肩关节周围炎时，关节各方向的活动均受限，称冻结肩。肩关节外展开始即痛，但仍可外展，见于肩关节炎。

（二）肘关节

肘关节双侧对称，伸直时肘关节轻度外翻，称携物角，呈 5°～15°，检查此角时嘱被检者伸直两上肢，手掌向前，左右对比，此角＞15°为肘外翻，＜15°为肘内翻。检查肘关节时应注意双侧及肘窝部是否饱满、肿胀。肘关节积液和滑膜增生常出现肿胀。

（三）腕关节

腕关节活动范围为背伸30°～60°，掌屈50°～60°，外展30°～40°，内收25°～30°。腕关节常见畸形有腕垂症，为桡神经损伤所致。腕关节变形常见于腱鞘纤维脂肪瘤、滑膜炎、腱鞘囊肿、骨折、扭伤、软组织炎等。

（四）手关节

常见的畸形有四种。

1. 杵状指　手指或足趾末端增生、肥厚、增宽、增厚，指甲从根部到末端拱形隆起呈杵状。其发生机制可能与肢体末端慢性缺氧、代谢障碍及中毒性损害有关，缺氧时末端肢体毛细血管增生扩张，因血流丰富软组织增生，末端膨大（图10-2）。杵状指（趾）常见于：①呼吸系统疾病：如慢性肺脓肿、支气管扩张和支气管肺癌；②某些心血管疾病，如发绀型先天性心脏病、亚急性感染性心内膜炎；③营养障碍性疾病，如肝硬化。

2. 匙状甲　又称反甲，特点为指甲中央凹陷，边缘翘起，指甲变薄，表面粗糙有条纹（图10-3）。常见于缺铁性贫血和高原疾病，偶见于风湿热及甲癣。

3. 梭形关节　指间关节增生、肿胀呈梭状畸形，常为双侧对称病变。早期局部有红肿及疼痛，晚期明显强直、活动受限，手腕及手指向尺侧偏斜，见于类风湿关节炎。

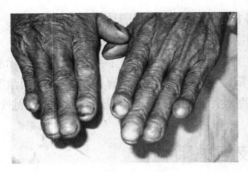

图 10-2 杵状指

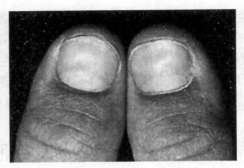

图 10-3 匙状甲

4. 爪形手 手掌的骨间肌和小鱼际肌明显萎缩，使手指关节呈鸟爪形，称爪形手。见于尺神经损伤、进行性肌萎缩、脊髓空洞症和麻风病等。

二、下　肢

下肢包括臀、大腿、膝、小腿、踝和足。检查下肢时应充分暴露以上部位，双侧对比，先做一般外形检查，如双下肢长度是否一致，可用尺测量或双侧对比，一侧肢体缩短见于先天性短肢畸形、骨折或关节脱位。观察双下肢外形是否对称，有无静脉曲张和肿胀。一侧肢体肿胀见于深静脉血栓形成；肿胀并有皮肤灼热、发红，见于蜂窝织炎或血管炎。观察双下肢皮肤有无出血点、皮肤溃疡及色素沉着，下肢慢性溃疡时常有皮肤色素沉着。然后做下肢各关节的检查。

（一）髋关节

髋关节可屈曲130°～140°，后伸可达15°～30°，外展30°～45°，内收20°～30°，外旋与内旋各45°。由髋关节疾病引起的异常步态主要如下。

1. 跛行

（1）疼痛性跛行　髋关节疼痛不敢负重行走，患肢膝部微屈，轻轻落下足尖着地，然后迅速改换健肢负重，步态短促不稳，见于髋关节结核、暂时性滑膜炎、股骨头无菌性坏死等。

（2）短肢跛行　以足尖落地或健侧下肢屈膝跳跃状行走，一侧下肢缩短 3cm 以上则可出现跛行，见于小儿麻痹症后遗症。

2. 鸭态　走路时两腿分开的距离宽，左右摇摆，如鸭子行走，见于先天性双侧髋关节脱位等。

此外当髋关节脱位或骨折时可出现内收畸形、外展畸形、旋转畸形。

（二）膝关节

膝关节屈曲可达120°～150°，伸5°～10°，内旋10°，外旋20°。膝关节常见的畸形如下。

1. 膝外翻　嘱被检者暴露双膝关节，处站立位及平卧位进行检查，直立时双腿并拢，两股骨内髁及两胫骨内踝可同时接触，如两踝距离增宽，小腿向外偏斜，双下肢呈X状，称X形腿，见于佝偻病（图10-4）。

2. 膝内翻　直立时，被检者双股骨内髁间距增大，小腿向内偏斜，膝关节向内形成角度，双下肢形成O状，称O形腿，见于小儿佝偻病（图10-5）。

3. 肿胀　膝关节匀称性胀大，双侧膝眼消失并突出，见于膝关节积液。髌骨上方明显隆起见于髌上囊内积液；髌骨前面明显隆起见于髌前滑囊炎；膝关节呈梭形膨大，见于膝关节结核；关节间隙附近有突出物常为半月板囊肿。检查关节肿胀的同时应注意关节周围皮肤有无发红、灼热及窦道形成。

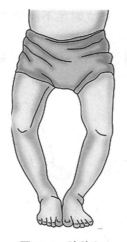

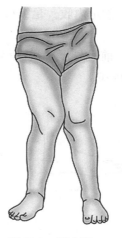

图 10-4 膝外翻   图 10-5 膝内翻

4. 膝关节常见的检查

（1）浮髌试验　被检者取平卧位，下肢伸直放松，检查者一手虎口卡于患膝髌骨上极，并加压压迫髌上囊，使关节液集中于髌骨底面，另一手示指垂直按压髌骨并迅速抬起，按压时髌骨与关节面有碰触感，松手时髌骨浮起，即为浮髌试验阳性，提示有中等量以上积液（50ml）（图10-6）。

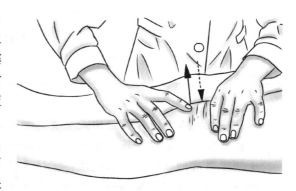

图 10-6　浮髌试验

（2）侧方加压试验　被检者取仰卧位，膝关节伸直，检查者一手握住踝关节向外侧推抬，另一手置于膝关节外上方向内侧推压，使内侧副韧带紧张度增加，如膝关节内侧疼痛为阳性，提示内侧副韧带损伤，如向相反方向加压，外侧膝关节疼痛，提示外侧副韧带损伤。

（三）踝关节与足

踝关节与足的检查一般让被检者取站立位或坐位时进行，有时需被检者步行，从步态观察正常与否。踝关节背伸20°～30°，跖屈40°～50°，跟距关节内外翻各约30°。常见的病理情况与畸形如下。

1. 踝关节肿胀

（1）匀称性肿胀　正常踝关节两侧可见内外踝轮廓，跟腱两侧各有一凹陷区，踝关节背伸时，可见伸肌腱在皮下走行，踝关节肿胀时以上结构消失，见于踝关节扭伤、结核、化脓性关节炎及类风湿关节炎。

（2）局限性肿胀　足背或内、外踝下方局限肿胀见于腱鞘炎或腱鞘囊肿；跟骨结节处肿胀见于跟腱周围炎，第二、三跖趾关节背侧或跖骨干局限性肿胀，可能为跖骨头无菌性坏死或骨折引起，足趾皮肤温度变冷、肿胀，皮肤呈乌黑色见于缺血性坏死。

2. 扁平足　足纵弓塌陷，足跟外翻，前半足外展，形成足旋前畸形，横弓塌陷，前足增宽，足底前部形成胼胝（图10 -7A）。

3. 弓形足　足纵弓高起，横弓下陷，足背隆起，足趾分开（图10-7B）。

4. 马蹄足　踝关节跖屈，前半足着地，常由跟腱挛缩或腓总神经麻痹引起（图10-7C）。

5. 跟足畸形　小腿三头肌麻痹，足不能跖屈，伸肌牵拉使踝关节背伸，形成跟足畸形，行走和站立时足跟着地（图10-7D）。

6. 足内翻 跟骨内旋，前足内收，足纵弓高度增加，站立时足不能踏平，外侧着地，常见于小儿麻痹后遗症（图10-7E）。

7. 足外翻 跟骨外旋，前足外展，足纵弓塌陷，舟骨突出，扁平状，跟腱延长线落在跟骨内侧，见于胫前胫后肌麻痹（图10-7F）。

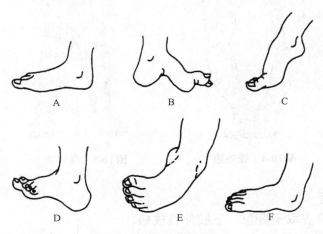

图10-7 足部常见畸形
A. 扁平足；B. 弓形足；C. 马蹄足；D. 跟足畸形；E. 足内翻；F. 足外翻

链接

关注脊柱健康

    脊柱是人类身体骨架中最重要的一部分，为人体的中轴骨骼，有负重、减震、保护和运动等功能。现代生活中的很多不良习惯会损伤脊柱，脊柱变形是脊柱疾病的致病根源。养成以下良好生活习惯有助于恢复脊柱健康：①注意休息：一个姿势的保持时间不应该超过两小时，之后应该配合适当的颈部、腰部舒展活动；②改正弓腰、驼背、跷二郎腿习惯，这些习惯会改变脊柱正常弯曲度，从而导致颈背部肌筋膜炎、腰肌劳损、椎间盘突出等病变发生；③多锻炼：如飞燕式平衡法，俯卧位，胸腹部着床，抬头向上，两手后伸如翅，两腿后伸上翘，如燕一般。一次30秒为宜，每日2～3组，1组10～15分钟。

（章 洁）

掌握神经系统的基本检查方法，有利于获取疾病的定位定性诊断信息，是医学生临床学习中不可缺少的部分。神经系统检查包括脑神经、运动系统、感觉系统、神经反射及自主神经系统的检查。完成神经系统检查需具备的检查工具有叩诊锤、棉签、大头针、音叉、试管、电筒、检眼镜，以及嗅觉、味觉测试工具等。

第1节　脑神经检查

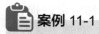
案例 11-1

　　患者，男性，58岁，主诉：因突发头晕、言语笨拙、左侧肢体无力2小时余入院。既往有多年高血压及糖尿病病史，未规律服药，控制情况不详。查体：神志清楚，构音障碍，双侧瞳孔等大等圆，直径约3mm，对光反射灵敏，眼动充分，右侧眼裂略小，眼震（－），右侧鼻唇沟浅，伸舌居中，张口下颌向右侧偏斜，左侧颜面及躯体针刺觉减退。左侧肢体肌力4级，四肢肌张力正常，左侧巴宾斯基征（＋）。

　　问题：1.该患者脑神经检查有何阳性发现？

　　　　　　2.根据这些阳性体征可以定位哪些脑神经有损害？

　　脑神经共12对，脑神经检查对颅脑病变的定位极为重要。检查时应按顺序进行，以免遗漏，注意双侧对比。

（一）嗅神经

　　嗅神经系第Ⅰ对脑神经，首先询问被检者是否鼻孔通畅、有无鼻黏膜病变。然后嘱被检者闭目，依次检查双侧嗅觉。先压住一侧鼻孔，用被检者熟悉的、无刺激性气味的物品（如牙膏、香烟或香皂等）置于另一鼻孔下，让被检者辨别嗅到的各种气味。然后，换另一侧鼻孔进行测试，双侧比较。一侧嗅觉丧失，提示同侧嗅球、嗅丝的病变，常见于创伤。双侧嗅觉丧失常见于感冒或鼻黏膜病变。幻嗅可见于颞叶癫痫。

（二）视神经

　　嗅神经系第Ⅱ对脑神经，检查包括视力、视野和眼底检查。详见第5章。

（三）动眼、滑车、展神经

　　动眼神经、滑车神经、展神经分别为第Ⅲ、Ⅳ、Ⅵ对脑神经，共同支配眼球运动，合称眼球运动神经，可同时检查。检查时需注意眼裂外观、眼球运动、瞳孔大小、形状及对光反射、调节反射等。检查中，如发现眼球运动向内、向上及向下活动受限，以及上睑下垂、调节反射消失均提示有动眼神经麻痹。如眼球向下及向外运动减弱，提示滑车神经有损害。眼球向外转动障碍则为展神经受损。另外，眼球运动神经麻痹可出现斜视，单侧眼球运动神经麻痹可导致复视。

（四）三叉神经

三叉神经系第Ⅴ对脑神经，是混合性神经，主要支配面部感觉和咀嚼肌运动。

1. 面部感觉 嘱被检者闭眼，以针刺检查痛觉、棉絮检查触觉和盛有冷水或热水的试管检查温度觉，两侧及内外对比。

2. 角膜反射 嘱被检者睁眼向内侧注视，用细棉絮从被检者视野外接近并轻触外侧角膜，避免触及睫毛，正常反应为被刺激侧迅速闭眼和对侧也出现眼睑闭合反应，前者称为直接角膜反射，而后者称为间接角膜反射。直接与间接角膜反射均消失见于三叉神经病变（传入障碍）；直接反射消失，间接反射存在，见于患侧面神经瘫痪（传出障碍）。

3. 运动功能 检查者双手触按被检者颞肌、咀嚼肌，嘱被检者做咀嚼动作，对比双侧肌力强弱；再嘱被检者做张口运动或露齿，以上下门齿中缝为标准，观察张口时下颌有无偏斜。当一侧三叉神经运动纤维受损时，病侧咀嚼肌肌力减弱或出现萎缩，张口时由于翼状肌瘫痪，下颌偏向病侧。

（五）面神经

面神经系第Ⅶ对脑神经，主要支配面部表情肌和舌前2/3味觉。

1. 运动功能 检查面部表情肌时，首先观察双侧额纹、睑裂、鼻唇沟和口角是否对称。然后，嘱被检者做皱额、闭眼、露齿、微笑、鼓腮或吹哨动作。面神经受损可分为周围性损害和中枢性损害，一侧面神经周围性损害时，病侧额纹减少、睑裂增大、鼻唇沟变浅、不能皱额、闭眼，微笑或露齿时口角歪向健侧，鼓腮或吹哨时病变侧漏气。中枢性损害时，由于上半部面肌受双侧皮质运动区的支配，皱额、闭眼无明显影响，只出现病灶对侧下半部面部表情肌的瘫痪。

2. 味觉检查 嘱被检者伸舌，将少量不同味感的物质（食糖、食盐、醋或奎宁溶液）以棉签涂于一侧舌面测试味觉，被检者不能讲话、缩舌和吞咽，用手指指出事先写在纸上的甜、咸、酸、苦四个字之一。先试可疑一侧，再试另一侧。每种味觉试验完成后，用水漱口，再测试下一种味觉。

（六）位听神经

位听神经系第Ⅷ对脑神经，包括前庭及耳蜗两种感觉神经。

1. 听力检查 为测定耳蜗神经的功能。详见第5章。

2. 前庭功能检查 询问被检者有无眩晕、平衡失调，检查有无自发性眼球震颤。

（七）舌咽神经、迷走神经

舌咽神经、迷走神经系第Ⅸ、第Ⅹ对脑神经，两者在解剖与功能上关系密切，常同时受损，这两对神经运动纤维共同支配腭、咽、喉部的肌肉运动，感觉纤维分布于咽、喉部，并司舌后1/3味觉。

1. 运动 检查时，注意被检者声音有无嘶哑，饮水有无呛咳，有无吞咽困难，并让其张口发"啊"音，观察悬雍垂是否居中，两侧软腭上抬是否一致。当一侧神经受损时，该侧软腭上抬减弱，悬雍垂偏向健侧；双侧神经麻痹时，悬雍垂虽居中，但双侧软腭上抬受限或完全不能上抬。

2. 咽反射 用压舌板轻触两侧咽后壁，观察有无咽部肌肉收缩、舌后缩及恶心反应，有神经损害者则病侧反射迟钝或消失。

3. 感觉 可用棉签轻触两侧软腭和咽后壁，观察感觉。另外，舌后1/3的味觉减退为舌咽神经损害，检查方法同面神经。

（八）副神经

副神经系第Ⅺ对脑神经，支配胸锁乳突肌及斜方肌。检查时注意肌肉有无萎缩，嘱被检者做耸肩及转头运动时，检查者给予一定的阻力，比较两侧肌力。副神经受损时，向对侧转头及同侧耸肩无力或不能，同侧胸锁乳突肌及斜方肌萎缩。

（九）舌下神经

舌下神经系第XII对脑神经，支配舌肌运动。检查时嘱被检者伸舌，注意观察有无伸舌偏斜、舌肌萎缩及肌束颤动。单侧舌下神经麻痹时伸舌舌尖偏向病侧，双侧麻痹者则不能伸舌。

> **链接**
>
> #### 神经系统检查法的由来
>
> 法国外科医生 Pierre Paul Broca（1824—1880）通过细致的临床观察首先描述了2例能够理解语言而不能讲话的患者，经尸体解剖发现其病变均位于左额叶后下部。经过更多的病例资料的积累，Broca 提出人脑的语言中枢在额下回后部，并宣布"我们用左侧半球说话"，后来额下回后部被命名为 Broca 区，这种运动性失语症被称为布罗卡（Broca）失语。德国生理学家 Fritsch 和精神病学家 Hitzig 应用动物实验创立了脑功能定位学说，Batholow 根据这一学说建立了临床神经系统检查法，为神经系统疾病的定位诊断提供了理论依据和实际方法，从而极大地推动了临床神经病学的发展。

第2节 运动系统检查

运动包括随意和不随意运动，随意运动由锥体束控制，不随意运动（不自主运动）由锥体外系和小脑控制。

一、肌 容 积

肌容积是指肌肉的体积。观察和比较双侧对称部位肌容积，有无萎缩或假性肥大，可肉眼观察或用软尺测量肢体周径。肌萎缩可见于下运动神经元损害、肌肉疾病、长期失用等情况，肌肉假性肥大表现为外观肥大、坚硬、肌力减弱，可见于进行性肌营养不良等情况。

二、肌 力

肌力是指肌肉运动时的最大收缩力。检查时令被检者做肢体伸屈动作，检查者从相反方向给予阻力，测试被检者对阻力的克服力量，并注意两侧比较。

肌力的记录采用0～5级的六级分级法。

0级：完全瘫痪，测不到肌肉收缩。

1级：仅测到肌肉收缩，但不能产生动作。

2级：肢体在床面上能水平移动，但不能抵抗自身重力，即不能抬离床面。

3级：肢体能抬离床面，但不能抗阻力。

4级：能做抵抗阻力动作，但不完全。

5级：正常肌力。

临床意义：不同程度的肌力减退可分别称为完全性瘫痪和不完全性瘫痪。不同部位或不同组合的瘫痪可分为：单瘫，单一肢体瘫痪，可见于脊髓灰质炎及皮质病变；偏瘫，一侧肢体（上、下肢）瘫痪，常伴有同侧脑神经损害，多见于颅内病变或脑卒中；交叉性偏瘫，一侧肢体瘫痪及对侧脑神经损害，见于脑干病变；截瘫，双下肢瘫痪，见于脊髓横贯性病变等。

三、肌 张 力

肌张力是指静息状态下的肌肉紧张度和被动运动时遇到的阻力，检查时嘱被检者肌肉放松，检查者根据触摸肌肉的硬度及伸屈其肢体时感知肌肉对被动伸屈的阻力作判断。

（一）肌张力增高

触摸肌肉坚实，伸屈肢体时阻力增加，可有如下表现。

1. 痉挛状态 在被动伸屈其肢体时，起始阻力大，终末突然阻力减弱，也称折刀现象，多见于锥体束损害。

2. 铅管样强直 即伸肌和屈肌的肌张力均增高，被动运动时各个方向的阻力增加均匀一致，为锥体外系病变所致。

（二）肌张力降低

肌肉松软，伸屈其肢体时阻力低，关节运动范围扩大，见于小脑病变、下运动神经元病变和肌源性病变等。

四、不自主运动

不自主运动是指在被检者意识清楚的情况下，随意肌不自主收缩所产生的一些无目的的异常动作，多为锥体外系损害的表现。

（一）震颤

震颤为两组拮抗肌交替收缩引起的不自主动作，可有以下几种类型。

1. 静止性震颤 静止时表现明显，运动时减轻，睡眠时消失，常伴肌张力增高，见于帕金森病。

2. 意向性震颤 又称动作性震颤，在休息时消失，做动作时发生，越近目标物越明显，见于小脑疾病。

（二）舞蹈样运动

舞蹈样运动为面部肌肉及肢体的快速、不规则、无目的、不对称的不自主运动，表现为做鬼脸、转颈、耸肩、手指间断性伸曲、摆手和伸臂等舞蹈样动作，精神紧张时加重，睡眠时可减轻或消失，多见于舞蹈症。

（三）手足徐动

手足徐动为手指或足趾的一种缓慢持续的伸展扭曲动作，见于脑性瘫痪、肝豆状核变性和脑基底核变性。

五、共 济 运 动

机体任一动作的完成均依赖于某组肌群协调一致的运动，称共济运动。这种协调主要靠小脑的功能以协调肌肉活动、维持平衡和帮助控制姿势，也需要运动系统的正常肌力，前庭神经系统的平衡功能，眼睛、头、身体动作的协调，以及感觉系统对位置的感觉共同参与。任何这些部位的损伤均可出现共济失调。常用的检查方法有以下几种。

1. 指鼻试验 嘱被检者先以示指接触距其前方0.5cm检查者的示指，再以示指触自己的鼻尖，由慢到快，先睁眼、后闭眼，重复进行。小脑半球病变时同侧指鼻不准；如睁眼时指鼻准确，闭眼时出现障碍则为感觉性共济失调。

2. 跟-膝-胫试验 嘱被检者仰卧，上抬一侧下肢，将足跟置于另一下肢膝盖下端，再沿胫骨前缘向下移动，先睁眼、后闭眼重复进行。小脑损害时，睁闭眼动作均不稳；感觉性共济失调者则闭眼时足跟难以寻到膝盖。

3. 其他

（1）快速轮替动作 嘱被检者伸直手掌并以前臂做快速旋前旋后动作，或一手用手掌、手背连续交替拍打对侧手掌，共济失调者动作缓慢、不协调。

（2）闭目难立征　嘱被检者双足并拢站立，双手向前平伸，先睁眼后闭眼，观察其姿势平衡。如睁眼时能站稳而闭眼时站立不稳，为感觉性共济失调。睁眼闭眼均不稳，闭眼更明显，为前庭或小脑病变。

第3节　感觉系统检查

检查时，被检者必须意识清晰，检查前让其了解检查目的和方法，以取得充分合作。感觉功能检查主观性强，易产生误差，应嘱被检者闭目，且宜在环境安静、被检者情绪稳定的情况下进行，以避免主观或暗示作用。检查时从感觉缺失部位查向正常部位，自肢体远端查向近端，注意左右、远近对比，切忌暗示性提问，以获取准确的资料。

一、浅感觉检查

1. 痛觉　用大头针的针尖和钝端交替地轻刺被检者皮肤，询问被检者是否疼痛。注意两侧对称比较，同时记录痛感障碍类型（正常、过敏、减退或消失）与范围。痛觉障碍见于脊髓丘脑侧束损害。

2. 触觉　用棉签轻触被检者的皮肤或黏膜，询问有无感觉。触觉障碍见于脊髓丘脑前束和后索损害。

3. 温度觉　用盛有热水（40～50℃）或冷水（5～10℃）的玻璃试管交替接触被检者皮肤，嘱被检者辨别冷、热感。温度觉障碍见于脊髓丘脑侧束损害。

二、深感觉检查

1. 运动觉　检查者轻轻夹住被检者的手指或足趾两侧，上或下移动，令被检者根据感觉说出"向上"或"向下"。运动觉障碍见于后索病损。

2. 位置觉　检查者将被检者的肢体摆成某一姿势，请被检者描述该姿势或用对侧肢体模仿。位置觉障碍见于后索病损。

3. 震动觉　用震动着的音叉（128 Hz）柄置于骨突起处（如内、外踝，手指，桡、尺骨茎突，胫骨、膝盖等），询问有无震动感觉，判断两侧有无差别。震动觉障碍见于后索病损。

三、复合感觉检查

复合感觉是大脑综合分析的结果，也称皮质感觉。

1. 皮肤定位觉　检查者以手指或棉签轻触被检者皮肤某处，让被检者指出被触部位。功能障碍见于皮质病变。

2. 两点辨别觉　以钝脚分规轻轻刺激皮肤上的两点（小心不要造成疼痛），两点须同时刺激，用力相等，检测被检者辨别两点的能力，再逐渐缩小双脚间距，直到被检者感觉为一点时，测其实际间距。正常情况下，手指指尖的辨别间距是2mm，手掌是8～12mm，躯干是60～70mm。检查时应注意个体差异，必须两侧对照。当触觉正常而两点辨别觉障碍时则为额叶病变。

3. 实体觉　嘱被检者用单手触摸熟悉的物体，如钢笔、钥匙、硬币等，并说出物体的名称。先测功能差的一侧，再测另一侧。功能障碍见于皮质病变。

4. 体表图形觉　在被检者的皮肤上画图形（方形、圆形、三角形等）或写简单的字（一、二、十等），观察其能否识别，须双侧对照。如有障碍，则为丘脑水平以上病变。

第 4 节　神经反射检查

神经反射通过反射弧完成，反射弧包括感受器、传入神经元、中枢、传出神经元和效应器等。反射弧中任一环节有病变都可影响反射，使其减弱或消失；如锥体束以上有病变，则由于高级神经中枢抑制作用的减弱或消失，反射活动可增强、亢进，同时出现病理反射。反射的检查比较客观，较少受意识活动的影响，但检查时被检者应保持安静和松弛状态。反射包括生理反射和病理反射，根据刺激的部位，又可将生理反射分为浅反射和深反射。

一、浅　反　射

刺激皮肤、黏膜、角膜等引起的反应称为浅反射。

1. 角膜反射　见本章第1节三叉神经部分。

2. 腹壁反射　嘱被检者仰卧，双下肢稍屈曲使腹壁放松，用钝头竹签迅速由外向内轻划被检者上、中、下腹壁皮肤（图 11-1），分别称为上、中、下腹壁反射。正常反应为受刺激部位可见局部腹肌收缩。腹壁反射的传入、传出神经皆为肋间神经；反射中枢，上腹壁为胸髓第7～8节，中腹壁为胸髓第9～10节，下腹壁为胸髓第11～12节。双侧上、中、下腹壁反射均消失见于昏迷和急性腹膜炎者；一侧上、中、下腹壁反射消失可见于同侧锥体束病变。另外，肥胖者、老年人及经产妇的腹壁过于松弛也会出现腹壁反射减弱或消失，应注意。

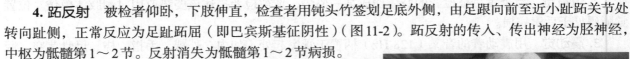

图 11-1　腹壁反射和提睾反射

3. 提睾反射　检查者用钝头竹签由下向上轻划被检者股内侧上方皮肤（图 11-1），可引起同侧提睾肌收缩，睾丸上提。提睾反射的传入与传出神经皆为生殖股神经，中枢为腰髓第1～2节。一侧反射减弱或消失见于锥体束损害，局部病变如腹股沟疝、阴囊水肿等也可影响提睾反射。

4. 跖反射　被检者仰卧，下肢伸直，检查者用钝头竹签划足底外侧，由足跟向前至近小趾跖关节处转向趾侧，正常反应为足趾跖屈（即巴宾斯基征阴性）（图 11-2）。跖反射的传入、传出神经为胫神经，中枢为骶髓第1～2节。反射消失为骶髓第1～2节病损。

5. 肛门反射　用钝头竹签轻划肛门周围皮肤，可见肛门外括约肌收缩。肛门反射的传入、传出神经是肛尾神经，中枢是骶髓第4～5节。反射障碍为骶髓4～5节或肛尾神经病损。

二、深　反　射

刺激骨膜、肌腱引起的反射称为深反射，又称腱反射。检查时被检者须合作，肢体肌肉要放松。检查时叩击力量要均等，两侧要对比。反射强度通常分为以下几级。

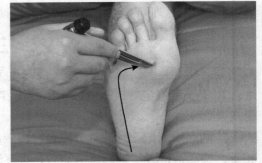

图 11-2　跖反射检查

0：反射消失。

+：肌肉收缩存在，但无相应关节活动，为反射减弱。

++：肌肉收缩并导致关节活动，为正常反射。

+++：反射增强，可为正常或病理情况。

++++：反射亢进并伴有阵挛，为病理情况。

1. 肱二头肌反射 被检者坐位或卧位，前臂屈曲，检查者将左手拇指置于肘部肱二头肌肌腱上，右手持叩诊锤叩击检查者左手拇指，正常反应为屈肘。肱二头肌反射的传入、传出神经皆为肌皮神经，中枢为颈髓第5～6节（图11-3）。

2. 肱三头肌反射 被检者坐位或卧位，外展上臂，半屈肘关节，检查者以左手托住其前臂，右手用叩诊锤直接叩击被检者尺骨鹰嘴突上方的肱三头肌肌腱，正常反应为前臂稍伸展。肱三头肌反射的传入、传出神经皆为桡神经，中枢为颈髓第6～7节（图11-4）。

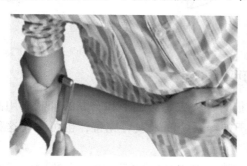

图11-3 肱二头肌反射检查

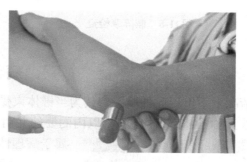

图11-4 肱三头肌反射检查

3. 桡骨膜反射 被检者坐位或卧位，前臂置于半屈半旋前位，检查者以左手轻托其腕部，并使腕关节自然下垂，然后以叩诊锤叩击其桡骨茎突或桡骨下1/3处，正常反应为前臂旋前、屈肘。桡骨膜反射的传入神经为桡神经，传出神经为正中神经、桡神经、肌皮神经，中枢为颈髓第5～6节（图11-5）。

4. 膝反射 坐位检查时，被检者小腿完全松弛下垂，卧位检查则患者仰卧，检查者以左手托起其膝关节使之屈曲约120°，用右手持叩诊锤叩击股四头肌肌腱，正常反应为小腿伸展。膝反射的传入、传出神经皆为股神经，中枢为腰髓第2～4节（图11-6）。

5. 跟腱反射 嘱被检者仰卧，髋、膝关节稍屈曲，下肢取外旋外展位。检查者左手将被检者足部背屈成直角，右手持叩诊锤叩击跟腱，正常反应为足向跖面屈曲。跟腱反射的传入、传出神经皆为胫神经，中枢为骶髓第1～2节（图11-7）。

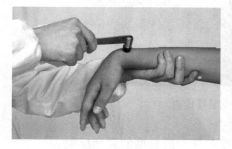

图11-5 桡骨膜反射检查

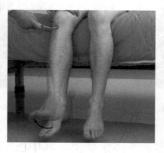

图11-6 膝反射检查

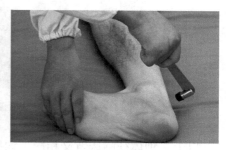

图11-7 跟腱反射检查

6. 阵挛 深反射亢进时，用力使相关肌肉处于持续性紧张状态，该组肌肉发生节律性收缩，称为阵挛。常见的有以下两种。

（1）髌阵挛 被检者仰卧，下肢伸直，检查者以拇指与示指捏住其髌骨上缘，用力向远端快速连续推动数次后维持推力。阳性反应为股四头肌发生节律性收缩使髌骨上下移动（图11-8），系腱反射极度亢进。

（2）踝阵挛 被检者仰卧，髋与膝关节稍屈，检查者一手持被检者腘窝部，一手持被检者足底前端，突然用力使踝关节背屈并维持之。阳性表现为足部交替性屈伸动作（图11-9），意义同上。

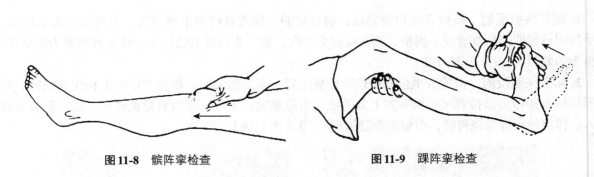

图11-8 髌阵挛检查 　　　　　图11-9 踝阵挛检查

三、病 理 反 射

正常情况下不出现此种反射，其为当锥体束受损时，失去了对脑干和脊髓的抑制作用而出现的异常反射，故又称锥体束征。1岁半以内的婴幼儿由于神经系统尚未发育完善，也可出现这种反射，不属于病理性。

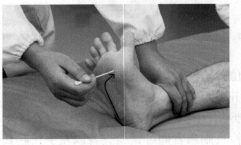

图11-10 巴宾斯基征检查

1. 巴宾斯基（Babinski）征 检查方法同跖反射。若踇背屈，余趾呈扇形展开为阳性表现（图11-10）。

2. 奥本海姆（Oppenheim）征 检查者弯曲示指及中指，沿被检者的胫骨前缘用力由上向下滑压，阳性表现同巴宾斯基征（图11-11）。

3. 戈登（Gordon）征 检查者用手以一定力量捏压腓肠肌，阳性表现同巴宾斯基征（图11-12）。

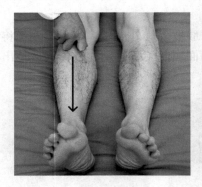

图11-11 奥本海姆征检查

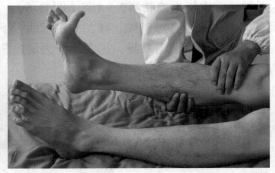

图11-12 戈登征检查

以上三种体征临床意义相同，均提示锥体束受损，其中巴宾斯基征为最典型的病理反射。

4. 查多克（Chaddock）征 检查者用钝头竹签从被检者外踝下方由后向前划至跖趾关节处，阳性反应同巴宾斯基征（图11-13）。

5. 霍夫曼（Hoffmann）征 检查者左手持被检者腕部，使其腕关节稍背屈，以右手中指及示指夹住被检者中指稍向上提，用拇指迅速弹刮被检者中指指甲，引起其余四指掌屈动作为阳性表现，一般认为是上肢病理反射，也有认为是深反射亢进的表现，多见于颈髓病变（图11-14）。

四、脑膜刺激征

脑膜刺激征为脑膜受激惹的体征，见于脑膜炎、蛛网膜下腔出血和颅内压增高等。

1. 颈强直 嘱被检者去枕仰卧，双下肢伸直，检查者用右手置于被检者胸前，左手托其枕部做被动屈颈动作以测试其颈肌抵抗力，如感觉到抵抗力增强，即为颈强直，如能排除颈椎或颈部肌肉病变即可认为有脑膜刺激征。

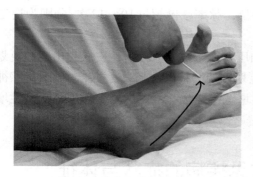

图11-13　查多克征检查

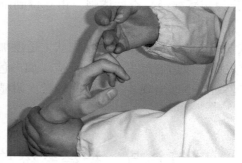

图11-14　霍夫曼征检查

2. 克尼格（Kernig）征　嘱被检者仰卧，一侧下肢伸直，另一侧下肢屈髋、屈膝呈直角，然后检查者用手抬高其小腿。正常人膝关节可伸达135°以上。阳性表现为伸膝受阻且伴疼痛与屈肌痉挛（图11-15）。

3. 布鲁津斯基（Brudzinski）征　嘱被检者仰卧，双下肢伸直，检查者用右手置于被检者胸前，左手托其枕部做被动屈颈。阳性表现为当头部前屈时，双侧膝关节和髋关节同时屈曲（图11-16）。

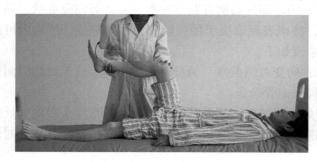

图11-15　克尼格征检查

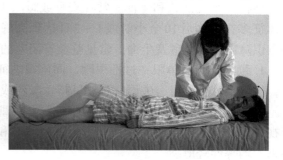

图11-16　布鲁津斯基征检查

第5节　自主神经系统检查

自主神经可分为交感与副交感两个系统，主要功能是调节内脏、血管与腺体等的活动。大部分内脏接受交感和副交感神经纤维的双重支配，在大脑皮质的调节下，协调整个机体内、外环境的平衡。临床常用的检查方法有以下几种。

一、一般检查

注意皮肤、黏膜的颜色、质地、温度，以及有无水肿、溃疡和压疮；毛发指甲的外观和营养状况；全身和局部出汗情况；括约肌功能（有无排便困难、大小便潴留或失禁）。

二、自主神经反射

1. 眼心反射　被检者仰卧，双眼自然闭合，计数脉率。检查者用左手中指、示指分别置于被检者眼球两侧，逐渐加压，以被检者不痛为限。加压20～30秒后计数脉率，正常可减少10～12次/分，超过12次/分提示副交感（迷走）神经功能增强，迷走神经麻痹则无反应。如压迫后脉率非但不减慢反而加速，则提示交感神经功能亢进。

2. 卧立位试验 平卧位计数脉率，然后起立站直，再计数脉率。如由卧位到立位脉率增加超过10～12次/分为交感神经兴奋性增强。由立位到卧位，脉率减慢超过10～12次/分则为迷走神经兴奋性增强。

3. 皮肤划痕试验 用钝头竹签在皮肤上适度加压划一条线，数秒后，皮肤先出现白色划痕（血管收缩）高出皮面，以后变红，属正常反应。如白色划痕持续较久，超过5分钟，提示交感神经兴奋性增高。如红色划痕迅速出现、持续时间较长、明显增宽甚至隆起，提示副交感神经兴奋性增高或交感神经麻痹。

第6节 神经系统常见疾病的症状与体征

神经系统的常见疾病包括脑梗死、脑出血、急性脊髓炎、周围神经病等。

一、脑血栓形成

脑血栓形成是脑梗死最常见的类型，是在各种原因引起的血管壁病变基础上，脑动脉主干或分支动脉管腔狭窄、闭塞或血栓形成，引起脑局部血流减少或供血中断，使脑组织缺血缺氧和坏死，出现局灶性神经系统症状和体征。常在安静或睡眠中发病，部分病例有肢体麻木、无力等前驱症状。局灶性体征多在发病后10余小时或1～2日达到高峰，临床表现取决于梗死灶的大小和部位，严重者可出现意识障碍，甚至危及生命。常见脑血管闭塞的表现如下。

1. 颈内动脉 单眼一过性黑矇，同侧霍纳征；病变对侧偏瘫，偏身感觉障碍和（或）对侧同向偏盲，优势半球受累可有失语；颈动脉搏动减弱或闻及血管杂音。

2. 大脑中动脉 主干闭塞导致三偏症状，即病灶对侧偏瘫、偏身感觉障碍及偏盲伴头眼向病灶侧凝视；皮质支闭塞导致对侧面部、上下肢瘫痪和感觉障碍，下肢较上肢轻；深穿支闭塞导致病变对侧中枢性均等性轻瘫。

3. 大脑前动脉 皮质支闭塞导致对侧中枢性下肢瘫；深穿支闭塞导致对侧中枢性面舌瘫、上肢近端轻瘫；可伴有精神症状。

4. 椎基底动脉 主干闭塞导致四肢瘫、延髓麻痹、昏迷、高热，预后很差。常见分支闭塞如小脑后下动脉闭塞导致眩晕、恶心、呕吐及眼震，交叉性感觉障碍，同侧霍纳征，同侧共济失调，同侧软腭、咽喉肌瘫痪。

二、急性脊髓炎

急性脊髓炎是各种感染后引起自身免疫反应所致的急性横贯性脊髓炎性病变。病变可累及脊髓任何节段，但以胸髓第3～5节最常见。发病前1～2周常有上呼吸道感染、消化道感染症状或预防接种史。急性起病，起病时可有低热，主要症状为病变部位的神经根痛、肢体麻木无力、束带感、大小便障碍。主要体征是病变节段以下深浅感觉均消失；病变早期脊髓休克期，出现肢体瘫痪、肌张力减低、腱反射消失、病理反射阴性，一般持续2～4周，进入恢复期，肌张力增高，腱反射活跃，出现病理反射，肢体肌力从远端开始恢复，逐渐上移。

（章 洁）

一、全身体格检查的基本原则

案例 12-1

> 患者，女性，78 岁。因活动后呼吸困难 2 周，加重伴不能平卧 1 天就诊。
>
> **问题：** 对患者进行全身体格检查时应按照什么顺序进行？在全身查体的基础上应重点检查哪个器官？

全身体格检查（complete physical examination）是临床医生必备的基本功，主要是用于住院患者、健康人全面的体格检查等情况。它是指对患者或被检者，从头到脚、全面系统、井然有序地进行全身各部分的体格检查。为保证检查内容全面系统、顺序合理流畅，应该注意以下基本要求。

（一）检查内容

全身体格检查的内容要求全面系统。这是为了搜集尽可能完整的客观资料，起到筛查的作用，也便于完成入院记录规定的各项要求。由于检查通常是在问诊之后进行，检查者一般对于应重点深入检查的内容已心中有数。这就要求全身体格检查不是机械地重复，而是在全面系统的基础上有所侧重，使检查内容既能涵盖住院病历的要求条目，又能侧重患病的器官系统。

（二）检查顺序

全身体格检查的顺序应是从头到脚分段进行。强调一种合理、规范的逻辑顺序，这样不仅可以保证体格检查的效率和速度，还可以减少患者的不适和不必要的体位更动，同时也方便检查者操作。为了检查的方便，某些器官系统，如皮肤、淋巴结、神经系统等，采取分段检查法及统一记录。

以卧位为例：一般情况和生命体征→头颈部→前、侧胸部（心、肺）→（患者取坐位）后背部（包括肺、脊柱、肾区、骶部）→（卧位）腹部→上肢、下肢→肛门直肠→外生殖器→神经系统（最后站立位）。

以坐位为例：一般情况和生命体征→上肢→头颈部→后背部（包括肺、脊柱、肾区、骶部）→（患者取卧位）前胸部、侧胸部（心、肺）→腹部→下肢→肛门直肠→外生殖器→神经系统（最后站立位）。

（三）个体化调整

在遵循上述检查内容和顺序基本原则的同时，允许根据具体被检者和检查者的情况，酌情对个别检查顺序进行适当调整。如甲状腺触诊，常需从被检者背后进行，因此卧位的被检者在坐位检查后背部时可再触诊甲状腺；检查前胸时，为了对发现的肺部体征有及时而全面的了解，也可立即检查后背部；四肢检查中，上肢检查习惯上是由手至肩，而下肢应由近及远进行。体格检查还要注意具体操作的灵活性。面对具体被检者，如急诊、重症患者，可能需要简单体格检查后即着手抢救或治疗，遗留的内容待病情稳定后补充；不能坐起的被检者，背部检查只能在侧卧位进行。肛门直肠、外生殖器的检查应根据病情需要确定是否检查。

（四）检查过程

检查过程强调边查边想，正确评价；边查边问，核实补充。检查过程中与被检者的适当交流，不仅可以使医患关系融洽，而且可以补充病史资料。应掌握检查的进度和时间，一般应尽量在40分钟内完成。

二、全身体格检查的基本项目

全身体格检查的项目根据上述要求拟定，遵循这一基本内容和逻辑顺序，有利于初学者养成良好的职业习惯和行为规范。

（一）一般检查及生命体征

1. 准备和清点器械。
2. 检查者自我介绍（简短交谈以建立和谐医患关系）。
3. 观察发育、营养、面容、表情和意识等一般状态。
4. 洗手。
5. 测量体温（腋温，10分钟）。
6. 触诊桡动脉至少30秒。
7. 用双手同时触诊检测桡动脉，检查其对称性。
8. 计数呼吸频率至少30秒。
9. 测右上肢血压。

（二）头颈部

1. 观察头部外形、毛发分布、异常运动等。
2. 触诊头颅。
3. 分别检查左右眼的近视力（用近视力表）。
4. 检查上、下睑结膜，球结膜和巩膜，检查泪囊。
5. 检查面神经运动功能（皱额、闭目）。
6. 检查眼球运动（检查六个方位）。
7. 检查瞳孔直接对光反射与间接对光反射。
8. 检查调节与集合反射。
9. 观察及触诊双侧外耳及乳突，触诊颞颌关节及其运动。
10. 分别检查双耳听力（摩擦手指检查法）。
11. 观察及触诊外鼻。
12. 观察鼻前庭、鼻中隔。
13. 检查上颌窦、额窦、筛窦，有无肿胀、压痛、叩痛等。
14. 观察口唇、牙齿、牙龈、舌质和舌苔。
15. 借助压舌板检查口腔黏膜、口咽部及扁桃体。
16. 检查舌下神经（伸舌）。
17. 检查面神经运动功能（露齿、鼓腮或吹口哨）。
18. 检查三叉神经运动支（触双侧咀嚼肌，或以手对抗张口动作）。
19. 检查三叉神经感觉支（上、中、下三支）。
20. 暴露颈部，观察颈部外形和皮肤、颈静脉充盈和颈动脉搏动情况。
21. 触诊颈部淋巴结（耳前、耳后、枕后、颌下、颏下、颈前、颈后、锁骨上淋巴结）。
22. 触诊甲状软骨、甲状腺峡部与侧叶（配合吞咽）。

23. 听诊颈部（甲状腺、血管）杂音。

24. 触诊气管位置。

25. 检查颈椎屈曲、侧弯、旋转活动。

26. 检查副神经（耸肩及对抗头部旋转）。

（三）前、侧胸部

1. 暴露胸部，观察胸部外形、对称性、皮肤和呼吸运动等。

2. 分别触诊双侧乳房（4个象限、乳晕及乳头）。

3. 分别触诊双侧腋窝淋巴结（5组）。

4. 触诊胸壁弹性、压痛，检查双侧呼吸运动度。

5. 检查双侧语音震颤。

6. 检查有无胸膜摩擦感。

7. 叩诊双侧肺尖、前胸和侧胸。

8. 听诊双侧肺尖、前胸和侧胸。

9. 检查双侧语音共振。

10. 切线方向观察心尖、心前区搏动。

11. 触诊心尖搏动（两步法）。

12. 触诊心前区。

13. 叩诊心脏相对浊音界。

14. 分别用膜型和钟型胸件依次听诊二尖瓣区、肺动脉瓣区、主动脉瓣区、主动脉瓣第二听诊区、三尖瓣区，听诊心率、心律、心音、杂音、心包摩擦音。

（四）背部

1. 请被检者坐起，充分暴露背部，观察脊柱、胸廓外形及呼吸运动。

2. 触诊脊柱有无畸形、压痛。

3. 叩诊法检查脊柱有无叩击痛。

4. 检查双侧肋脊点和肋腰点有无压痛。

5. 检查双侧肾区有无叩击痛。

6. 检查胸廓活动度及其对称性。

7. 检查双侧语音震颤。

8. 请被检者双上肢交叉，对比叩诊双侧后胸部。

9. 叩诊双侧肺下界移动度（肩胛线）。

10. 听诊双侧后胸部。

11. 检查双侧语音共振。

（五）腹部

1. 正确暴露腹部，请被检者屈膝、放松腹肌，观察腹部外形、对称性、皮肤、脐及腹式呼吸等。

2. 听诊肠鸣音与血管杂音。

3. 叩诊全腹。

4. 叩诊肝上、下界。

5. 检查移动性浊音（经脐平面先左后右）。

6. 浅触诊全腹部（自左下腹开始、逆时针）。

7. 深触诊全腹部（自左下腹开始、逆时针）。

8. 训练患者做加深的腹式呼吸，在右锁骨中线上用单手法触诊肝脏。

9. 在右锁骨中线上用双手法触诊肝脏。

10. 在前正中线上用双手法触诊肝脏。

11. 检查肝-颈静脉回流征。

12. 检查胆囊点有无压痛。

13. 用双手法触诊脾脏。

14. 如未能触及脾脏，嘱被检者取右侧卧位，再触诊脾脏。

15. 用双手法触诊双侧肾脏。

16. 检查腹部触觉（或痛觉）与腹壁反射。

（六）上肢

1. 正确暴露上肢，观察上肢皮肤、关节等。

2. 观察双手及指甲。

3. 触诊指间关节和掌指关节。

4. 检查指间关节运动。

5. 检查上肢远端肌力。

6. 触诊腕关节和检查腕关节运动。

7. 触诊双肘鹰嘴和肱骨髁状突。

8. 触诊滑车上淋巴结。

9. 检查肘关节运动。

10. 检查屈肘、伸肘的肌力。

11. 视诊及触诊肩关节及其周围。

12. 检查肩关节运动及上肢近端肌力。

13. 检查上肢触觉（或痛觉）。

14. 检查肱二头肌反射。

15. 检查肱三头肌反射。

16. 检查桡骨骨膜反射。

17. 检查霍夫曼征。

（七）下肢

1. 正确暴露下肢，观察双下肢外形、皮肤、趾甲等。

2. 触诊腹股沟区有无肿块、疝等。

3. 触诊腹股沟淋巴结横组与纵组。

4. 触诊股动脉搏动，必要时听诊。

5. 触诊双足背动脉。

6. 检查双下肢有无凹陷性水肿。

7. 检查下肢触觉（或痛觉）。

8. 检查髋关节屈曲、内旋、外旋运动。

9. 检查双下肢近端肌力（屈髋）。

10. 触诊膝关节和浮髌试验。

11. 检查膝关节屈曲运动。

12. 检查膝腱反射与髌阵挛。

13. 触诊踝关节及跟腱。

14. 检查踝关节背屈、跖屈、内翻、外翻运动。

15. 检查双足背屈、跖屈肌力。

16. 检查屈趾、伸趾运动。

17. 检查跟腱反射与踝阵挛。

18. 检查巴宾斯基征、奥本海姆征、戈登征。

19. 检查克尼格征、布鲁津斯基征。

20. 检查直腿抬高试验。

（八）肛门直肠（必要时检查）

1. 嘱被检者取左侧卧位，右腿屈曲，观察肛门、肛周、会阴区。

2. 戴上手套，示指涂以润滑剂行直肠指诊，观察指套有无分泌物。

（九）外生殖器（必要时检查）

解释检查的必要性，注意保护隐私。确认被检者膀胱排空，取仰卧位。

男性：

1. 视诊，包括尿道外口、阴囊，必要时检查提睾反射。

2. 触诊双侧睾丸、附睾、精索。

女性：

1. 视诊，包括尿道口及阴道口。

2. 触诊阴阜、大小阴唇、尿道旁腺、巴氏腺。

（十）共济运动、步态与腰椎运动

1. 请被检者站立，检查闭目难立征。

2. 检查指鼻试验（睁眼、闭眼）与双手快速轮替运动。

3. 观察步态。

4. 检查腰椎伸屈、侧弯、旋转运动。

♥ **医者仁心**　　　　　　　　　　肝胆外科之父——吴孟超

　　吴孟超开创了"常温下间歇肝门阻断切肝法"，带领中国肝胆外科跻身世界先进行列。他始终将裘法祖老师的教诲装在心里，他每次接诊，都与患者聊聊家常，拉近与患者的距离。冬天查房为患者查体时，他总是先把自己的手捂热，再去触摸患者的身体。做完体格检查，他也不忘顺手为患者拉好衣服，披好被角，摆好床下的鞋子。

链接

老年人体格检查时的注意事项

　　对于老年人来说定期的体格检查十分必要，但老年人可能由于骨关节改变而行动不便，应照顾患者实际情况，准备更多时间，耐心、细致进行体检。检查的方法应灵活、机动，如在交谈中有效地了解智力、记忆力。初步的精神状态检查可从一般状态、情感反应及语言、行为是否适度加以评价。注意患者视力、听力下降程度，老年人一般对耳语音及高调语音分辨能力较差。心脏检查时，注意第一心音改变及第三心音可能有病态表现。血压检查最好包括坐、卧、立位，以了解循环代偿能力，并应检查双臂血压。

（郑　雁）

第三篇

实 验 诊 断

一、实验诊断的概念和内容

实验诊断（laboratory diagnosis）是运用物理学、化学、生物学、免疫学、微生物学、细胞学、遗传学及分子生物学等实验技术和方法，对人体的血液、骨髓、体液、分泌物、排泄物及组织细胞等进行检验，以获得反映机体功能状态、病理变化、病原学和病因的客观资料，用以协助临床诊断治疗的一门学科。它是诊断学的重要组成部分。

实验诊断的内容如下。

1. 临床血液学检查　血液和造血组织的原发性血液病及非造血疾病所致的血液学变化的检查，包括红细胞、白细胞和血小板的数量、生成动力学、形态学和细胞化学等的检验；止血凝血功能、抗凝和纤溶功能的检验；溶血的检验；血型鉴定和交叉配血试验等。

2. 临床生物化学检查　对组成机体的生理成分、代谢功能、重要脏器功能的检查，以及毒物分析及药物浓度监测等临床生物化学检验，包括糖、脂肪、蛋白质及其代谢产物和衍生物的检验；血液和体液中电解质和微量元素的检验；血气酸碱平衡的检验；临床酶学检验；激素和分泌功能的检验；药物和毒物浓度检查等。

3. 临床免疫学检查　机体免疫功能检验、感染性免疫、自身性免疫及肿瘤标志物等的检验。

4. 临床病原学检查　感染性疾病的常见病原体检验、医院感染的常见病原体检验、性传播疾病的病原体检验及病原体耐药性检验等。

5. 体液与排泄物检查　对尿液、脑脊液、胸腹水、精液、胆汁等各种体液及粪便、痰等排泄物的常规检验。

6. 其他检查　包括染色体分析、基因诊断及即时检验（point-of-care testing，POCT，指在患者旁边进行的医学检验）等。

二、实验诊断的质量体系和影响因素

正确的实验诊断离不开对实验室检查过程中质量体系的保证和对患者标本检查各环节影响因素的分析。完善的分析过程对提供真实可靠、快速稳定的实验数据至关重要。

（一）完善质量保证体系

采用各种科学的措施保证检查结果的准确性，为临床提供可靠的信息。管理措施包括以下几方面。

1. 室内质量控制　在实验室内部对影响质量的每一个环节进行系统控制。目的是控制本实验室常规工作的精密度，提高常规工作前后的一致性。内容包括分析程序的标准化、仪器的校准和维护、统计质量控制等。

2. 室间质量控制　多家实验室分析同一标本，由外部独立机构收集、分析和反馈实验室检查结果，评定实验室常规工作的质量，观察实验的准确性，建立各实验室分析结果的可比性。

3. 实验室质量体系　为了实现以患者为中心，为临床提供准确可靠检验结果的目标，临床实验室建立质量管理体系，确立质量方针并提出质量目标，建立健全的管理体系。对影响检验质量和实现实验室目标的主导因素，包括技术、原理和人员等加以有效的控制，以预防、减少、消除质量差错，向临床及患者提供满意的检验报告。

（二）影响实验诊断的因素

1. 实验室前因素　主要包括标本的采集和处理。标本可能受到包括人种、民族、性别、年龄、妊娠、精神状态、采血时间等生理因素，以及运动、体位、进食、吸烟、饮酒和咖啡等生活状态的影响，还可受到居住条件、居住地区和海拔高度等环境因素的影响。另外，药物的体内作用也可对检验结果产生影响。

2. 实验室因素　标本的质量与处理、仪器与试剂、人员的技能与学识、操作技术与方法、质控物与标准品、安全性与成本等。

3. 实验室后因素　检查记录、结果书写、信息输入与传输、报告审核及实验室与临床的沟通等。

三、患者标本的采集和处理

临床检查患者标本包括血液、尿液、粪便、各种分泌物、各种生理性和病理性体液、组织细胞及药物代谢、遗传相关基因等，其中以血液标本检查最为重要。

（一）血液标本

1. 血液标本的种类　包括全血、血清、血浆等标本。

2. 采血部位

（1）毛细血管采血　主要用于床边项目和急诊项目，其结果代表局部的状态。采血部位应无炎症或水肿，采血时穿刺深度要适当，切忌用力挤压。

（2）静脉采血　需血量较多时采用。通常在手臂肘前区静脉采血，如肘正中静脉、头静脉及贵要静脉，婴幼儿可在颈外静脉采血。

（3）动脉采血　常用于血气分析时。多在股动脉穿刺采血，也可在肱动脉或桡动脉采血。采得血标本须与空气隔绝，立即送检。

3. 采血时间　因检查目的不同对采血时间有不同的要求。

（1）空腹采血　是指禁食8小时后空腹采取的血液标本，一般在晨起早餐前采血，常用于临床生化检查。空腹采血可避免饮食成分和白天生理活动对检验结果的影响。

（2）特定时间采血　因人体生物节律在昼夜间有周期性变化，一天中不同时间所采的血标本检验结果会随之变化。

（3）急诊采血　不受时间限制。应标明"急诊"和具体采血时间。

（二）骨髓标本

骨髓标本由骨髓穿刺获得。采得骨髓液后，如做骨髓细胞形态学检查，应立即制成涂片，并迅速干燥以防止细胞聚变或溶血；如进行细菌培养，操作同血培养；如需进行造血干细胞培养则应用肝素抗凝，接种在特定的培养基中。标本均需及时送检。

（三）体液、排泄物标本

尿液、脑脊液、浆膜腔积液、粪便等标本采集后按检测项目要求尽快送检。

四、实验诊断的临床应用和评价

（一）正确选择实验室检查项目

实验诊断是诊断学的一个重要组成部分，不同检验项目具有不同的临床意义。选择检验项目需遵循以下原则。

1. 针对性 检验项目繁多，不同项目在疾病的诊疗过程中具有不同的临床意义，针对不同疾病阶段选择最佳检验项目是临床诊疗的基础。

2. 有效性 检查项目对疾病的评价兼具有效性和局限性，通常用敏感度和特异度来评价检查项目对疾病的诊疗价值。选择检查项目时应考虑假阴性和假阳性的影响。

3. 经济性 检查项目要根据诊疗需求进行合理选择，防止过度医疗。医疗机构间检验项目结果的互认可有效防止重复检验导致的浪费。

4. 及时性 在某些急症情况下，特定检验项目的选择可为疾病诊断和治疗提供重要信息。尤其在心脏缺血、感染诊断方面，优势显著。

（二）检验项目临床应用价值的评价指标

循证医学（evidence-based medicine）要求对患者的诊疗行为须具备充分的科学依据。评价检验项目临床应用价值的指标主要有诊断敏感度、诊断特异度及诊断准确度。

1. 诊断敏感度 指某检验项目对某种疾病具有鉴别、确认的能力。诊断敏感度为所有患者中获得真阳性结果的百分数。

2. 诊断特异度 指某检验项目确认无某种疾病的能力，为所有非患者中获得真阴性结果的百分数。

3. 诊断准确度 指某检验项目在实际应用中，所有检验结果中诊断准确结果的百分比。

五、检验项目参考值范围、医学决定水平与临界值

1. 参考值范围 参考值是指对抽样的个体进行某项目检查所得的值；所有抽样组测得值的平均值加减2个标准差即为参考范围。同一检验项目可因使用的方法仪器不同，具有不同的参考值，各实验室对某些检验项目应建立自己的参考值范围。

2. 医学决定水平（medicine decide level，MDL） 指不同于参考值的另一些限值，这些限值通常基于临床研究确定，通过观察测定值是否高于或低于这些限值，在疾病诊断中起排除或确认的作用，或对疾病进行分级、分类，或对预后作出估计等，以提示诊疗行为的选择。

3. 临界值（critical value） 指某些反映生命体征的检验指标出现超过一定界值的异常结果，也包括一些感染性指标阳性结果，提示可能危及生命。临界值的制订需临床科室和实验室根据病种差异商讨。出现临界值，实验室必须立即报告，以采取迅速有效的干预措施。

六、学习方法和要求

实验诊断教学课程主要是掌握实验诊断中带有概念性、普遍性和实用性的内容，深刻理解实验诊断学的内涵所在，以掌握检验项目的临床应用为目的，以培养临床思维能力为核心，掌握各个检验项目的适应证、临床意义，合理选择检验项目，并能运用检验结果结合临床资料进行疾病诊断、治疗、疗效及预后评估。

（杜鲁涛）

第14章
实验室一般检查

第1节 外周血细胞检验

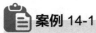

案例 14-1

患者，男性，25岁，发热伴咳嗽、咳黄色脓痰3天。患者3天前淋雨后发热，体温最高40℃，伴咳嗽，咳少量白色黏痰，自服"清开灵"等药物，效果不佳。昨天开始咳较多黄色脓痰，今日咳出铁锈色痰，约10ml，急来诊。查体：体温39.6℃，脉搏124次/分，呼吸28次/分，血压90/60mmHg，神清，呼吸急促，右下肺可闻及大量中小水泡音，心率124次/分，节律规整。

问题： 该患者需要进行哪些实验室检查？可能会有什么结果？有何意义？

一、红细胞计数和血红蛋白检测

（一）红细胞计数

正常情况下，红细胞（red blood cell，RBC）的生成和破坏在红细胞生成素及神经体液因素的调节下保持着动态平衡。病理情况会破坏这种平衡，导致疾病发生。过去红细胞计数采用光镜下直接计数法，其原理为用等渗稀释液将血液稀释一定倍数后（如用生理盐水稀释200倍），滴入血细胞计数池，显微镜下计数一定范围内的红细胞数，经换算即可求得每升血液中的红细胞数量。目前通常采用全自动血液细胞分析仪进行红细胞计数。

1. 参考区间 见表14-1。

表 14-1 红细胞计数参考区间

类别	年龄	静脉血（×10¹²/L）		末梢血（×10¹²/L）	
		男性	女性	男性	女性
成人（WS/T 405—2012）	≥18岁	4.3～5.8	3.8～5.1	—	—
儿童（WS/T 779—2021）	28天至<6个月	3.3～5.2		3.5～5.6	
	6个月至<6岁	4.0～5.5		4.1～5.5	
	6～<13岁	4.2～5.7		4.3～5.7	
	13～<18岁	4.5～5.9	4.1～5.3	4.5～6.2	4.1～5.7

2. 临床意义

（1）红细胞增多 指单位容积血液中RBC及血红蛋白（hemoglobin，Hb）高于正常值上限。

1）生理性增多：见于胎儿、新生儿、高原居民、多次献血机体代偿等；剧烈运动、劳动、情绪激动等，RBC和Hb可一过性增多。

2）病理性增多：①相对性增多：见于应激性红细胞增多症、假性红细胞增多、各种原因引起的脱水（大面积烧伤、腹泻、多汗、多尿、晚期消化道肿瘤不能进食等）、焦虑、高血压、应激等。②绝对性增多：多由缺氧性疾病使红细胞呈代偿性增多，如肺源性心脏病、先天性心脏病等；原因不明的骨髓增殖性疾病，如真性红细胞增多症；肝癌、脑血管母细胞瘤、卵巢皮样囊肿等能合成红细胞生成素，促使红细胞过度增生。

（2）红细胞减少 指单位容积血液中RBC及Hb低于正常值低限，循环血液中红细胞总容量低于同年龄、同性别、同种族、同海拔人群正常值低限的疾病。常用血细胞比容、血红蛋白浓度和（或）红细胞计数作为贫血指标。

1）生理性减少：多见于孕妇及某些老年人。

2）病理性减少：见于急、慢性失血，各种原因引起的溶血，造血原料缺乏，骨髓造血障碍等。

（3）红细胞形态改变 正常红细胞呈双凹圆盘形，在血涂片中见到为圆形，大小较一致，直径6～9μm，红细胞的厚度边缘部约2μm，中央约1μm，染色后四周呈浅橘红色，而中央呈淡染区，相当于细胞直径的1/3～2/5。病理情况下外周血中常见红细胞形态异常有以下几种。

1）大小异常：①小红细胞：红细胞直径小于6μm，见于低色素性贫血，如缺铁性贫血，细胞体积可变小，中央淡染区扩大，红细胞呈小细胞低色素性。②大红细胞：直径大于10μm，见于溶血性贫血、巨幼细胞贫血、急性失血性贫血。③红细胞大小不均：红细胞大小相差悬殊，这种现象见于病理造血，说明骨髓中红细胞系增生明显旺盛。常见于缺铁性贫血、溶血性贫血、失血性贫血等，当其贫血达中度以上时可出现。

2）形态异常：①球形红细胞：细胞体积小，圆球形，着色深，中央淡染区消失。主要见于遗传性球形红细胞增多症和自身免疫性溶血性贫血。②椭圆形红细胞：红细胞呈卵圆形，或两端钝圆的长柱状。正常人血涂片中约占1%，而遗传性椭圆形红细胞增多症患者有严重贫血时，其比例可达15%以上。③镰状红细胞：形如镰刀状，常见于镰状细胞贫血。

3）染色异常：①低色素性：红细胞染色过浅，中央淡染区扩大。常见于缺铁性贫血、珠蛋白生成障碍性贫血、铁粒幼细胞性贫血等。②高色素性：红细胞着色深，中央淡染区消失，其平均血红蛋白含量增高。常见于巨幼细胞贫血。③多染色性：红细胞呈淡灰蓝或紫灰色，是一种刚脱核的红细胞，正常人外周血中约占1%，其增多说明骨髓造血功能活跃，红细胞系增生旺盛。多见于增生性贫血。

4）结构异常：①嗜碱性点状物：红细胞内含有大量细小的嗜碱性点状物质，是由核糖体凝集而成，多见于铅中毒。②染色质小体：红细胞内含有圆形紫红色小体，多见于溶血性贫血、巨幼细胞贫血、红白血病及其他增生性贫血。③卡-波环：成熟红细胞内出现一条很细的淡紫红色线状体，呈环形或8字形，提示严重贫血、溶血性贫血、巨幼细胞贫血、铅中毒及白血病等。④有核红细胞：除在新生儿外周血涂片中可见到有核红细胞外，成人外周血如出现有核红细胞属病理现象。常见于各种溶血性贫血、红白血病、髓外造血和严重缺氧等。

（二）血红蛋白检测

血红蛋白测定方法很多，如比色法、相对密度法、血氧法、血铁法等，国际血液学标准化委员会推荐的参考方法为氰化高铁血红蛋白（HiCN）比色法，原理为血液在血红蛋白转化液中溶血后，除硫化血红蛋白外各种血红蛋白均可被高铁氰化钾氧化成高铁血红蛋白，再与氰根结合生成稳定的棕红色氰化高铁血红蛋白，经504nm波长比色，根据标本溶血后的吸光度，即可求得血红蛋白浓度。目前一般采用全自动血细胞仪器法直接获得结果。

1. 参考区间 见表14-2。

<table>
<tr><td colspan="7">表14-2 血红蛋白测定参考区间</td></tr>
<tr><td rowspan="2">类别</td><td rowspan="2">年龄</td><td colspan="2">静脉血（g/L）</td><td colspan="2">末梢血（g/L）</td></tr>
<tr><td>男性</td><td>女性</td><td>男性</td><td>女性</td></tr>
<tr><td>成人（WS/T 405—2012）</td><td>≥18岁</td><td>130～175</td><td>115～150</td><td>—</td><td>—</td></tr>
<tr><td rowspan="6">儿童（WS/T 779—2021）</td><td>28天至＜6个月</td><td colspan="2">97～183</td><td colspan="2">99～196</td></tr>
<tr><td>6个月至＜1岁</td><td colspan="2">97～141</td><td colspan="2">103～138</td></tr>
<tr><td>1～＜2岁</td><td colspan="2">107～141</td><td colspan="2">104～143</td></tr>
<tr><td>2～＜6岁</td><td colspan="2">112～149</td><td colspan="2">115～150</td></tr>
<tr><td>6～＜13岁</td><td colspan="2">118～156</td><td colspan="2">121～158</td></tr>
<tr><td>13～＜18岁</td><td>129～172</td><td>114～154</td><td>131～179</td><td>114～159</td></tr>
</table>

2. 临床意义 血红蛋白的生理变化和病理意义与红细胞大致相同，两者的变化规律也基本一致。但在各种贫血时，红细胞与血红蛋白的减少不一定呈平行关系，如在缺铁性贫血或铁利用障碍性贫血时，以血红蛋白减少更为显著，此时，血红蛋白比红细胞计数更能准确反映贫血程度。

二、白细胞计数和白细胞分类计数

白细胞（white blood cell，WBC）计数是测定血液中各种白细胞的总数，白细胞分类计数（DC）是指分别计算5种类型白细胞占白细胞总数的比值（百分数）。白细胞计数有显微镜计数法和血细胞自动计数仪检测法。原理为全血经白细胞稀释液稀释至一定倍数，并使红细胞溶解，计数单位容积内的白细胞数，换算成每升血液中的白细胞总数。

1. 参考区间 见表14-3。

<table>
<tr><td colspan="3">表14-3 儿童白细胞计数的参考区间</td></tr>
<tr><td>年龄</td><td>静脉血（×10⁹/L）</td><td>末梢血（×10⁹/L）</td></tr>
<tr><td>28天至＜6个月</td><td>4.3～14.2</td><td>5.6～14.5</td></tr>
<tr><td>6个月至＜1岁</td><td>4.8～14.6</td><td>5.0～14.2</td></tr>
<tr><td>1～＜2岁</td><td>5.1～14.1</td><td>5.5～13.6</td></tr>
<tr><td>2～＜6岁</td><td>4.4～11.9</td><td>4.9～12.7</td></tr>
<tr><td>6～＜13岁</td><td>4.3～11.3</td><td>4.6～11.9</td></tr>
<tr><td>13～18岁</td><td>4.1～11.0</td><td>4.6～11.3</td></tr>
</table>

成人和儿童的白细胞分类计数分别见表14-4，表14-5。

<table>
<tr><td colspan="3">表14-4 成人白细胞分类计数</td></tr>
<tr><td>细胞类型</td><td>百分数（%）</td><td>绝对值（×10⁹）</td></tr>
<tr><td>中性粒细胞（N）</td><td>40～75</td><td>3.5～9.5</td></tr>
<tr><td>嗜酸性粒细胞（E）</td><td>0.4～8.0</td><td>0.02～0.52</td></tr>
<tr><td>嗜碱性粒细胞（B）</td><td>0～1.0</td><td>0～0.06</td></tr>
<tr><td>淋巴细胞（L）</td><td>20～50</td><td>1.1～3.2</td></tr>
<tr><td>单核细胞（M）</td><td>3～10</td><td>0.1～0.6</td></tr>
</table>

表14-5　儿童白细胞分类计数

细胞类型	年龄	百分数（%）		绝对值（×10⁹）	
		静脉血	末梢血	静脉血	末梢血
中性粒细胞（N）	28天至<6个月	7～56	7～51	0.6～7.5	0.6～7.1
	6个月至<1岁	9～57	9～53	0.8～6.1	0.8～6.4
	1～<2岁	13～55	13～54	0.8～5.8	0.9～5.5
	2～<6岁	22～65	23～64	1.2～7.0	1.3～6.7
	6～<13岁	31～70	32～71	1.6～7.8	1.7～7.4
	13～18岁	37～77	33～74	1.8～8.3	1.9～7.9
嗜酸性粒细胞（E）	28天至<1岁	1～10	0.8～11.0	0.07～1.02	0.06～1.22
	1～18岁	0～9	0.5～9	0～0.68	0.04～0.74
嗜碱性粒细胞（B）	28天至<2岁	0～1	0～1	0～0.10	0～0.14
	2～18岁	0～1	0～1	0～0.07	0～0.10
淋巴细胞（L）	28天至<6个月	26～83	34～81	2.4～9.5	3.2～10.7
	6个月至<1岁	31～81	37～82	2.5～9.0	2.8～10.0
	1～<2岁	33～77	35～76	2.4～8.7	2.7～9.1
	2～<6岁	23～69	26～67	1.8～6.3	2.0～6.5
	6～<13岁	23～59	22～57	1.5～4.6	1.7～4.7
	13～18岁	17～54	20～54	1.2～3.8	1.5～4.2
单核细胞（M）	28天至<6个月	3～16	3～18	0.15～1.56	0.25～1.89
	6个月至<1岁	2～13	2～14	0.17～1.06	0.15～1.24
	1～<2岁	2～13	2～14	0.18～1.13	0.20～1.14
	2～<6岁	2～11	2～11	0.12～0.93	0.16～0.92
	6～<13岁	2～11	2～11	0.13～0.76	0.15～0.86
	13～18岁	2～11	2～11	0.14～0.74	0.15～0.89

2. 临床意义　白细胞总数具有生理性变化，如下午较上午更高，饭后、剧烈运动、情绪激动时偏高，月经前期、妊娠期、分娩期、哺乳期增高，当成人白细胞总数超过 10×10^9/L，称白细胞增多；低于 4.0×10^9/L，称白细胞减少。白细胞总数的增多或减少主要受中性粒细胞、淋巴细胞等数量的影响。白细胞总数改变的临床意义详见下述。

（一）中性粒细胞

1. 中性粒细胞（neutrophil，N）增多

（1）生理性增多　常见于胎儿、新生儿、妊娠期妇女、剧烈运动、严寒及暴晒等。

（2）病理性增多　常见于①急性感染：化脓性球菌（如金黄色葡萄球菌、溶血性链球菌等）感染为最常见的原因。但在新生儿和极重度感染时，白细胞总数反而可能降低。②严重的组织损伤及大量血细胞破坏：严重外伤、大手术后、大面积烧伤、急性心肌梗死及严重的血管内溶血后12～36小时，白细胞总数及中性粒细胞可增多。③急性大出血：在急性大出血后1～2小时内，周围血中血红蛋白含量及红细胞数尚未下降，而白细胞数及中性粒细胞却明显增多，尤其是内出血时。④急性中毒：代谢紊乱所致的代谢性中毒，如糖尿病酮症酸中毒、尿毒症；急性化学药物中毒，如镇静催眠药、铅、汞中毒等；生物性中毒，如蛇毒、昆虫毒、毒蕈中毒等，白细胞及中性粒细胞均可增多，并以中性分叶核粒细胞为主。⑤某些肿瘤及白血病：白细胞呈长期持续性增多，最常见者为髓系白血病，其次可见于各种恶性肿瘤的晚期，此时不但总数增多，而且有明显的核左移现象，可呈所谓的类白血病反应。

2. 中性粒细胞减少

（1）感染　尤其是革兰氏阴性杆菌感染，如伤寒、副伤寒杆菌感染；某些病毒感染，如流感、病毒性肝炎、水痘、风疹、巨细胞病毒感染；某些原虫感染，如疟疾、黑热病，可致中性粒细胞减少。

（2）血液病　再生障碍性贫血、恶性组织细胞病、巨幼细胞贫血、严重缺铁性贫血及骨髓转移癌等，在出现中性粒细胞减少的同时常伴有血小板及红细胞减少。

（3）慢性理化损伤　X线、放射性核素等物理因素；苯、铅、汞等化学物质；氯霉素、磺胺类药物、某些抗肿瘤药、降血糖药及抗甲状腺药物等化学药物均可引起白细胞减少。

（4）单核巨噬细胞系统功能亢进　各种原因引起的脾大及其功能亢进，如门脉性肝硬化、淋巴瘤等可见白细胞及中性粒细胞减少。

（5）自身免疫性疾病　如系统性红斑狼疮，由于产生自身抗体而导致白细胞及中性粒细胞减少。

3. 中性粒细胞的核象变化　病理情况下，中性粒细胞核象可发生变化，出现核左移或核右移（图14-1）。

（1）核左移　外周血中出现不分叶核粒细胞（包括杆状核粒细胞、晚幼粒细胞、中幼粒细胞或早幼粒细胞等），其比例超过5%时，称为核左移。常见于感染，尤其是急性化脓性感染、急性失血、急性中毒及急性溶血反应等。

（2）核右移　外周血中若中性粒细胞核出现5叶或更多分叶，其比例超过3%者，称为核右移。主要见于巨幼细胞贫血及造血功能衰退，在炎症的恢复期时，可有一过性核右移。

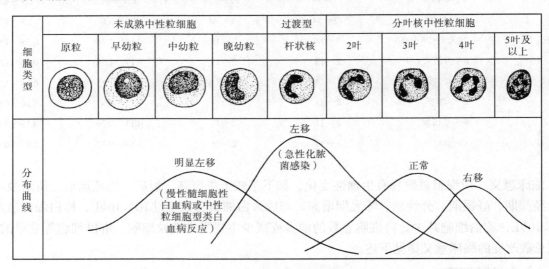

图14-1　中性粒细胞的核象变化

4. 中性粒细胞形态异常

（1）中性粒细胞的中毒性改变　在严重传染性疾病、各种化脓性感染、败血症、恶性肿瘤、中毒及大面积烧伤等病理情况下，中性粒细胞可发生下列中毒性和退行性变化：①细胞大小不均；②中性粒细胞胞质中出现大小不等、分布不均、染色呈深紫红或紫黑色的中毒颗粒；③中性粒细胞胞质或胞核中可见单个或多个，大小不等的空泡；④杜勒小体：是中性粒细胞胞质中毒性变化而保留的局部嗜碱性区域，呈圆形或梨形，呈云雾状天蓝色或蓝黑色。

（2）棒状小体　白细胞胞质中出现的红色细杆状物质，一个或数个，称为棒状小体。棒状小体一旦出现在细胞中，就可拟诊为急性白血病。

（二）嗜酸性粒细胞

嗜酸性粒细胞（eosinophil，E）呈圆形，胞质内充满粗大、整齐、均匀、紧密排列的砖红色或鲜红色嗜酸性颗粒，折光性强。胞核多为两叶，呈眼镜状，深紫色。

1. 嗜酸性粒细胞增多

（1）过敏性疾病　如支气管哮喘、荨麻疹、食物过敏、药物过敏、血管神经性水肿等，其外周血嗜酸性粒细胞增多，可达10%以上。

（2）寄生虫病　如蛔虫病、钩虫病、血吸虫病等，可导致血中嗜酸性粒细胞增多。少部分寄生虫感染患者嗜酸性粒细胞明显增多，导致白细胞总数高达数万，为嗜酸性粒细胞型类白血病反应。

（3）皮肤病　如湿疹、银屑病、剥脱性皮炎等，外周血中嗜酸性粒细胞轻、中度增高。

（4）血液病　如慢性髓系白血病、淋巴瘤、嗜酸性粒细胞白血病、多发性骨髓瘤、嗜酸性粒细胞肉芽肿等，外周血嗜酸性粒细胞可有不同程度增高。

（5）其他　某些恶性肿瘤；某些传染病，如猩红热；风湿性疾病；过敏性间质性肾炎等均可使嗜酸性粒细胞增多。

2. 嗜酸性粒细胞减少　常见于大手术、烧伤等应激状态；伤寒、副伤寒初期；长期应用肾上腺皮质激素后，但临床意义不大。

（三）嗜碱性粒细胞

嗜碱性粒细胞（basophil，B）胞体呈圆形，胞质为紫红色，内有少量粗大且大小不均、排列不规则的黑蓝色嗜碱性颗粒，常覆盖于核面上。胞核因被颗粒遮盖，核着色较浅，从而使分叶模糊不清。

1. 嗜碱性粒细胞增多

（1）血液病　慢性髓系白血病、嗜碱性粒细胞白血病、骨髓纤维化等，嗜碱性粒细胞增多。

（2）恶性肿瘤　尤其是转移癌，嗜碱性粒细胞增多。

（3）过敏性疾病　过敏性结肠炎、药物过敏、食物过敏、吸入物超敏反应、红斑及类风湿关节炎等，嗜碱性粒细胞增多。

（4）其他　传染病如水痘、流感、天花、结核病，糖尿病等，嗜碱性粒细胞均可增多。

2. 嗜碱性粒细胞减少　无临床意义。

（四）淋巴细胞

淋巴细胞（lymphocyte，L）分为大淋巴细胞和小淋巴细胞，大淋巴细胞直径在10~15μm，占10%；小淋巴细胞直径为6~10μm，占90%。胞体呈圆形或椭圆形。大淋巴细胞的胞质丰富，呈蔚蓝色，内含少量紫红色嗜天青颗粒；小淋巴细胞胞质很少，呈深蓝色，胞核均呈圆形或椭圆形。

1. 淋巴细胞增多

（1）生理性增多　常见于婴儿。

（2）病理性增多　常见于①某些病毒或细菌所致的传染病，如流行性腮腺炎、风疹、传染性单核细胞增多症、传染性淋巴细胞增多症、百日咳、出血热等；②某些慢性感染，如结核病；③淋巴细胞白血病、非霍奇金淋巴瘤等；④肾移植术后，如发生排斥，于排斥前期，淋巴细胞的绝对值增高；⑤再生障碍性贫血、粒细胞缺乏症，由于中性粒细胞显著减少，导致淋巴细胞百分数相对增高。

2. 淋巴细胞减少　常见于①长期放射线损伤；②应用肾上腺皮质激素、烷化剂、抗淋巴细胞球蛋白等药物；③免疫缺陷性疾病、丙种球蛋白缺乏症等。

3. 异形淋巴细胞　外周血中有时可见到一种形态变异的不典型淋巴细胞，称为异形淋巴细胞。异形淋巴细胞在正常人外周血中偶可见到，但不超过2%。异形淋巴增多可见于①感染性疾病；②药物过敏；③输血、血液透析或体外循环术后；④其他，如免疫性疾病、粒细胞缺乏症、放射治疗等。

（五）单核细胞

单核细胞（monocyte，M）胞体大，直径为14～20μm，呈圆形或不规则形。胞质较多，呈淡蓝或灰蓝色，内含较多的细小、灰尘样的紫红色颗粒。细胞核大，核形不规则，呈肾形、马蹄形等。

1. 单核细胞增多

（1）生理性增多　婴幼儿及儿童单核细胞可增多。

（2）病理性增多　①某些感染，如感染性心内膜炎、黑热病、疟疾、急性感染的恢复期、活动性肺结核等；②某些血液病，如单核细胞白血病、淋巴瘤、粒细胞缺乏症恢复期、多发性骨髓瘤、恶性组织细胞病、骨髓增生异常综合征等也可见单核细胞增多。

2. 单核细胞减少　无临床意义。

三、血细胞比容

血细胞比容（hematocrit，Hct）又称红细胞压积（PCV），指血细胞在血液中所占容积的比值。将抗凝血液在一定条件下离心沉淀，由此可测出红细胞在全血中所占容积的百分比。采用温氏离心法检测，不能使用能改变红细胞体积的抗凝剂，且离心速度一定要达到2264r/min。

1. 参考区间

（1）成人（%）　男性：40～50。女性：35～45。

（2）儿童（%）

28天至＜6个月：28～52（静脉血），29～57（末梢血）。

6个月至＜1岁：30～41（静脉血），32～45（末梢血）。

1～＜2岁：32～42（静脉血），32～43（末梢血）。

2～＜6岁：34～43（静脉血），35～45（末梢血）。

6～＜13岁：36～46（静脉血），37～47（末梢血）。

13～18岁：39～51（男，静脉血），36～47（女，静脉血），39～53（男，末梢血），35～48（女，末梢血）。

2. 临床意义

（1）增多　多见于大面积烧伤、连续呕吐、腹泻、多尿等患者；各种原因引起的红细胞与血红蛋白增多、脱水等，是判断血液黏度的指标，也常作为脱水患者的补液依据。

（2）减少　见于各种贫血时，随红细胞数的减少而有程度不同的降低。

四、常用红细胞参数

红细胞平均体积（MCV）：指每个红细胞的平均体积，以飞升（fl）为单位。红细胞平均血红蛋白含量（MCH）：指每个红细胞内血红蛋白平均含量，以皮克（pg）表示。红细胞平均血红蛋白浓度（MCHC）：指每升红细胞平均所含血红蛋白浓度，以g/L表示。手工检测可根据红细胞计数、血红蛋白浓度和血细胞比容，通过公式可分别计算出红细胞3个平均数值；全自动血细胞计数仪可直接获得此类参数。

1. 参考区间

（1）成人

MCV：82～100fl。

MCH：27～34pg。

MCHC：316～354g/L。

（2）儿童　见表14-6。

表14-6 常用红细胞参数儿童参考区间

年龄区间	MCV（fl）		MCH（pg）		MCHC（g/L）	
	静脉血	末梢血	静脉血	末梢血	静脉血	末梢血
28天至＜6个月	73～104	73～105	24～37	24～37	309～363	305～361
6个月至＜2岁	72～86	71～86	24～30	24～30		
2～＜6岁	76～88	76～88	24～30	24～30	310～355	309～359
6～＜13岁	77～92	77～92	25～34	26～34		
13～＜18岁	80～100	80～98	25～34	26～34		

2. 临床意义　红细胞参数可以作为贫血形态学分类的依据（表14-7，表14-8）。

表14-7 贫血的形态学分类

贫血的形态学分类	MCV（fl）	MCH（pg）	MCHC（g/L）	病因
正常细胞性贫血	82～100	27～34	316～354	再生障碍性贫血、急性失血性贫血、多数溶血性贫血、骨髓病性贫血
大细胞性贫血	＞100	＞34	316～354	巨幼细胞贫血、恶性贫血
小细胞低色素性贫血	＜80	＜27	＜320	缺铁性贫血、珠蛋白生成障碍性贫血、铁粒幼细胞性贫血
单纯小细胞性贫血	＜80	＜27	316～354	慢性感染、炎症，慢性肝、肾疾病性贫血

表14-8 贫血的MCV/红细胞体积分布宽度（RDW）分类法

MCV	RDW	分类	常见病
减小	正常	小细胞均一性贫血	珠蛋白生成障碍性贫血、遗传性球形红细胞增多症
	增大	小细胞不均一性贫血	缺铁性贫血
正常	正常	正常细胞均一性贫血	再生障碍性贫血、急性失血性贫血、白血病
	增大	正常细胞不均一性贫血	阵发性睡眠性血红蛋白尿、早期缺铁性贫血
增大	正常	大细胞均一性贫血	部分再生障碍性贫血、骨髓增生异常综合征
	增大	大细胞不均一性贫血	巨幼细胞贫血

五、网织红细胞计数

（一）网织红细胞

网织红细胞（reticulocyte，Rct）是晚幼红细胞脱核后的细胞。胞质内残存核糖体等嗜碱性物质，经煌焦油蓝或新亚甲蓝染色，可呈现浅蓝或深蓝色的网状结构。网织红细胞较成熟红细胞稍大，直径为8.0～9.5μm。

1. 参考区间　百分数0.5%～1.5%；绝对数（24～84）×10^9/L。

2. 临床意义

（1）用于判断骨髓红细胞系统造血情况　增高常见于溶血性贫血、巨幼细胞贫血和急性失血性贫血等增生性贫血；降低常见于再生障碍性贫血。

（2）用于疗效观察指标　如骨髓增生功能良好的患者，在给予相关抗贫血药物后，网织红细胞一般都可以升高，并渐趋于正常，若用药后，网织红细胞不见升高，说明治疗无效。

（3）指导临床掌握肿瘤化疗合适时期　骨髓造血功能恢复，最先表现为早、中期网织红细胞升高，检测早、中期网织红细胞，是观察骨髓受抑制和恢复情况较为敏感和早期的指标。

（二）贫血的实验诊断及鉴别

1. 贫血的分类　基于不同的临床特点，贫血有不同的分类方法。

（1）根据贫血的病因分类　①红细胞生成减少：骨髓造血功能障碍，如再生障碍性贫血、白血病、继发性贫血等；造血物质缺乏或利用障碍，如缺铁性贫血、铁粒幼细胞贫血等。②红细胞丢失过多。③红细胞破坏过多。

（2）根据外周血检查结果对贫血进行分类　①根据 MCV、MCH、MCHC 对贫血进行形态学分类（表14-7）。②根据 MCV 和 RDW 之间的关系对贫血进行形态学分类。

（3）根据骨髓有核细胞增生情况对贫血进行分类　①增生性贫血：如缺铁性贫血、溶血性贫血；②增生不良性贫血：如再生障碍性贫血；③增生障碍性贫血：如骨髓增生异常综合征、巨幼细胞贫血。

2. 贫血的诊断

（1）血常规检查　可以确定有无贫血，红细胞参数（MCV、MCH 及 MCHC）反映红细胞大小及血红蛋白改变，为贫血的病因诊断提供相关线索；血红蛋白测定为贫血严重程度的判定提供依据；网织红细胞计数间接反映骨髓红系增生情况；外周血涂片观察红细胞和血小板数量或形态改变。

（2）骨髓检查　涂片分类反映骨髓细胞的增生程度、比例和形态变化；活检反映骨髓造血组织的结构、增生程度、细胞成分和形态变化。骨髓检查提示贫血时造血功能的高低。

（3）贫血的发病机制检查　如缺铁性贫血的铁代谢及引起缺铁的原发病检查、巨幼细胞贫血的血清叶酸和维生素 B_{12} 水平测定及导致此类造血原料缺乏的原发病检查等。检测 RBC、血浆纤维蛋白原（Fib）和 Hct 可确定有无贫血及贫血程度，特别是 Hb 和 Hct 检查。根据血细胞形态特点、红细胞三种平均值、MCV 与 RDW 关系和骨髓象可对贫血进行分类。

3. 贫血的鉴别

（1）大细胞性贫血　根据网织红细胞、红细胞形态、骨髓幼红细胞增生情况、维生素 B_{12} 等，可做出鉴别。

（2）正常细胞性贫血　根据网织红细胞、全血细胞分析、骨髓象检查可做出初步鉴别。

（3）小细胞低色素性贫血　根据有关铁检查的指标、血红蛋白电泳、红细胞形态分析等可做出鉴别。

六、红细胞沉降率检测

红细胞沉降率（erythrocyte sedimentation rate，ESR）又称血沉，是指红细胞在一定条件下沉降的速率。原理是将抗凝血置于特制的血沉管中，垂直竖立 1 小时，观察红细胞下沉的速度，用血浆段的高度（mm）来表示。影响 ESR 的因素很多，最重要的因素是红细胞形成缗钱状。因为红细胞形成缗钱状或凝集成团后总面积减少，下降的速度加快。影响缗钱状形成的主要因素：①血浆中各种蛋白的比例改变：如血浆中纤维蛋白原或球蛋白含量增加或白蛋白含量减少，改变了电荷的平衡，致使红细胞表面的负电荷减少，容易使红细胞形成缗钱状，血沉加快；反之，血沉减慢。②红细胞的数量和形状改变：如红细胞数量减少，血沉加快。反之红细胞增多时血沉减慢。红细胞直径越大，血沉越快；反之，血沉减慢。③血沉管的位置：如血沉管倾斜，血沉加快。

1. 参考区间　魏氏（Westergen法）：男 0～15mm/1h 末；女 0～20mm/1h 末。

2. 临床意义　血沉对疾病诊断无特异性，但敏感性高，与其他检查结合时，对疾病诊断、鉴别诊断及疗效观察都有重要的意义。血沉增快有生理性增快和病理性增快。

（1）生理性增快　月经期女性、妊娠3个月以上的孕妇、12岁以下的儿童、60岁以上老年人可轻度增快，可能与生理性贫血或纤维蛋白原含量增加有关。

（2）病理性增快　①各种炎症均使血沉增快，如急性细菌性炎症时，炎症发生后2～3天即可见血沉增快；结核病、风湿热，因纤维蛋白原及免疫球蛋白增加，血沉明显加快。②发生组织损伤或坏死时血沉增快，如心肌梗死、大手术、创伤等。③凡引起球蛋白增高的疾病，血沉均增快，如慢性肾炎、黑热病、系统性红斑狼疮、亚急性感染性心内膜炎等。④恶性肿瘤时血沉增快。⑤其他，如动脉粥样硬化、糖尿病、肾病综合征、贫血、高胆固醇血症等可见血沉增快。

七、血细胞分析仪检查指标与临床应用

（一）血细胞分析仪

血细胞分析仪类型比较多，根据其对白细胞的分析程度，可将其分为二分类、三分类、五分类三种类型。根据其自动化程度又分为两大类：半自动仪器需要手工稀释血标本；全自动仪器可直接用抗凝血进样检测。不同仪器型号有不同的分析方法，并提供不同数量的参数。

在现代化的临床实验室中，以全自动三分类或五分类血细胞分析仪最为常用。与半自动仪器相比，全自动分析仪检测速度快，配上自动装置可连续吸取标本，避免实验室内污染；线性范围宽、重复性好、准确性高、变异范围小；两种溶血素，即白细胞溶血素和红细胞溶血素；有的设有浮球式绝对定量检测，每次测定后自动冲洗，携带污染率几乎为零；自动化程度高，对试剂污染、气泡干扰、异物阻塞有监控系统；结果异常自动提示；有质控资料及标本检测资料储存等软件程序。五分类血细胞分析仪更是具有检测有核红细胞的功能；专用幼稚细胞检测通道和试剂，可以检测包括幼稚细胞在内的十余种异常细胞；可与网织红检测仪、自动进样仪、自动涂片机相连，形成自动化模块。

（二）白细胞散点图的应用

利用半导体激光流式细胞术、核酸荧光染色技术，采用溶血剂完全溶解红细胞和血小板，白细胞膜仅部分溶解。聚亚甲基蓝核酸荧光染料进入白细胞内，使DNA、RNA和细胞器着色。因为荧光强度与细胞内核酸含量成比例，所以未成熟粒细胞、异常细胞荧光染色深，成熟白细胞荧光染色浅，从而得到四分群白细胞散点图（图14-2）。在碱性溶血剂作用下，除嗜碱性粒细胞外的其他所有细胞均被溶解或萎缩，经流式细胞术计数，可得到白细胞/嗜碱性粒细胞（WBC/BASO）百分率和绝对值及WBC/BASO散点图（图14-3）。

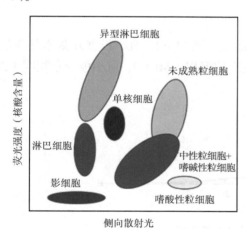

图14-2 四分群白细胞散点图

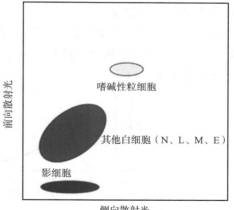

图14-3 WBC/BASO散点图

在外周血中出现未成熟髓细胞的病理情况下，在细胞悬液中加硫化氨基酸，幼稚细胞膜脂质含量高，结合硫化氨基酸的量多于较成熟的细胞，对溶血剂有抵抗作用。加入溶血剂后，成熟细胞被溶解，只留下幼稚细胞和异型/异常淋巴细胞在未成熟髓细胞信息通道显示（图14-4），报告百分率和绝对值，并提示核左移。

（三）红细胞与血小板直方图的应用

1. 红细胞直方图与临床意义

（1）正常红细胞直方图（图14-5） 在典型的直方图上，可以看到两个细胞群体。①红细胞主群：

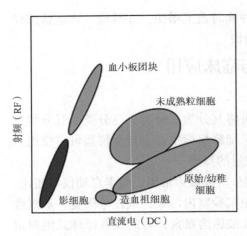

图14-4　未成熟髓细胞散点图

从50fl偏上开始，有一个近似两侧对称，基底较为狭窄的正态分布曲线；②小细胞群：位于主峰右侧，分布在130～185fl区域，又称足趾部。它是一些二聚体、三聚体、多聚体细胞、小孔残留物和白细胞的反映。

（2）几种贫血的红细胞直方图图形变化　①缺铁性贫血：典型的缺铁性贫血呈小细胞性贫血，MCV降低，主峰曲线的波峰左移，峰底变宽，显示为小细胞非均一性贫血特征；②轻型β-地中海贫血（β-珠蛋白生成障碍性贫血）：呈小细胞均一性贫血，其图形表现为波峰左移，峰底变窄；③铁粒幼细胞性贫血：红细胞呈典型的双形性改变，即正常红细胞与小细胞低色素性红细胞同时存在，故出现波峰左移、峰底增宽的双峰；④混合性营养性贫血：营养性巨幼细胞贫血可同时合并缺铁性贫血，前者MCV增高，而后者降低，直方图图形需视哪一类细胞占优势，如两者的严重程度相似，直方图可显示正常；⑤巨幼细胞贫血：红细胞呈大细胞非均一性，直方图波峰右移，峰底增宽。经治疗有效时，正常红细胞逐渐增加与病理性大细胞同时存在，也可出现双峰现象。

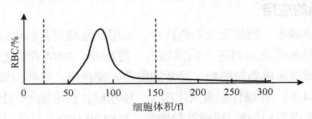

图14-5　正常红细胞直方图

2. 血小板直方图与临床意义

（1）正常血小板直方图　呈峰偏向左侧的偏态曲线（图14-6），血小板直方图体积分布范围为2～20fl，血小板直方图可反映血小板数（PLT）、血小板平均容积（MPV）、血小板分布宽度（PDW）和血小板比容（PCV）等参数。

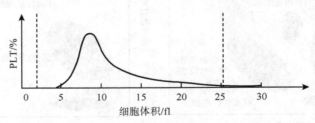

图14-6　正常血小板直方图

（2）异常血小板直方图　巨大血小板增多时，曲线峰右移；血小板减少时为窄峰；在大量细胞碎片、血小板有聚集、小红细胞增多等情况下，直方图可发生改变。

第2节　尿液的一般检查

一、尿液标本的采集与保存

尿液检查可为疾病的诊断提供重要信息，为确保检验结果数据准确、可靠，一定要正确留取尿标本。

（一）尿标本的采集

用干燥、清洁容器留取尿标本，在30分钟内送检。2小时内检查完毕。要注意避免污染，成年女性留取尿标本时，注意防止阴道分泌物混入，避开月经期。临床常用的尿标本收集方法如下。

1. 晨尿（morning urine）　即清晨第一次尿，亦称首次晨尿（first voided morning urine）。由于晨尿较为浓缩，有形成分浓度较高，易于发现病理成分，特别适合住院患者和泌尿系统疾病的患者。

2. 随机尿（random urine）　即任意时间、可随时留取的尿液标本，尤以门、急诊患者较多采用。优点是方便，缺点是可能产生假阴性或假阳性结果，因此需要进一步留取晨尿检查。

3. 清洁中段尿（cleaned midstream）　清洗外阴并消毒，在排尿不中断的情况下用无菌容器收集中段尿液。适合尿液微生物培养。

4. 24小时尿　应准确收集24小时尿液并记录尿量。临床常用于检测24小时尿蛋白、肌酐、糖、电解质、尿酸定量等。

5. 3小时尿　收集上午6～9时的尿液，记录尿量。常用于1小时尿细胞排泄率检查。

6. 餐后尿（postprandial urine）　通常收集午餐后2小时尿液，用于检测病理性尿糖、尿蛋白，检查较为敏感。

7. 第二次晨尿　晨尿排空后，仍然在空腹条件下，再次收集尿液，故称第二次晨尿。特别适合检查尿液有形成分，如尿红细胞形态检测。

（二）尿标本的保存

尿标本收集后应立即送检，在2小时内检查完毕，以免细菌繁殖、蛋白质变性、有形成分溶解等；不能立即检测的尿标本可放置于冰箱（2～8℃）6小时；留取24小时尿标本时，应加入防腐剂：检测24小时尿蛋白、尿糖定量需加入甲苯（5ml/L尿）；检测尿17-羟类固醇、17-酮类固醇、儿茶酚胺等需加入盐酸（5～10ml/L尿）。

二、尿液一般性状检验

尿液一般检查包括一般性状检查、化学成分检查和显微镜下有形成分的检查。传统的手工尿常规检查早已被现代化的尿液分析（urinalysis）所取代。采用尿液自动化分析工具如尿液干化学分析仪、流式细胞术分析仪等检查尿液，具有快速、便捷、可重复性高等优点，但尿沉渣镜检仍然是其他检查不可取代的金标准，被称为体外的肾活检。

1. 尿量（urinary volume）　正常成人24小时尿量为1000～2000ml。

（1）多尿　成人24小时尿量超过2500ml者称多尿（polyuria）。生理性多尿见于饮水过多，应用利尿剂或食用有利尿作用的食品等；病理性多尿见于糖尿病、尿崩症、慢性肾炎、慢性肾盂肾炎、急性肾衰竭多尿期等。

（2）少尿　成人24小时尿量少于400ml或尿量少于17ml/h称少尿（oliguria），成人24小时尿量少于100ml或12小时无尿液排出称无尿（anuria）。见于①肾前性：休克、大出血、心力衰竭、肝硬化腹水、呕吐、腹泻、烧伤等引起的有效血容量减少；②肾性：见于急慢性肾衰竭、急性肾小球肾炎、肾移植后急性排斥反应；③肾后性：见于各种原因引起的尿路梗阻，如肿瘤、结石、前列腺增生等。

2. 透明度　新鲜尿清澈透明，放置一段时间后呈微浑浊。新鲜尿液浑浊，可见下列情况。

（1）尿酸盐沉淀　尿内含有较多的尿酸盐时，遇冷可有淡红色或白色的尿酸盐析出，此种沉淀加热或加碱后可溶解，浑浊消失。

（2）磷酸盐和碳酸盐沉淀　见于碱性或中性尿，呈白色，加酸后可溶解，浑浊消失，碳酸盐遇酸产生气泡。

（3）脓尿及菌尿　因尿内含有大量白细胞、脓细胞或细菌而呈云雾状浑浊，加热、加酸、加碱后浑浊加重，见于泌尿系感染。

3. 颜色　正常新鲜尿液为淡黄色透明液体。其颜色的深浅受食物、药物、尿色素的影响，随尿量而改变。病理情况时，尿液颜色可有如下变化。

（1）胆红素尿　尿内含有大量的结合胆红素，尿色呈深黄色，甚至可出现豆油样改变，振荡后泡沫亦呈黄色，多见于阻塞性黄疸及肝细胞性黄疸。

（2）血尿　尿内含有一定量的红细胞时称血尿。因尿中含有红细胞的多少不同，其外观可呈淡红色、洗肉水样、血红色或有血块等。1000ml尿液含有1ml血液就可使尿液外观呈现淡红色，临床称为肉眼血尿，镜下血尿是指尿液外观无明显改变，但离心沉淀后的尿液显微镜下每高倍视野尿红细胞平均超过3个。血尿是临床常见的症状，应积极查找病因。血尿常见于泌尿系统疾病，如各种肾小球肾炎、IgA肾病、泌尿系感染、结石、结核、肿瘤、外伤、血管畸形等；还可见于血液系统疾病，如血友病、血小板减少性紫癜等，感染性心内膜炎、败血症、系统性红斑狼疮亦可引起血尿；某些药物应用（环磷酰胺、磺胺类药物）可出现血尿；正常人在剧烈运动后也可发生血尿（运动性血尿）。

（3）血红蛋白尿　使尿液呈酱油色或红葡萄酒色，镜检无红细胞，但尿隐血阳性，提示血管内溶血性疾病，见于阵发性睡眠性血红蛋白尿、急性溶血、恶性疟疾、蚕豆病、血型不合的输血反应等。

（4）乳糜尿　因尿内含有大量脂肪微粒而呈乳白色，见于晚期丝虫病或其他原因引起的肾周围淋巴管阻塞时，淋巴液进入尿液内。

（5）其他颜色　铜绿假单胞菌感染使尿液外观呈蓝绿色，磷酸盐或尿酸盐结晶过多尿液呈乳白色，服用维生素 B_2、呋喃类药物尿液呈橘黄色等。

4. 气味　正常尿液的气味来自尿内挥发酸，尿液放置较久，因尿素分解可出现氨臭味。新鲜尿有氨臭味提示慢性膀胱炎、尿潴留等。糖尿病酮症酸中毒患者，尿液呈烂苹果味。膀胱直肠瘘患者尿液带粪臭味。此外，进食某些食物如葱、蒜等，尿液可有特殊的气味。

5. 酸碱反应　尿液的pH是反映肾脏调节机体内环境酸碱平衡的一项重要指标。通常情况下尿液呈弱酸性或中性，久置后，其中污染的细菌可分解尿素产氨而呈碱性。尿液酸碱反应常受食物、药物的影响，进食植物性食物呈中性或弱碱性，混合性食物呈弱酸性。

尿液 pH 5.5～6.5，波动在 4.5～8.0。

（1）酸度增高　见于代谢性酸中毒、糖尿病、高热、痛风及服用大量酸性药物等。

（2）碱度增高　见于代谢性碱中毒、膀胱炎、严重呕吐及服用大量碱性药物等。

6. 尿相对密度（specific gravity，SG）　与所含溶质的浓度成正比，受入水量和出水量的影响，可初步评估肾小管浓缩和稀释功能。

（1）参考值　1.015～1.025，晨尿通常大于1.020。

（2）临床意义　尿相对密度增高见于脱水、急性肾小球肾炎、糖尿病；尿相对密度降低见于大量饮水、慢性肾小球肾炎、慢性肾衰竭、尿崩症等。

三、尿液化学成分检查

1. 蛋白质定性检查　正常尿液中含蛋白质极微，每日不超过100mg，用普通方法不能测出。如尿中蛋白质含量增多，用定性方法可以测出或24小时尿蛋白定量超过150mg称蛋白尿。

（1）参考区间　尿蛋白定性试验阴性。尿蛋白定量检查：20～80mg/24h尿。

（2）临床意义

1）生理性蛋白尿：是轻度、暂时性蛋白尿，尿蛋白一般不超过（+），定量多低于0.5 g/24h，包括功能性蛋白尿，如劳累、精神紧张、寒冷等；体位性蛋白尿，又称直立性蛋白尿，在晨尿中无蛋白，较长时间站立后尿中蛋白量增高，而平卧后尿蛋白又减少或消失，是立位引起肾脏暂时淤血所致。

2）病理性蛋白尿：系指发生器质性病变，尿内持续出现蛋白。包括①肾小球性蛋白尿（glomerular proteinuria）：是临床最常见的蛋白尿类型。肾小球病变导致肾小球滤过膜分子屏障及电荷屏障受损，血浆蛋白滤出增加，超过肾小管重吸收能力，以大、中分子蛋白尿为主，多见于原发性或继发性肾小球疾病，如急慢性肾小球肾炎、肾病综合征、糖尿病肾病、狼疮性肾炎等。②肾小管性蛋白尿（tubular proteinuria）：蛋白尿以小分子量蛋白为主，白蛋白含量正常或轻度增加，尿蛋白排出量常＜1g/24h，多见于肾盂肾炎、急性肾小管坏死、急慢性间质性肾炎等。③混合性蛋白尿（mixed proteinuria）：肾小球和肾小管同时受损，尿中出现大、中、小分子量的蛋白，见于慢性肾炎、慢性肾盂肾炎、糖尿病肾病、系统性红斑狼疮等。④溢出性蛋白尿（overflow proteinuria）：由于血浆中异常低分子量蛋白如免疫球蛋白的轻链、血红蛋白或肌红蛋白含量过多，超过肾小管重吸收能力而出现蛋白尿，见于多发性骨髓瘤、急性溶血性疾病、骨骼肌严重创伤等。⑤组织性蛋白尿（histic proteinuria）：在尿液形成过程中，肾小管代谢和组织分解产生的蛋白质及受炎症、中毒或药物等刺激泌尿系统分泌的蛋白尿，称为组织性蛋白尿。以T-H糖蛋白为主要成分，易形成管型的基质和结石的中心。⑥假性蛋白尿（false proteinuria）：肾以下的泌尿系疾病，产生大量脓液、血液、黏液等含蛋白质成分的物质，也可出现尿蛋白阳性，称为假性蛋白尿，见于膀胱炎、尿道炎及阴道分泌物污染等。

2. 尿糖定性试验 正常人尿中葡萄糖含量甚微，用普通定性方法不能检出。当血糖升高（大于8.8mmol/L）时，超过肾糖阈，或肾小管重吸收能力下降时尿糖定性试验阳性，称为糖尿。目前采用葡萄糖氧化酶干化学试带测定的是尿中葡萄糖，故糖尿一般是指葡萄糖尿。

（1）参考区间 尿糖定性为阴性；尿糖定量为0.56～5.00mmol/24h尿。

（2）临床意义

1）血糖增高性糖尿：见于糖尿病、甲状腺功能亢进症、皮质醇增多症、嗜铬细胞瘤、肝硬化、胰腺炎症、肿瘤等。

2）血糖正常性糖尿：血糖正常，肾小管重吸收功能不全、肾糖阈降低可出现尿糖阳性，称为肾性糖尿（renal glucosuria）。见于慢性肾炎、间质性肾炎、家族性糖尿等；妊娠晚期可出现糖尿，此时需要与妊娠期糖尿病鉴别。

3）暂时性糖尿：摄入大量碳水化合物导致一过性血糖升高，尿糖阳性称生理性糖尿；精神紧张、脑出血、急性心肌梗死时机体处于应激状态可导致血糖暂时升高，出现糖尿称应激性糖尿。

3. 尿酮体（ketone bodies） 酮体是乙酰乙酸、β-羟丁酸和丙酮的总称，是脂肪分解代谢的中间产物。当机体糖代谢紊乱体内脂肪分解代谢增多而氧化不全时可产生酮体，导致血液内酮体浓度增高并从尿中排出，称为酮尿。干化学试带法通常仅对乙酰乙酸和丙酮反应。

（1）参考区间 阴性。

（2）临床意义 尿酮体阳性见于糖尿病酮症酸中毒、严重妊娠呕吐、长期不能进食或绝食者，还可见于过度节食、肝硬化等。

4. 尿胆原及尿胆红素定性试验 血液循环过程中衰老的红细胞经过一系列复杂过程转变为游离胆红素（非结合胆红素），与白蛋白结合后通过血液循环到达肝脏并与葡糖醛酸结合转化为结合胆红素，它们从肝细胞经胆管进入肠道，经细菌分解为尿胆原，尿胆原大部分从粪便中排出，称为粪胆原，小部分（10%～20%）经肠道吸收经门静脉又回到肝内转化为结合胆红素，其中小部分回到肝脏的尿胆原经体循环由肾脏排出体外，即尿中的尿胆原。正常时胆红素进出血液循环保持动态平衡。当胆红素生成过多，或肝脏功能异常、胆道阻塞时均可导致血胆红素升高，出现黄疸。临床上常将黄疸分为溶血性、肝细胞性和胆汁淤积性黄疸。

（1）尿胆原检查 尿胆原（urobilinogen，Uro）由尿胆红素（bilirubin，Bil）转化而来，经尿排泄。胆红素代谢异常时，尿胆原也发生变化。

1）参考区间：定性，正常为阴性或弱阳性反应。

2）临床意义：①肝细胞性黄疸：尿胆原呈阳性。急性黄疸性肝炎早期，因肝细胞受损，不能将肠道吸收入血的尿胆原氧化为胆红素再排进肠道，故尿中尿胆原含量增加。②溶血性黄疸：因红细胞大量破坏增加，胆红素形成增加，尿胆原明显增加，故呈强阳性。③胆汁淤积性黄疸：因胆道梗阻，结合胆红素不能进入肠道转化为尿胆原，故为阴性。

（2）尿胆红素检查　血液中结合胆红素浓度超过肾阈时，结合胆红素即可自尿液中排出。

1）参考区间：正常为阴性反应。

2）临床意义：阳性反应见于胆汁淤积性黄疸和肝细胞性黄疸。溶血性黄疸为阴性反应。

尿胆原、尿胆红素对黄疸的鉴别诊断有重要临床意义，见表14-9。

表14-9　尿胆原、尿胆红素对黄疸的鉴别意义

黄疸类型	尿胆原	尿胆红素
溶血性黄疸	强阳性	阴性
肝细胞性黄疸	阳性	阳性
胆汁淤积性黄疸	阴性	强阳性

5. 尿隐血试验　各种原因导致血浆中游离血红蛋白增多超过了肾小管的重吸收能力时，即可产生血红蛋白尿。尿液中的血红蛋白所含的血红素有类似过氧化物酶的活性，可使尿试纸条产生阳性反应。故尿隐血试验（occult blood test，BLD）阳性而镜下无红细胞提示血红蛋白尿；泌尿系出血时，尿液中的红细胞破坏，血红蛋白游离，故尿隐血试验亦呈现阳性反应。尿隐血试验对血尿诊断仅起筛查作用，结合显微镜检查才能诊断血尿。

临床意义：尿隐血试验阳性见于溶血性疾病如阵发性睡眠性血红蛋白尿、溶血性贫血、血型不合的输血反应等；还可见于血尿、肌红蛋白尿。尿液中含有大量维生素C或细菌尿时可出现假阴性。

6. 尿亚硝酸盐（nitrites，NIT）**定性检查**　某些肠杆菌科细菌含有硝酸盐还原酶，可使尿液中硝酸盐还原为亚硝酸盐，尿亚硝酸盐定性试验呈现阳性反应，尿干化学法仅能检测大肠埃希菌产生的亚硝酸盐。

（1）参考区间　正常人尿亚硝酸盐定性试验一般为阴性。

（2）临床意义　尿亚硝酸盐阳性提示可能存在尿路感染，但球菌感染尿亚硝酸盐阴性，故阴性不能排除尿路感染。

四、尿液有形成分检查

尿液中的有形成分可通过尿液的有形成分分析仪和显微镜检查，对泌尿系统疾病的诊断、病情监测和预后判断有重要意义。

尿液有形成分分析仪应用流式细胞术和电阻抗的原理对尿液的有形成分进行自动分析，其报告项目有①基本参数：红细胞、白细胞、上皮细胞、管型、细菌；②标记参数：病理管型、小圆上皮细胞、类酵母细胞、结晶和精子；③研究参数：电导率、红细胞信息等。离心尿沉渣显微镜检查：取尿液10ml于离心管内，以1500r/min离心5分钟，弃去上清液，取0.2ml尿沉渣液分别行低倍镜（10×10）和高倍镜（10×40）观察。可检测细胞、管型和结晶。

1. 红细胞

（1）参考区间　正常成人离心尿沉渣红细胞0～2个/HP，定性检查0～5个/μl。

（2）临床意义　离心尿沉渣红细胞>3个/HP，肉眼未见血色，为镜下血尿。血尿的出现提示泌尿系统有出血，见于急慢性肾小球肾炎、肾结核、泌尿系结石、肾肿瘤、出血性疾病等。

2. 白细胞及脓细胞　尿中白细胞一般多为中性粒细胞，在肾移植术后和淋巴细胞白血病患者尿中可见大量淋巴细胞。在炎症过程中破坏或死亡的中性粒细胞视为脓细胞。

（1）参考区间 正常人离心尿沉渣白细胞0～5个/HP。

（2）临床意义 白细胞、脓细胞尿提示泌尿系统感染，如肾盂肾炎、膀胱炎、尿道炎和肾结核等。

3. 肾小管上皮细胞（renal tubular epithelial cell） 正常尿中罕见。此种细胞在尿中出现，常提示肾小管有病变，见于急性肾小管坏死、肾移植术后排斥反应。

4. 移行上皮细胞（transitional epithelial cell） 来自肾盂输尿管、膀胱及尿道近膀胱段等处。移行上皮细胞在正常尿中不易见到，在肾盂、输尿管或膀胱颈炎症时可成片脱落，移行上皮细胞癌尿中可见大量移行上皮细胞。

5. 鳞状上皮细胞（squamous epithelial cell） 来自尿道前段或阴道的表层。正常尿中可见少量鳞状上皮细胞。妇女尿中可大量出现，临床意义不大。若同时伴有大量白细胞，应注意泌尿系统炎症或盆腔感染。

6. 管型（cast） 是蛋白质、细胞及其破碎产物在肾小管内凝固而形成的圆柱状体。正常尿中无管型或偶见透明管型。肾实质损害时可出现管型尿。

（1）透明管型（hyaline cast） 主要由T-H糖蛋白和白蛋白构成，是多种管型形成的基础，为无色半透明。在正常人浓缩的晨尿中可出现，发热、过度运动、重体力劳动等亦可一过性出现。慢性肾炎、肾病综合征、心力衰竭、恶性高血压时尿中透明管型明显增多。

（2）细胞管型（cellular cast） 透明管型含有细胞，其量超过管型体积1/3时，称细胞管型，按细胞种类可分为以下几种。

1）肾小管上皮细胞管型（renal tubular epithelium cast）：管型内含有变性肾小管上皮细胞，为肾小管上皮细胞脱落的证据。见于急性肾小管坏死、肾移植术后排斥反应、子痫、重金属中毒、肾淀粉样变等。

2）红细胞管型（red blood cast）：管型内含有退行性变的红细胞。它的出现表示肾实质出血，见于急性肾炎、慢性肾炎急性发作、IgA肾病、肾移植后急性排斥反应、肾梗死等。

3）白细胞管型（leucocyte cast）：管型内含有白细胞，提示肾脏炎症状态，多见于肾盂肾炎、间质性肾炎。

4）颗粒管型（granular cast）：在含有T-H糖蛋白管型中，变性蛋白颗粒、细胞碎片和其他有形成分超过管型1/3称为颗粒管型。它的出现提示肾小管严重损伤，见于慢性肾小球肾炎、肾盂肾炎、慢性铅中毒、急性肾小球肾炎后期等。

5）脂肪管型（fatty cast）：管型内含有大量脂肪滴，为上皮细胞脂肪变性产物。可见于肾病综合征、慢性肾炎晚期，为预后不良的表现。

6）蜡样管型（waxy cast）：形似受热变形的蜡烛，是颗粒管型或细胞管型在肾小管内久留演变而形成。它的出现表示肾小管有严重的变性坏死。多见于重症肾小球肾炎、慢性肾炎晚期、肾功能不全及肾淀粉样变，为预后不良的表现。

7. 结晶（crystal） 尿液结晶的析出与尿液中酸碱度、温度和浓度有关。少量出现一般无临床意义，大量出现，并伴有红细胞，提示有膀胱或肾结石的可能。

第3节 粪便检查

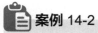 **案例 14-2**

患者，男性，21 岁。进不洁饮食后出现腹痛、腹泻 2 天，开始排黄色稀水样便，2 ～ 3 次 / 天。体格检查：腹软，脐周压痛。大便常规检查：白细胞 5 ～ 10 个 /HP。

问题：患者排便出现了哪些异常改变？可诊断为何病？

一、粪便标本的采集

粪便标本留取是否得当，直接影响检验结果的准确性，因此一定要指导患者及家属做好标本留取工作。

1. 粪便标本务求新鲜且不可混入尿液，容器应洁净、干燥、无吸水性。检查细菌时应采集于无菌容器内。

2. 一般检查留少量粪便即可，如孵化血吸虫毛蚴最好留全部粪便。

3. 制备粪便涂片或培养分离病原体时，应选取黏液或脓血部分。

4. 检查阿米巴滋养体或细菌培养时，不仅标本要新鲜，而且应注意保温。

5. 检查蛲虫卵需用透明薄膜拭子于午夜或清晨排便前自肛门周围皱襞处拭取。

6. 无粪便而必须检查时，可用直肠指诊采取，不可用灌肠或服用泻药后的标本。

7. 隐血试验（化学法）前3天禁止摄入动物血、肉类、铁剂和维生素C等。

二、粪便一般性状检测

（一）颜色与性状

正常成人的粪便为黄褐色、圆柱状成形软便。婴儿粪便呈黄色或金黄色。病理情况时可见如下改变。

1. 稀糊状或水样便 见于各种原因引起的腹泻。

2. 黏液便 正常粪便含有少量黏液且混合于粪便中不易察觉。小肠炎症可产生过多的黏液在粪便中均匀地混合；大肠病变黏液不与粪便混合，直肠的病变黏液则附在粪便的表面；细菌性或阿米巴性痢疾可出现脓性黏液便。

3. 脓性及脓血便 见于细菌性痢疾、溃疡性结肠炎、直肠癌。阿米巴痢疾时，粪便中血液较多，呈暗红色胶胨状，形似果酱，有特殊臭味。细菌性痢疾时，粪便以含黏液、脓液为主，可混有少量新鲜血液。

4. 米泔样便 呈白色淘米水样，内含黏液片块。量大，见于霍乱、副霍乱患者。

5. 鲜血便 见于直肠息肉、直肠癌、肛裂、痔等。痔出血常表现为排便之后滴新鲜血，其他出血则为血液附在粪便表面。

6. 柏油样便 粪便呈稀薄、黏稠、黑色富有光泽的柏油样外观。见于各种原因引起的上消化道出血，血红蛋白的铁和肠道内的硫化物结合成硫化铁呈黑色。上消化道出血50ml以上即可呈黑便，隐血试验呈强阳性反应，如见柏油样便且持续2～3天，说明出血量至少为500ml。服用活性炭、铋剂等之后，也可排黑便，但无光泽且隐血试验阴性。

7. 白陶土样便 由于胆道梗阻，进入肠道的胆汁减少或缺失，粪胆素减少，粪便外观呈白陶土样或灰白色。主要见于各种原因引起的胆道梗阻。

8. 乳凝块 乳儿粪便中出现乳凝块提示脂肪或酪蛋白消化不完全，或者出现蛋花汤样便，见于消化不良、婴儿腹泻。

9. 干结便 粪便呈硬圆球状或羊粪样。见于便秘者，尤其多见于老年排便无力时。

10. 细条状便 说明有直肠狭窄，多见于直肠癌。

（二）量

正常人便1～2次/日，排泄量为100～300g。

1. 增多 生理增多见于进食粗粮特别是大量蔬菜后，因纤维多而使粪便量增大；病理情况见于胃肠、胰腺有炎症或功能紊乱时，因分泌、渗出及消化吸收不良而使粪便量增多。

2. 减少 摄取细粮及肉食为主者粪便细腻而量少。

（三）气味

正常粪便因含蛋白质分解产物吲哚及粪臭素而有臭味。食肉者味重，食素者味轻。患慢性肠炎、胰腺疾病，特别是直肠癌溃烂继发感染时有恶臭。阿米巴痢疾粪便呈腥臭味，消化不良时粪便可呈酸臭味。

（四）寄生虫体

粪便中可见蛔虫、蛲虫及绦虫节片等。

三、粪便化学检查

（一）显微镜检查

一般用生理盐水涂片法，涂片后覆盖玻片镜检。检查内容和临床意义如下。

1. 食物残渣 正常粪便中的食物残渣为无定形的细小颗粒。

（1）淀粉颗粒 大量出现时见于糖类消化不良者。

（2）脂肪小滴 大量出现见于脂肪消化不良。

（3）肌肉纤维 大量出现时，表示蛋白质消化不良。

（4）植物纤维 因有植物细胞，可呈螺旋状、网状、花边状、扁平、条状等，应注意与寄生虫卵区别。

2. 细胞

（1）红细胞 正常粪便中无红细胞，增多见于肠道下段炎症（如结肠炎、痢疾）、出血（痔、结肠癌）等。

（2）白细胞 正常粪便中无白细胞或偶见，多为中性粒细胞。大量出现见于细菌性痢疾、溃疡性结肠炎等。过敏性肠炎时可见较多嗜酸性粒细胞。

（3）上皮细胞 正常粪便中见不到。大量出现可见于慢性结肠炎等。

（4）巨噬细胞 主要见于急性细菌性痢疾，其次见于溃疡性结肠炎患者，常与脓细胞同时出现。

（5）寄生虫卵 肠道寄生虫病的诊断主要依靠显微镜镜下找到虫卵。粪便中常见的有蛔虫卵、钩虫卵、蛲虫卵、鞭虫卵，此外尚可见血吸虫卵、华支睾吸虫卵、卫氏并殖吸虫卵、绦虫卵、姜片虫卵等。粪便中可查到溶组织阿米巴、结肠阿米巴、梨形鞭毛虫的滋养体及包囊。

（二）细菌学检查

通过粪便细菌培养，可以发现多种肠道感染性病原体，如沙门菌属、志贺菌属、变形杆菌、霍乱弧菌、结核杆菌等。

（三）隐血试验

当上消化道出血量较少时，粪便外观无变化，肉眼及镜检均不能发现红细胞的现象称为隐血。隐血试验（occult blood test，OBT）常用检测方法有化学法和免疫学方法。

1. 临床意义 正常人粪便隐血试验为阴性。消化道出血量1～5ml时隐血试验为阳性，常见于胃十二指肠溃疡的活动期、胃癌、钩虫病等。此外，消化道炎症和出血性疾病，亦可为阳性。消化性溃疡在非活动期为阴性，胃癌多为持续阳性，因此可将隐血试验作为对两者鉴别的方法之一。

2. 注意事项

（1）化学法试验时，如进食肉类、动物血、肝类、牛奶、绿叶蔬菜及含铁剂，可发生假阳性，服用大剂量维生素C可导致假阴性。免疫学方法检测的是人血红蛋白，特异性强，但不够敏感，易出现假阴性，常用于大肠癌的普查。

（2）少量间歇性上消化道出血，不易与粪便充分混匀，若标本采集不当，隐血试验有时可呈阴性，因此应连续复查数次。

（3）当口腔出血或呼吸道出血时，若咽下少量血液，粪便隐血试验可呈阳性反应，临床上应予以注意。

链接

大 肠 癌

　　大肠癌是消化道常见的肿瘤，包括结肠癌和直肠癌，其起病隐匿，早期仅见粪便隐血阳性，随后可出现临床症状，如排便习惯改变及粪便性状异常（血便、脓血便）、腹痛、腹部包块、贫血等。大量的流行病学和动物实验证明，高脂肪饮食、食物纤维不足与大肠癌发生有关。粪便隐血试验可作为普查筛查或早期诊断的线索。避免高脂肪饮食，多进富含纤维的食物，注意保持排便通畅对大肠癌的预防有积极作用。

第 4 节　浆膜腔积液检查

　　人体的胸腔、心包腔、腹腔统称为浆膜腔，在正常情况下，浆膜腔内有少量液体，主要起润滑作用。病理情况下，浆膜腔内液体增加发生蓄积称浆膜腔积液。临床选择相应的穿刺术，采取相应的标本进行检查，有助于区分积液的性质，对疾病的诊断和治疗有重要意义。

案例 14-3

　　患者，男性，24 岁。午后发热、干咳 10 天，逐渐出现胸闷，活动后气急 2 天，体格检查：体温 38.2℃，左下肺叩诊呈实音。胸部 X 线示左胸腔积液。

　　问题： 患者最可能的诊断是什么？下一步最需要检查什么？

一、浆膜腔积液的分类和发生机制

　　正常生理情况下浆膜腔内有少量液体，系由壁层浆膜毛细血管内的血浆滤出形成，并通过脏层浆膜的淋巴管和小静脉回吸收，正常液体的产生和吸收处于动态平衡。当液体的产生和回吸收失衡时可引起积液。根据浆膜腔积液的性质和产生原因不同分为漏出液和渗出液两大类。

　　1. 漏出液（transudate）　为非炎性积液，其形成的主要原因有：①血浆胶体渗透压降低，见于肝硬化、肾病综合征、重度营养不良等；②毛细血管内静水压增高，见于慢性心功能不全等；③淋巴管阻塞，见于丝虫病、肿瘤压迫等。

　　2. 渗出液（exudate）　是由于细菌的毒素、组织缺氧及炎症介质作用导致血管内皮细胞受损、血管通透性增加而产生的炎性积液。其形成的主要原因：①感染性，见于化脓性细菌、结核分枝杆菌、支原体或病毒等病原微生物引起的炎症；②非感染性，多见于外伤、化学性物质刺激（血液、胆汁、胰液、胃液、尿素等），此外，恶性肿瘤、风湿性疾病也可引起类似渗出液的浆膜腔积液。

二、浆膜腔积液标本的采集

　　浆膜腔积液标本采集是临床医生通过浆膜腔穿刺方法获取，如胸腔穿刺、腹腔穿刺及心包穿刺。每根试管送检标本 2～5ml。①第 1 管：细菌检查；②第 2 管：生化、免疫检查；③第 3 管：常规检查。为防止出现凝块、细胞变性、细胞破坏自溶等现象，除立即送检和及时检验外，用于常规和细菌学检验的标本应按 1ml/60ml 加入 100g/L 的依地酸二钠（EDTA-Na$_2$）抗凝剂，生化检验标本则用肝素抗凝，另留一份标本不加抗凝剂，以观察有无凝固现象。

三、浆膜腔积液的检查项目

（一）一般性状检验

1. 透明度和颜色 漏出液为呈淡黄色、稀薄、透明的浆液性液体。渗出液则呈现不同程度的浑浊，其颜色随病因而不同：①淡黄色脓性、脓血性积液见于化脓菌感染；②血性积液（淡红色、暗红色、红色）见于恶性肿瘤、结核分枝杆菌感染、外伤、出血性疾病；③绿色可见于铜绿假单胞菌感染；④深黄色见于黄疸患者；⑤乳白色见于由胸导管或淋巴管阻塞或破裂引起的真性乳糜，或见于假乳糜性渗出液，呈乳糜样外观，显微镜检查时可见脂肪滴和脂肪变性细胞。

2. 密度 漏出液密度多低于1.018，渗出液密度多高于1.018。

3. 凝固性 漏出液一般不易凝固。渗出液因含纤维蛋白原等凝血因子，遇到细胞破坏释放出的凝血活酶，易发生凝固或出现凝块。

（二）化学检查

1. 黏蛋白定性试验（李凡他试验，Rivalta试验） 浆膜上皮细胞受炎症刺激，可分泌大量黏蛋白。黏蛋白系酸性糖蛋白，可在稀乙酸溶液中析出并产生云雾状的白色沉淀。漏出液常呈阴性，渗出液常呈阳性，有助于漏出液和渗出液的鉴别。

2. 蛋白定量试验 漏出液常低于25g/L，积液蛋白/血浆蛋白<0.5；渗出液常高于30g/L，积液蛋白/血浆蛋白>0.5。在25～30g/L时难以判断性质，可能为恶性肿瘤性积液，结合其他实验室检查项目综合判断。

3. 葡萄糖定量 漏出液中葡萄糖含量近似于血糖，渗出液中葡萄糖含量减少，由渗出液中含有的白细胞和细菌分解葡萄糖所致，化脓性原因导致渗出液葡萄糖下降明显，甚至无糖。葡萄糖含量减少还可见于癌性积液、非化脓性细菌感染性积液及类风湿性积液。

4. 酶活性检查 漏出液中乳酸脱氢酶（LDH）活性与正常血清相近似；渗出液中，积液LDH/血清LDH>0.6，化脓性和癌性浆膜腔积液中LDH活性增高，为正常血清的2.5～30.0倍。结核性积液中LDH活性略高于正常。

（三）显微镜检验

1. 细胞计数 计数有核细胞及间皮细胞。漏出液细胞数较少，白细胞数常低于100×10^6/L；渗出液细胞数较多，白细胞数常高于500×10^6/L。

2. 细胞分类 漏出液中细胞以淋巴细胞和间皮细胞为主，渗出液中细胞分类的意义各有不同：①中性粒细胞为主：见于化脓性积液、结核性积液的早期；②淋巴细胞为主：见于结核性、风湿性疾病，肿瘤，梅毒性病变等引起的浆膜腔积液；③嗜酸性粒细胞增多：见于过敏性疾病、寄生虫病、气血胸所致的浆膜腔积液。

3. 细菌学检查 浆膜腔积液沉淀物涂片行革兰氏染色及抗酸染色，查找病原菌，必要时可进行细菌培养和药物敏感试验以明确诊断和指导治疗。

4. 细胞病理检查 在浆膜腔积液中检出恶性肿瘤细胞是诊断原发性或继发性癌肿的重要依据。

5. 寄生虫检查 微丝蚴：乳糜性积液离心后可见到棘球蚴头节和小钩，包虫病患者胸腔积液中可检出。阿米巴滋养体：阿米巴病所致胸腔积液进行碘染色可查到。

四、浆膜腔积液检查的应用

1. 漏出液与渗出液的鉴别 在临床上对不明原因的浆膜腔积液，首先行诊断性穿刺，抽取液体观察其外观、颜色、浑浊度并送检，进一步确定是漏出液还是渗出液。鉴别要点见表14-10。

表14-10 渗出液与漏出液鉴别要点

鉴别点	渗出液	漏出液
原因	炎症、肿瘤、理化刺激	非炎症所致
外观	颜色不定，黄色、血性、脓性等，多浑浊	淡黄、透明或微浊
密度	>1.018	<1.018
凝固性	易凝固	不易凝固
Rivalta 试验	阳性	阴性
蛋白定量	>30g/L	<25g/L
积液蛋白/血浆蛋白	>0.5	<0.5
葡萄糖定量	低于血糖	与血糖相近
乳酸脱氢酶（LDH）	>200U/L	<200U/L
积液LDH/血清LDH	>0.6	<0.6
有核细胞数	>500×10^6/L	<100×10^6/L
有核细胞分类计数	急性感染以中性粒细胞为主，慢性感染以淋巴细胞为主	以淋巴细胞、间皮细胞为主
细菌检查	常可检出病原菌	无
癌细胞	可找到	一般无

2. 查找病因 通过对穿刺液的理化检查、细胞学检查、细菌学检查、寄生虫检测或通过细菌培养、酶活性测定及肿瘤标志物检查，有助于渗出液的病因判定。

3. 治疗措施 当胸腔大量积液引起胸闷、气急或大量心包积液出现心脏压塞等症状，或大量腹水出现严重腹胀，可通过穿刺抽液减轻症状。结核性心包积液或胸腔积液，穿刺抽液配合化疗可加速积液吸收，减少心包和胸膜增厚。此外某些浆膜疾病通过浆膜腔内药物注射而起到治疗作用。

> **链接**
>
> **漏出液和渗出液**
>
> 漏出液因含纤维蛋白原少，一般不易凝固。渗出液因含较多的纤维蛋白原、细胞和组织碎解产物，往往会自行凝固。但渗出液中如含有大量纤维蛋白溶解酶将纤维蛋白降解时，可导致积液不发生凝固。在行浆膜腔穿刺术收集样本的过程中，推荐使用抗凝剂，应尽快送检，否则标本可能出现细胞裂解、细胞变性及微生物生长，从而影响检测结果。

第5节 痰液检查

痰液（sputum）是肺泡、支气管和气管所产生的分泌物。健康人痰液很少，只有当呼吸道黏膜和肺泡受刺激时，其分泌物增多，可有痰液咳出，痰液中有时易混入唾液和鼻腔分泌物。在病理情况下，当呼吸道黏膜受到理化因素、感染等刺激时，黏膜充血、水肿，浆液渗出，黏液分泌增多。痰液中可出现细菌、肿瘤细胞及血细胞等。因此，痰液检查对某些呼吸系统疾病，如肺结核、肺炎、肺吸虫、肺部肿瘤、支气管哮喘、支气管扩张和慢性支气管炎等的诊断、疗效观察和预后判断有一定价值。

案例14-4

患者，男性，22岁，淋雨后寒战，高热达40℃，伴咳嗽、胸痛，咳铁锈色痰。检查：神志清楚，呈急性病容，面色潮红，呼吸急促，体温39.7℃，脉搏102次/分，呼吸32次/分，血压100/70mmHg，右下肺部闻及管状呼吸音。X线示右下肺大片状阴影，呈肺段分布。

　　问题： 1. 该患者痰的性状有何改变？
　　　　　　2. 选择哪项痰液检查确定诊断？

一、痰液检查的目的

　　1. 病原学检查　呼吸系统感染性疾病时，应及时行痰病原菌检查（细菌、真菌等）以指导临床治疗。

　　2. 细胞学检查　临床疑诊肺癌时，痰脱落细胞学检查阳性，可提示诊断。

　　3. 诊断开放性肺结核　通过痰结核菌检查确诊是否为肺结核及是否排菌。

　　4. 观察疗效和预后　如痰量和性状变化等提示治疗效果及其预后。

二、痰液标本的采集

　　1. 自然咳痰收集法　为最常用方法。采集前嘱患者刷牙、漱口，用力咳出气管深部或肺部的痰液，注意勿混入鼻咽部分泌物。根据实验目的不同而选用不同的时间和不同的收集方法。

　　（1）一般性状检查以清晨第一口痰标本最适宜，用清洁、干燥的容器收集。

　　（2）做细菌培养时，应先用灭菌水漱口（避免口腔内正常菌群污染），然后咳痰置无菌容器中送检。

　　（3）漂浮或浓集法查抗酸杆菌时需留取12～24小时痰，且痰量不少于5ml。

　　（4）观察痰量分层现象，留取24小时痰于无色广口瓶内，必要时加少量苯酚防腐。

　　2. 超声雾化蒸汽吸入引痰法　操作简单、经济、方便、无痛苦，患者易于接受，适合于不能自然咳痰者，雾化吸入可起到促咳、促分泌的效果，获取较好的痰标本，特别适合于细胞学检查。

　　3. 纤维支气管镜收集法　用无菌生理盐水对支气管、肺泡进行灌洗，收集支气管肺泡灌洗液，主要用于做病原体检查、细胞学检查、生物化学及免疫学检查。

　　4. 一次性吸痰管法　适用于昏迷患者、婴幼儿。

三、检 查 内 容

（一）一般性状的检查

　　1. 痰液量　正常人痰液很少或无。呼吸系统疾病患者痰液量增多，依病种和病情而异，可作为判断病情变化的参考。急性呼吸系统感染较慢性炎症的痰液量少，病毒感染较细菌感染痰液量少。痰液量增多常见于支气管扩张、肺脓肿、肺水肿、肺空洞性改变和慢性支气管炎，有时甚至超过100ml/24h。

　　2. 外观性状　不同疾病产生的痰液可有不同的性状，甚至出现异物，这种性状改变有助于临床诊断。

　　（1）**黏液性痰**　呈黏稠、无色或半透明灰白色，见于支气管炎、支气管哮喘、早期肺炎、白念珠菌感染等。

　　（2）**浆液性痰**　呈稀薄、泡沫状，混有血液时呈粉红色，见于肺水肿、肺淤血等。

　　（3）**黏液脓痰**　呈黄色、绿色、棕褐色浑浊黏稠状，见于支气管扩张症、慢性支气管炎、肺脓肿、空洞型结核等。

　　（4）**浆液浓痰**　痰液静置后分四层，上层为泡沫和黏液，中层为浆液，下层为脓细胞，底层为坏死组织，见于肺脓肿、肺组织坏死、支气管扩张症等。

（5）血性痰　痰液中带鲜红血丝、血性泡沫样痰、黑色血痰，见于肺癌、肺结核、支气管扩张症等。

3. 颜色　正常人痰少呈无色或灰白色的黏液状，在病理情况下痰液颜色可发生改变，但缺乏特异度。

（1）红色或棕红色　见于支气管扩张、肺癌、肺结核、急性肺水肿等，由含有血液或血红蛋白所致。肺结核病灶散播时为鲜红色血丝痰，急性肺水肿特征性痰为粉红色泡沫样痰。铁锈色痰见于大叶性肺炎、肺梗死，是由血红蛋白变性所致。

（2）黄色或黄绿色　慢性支气管炎急性发作、肺结核等痰呈黄色，由痰液中含有大量脓细胞所致，黄绿色痰见于铜绿假单胞菌感染或干酪性肺炎。

（3）棕褐色　见于阿米巴肺脓肿患者。

（4）黑色　见于大量吸烟者，煤矿、锅炉工人的痰液。

4. 气味　正常人痰无特殊气味。血腥气味见于各种原因所致的呼吸道出血，如肺癌、肺结核等；粪臭味见于膈下脓肿与肺相通时、肠梗阻、腹膜炎等；特殊臭味见于肺脓肿、晚期肺癌、化脓性支气管炎或支气管扩张等；大蒜味见于砷中毒、有机磷农药中毒等。

（二）显微镜检查

1. 未染色标本　检查选取新鲜痰液的异常部分做生理盐水涂片，有意义的病理成分如下。

（1）成堆大量的脓细胞　表示呼吸系统有炎症。

（2）红细胞　见于肺结核、肺癌、支气管扩张症咯血及呼吸道炎症等。

（3）嗜酸性粒细胞　见于支气管哮喘、过敏性支气管炎、卫氏并殖吸虫病等。

（4）寄生虫及虫卵　如阿米巴肺脓肿可找到阿米巴滋养体，肺包囊虫病、肺吸虫病可找到虫卵等。

2. 革兰氏染色　可初步鉴别病原菌的类型：肺炎链球菌、葡萄球菌、白喉棒状杆菌、肺炎克雷伯菌等，进一步行细菌培养明确，并进行药物敏感度测定，对呼吸道感染的诊断、治疗有重要意义。

3. 抗酸染色　用于抗酸杆菌检查，是确诊肺结核最特异的方法。

4. HE 染色或巴氏染色　可查找肿瘤细胞，对诊断肺癌有很高价值。

（三）细菌培养及药物敏感试验

细菌培养及药物敏感试验可确定感染的病原体及有效抗菌药物，为诊断及治疗用药提供可靠的依据。争取在应用抗菌药物前留取标本。

四、痰液检查项目的选择和应用

1. 肺部感染性疾病的病原学诊断　痰液的性状对诊断有一定的意义。如痰液为黄色或黄绿色脓性提示呼吸道化脓性感染；如痰液有恶臭则提示厌氧菌感染。痰液涂片革兰氏染色可大致识别感染细菌的种类。要严格按照要求采集标本进行细菌培养，以鉴定菌种、筛查敏感药物，指导临床药物治疗。

2. 开放性肺结核的诊断　如痰液涂片发现抗酸杆菌，则可诊断为开放性肺结核。若采用集菌法进行结核分枝杆菌培养，除了可了解结核分枝杆菌有无生长外，还可进一步进行药物敏感试验、菌型鉴定。

3. 肺癌的诊断　痰液脱落细胞阳性是确诊肺癌的组织学依据，若能正确采集标本，肺癌的痰液细胞学阳性检出率可达60%～70%，并且方法简单，无痛苦，易于被患者接受，是诊断肺癌的主要方法之一。

4. 肺部寄生虫病的诊断　自痰液中发现寄生虫、虫卵或滋养体，可确诊肺部寄生虫病。

第6节　脑脊液检查

脑脊液（cerebrospinal fluid，CSF）是充满各脑室、蛛网膜下腔和脊髓中央管内的无色透明液体，其中大约70%来自脑室脉络丛的主动分泌和超滤，其余30%由室管膜和蛛网膜下腔产生，通过蛛网膜绒毛回吸收入静脉。健康成人脑脊液的总量为90～150ml，新生儿为10～60ml。脉络膜丛对血浆滤过有选择性，因而形成血脑屏障。脑脊液具有保护脑和脊髓免受外界震荡损伤、调节颅内压、供给营养、清除代谢产物、维持pH恒定等作用。当中枢神经系统发生病变时，血脑屏障受破坏，引起脑脊液成分发生改变。脑脊液检查对中枢神经系统病变的诊断、治疗、病情观察和预后判断有重要意义。

案例 14-5

患儿，女性，8个月，因高热4天伴阵发性双目凝视1天入院。患儿精神萎靡，嗜睡，前囟饱满，颈无明显抵抗，心肺未见明显异常，腹软，肝脾未扪及。Brudzinski征、Kernig征阳性。行腰椎穿刺，脑脊液外观如米汤样，白细胞960×10⁹/L，分叶核细胞0.85，蛋白质1.4g/L，糖定量1.8mmol/L，氯化物101mmol/L。入院后用头孢曲松钠100mg/（kg·d），分2次静脉滴注，体温下降至37.9～38.7℃，反应稍好，但仍精神萎靡、嗜睡，前囟饱满、全身强直。治疗3天后再做腰穿，脑脊液外观微浑，白细胞降为150×10⁹/L，潘氏试验阳性，糖定量2.75mmol/L。

问题：该患儿最可能的诊断是什么？诊断依据有哪些？

一、脑脊液采集

脑脊液标本采集一般由临床医生行腰椎穿刺术获取，特殊情况下可采用小脑延髓池或室穿刺术。穿刺成功后首先测定脑脊液压力，压力低于正常时可做动力试验。如能采集足量标本，应将收集的脑脊液分装于3～4个无菌试管中，每管各3～5ml，并标明收集顺序。第1管用于化学和免疫学检查（如蛋白质、葡萄糖等），第2管用于微生物学检查，第3管用于细胞计数和分类计数。如需做其他检查（细胞病理学检查等），宜采集第4管标本。标本采集后应在检查申请单上注明标本采集的日期和时间，立即送检，不得超过1小时，以免细胞被破坏、化学成分被分解。

压力测定：正常成人侧卧位脑脊液压力为80～180mmH₂O，儿童40～100mmH₂O，或为40～50滴/分，随呼吸波动在10mmH₂O之内，压力增高常见于脑肿瘤、脑出血或颅内炎症。脑脊液压力超过200mmH₂O，放液不宜超过2ml。

标本采集时应注意腰椎穿刺前一定要向患者解释穿刺的目的、意义和风险，强调医患合作的重要性，必要时使用镇静剂。脑脊液标本采集有一定的创伤性，必须严格掌握其适应证和禁忌证，严格无菌操作，穿刺时避免损伤微血管。

二、检查内容

（一）一般性状的检查

1. 颜色　正常脑脊液为无色或淡黄色清亮透明液体。神经系统疾病状态时脑脊液可能出现改变，不同颜色可提示不同的相关疾病。但病毒性脑炎、脊髓灰质炎和神经梅毒等患者的脑脊液亦可无色。

（1）红色　见于脑室出血、蛛网膜下腔出血或穿刺损伤性出血。如系穿刺损伤性出血，常不均匀（仅前几滴为血性，以后逐渐转为无色透明），离心后上清液为无色。脑室出血或蛛网膜下腔出血常为均匀性，离心后上清液为红色或黄色。

（2）黄色 可见于陈旧性蛛网膜下腔出血（4～8小时出现，可持续1～3周）、椎管梗阻、脑肿瘤和重症黄疸（血胆红素超过256μmol/L）。

（3）乳白色或灰白色 见于脑膜炎奈瑟菌（脑膜炎球菌）、肺炎链球菌、溶血性链球菌引起的急性化脓性脑膜炎。

（4）绿色 见于铜绿假单胞菌性脑膜炎、急性肺炎链球菌脑膜炎。

（5）黑色或褐色 见于脑膜黑色素肉瘤、黑色素瘤。

2. 透明度 正常脑脊液清晰透明。脑脊液细胞数量超过$300×10^6$/L或含大量细菌、真菌时则呈不同程度浑浊。病毒性脑膜炎、流行性乙型脑膜炎、神经梅毒等患者脑脊液细胞数量仅轻度增多，其外观仍清晰透明或微浊。化脓性脑膜炎患者脑脊液细胞数量极度增高，其外观呈乳白色浑浊或米汤样。结核性脑膜炎患者脑脊液细胞数量中度增高，其外观呈毛玻璃样浑浊。此外，健康人脑脊液可因穿刺损伤带入红细胞而呈轻度浑浊。

3. 凝固现象 正常脑脊液无凝块、无沉淀，放置24小时不发生凝固形成薄膜。脑脊液形成凝块或薄膜与其所含有的蛋白质，特别是纤维蛋白原浓度有关。化脓性脑膜炎患者脑脊液在1～2小时内呈块状凝固；结核性脑膜炎患者脑脊液在12～24小时内呈膜状物或纤细凝块；神经梅毒患者脑脊液可有小絮状凝块；蛛网膜下腔梗阻患者的脑脊液呈黄色胶样凝固。需要说明的是，脑脊液同时存在胶样凝固、黄变症和蛋白质-细胞分离的现象，称为弗洛因（Froin）综合征，这是蛛网膜下腔梗阻的脑脊液特点。

4. 压力 颅内压增高常见于化脓性脑膜炎、结核性脑膜炎、脑肿瘤、脑出血、脑积水、高血压、动脉硬化等因素；脑脊液压力降低主要见于脑脊液循环受阻、脑脊液流失过多、脑脊液分泌减少等因素。

5. 相对密度 增高常见于各种颅内炎症、肿瘤、出血性脑病、尿毒症和糖尿病患者；降低见于脑脊液分泌增多。

（二）化学检查

1. 蛋白质检查

（1）参考区间 脑脊液蛋白质定量，正常成人0.2～0.4g/L（腰椎穿刺液）；蛋白质定性试验（Pandy试验），阴性或弱阳性。

（2）临床意义 脑脊液蛋白质含量增高，主要见于①脑组织和脑膜炎症性病变，如化脓性脑膜炎、结核性脑膜炎、脊髓灰质炎、病毒性脑炎等；②出血，如脑出血和蛛网膜下腔出血；③梗阻，椎管内梗阻（脊髓肿瘤、蛛网膜下腔粘连等）；④肿瘤，中枢神经系统肿瘤或转移癌。

2. 葡萄糖定量测定 脑脊液葡萄糖来源于血糖，为血糖浓度的50%～80%，早产儿及新生儿因血脑脊液屏障发育不完善，其通透性较成人高，葡萄糖浓度可比成人略高。脑脊液葡萄糖浓度降低主要由于细菌或破坏的细胞释放出的葡萄糖分解酶，使糖无氧酵解增强；或中枢神经系统代谢紊乱，使血糖向脑脊液转送发生障碍，导致脑脊液葡萄糖水平降低。

（1）参考区间 葡萄糖定量（氧化酶法），成人2.5～4.5mmol/L（腰椎穿刺液）；儿童2.8～4.5mmol/L。脑脊液（糖）/血浆（糖）为0.3～0.9。

（2）临床意义 脑脊液糖含量取决于血糖浓度、血脑屏障的通透性和糖酵解速度。①脑脊液中葡萄糖含量增高见于饱餐或静脉注射葡萄糖后、糖尿病、血性脑脊液、下丘脑损伤、脑出血等。②脑脊液中葡萄糖含量降低常见于急性化脓性脑膜炎、结核性脑膜炎、真菌性脑膜炎、脑肿瘤（特别是恶性肿瘤）、神经梅毒、低血糖、脑寄生虫病等。③病毒性脑炎糖含量多无明显变化。

3. 氯化物测定 正常时脑脊液氯化物含量较血清高20%左右，是脑脊液蛋白质含量较血清低，为维持脑脊液与血浆之间渗透压平衡的缘故。

（1）参考区间 成人120～130mmol/L（腰椎穿刺液）；儿童111～123mmol/L。

（2）临床意义 ①脑脊液氯化物含量降低见于结核性脑膜炎、细菌性脑膜炎和真菌性脑膜炎，尤以结核性脑膜炎为甚，常早于葡萄糖降低。低氯血症时脑脊液氯化物相应降低。②脑脊液氯化物含量增高见于尿毒症、肾炎、心力衰竭、病毒性脑膜炎等。③脑脊液氯化物含量无变化：病毒性脑炎、脊髓灰质炎、脑肿瘤等大致正常。

（三）显微镜检查

1. 细胞计数和分类 正常脑脊液无红细胞，仅少量白细胞，分类以淋巴细胞、单核细胞为主，无分叶核细胞。

（1）参考区间 脑脊液白细胞，成人（0～8）×10^6/L；儿童（0～15）×10^6/L。

（2）临床意义 脑脊液细胞增多见于中枢神经系统病变，其增多的程度及细胞种类与病变的性质及转归有关，常见于①感染性疾病：化脓性脑膜炎白细胞数量重度增多；结核性脑膜炎白细胞数量中度增多，白细胞分类中性粒细胞、淋巴细胞和浆细胞同时出现为其特点；病毒性脑炎、脑膜炎轻度增多，以淋巴细胞为主。②肿瘤性疾病：白细胞数量正常或稍高，以淋巴细胞为主。找到肿瘤细胞见于脑瘤；白细胞数量增加，可见白血病细胞或癌细胞见于脑膜白血病及转移癌；系统性红斑狼疮性脑病可找到狼疮细胞。③颅内寄生虫病：嗜酸性粒细胞增加。④出血：脑室出血和蛛网膜下腔出血红细胞增加明显，还可见到各种白细胞。

2. 病原体检查 正常脑脊液无病原体。病理情况下，用革兰氏染色可查找金黄色葡萄球菌、溶血性链球菌、脑膜炎奈瑟菌、大肠埃希菌、变形杆菌等；用抗酸染色可查找结核分枝杆菌；墨汁染色发现未着色的新型隐球菌荚膜，可诊断为新型隐球菌性脑膜炎；若发现寄生虫或虫卵，可诊断为脑寄生虫病；此外，还可进行脑脊液细菌培养和药物敏感试验，必要时要进行动物接种，以帮助临床诊断和治疗。

三、临床应用

1. 中枢神经系统感染性疾病的诊断与鉴别诊断 当患者出现发热、头痛、呕吐，甚至出现意识障碍时，体格检查脑膜刺激征阳性、眼底检查发现视盘水肿，血常规检查白细胞计数升高时，临床上可拟诊为脑膜炎或脑炎。通过腰椎穿刺观察脑脊液压力、外观，并对脑脊液进行生化检查、显微镜检查及细菌学检查，必要时再进行免疫学检查，不仅可以确立诊断，还有助于鉴别诊断，从而指导临床治疗。如脑脊液压力显著升高，外观浑浊，蛋白质增加，糖及氯化物降低，白细胞计数明显增加，通常＞1000×10^6/L，脑脊液沉淀物涂片，革兰氏染色镜检发现球菌，则可做出化脓性脑膜炎的诊断。若脑脊液沉淀物涂片，加印度墨汁染色，发现不染色的荚膜，则可诊断为隐球菌性脑膜炎。

2. 脑血管疾病的诊断与鉴别诊断 头痛、偏瘫或昏迷患者，脑脊液为血性，首先要鉴别是穿刺损伤出血，还是脑出血、蛛网膜下腔出血。若脑脊液为均匀一致的红色，则为脑出血、蛛网膜下腔出血；若第一管脑脊液为红色，以后逐渐变清，则多为穿刺损伤出血；若头痛、昏迷或偏瘫患者脑脊液为无色透明，多为缺血性脑病。

3. 脑部肿瘤的辅助诊断 大约70%恶性肿瘤可转移至中枢神经系统，脑脊液中单核细胞数量增多、蛋白质浓度增高、葡萄糖浓度减少或正常。因此，脑脊液细胞计数和蛋白质正常，可排除肿瘤的脑膜转移。若白血病患者脑脊液发现白血病细胞，则可诊断为脑膜白血病。脑脊液涂片或免疫学检查发现肿瘤细胞，则有助于肿瘤的诊断。

4. 中枢神经系统疾病的治疗及疗效观察 如隐球菌性脑膜炎可通过腰椎穿刺注射两性霉素B，脑膜白血病可以鞘内注射化疗药物等，并通过脑脊液检查观察疗效。

常见中枢神经系统疾病的脑脊液实验室检查特点见表14-11。

表14-11 常见中枢神经系统疾病的脑脊液实验室检查特点

项目	外观性状	凝固	蛋白质定性	葡萄糖（mmol/L）	氯化物（mmol/L）	细胞总数（×10⁶/L）及主要细胞成分	细菌
正常	水样、透明	无	–	2.5～4.5	120～130	0～8，单个核细胞为主	无
化脓性脑膜炎	浑浊	凝块	+++以上	↓↓↓	↓↓	重度增多，以中性粒细胞为主	化脓性球菌
结核性脑膜炎	毛玻璃样浑浊	薄膜	++	↓↓	↓↓	中度增多，以淋巴细胞为主	结核杆菌
病毒性脑膜炎	透明或微浊	无	+～++	正常或稍高	无变化	轻度增多，以淋巴细胞为主	无
新型隐球菌性脑膜炎	透明或微浊	可有	+	↓	↓	轻度或中度增多，以淋巴细胞为主	新型隐球菌
脑出血及蛛网膜下腔出血	血性	可有	+～++	↑	无变化	增多，以红细胞为主	无
脑肿瘤	透明或黄色	无	+～++	无变化	无变化	正常或轻度增多，以淋巴细胞为主	无

注：↑增多；↓轻度减少；↓↓明显减少；↓↓↓显著减少。

第7节 其他体液检查

一、精液检查

精液（semen）主要由精子（sperm）和精浆（seminal plasma）组成，是男性生殖器官和附属性腺的分泌物。睾丸是男性主要的性器官，分泌雄性激素，产生精子。正常男子进入青春期后性器官开始发育并逐渐成熟。在促性腺激素的作用下，睾丸曲细精管的生精细胞经精原细胞、初级精母细胞、次级精母细胞、精子细胞最后发育为成熟的精子。精子在附睾内获能、成熟并储存。精浆是多个腺体和组织分泌的混合物，是运送精子的载体，为精子提供能量和营养物质。精液检查的主要目的：①评价男性生育功能，用于不育症的诊断和疗效观察；②辅助诊断男性生殖系统疾病，如炎症、结核、肿瘤、先天性性腺发育不全等；③为人类精子库、人工授精筛选优质精子；④计划生育，如输精管结扎术后的效果评价；⑤婚前检查；⑥法医学鉴定。

📋 案例 14-6

患者，男性，32岁。结婚4年，其配偶健康，但未能受孕，前来就诊咨询。

问题：请解释可能的原因，该患者需要检查什么项目？

（一）精液标本的采集

1. 标本采集前应向患者解释标本采集的方法及注意事项，并告知患者须禁欲（无性交、无手淫、无遗精）2～7天。

2. 手淫法是最妥善的方法。不提倡安全套法、体外排精法、电振动法和前列腺按摩法等。留取全部精液于干净、大小适宜、无毒害、灭菌的塑料或玻璃带盖容器。

3. 注意保温并立即送检，记录禁欲时间、标本采集时间、采集方法、标本完整性等。如果未收集到全部精液或运送过程的时间超过2小时，均不能做精液分析。

4. 精液内可能含有危险的传染性病原体，如HBV、HIV和疱疹病毒等，故精液需要按潜在生物危害物质进行处理。

（二）精液检查

1. 一般性状检查

（1）精液量 正常一次排精量为1.5～6.8ml。精液的排出量与排精间隔时间有关。精液不足1ml或多于8ml对生育均有影响，见于男性激素分泌减少或生殖系统感染。

（2）颜色和透明度　正常精液呈灰白色或乳白色，自行液化后呈半透明稍有浑浊。久未射精者可呈浅黄色。精液呈鲜红色、淡红色、暗红色并伴有红细胞，称为血精，见于生殖系统的炎症、结核、结石或肿瘤。

（3）液化时间　正常人排出的精液呈胶冻状，即精液凝固。精液由胶冻状变成流动状的过程称为液化，所需要的时间称为液化时间。前列腺炎时，因缺乏纤溶酶，精液液化延迟或不液化，可抑制精子的活性，影响生育。

2. 显微镜检查

（1）精子活力　分为精子活动力和精子活动率两个方面。

1）精子活动力：是指精子前向运动的能力，精子活动力分级见表14-12。

表14-12　精子活动力分级与评价

分级		评价
a级	Ⅲ	精子活动力良好，精子直线前向运动
b级	Ⅱ	精子活动力较好，精子缓慢或呆滞前向运动，但有时略有回旋
c级	Ⅰ	精子活动力不良，精子运动迟缓，在原地打转或抖动
d级	0	精子无活动，精子完全无活动力，加温后仍不活动，即死精子

2）精子活动率：是指精液中正常活动的精子所占精子总数的百分比。正常活动精子，在排精60分钟内，精子活动率应为80%～90%，至少应大于60%。小于40%可导致不育。

3）精子存活率：是指活精子占精子总数的百分率。根据精子是否被着色来鉴定，活精子不被着色。当活动力小于50%要检查存活率。正常应占75%以上。死精子症指死精子超过50%，是不育症的重要原因。

（2）精子计数　可用血细胞计数板测定。正常精液的精子密度（60～150）×10^9/L；一次排精的精子总数为（0.4～0.6）×10^9（4亿～6亿个）。精子密度＜20×10^9/L为数量减少。一次排精的精子总数＜1亿为减少。主要见于睾丸生精功能障碍、输精管阻塞、先天性输精管或精囊缺陷等。正常人精子密度变化较大，存在个体差异。

（3）精子形态　正常精子由头部、体部、尾部组成，长50～60μm，外形似蝌蚪。精子头部、体部、尾部任何部位出现变化，都认为是异常精子。异常形态精子数量增多常见于精索静脉曲张、睾丸功能异常、感染、药物损伤、放射线损伤等。

（4）精液细胞检查　精液中可存在少量生殖细胞、血细胞和上皮细胞。

1）血细胞：正常精液中可有少量白细胞，偶见红细胞。一般在平均高倍视野中白细胞不超过5个，如超过者应视为不正常。当精液白细胞＞1×10^9/L时称为脓精症或白细胞精子症；白细胞大量增多见于前列腺炎、精囊炎、附睾炎等。红细胞增多见于睾丸肿瘤、前列腺癌等，此时精液中还可出现肿瘤细胞。

2）上皮细胞：正常精液中可有少量上皮细胞，若发现体积较大，形态异常的细胞，疑为癌细胞时，应做HE染色检验进一步确定。

3）生精细胞：系未成熟的生殖细胞（精原细胞、初级精母细胞、次级精母细胞、发育不全精子细胞），正常＜1%，睾丸曲细精管受损可见到未成熟的生殖细胞增多。

（三）病原微生物学检查

精液标本可进行微生物如细菌、病毒、支原体和寄生虫等检查。精液细菌检查一般进行常规涂片、革兰氏染色、抗酸染色、需氧菌或厌氧菌培养。

（四）其他检查

除了上述精液检查方法之外，还可根据病情选择化学、免疫、遗传学或分子生物学检查等。

二、前列腺液检查

前列腺液（prostatic fluid）是由前列腺分泌的乳白色液体，参与精液组成，其成分复杂，包括蛋白质、无机盐、葡萄糖、酶类等。临床上采用前列腺按摩法获取液体，主要用于前列腺疾病的诊断。

案例 14-7

患者，男性，40岁，司机。因尿频、尿道灼热感、排尿困难1年余前来就诊。病初未在意，间断服用消炎药，时有尿道、会阴和肛门处坠胀不适感。近7天出现射精痛和血精。

问题：该患者可初步诊断为何病？如何证实诊断？

（一）前列腺液标本的采集

1. 注意事项　检查前禁欲3天，复查需间隔3～5天。

2. 进行前列腺按摩术获取标本时，先将第一滴前列腺液弃去，然后再将标本采集于洁净的试管内或直接滴于载玻片上；进行微生物学检验时，尿道口应消毒，要无菌操作，并将标本采集于无菌容器内。

3. 疑为前列腺结核、急性炎症有明显压痛、脓肿或肿瘤的患者，应慎重进行前列腺按摩。

（二）前列腺液检查

1. 一般性状检查

（1）颜色和透明度　正常前列腺液呈乳白色、不透明的液体。黄而黏稠的前列腺液，提示前列腺有感染。前列腺癌时常呈不同程度的血性液体。

（2）量　正常前列腺液每天分泌量为数滴至2ml，前列腺炎时，分泌前列腺液体减少或消失。

2. 显微镜检查

（1）卵磷脂小体　正常前列腺液可见大量或满布视野的卵磷脂小体。前列腺炎时，卵磷脂小体常分布不均，数量减少甚至消失。

（2）血细胞　正常前列腺液，红细胞<5个/HPF，白细胞<10个/HPF；前列腺炎时，白细胞增多，且可成堆出现。前列腺化脓性炎症、前列腺癌等病变，前列腺按摩时用力过重，均可导致出血而使红细胞大量出现。红细胞增多常见于精囊炎、肿瘤或按摩过重等。

（3）上皮细胞　少量上皮细胞均散分布。前列腺炎上皮细胞增多。

（4）癌细胞　前列腺癌患者前列腺液中可见体积较大而畸形的可疑细胞，呈明显嗜碱性着色，应将涂片做瑞氏染色或HE染色后检验。癌细胞常分化不一，成堆出现。

3. 病原微生物学检查

（1）细菌　前列腺炎时，直接涂片革兰氏染色可找到细菌，以葡萄球菌最多见，链球菌次之，淋病奈瑟球菌也可发现。前列腺结核者可找到结核分枝杆菌。如已确诊为生殖系统结核，则不宜行前列腺按摩检查。

（2）滴虫　在滴虫性前列腺炎时可检到。

三、阴道分泌物检查

阴道分泌物（vaginal discharge）是女性生殖系统分泌的液体，主要由子宫颈腺体、前庭大腺、子宫内膜和阴道黏膜的分泌物组成。

（一）标本采集

采集阴道分泌物前24小时应无性交、盆浴、阴道灌洗及局部用药。根据不同检查目的采取不同部位的标本。一般采用生理盐水浸湿的棉拭子蘸取或用金属吸液管吸取阴道分泌物，并将标本放入含1～2ml的生理盐水试管内，立即送检；或将标本直接制成薄涂片并予95%乙醇固定、染色（HE染色或巴氏染色），行细胞病理检查，病原微生物检查可行革兰氏染色后镜下观察。若观察寄生虫原虫活体形态，应使标本保温在25～37℃。

（二）阴道分泌物检查

1. 一般性状检查

（1）颜色和性状 正常阴道分泌物呈白色稀糊状，无气味，随雌激素水平而变化，排卵期分泌物清澈透明，稀薄似蛋清；排卵期2～3天后分泌物浑浊量少；行经前增多；妊娠期阴道分泌物增加。病理状态下阴道分泌物出现颜色和性状的改变。

1）脓性：黄色或黄绿色，有臭味，多为滴虫（泡沫样脓性）或化脓性细菌感染所致，见于慢性子宫颈炎、子宫内膜炎、老年性阴道炎及阴道异物。

2）血性：有特殊异味，警惕恶性肿瘤，如子宫内膜癌、子宫颈癌，亦可见于老年性阴道炎、重度慢性子宫颈炎等。

3）豆腐渣样或凝乳状小渣块：为外阴阴道假丝酵母菌病所致，常伴外阴瘙痒。

4）无色透明的黏性：见于应用雌激素药物后、卵巢颗粒细胞瘤等。

（2）pH 健康女性阴道具有自净作用，其分泌物呈酸性。当机体防御机制遭到破坏后，可导致阴道炎症。常见的阴道炎症有非特异性阴道炎、真菌性阴道炎、滴虫性阴道炎等。

2. 其他检查

（1）阴道清洁度检查 阴道清洁度是根据阴道分泌物中白细胞（或脓细胞）、阴道杆菌、上皮细胞和杂菌的数量来判定的，也是阴道炎症和生育期女性卵巢性激素分泌功能判断的指标。用生理盐水将阴道分泌物制成涂片，在高倍镜镜检下观察。阴道清洁度的判定标准及临床意义如表14-13所示。

表14-13 阴道清洁度的分级判断及临床意义

清洁度	阴道杆菌	杂菌（球菌）	上皮细胞	白细胞	临床意义
I	++++	–	++++	0～5个/HP	正常
II	++	+	++	5～15个/HP	基本正常
III	–	++	+	15～30个/HP	炎症
IV	–	++++	–	>30个/HP	重度炎症

注：–无；+少量；++中量；++++大量。

清洁度 I ～ II 度为正常，III ～ IV 度为异常，大多可能为阴道炎，常可发现真菌或滴虫等病原体。在卵巢功能不足、雌激素减低时，阴道上皮增生较差，糖原减少，阴道杆菌也少，易感染杂菌，也可使阴道清洁度变差，应及时进行治疗。

（2）寄生虫检查 滴虫性阴道炎是由阴道毛滴虫所致的感染，是一种常见妇科疾病，一般用生理盐水涂片检查。

（3）细胞学检查 分泌物制成涂片做巴氏染色或HE染色。检出恶性肿瘤细胞是诊断女性生殖道原发性或继发性恶性肿瘤的重要依据。

（4）其他病原学检查 阴道正常菌群有阴道杆菌、乳酸杆菌、链球菌等，异常情况如下。

1）淋病奈瑟球菌：淋病是目前发病率较高的性传播疾病之一。检查方法主要有涂片革兰氏染色法、培养、免疫荧光法和聚合酶链反应（PCR）扩增技术。

2）真菌：常见的真菌感染多为白念珠菌，偶见阴道纤毛菌、放线菌等。

3）单纯疱疹病毒：该病毒多侵犯子宫颈鳞状上皮，主要采用荧光素标记抗体或分子生物学方法进行检测。

4）人巨细胞病毒（HCMV）：是先天感染的主要病原体，是疱疹病毒的一种。可表现为巨细胞病毒感染，常用子宫颈拭子采取分泌物送检。

5）人乳头瘤病毒（HPV）：与子宫颈癌发生有关，可采集分泌物进行病毒培养、分子生物学方法检测。

6）衣原体：泌尿生殖沙眼衣原体可引起女性急性阴道炎和子宫颈炎。

第 8 节　血型鉴定与交叉配血试验

案例 14-8

患者，男性，34 岁，交通肇事受伤后出血不止，现神志不清，面色苍白，血压下降，脉搏细数，无尿。已进行紧急清创缝合。

问题：为抢救失血性休克，在输液补充血容量的同时，应考虑什么措施？应注意遵循的原则是什么？

血型（blood group）是人体血液的一种遗传性状，各种血液成分包括红细胞、白细胞、血小板及某些血浆蛋白，在个体之间具有抗原成分的差异，且受独立的基因控制。由若干个相互关联的抗原抗体组成的血型体系，称为血型系统。

一、ABO血型系统

（一）分型

人类红细胞表面含有两种抗原，即A抗原和B抗原，A型红细胞表面含A抗原；B型红细胞表面含B抗原，AB型红细胞表面含有A和B两种抗原，O 型红细胞表面既不含A抗原也不含B抗原。在人的血清中，存在着两种天然抗体，分别是抗A抗体和抗B抗体，A型人的血清中含有抗B抗体，B型人的血清中含有抗A抗体，AB型人的血清中既不含有抗A 抗体也不含有抗B抗体，O 型人的血清中含有抗A抗体和抗B抗体，两种抗体可分别与相应的A抗原或B抗原发生免疫反应。各型人的红细胞抗原及血清中含有的抗体见表14-14。

表14-14　ABO血型系统分型及相关的抗原和抗体

血型	红细胞抗原	血浆中抗体	基因型
A	A	抗B	$I^A i$或$I^A I^A$
B	B	抗A	$I^B i$或$I^B I^B$
O	无	抗A和抗B	ii
AB	A和B	无	$I^A I^B$

（二）血型抗原抗体

1. 血型抗原　A、B抗原的形成是由基因ABO及H所控制，A、B抗原为特异性抗原，H抗原是A、B抗原的前身，任一血型均含H抗原，以O型血含量最多；A或B抗原在胚胎期第5～6周红细胞上就可检测出，出生时敏感性仅为成人的20%～50%，20岁左右达高峰，抗原终生不变，但敏感性到老年有所降低；另外，可溶性ABH抗原还存在于大多数体液和分泌液中，且与本人细胞上血型抗原一致，如唾液、血浆、胃液、精液、羊水，在汗液、尿液、泪液、乳汁、胆汁中也有少许，意义在于辅佐鉴定ABO血型、预测胎儿血型及法医学上对人体遗留物的血型鉴定。

2. 血型抗体 ABO血型系统抗体有免疫抗体和天然抗体之分。抗体有抗A和抗B两种。抗A和抗B的免疫球蛋白，可以是IgM型或IgG型，也可为IgM、IgG或IgM、IgG、IgA的混合物，天然抗体以IgM型为主，免疫抗体则以IgG型为主；O型人的抗体大多是IgG型，血清中除含抗A和抗B外，还含有少量抗AB，后者与前者不同的是，不能被A型和B型红细胞分别吸收，但此抗体更易通过胎盘；IgM型抗体分子量大，不能通过胎盘，IgG型抗体分子量小，能通过胎盘，可引起新生儿溶血病；出生后3～6个月抗体才能检出，但效价低，到青春期达最高峰，抗体终生不变，效价到老年有所降低。

3. 亚型 是同一血型抗原，但结构和性能或抗原位点数有一定差异所引起的变化。ABO血型中以A亚型最重要，主要是A_1和A_2。A_1亚型红细胞上具有A_1和A抗原，血清中只含抗B；A_2亚型红细胞上只有A抗原，血清中除含抗B外，有1%～2%的人含抗A_1；A_1B型红细胞上具有A_1、A和B抗原，血清中无抗体；A_2B型红细胞上具有A和B抗原，血清中约有25%的人含有抗A_1。由于A_2抗原较弱，易将A_2误定为O型或将A_2B误定为B型，若以此输给相应血型患者时，即可引起溶血性输血反应。

（三）血型鉴定

ABO血型抗体在生理盐水中可与相对应的红细胞抗原结合发生肉眼可见的凝集反应。用已知标准血清鉴定未知红细胞上的抗原称正定型，用已知标准红细胞鉴定被检血清所含抗体称反定型（表14-15）。

表14-15 标准血清及标准红细胞鉴定ABO血型结果

血型	标准血清＋被检红细胞			标准红细胞＋被检血清		
	抗A（B血清）	抗B（A血清）	抗AB（O血清）	A红细胞	B红细胞	O红细胞
A	＋	－	＋	－	＋	－
B	－	＋	＋	＋	－	－
O	－	－	－	＋	＋	－
AB	＋	＋	＋	－	－	－

注：－不凝集；＋凝集。

（四）临床意义

1. 输血 由于ABO血型抗体多为IgM型天然性抗体，首次血型不合的输血即可发生严重的输血反应，所以输血前准确鉴定供血者与受血者的血型，是安全输血的首要步骤。经交叉配血相容后，方能输血。若A亚型患者不规则抗A_1效价高时，也可以引起输血反应，还应选择输同亚型血，或选择O型红细胞与AB型（或同型）血浆的混合血。

2. 器官移植 ABO抗原为次要组织相容抗原，供血者与受血者ABO血型不合时，易引起排斥反应，导致移植失败。

3. 新生儿同种免疫溶血病 是指母亲与胎儿血型不合引起的一种血型抗原免疫溶血病。IgG型抗体能通过胎盘，可引起新生儿溶血病，但病情较轻，且与胎次无关，以O型母亲怀上A型或B型胎儿多见。

4. 其他 ABO血型检查还可用于亲缘鉴定，可疑血迹、精斑、毛发等法医学鉴定及某些相关疾病的调查。

二、Rh血型系统

（一）抗原抗体

1. 抗原 含有Rh抗原者称为Rh阳性，不含这种抗原称为Rh阴性。Rh抗原有40多种，与临床密切相关的主要有五种，抗原强弱依次为：D＞E＞C＞c＞e。

2. 抗体 Rh抗体主要有五种，即抗D、抗E、抗C、抗c、抗e，以抗D最常见；抗体极少数是天然抗体，如抗E，绝大多数为IgG型免疫抗体，因Rh血型不合的输血或妊娠而产生；抗体的特性与ABO血型中IgG抗体相同。

（二）血型鉴定

Rh血型中，D抗原的抗原性最强，最具临床意义。因此，一般只做D抗原鉴定。人血液中红细胞表达D抗原称为Rh阳性血型，不表达D抗原称为Rh阴性血型。抗D血清为免疫性抗体，通过盐水凝集试验、胶体介质试验、抗人球蛋白试验等，才能与相应红细胞发生肉眼可见的凝集。

（三）临床意义

1. Rh系统一般不存在天然抗体，在第一次输血时，往往不会发现Rh血型不合。Rh阴性的受血者接受了Rh阳性血液输入后便可产生免疫性抗Rh抗体，如再次输入Rh阳性血液时，即出现溶血性输血反应。由于Rh抗体一般不与补体结合，这种输血反应仅是血管外溶血，表现为高胆红素血症。

2. 可引起新生儿溶血病。母亲与胎儿的Rh血型不合，多从第二胎开始发病，且随着胎次的增加而病情加重，以RhD阴性母亲孕育RhD阳性胎儿多见。

三、交叉配血与输血原则

输血前必须进行交叉配血试验，其目的是验证供血者与受血者的ABO血型鉴定是否正确，避免血型鉴定错误导致输血后出现严重溶血反应。配血试验是指检查供、受者血中是否含有不相合的抗原和抗体成分。将供者红细胞与受者血清的反应称主侧反应，供者血清与受者红细胞的反应称次侧反应，两者合称为交叉配血。

1. 结果判断 交叉配血试验常采用试管法进行，同型血之间做交叉配血时，同型配血主侧、次侧均无凝集、无溶血，表示配血相合，可以输血。不论何种原因导致主侧管有凝集时，则绝对不可输血；异型配血（指O型血输给A型或B型受血者），主侧无凝集、无溶血，次侧有凝集，无溶血，在紧急情况下可以少量输血（一般不超过200ml）。

2. O型血的应用 O型血的红细胞不会被其他3型血清凝集，血浆中的抗A、抗B抗体在输入过程中，能被受血者血浆稀释和血型物质中和，在一定范围内受血者红细胞不会被凝集。因此，O型组常被称为"万能血"。但事实并非如此，应尽量避免异型输血。仅在紧急情况下，患者处于"无血状态"，可选择O型、Rh阴性血，或先输注O型浓缩红细胞或O型添加剂红细胞。

3. 输血原则

（1）输血前应复查血型；做交叉配血试验；强调同型输血。

（2）婴幼儿禁忌异型输血。

（3）输血量大时，供血者与供血者之间还应进行交叉配血试验。

（4）可根据病情需要选择成分输血，这样既可减少副作用又能节约血源。

四、白细胞抗原系统

人类白细胞上有三类抗原，分别为红细胞血型抗原、白细胞特有的抗原及同种抗原，同种抗原是最强的抗原，也称人类白细胞抗原（HLA）。HLA是糖蛋白抗原。该抗原的基因为*HLA*基因，定位在第6号染色体短臂上。HLA抗原不是白细胞所特有的，还存在于其他许多组织细胞上。HLA抗原是调控人体特异性免疫应答和决定疾病易感性个体差异的主要基因系统，在破坏表达外来抗原的靶细胞方面有重要作用，因此，通过HLA配型能提高移植物的存活率；对HLA的研究还有助于提高成分输血的疗效及防止输血反应。

白细胞抗原系统的临床应用主要包括以下几个方面。

1. 器官移植 HLA配型能改善移植物的存活率。在骨髓移植中供体和受体的HLA完全相同者的存活率明显高于不同者。肾移植中，HLA配型作用可归为：肾移植中供受体，共有的HLA-DR抗原数越多，移植物存活率越高；当供受体HLA-DR相同时，HLA-A、HLA-B配型将提高移植物存活率；在移植前输血的患者中，HLA-DR配型仍能提高存活率。

2. 输血 为了合理使用血液，在成分输血时使用HLA同型血液能提高疗效。

3. 疾病的诊断 有一些疾病与HLA有关。例如，在我国汉族人中，强直性脊柱炎患者有91%的人带有HLA-B27抗原，而正常人仅为6.6%。因此，检查HLA-B27抗原有辅助诊断意义。

4. 亲子鉴定 血型是人类的一种遗传性状，孩子的血型基因必定来自父母，因此，血型可以作为一种遗传标记用于鉴定亲子关系。红细胞血型及HLA抗原等都可用于亲子鉴定，特别是HLA系统具有高度的多态性，在亲子鉴定中是一个非常有用的工具。

链接

为什么只有血型相合才能输血

当含有A（或B）凝集原的红细胞与含有抗A（或抗B）凝集素的血清混合时，由于相对抗的凝集原和凝集素（如A凝集原与抗A凝集素）的相互作用，红细胞凝集成团。凝集成团的红细胞可以堵塞小血管，引起血液循环发生障碍。接着这些红细胞又破裂溶血，放出大量的血红蛋白。当大量血红蛋白从肾脏排出时，又可以堵塞肾小管而损伤肾功能，引起少尿或无尿。这一连串的反应可以引起下列症状：发绀、四肢麻木、全身发抖、胸闷、腰痛、心跳加速、血压下降，严重时甚至死亡。因此，输血时必须注意血型的选择，应该以输入同型血为原则。

（王华阳）

第15章
血液系统疾病的实验室检查

第1节 溶血性贫血的实验室检查

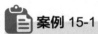

案例 15-1

患儿，男性，6个月，面色苍白10天，肝脾大，黄疸，并有发育不良。实验室检查：RBC 2.80×10^{12}/L，Hb 44g/L；MCV 68fl，MCH 24pg/L，MCHC 285g/L。血清铁、总铁结合力正常。

问题：1. 你考虑该患者可能为何种疾病？

2. 为进一步明确诊断，需做哪些实验室检查？

溶血性贫血（hemolytic anemia，HA）是由各种原因造成红细胞寿命缩短、破坏增加，以致骨髓造血功能不足以代偿红细胞的破坏而引起的一类贫血。正常红细胞平均存活时间为120天，衰老红细胞在单核-巨噬细胞系统被破坏，红细胞的破坏与生成处于动态平衡。当有轻微溶血时，由于骨髓有强大的代偿功能，可不表现出贫血，此时称溶血性疾病。

诊断是否溶血和贫血一般不困难，但要查找病因和鉴别诊断却比较困难。因为溶血性贫血是一类复杂的贫血，其病种繁多，发病机制和病因各异。有临床表现、病史或家族史等信息的前提下，可根据下列步骤进行诊断和鉴别。

1. 确定有溶血及贫血存在的依据 溶血性贫血的筛查试验。

（1）有关红细胞破坏增加的检查 ①红细胞畸形、破碎细胞增多；②红细胞、Hb测定减少，并呈进行性下降；③血浆游离Hb增多；④血清总胆红素增高、非结合胆红素增高、尿胆原呈强阳性；⑤血红蛋白尿或含铁血黄素尿；⑥血清结合珠蛋白（Hp）为血管内溶血的敏感指标，生理情况下，血中游离Hb与Hp结合成复合物的形式被运送至肝脏，当血管内或血管外溶血时Hp被消耗而减少，但应注意由于Hp在肝脏合成，某些疾病可引起Hp含量增多或减少（如使用类固醇、雄激素等可使Hp增多，口服避孕药、雌激素等可使Hp减少）。

（2）红细胞寿命缩短的检查 ^{51}Cr标记红细胞，其半衰期缩短。

（3）有关红细胞代偿性增生的检查 ①网织红细胞增多；②外周血出现幼红细胞和多色素性红细胞；③骨髓检查呈典型增生性贫血改变。

2. 确定溶血部位的依据 上述检查中血浆游离Hb增多、血红蛋白尿阳性等均表示有血管内溶血；含铁血黄素尿为慢性血管内溶血的依据。

3. 确定溶血病因的依据 也为溶血性贫血的确诊试验。

（1）红细胞膜缺陷 ①血涂片观察，球形红细胞增多提示遗传性球形红细胞增多症，椭圆形红细胞增多提示遗传性椭圆形红细胞增多症；②红细胞渗透脆性试验为红细胞膜缺陷过筛试验，脆性增高为红细胞膜异常；③对于阵发性睡眠性血红蛋白尿（PNH），蔗糖溶血试验为过筛试验，酸溶血试验为确诊试验。

（2）红细胞酶缺陷 ①高铁血红蛋白还原试验为葡萄糖-6-磷酸脱氢酶（G6PD）缺乏症的过筛试

验，还原率降低见于G6PD缺乏症，如蚕豆病和伯氨喹等药物诱发的溶血性贫血；②变性珠蛋白小体生成试验、G6PD荧光斑点试验和活性测定、丙酮酸激酶荧光斑点试验和活性测定等。

（3）血红蛋白病 ①血涂片观察，靶形红细胞增多，见于珠蛋白生成障碍性贫血、血红蛋白E或血红蛋白C病等；②异丙醇沉淀试验、热不稳定试验阳性，常见于不稳定血红蛋白病；③血红蛋白电泳，HbA_2、HbF 增高或有HbH 出现，为珠蛋白生成障碍性贫血，若有异常Hb出现，见于异常血红蛋白病；④抗碱血红蛋白测定增高见于珠蛋白生成障碍性贫血；⑤血红蛋白基因 PCR 检测技术，可检出异常血红蛋白基因、基因缺陷部位、是纯合子还是杂合子，从分子水平上诊断血红蛋白病。

（4）自身免疫性溶血性贫血

1）抗球蛋白试验（Coombs试验）：分为两种。①直接抗球蛋白试验，检测红细胞表面有无不完全抗体，试验阳性主要见于温抗体型自身免疫性溶血性贫血、药物性免疫性溶血、输血所致溶血、新生儿同种免疫性溶血、冷凝集素综合征等，但抗球蛋白试验阴性不能排除免疫性溶血性贫血；②间接抗球蛋白试验，是检测血清中有无不完全抗体，常用于新生儿同种免疫性溶血病中母体和新生儿血清内不完全抗体的检测。

2）冷凝集素测定：冷凝集素综合征患者为阳性。

第2节 骨髓细胞学检验

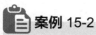
案例 15-2

> 患者，男性，18岁，高热、乏力1周。患者1周前无明显诱因出现高热，体温均在39.5℃以上，自觉乏力、食欲减退，伴周身疼痛。查体：体温39.8℃，脉搏120次/分，呼吸24次/分，血压90/60mmHg，神清，呼吸急促，急性病容，周身散在瘀点和瘀斑，胸骨叩痛阳性，双肺呼吸音粗，未闻及干湿啰音，心率120次/分，节律规整。实验室检查：血常规 WBC $56×10^9$/L，幼粒细胞0.92；RBC $3.3×10^{12}$/L，Hb 90g/L。
>
> 问题：1. 该患者下一步应进行何种检查以明确诊断？
>
> 2. 你考虑该患者可能为何种疾病？

一、概 述

（一）血细胞的生成发育过程

人出生后，骨髓是唯一能生成所有血细胞的场所，脾脏只保留终身生成淋巴细胞的功能。所有血细胞均起源于共同的造血干细胞，血细胞的生成过程可分为三个连续的阶段：①造血干细胞阶段，具有高度自我更新的能力，以保持干细胞池数量的恒定，维持机体终身造血的稳定；②定向造血干细胞阶段，具有定向地向各系列发育的能力；③原始及幼稚细胞阶段，祖细胞经过增殖、发育和成熟，成为骨髓形态学上开始可辨认的细胞，即各系血细胞。

造血干细胞包括全能干细胞及由其分化的骨髓系干细胞和淋巴系干细胞。骨髓干细胞可分化为红系、粒-单核系、巨核系、嗜酸性粒系、嗜碱性粒系祖细胞。红细胞生成素（erythropoietin，EPO）诱导干细胞向红系祖细胞分化，并能刺激红系祖细胞增殖分化、促进幼红细胞分化成熟和启动血红蛋白的合成；粒-单核系集落刺激因子（GM-CSF）诱导粒-单核系祖细胞分化，在不同的调控条件下，诱导增殖分化为粒细胞和单核细胞。单核干细胞进入各种组织中转变为组织细胞，后者细胞内如已有吞噬物质称为吞噬细胞；巨核细胞集落刺激因子（Meg-CSF）和血小板生成素（thrombopoietin，TPO）诱导巨核系祖细胞的分化，促使巨核系祖细胞的形成、增殖，以及促进巨核细胞的成熟和血小板的生成。淋巴系干细胞分化为T淋巴系祖细胞和B淋巴系祖细胞,然后形成T淋巴细胞、B淋巴细胞。B淋巴细胞受到丝裂原和抗原的刺激,可转化为浆细胞。

(二)骨髓检查适应证与禁忌证

1. 适应证

(1)诊断某些造血系统疾病 如铁粒幼细胞贫血、巨幼细胞贫血、再生障碍性贫血、白血病、多发性骨髓瘤、恶性组织细胞病、骨髓增生异常综合征、骨髓转移癌、疟疾及黑热病等,具有明确诊断和鉴别诊断价值。

(2)协助诊断某些疾病 如缺铁性贫血、溶血性贫血、原发性血小板减少性紫癜、淋巴瘤、传染性单核细胞增多症、类白血病反应、脾功能亢进等,并可观察治疗后的效果。

(3)观察疗效及预后判断 如白血病、恶性组织细胞病、骨髓增生异常综合征、多发性骨髓瘤、再生障碍性贫血等疾病治疗后疗效的观察和预后的评估。

(4)其他 骨髓干/祖细胞培养、分子生物学检验、染色体核型分析、细菌培养等检查,有助于明确原因不明的发热、骨痛、肝脾大和淋巴结肿大,末梢血细胞数量过多、过少或出现幼稚细胞等疾病的诊断,可提高相应疾病诊断的阳性率。

2. 禁忌证

血友病、严重凝血功能障碍者禁忌;晚期孕妇慎做骨髓穿刺;小儿及不合作者不宜做胸骨穿刺。

(三)标本采集方法

1. 骨髓液采集

(1)穿刺部位 ①髂后上棘,最常用,易于穿刺,较少被末梢血稀释;②髂前上棘,此处采集骨髓易被血液稀释,但较安全;③胸骨穿刺,需防止穿透胸骨损伤心脏及主动脉,非必要时较少选用。

(2)抽吸量 以抽吸时在注射器中刚见到骨髓液(0.2~0.3ml)即止,不宜过多,以避免受到外周血液稀释影响结果。

(3)涂片 骨髓液抽取后需立即涂片,以防止凝固。观察涂片状况,满意的涂片应可见有骨髓小粒及脂滴。如被血液稀释、混血多时涂膜稀薄光滑,表面光感如血涂片。

2. 涂片及染色方法

常规涂片,涂片厚薄适宜,不少于4张,并同时制作配套的血涂片。

3. 注意事项

(1)严格无菌操作,详细记录操作过程及患者有无不良反应。

(2)穿刺部位常选择髂后上棘或髂前上棘,定位后勿移动体位或牵拉皮肤以免使穿刺点偏离,导致穿刺失败。

(3)骨髓液抽取量一般应<0.3ml,以免稀释而影响检查结果,影响骨髓有核细胞增生程度的判断。如需同时做骨髓干细胞培养、染色体分析或细菌培养等检查时,应先抽取形态学检查标本,然后再抽取其他检查所需的骨髓液。

(4)骨髓涂片和血涂片均应做好标记,如涂片的类型、涂片编号、患者姓名及抽吸时间等。

(5)如多次多部位未抽到骨髓时称干抽,此时应考虑进行骨髓活检。

(6)如血小板<20×10^9/L时,穿刺后应局部压迫止血,至少10分钟。

(7)骨髓涂片应及时进行染色,尤其是细胞化学染色。

(8)为提高阳性率,可多部位或对压痛点或根据X线检查提示进行穿刺。

4. 判断骨髓取材质量的标准

(1)抽吸骨髓液时,患者有特殊酸痛感。

(2)有骨髓小粒和脂肪滴。

(3)显微镜下可见到骨髓特有细胞,如巨核细胞、成骨细胞、破骨细胞、浆细胞、组织嗜碱细胞、纤维细胞和大量红系、粒系幼稚细胞等。

二、骨髓检验的步骤及正常骨髓象

（一）骨髓涂片低倍镜观察

1. 观察涂片取材、染色是否满意 满意的涂片应厚薄适宜，细胞均匀分布，有核细胞染色分明，核质结构清晰。选择细胞分布均匀，无皱缩、无重叠的区域进行细胞分类计数。

2. 判断增生程度 观察有核细胞的多少，估计增生程度，一般将增生分为5级，可采用涂片中成熟红细胞与有核细胞之比，或以每一低倍镜视野中的有核细胞数进行分级。

3. 观察巨核细胞 除出血性疾病应做全片巨核细胞计数外，其他疾病只需粗略估计巨核细胞数量。通常于1.5cm×3cm面积的涂片内可见巨核细胞7～35个，平均20个。

4. 观察涂片边缘或片尾有无体积较大或异常病理细胞 如转移癌细胞、戈谢细胞、异常组织细胞等，并用油镜鉴定。

（二）骨髓涂片的油镜观察

1. 骨髓有核细胞的分类计数 要求计数200～500个有核细胞，根据细胞形态逐一辨认，计算出各系列各阶段有核细胞百分比。

2. 计算粒红比值 正常人为（2～4）∶1。

3. 形态学观察 注意细胞形状、细胞大小、细胞核及胞质成分的变化。

4. 其他 有无血液寄生虫和其他病理异常细胞。

（三）检查结果的临床意义

1. 骨髓增生程度 增生程度一般可反映骨髓的增生情况，按增生程度可分为5级。

Ⅰ级：增生极度活跃。反映骨髓造血功能亢进，主要见于急性和慢性白血病，偶见于某些增生性贫血。

Ⅱ级：增生明显活跃。反映骨髓造血功能旺盛，常见于各种增生性贫血，如缺铁性贫血、巨幼细胞贫血、溶血性贫血、原发免疫性血小板减少症、脾功能亢进等，或某些白血病，以及正常儿童和青年的骨髓象。

Ⅲ级：增生活跃。反映骨髓造血功能基本正常，见于正常人骨髓象、某些代偿增生较差的贫血，也可见于部分慢性再生障碍性贫血、骨髓有局灶性代偿性增生者，或见于因骨髓取材时受部分血液稀释。

Ⅳ级：增生降低。反映骨髓造血功能降低，常见于再生障碍性贫血、粒细胞减少症或粒细胞缺乏症、骨髓纤维化等，也可见于老年人骨髓象。

Ⅴ级：增生极度降低。反映骨髓造血功能衰竭，见于典型再生障碍性贫血（急性型）、骨髓坏死等。

2. 骨髓中各系列细胞及其各发育阶段细胞的比例

（1）粒细胞系 占有核细胞的50%～60%。各发育阶段细胞的比例随着细胞的成熟而逐渐升高，一般原粒细胞<1%，早幼粒细胞<5%，中幼粒、晚幼粒细胞约<15%，杆状核粒细胞高于分叶核粒细胞，嗜酸性粒细胞<5%，嗜碱性粒细胞<1%，这两类细胞在骨髓中大多为成熟型。

（2）红细胞系 幼红细胞约占有核细胞的20%，其中原红细胞<1%，早幼红细胞<5%，以中、晚幼红细胞为主，平均各为10%。粒红比值（G/E）：粒细胞系的百分数除以红细胞系的百分数即为粒红比值。参考区间为（2～4）∶1。

（3）淋巴细胞系 约占有核细胞的20%，幼儿偏高，可达40%。以成熟淋巴细胞为主，淋巴母细胞和幼淋巴细胞罕见。

（4）单核细胞系统 一般低于4%，系成熟型单核细胞。

（5）浆细胞系统 一般低于2%，以成熟阶段的浆细胞为主。

（6）巨核细胞系统 巨核细胞数的参考值因计数方法和标准不同，波动范围较大。以1.5cm×3cm单位面积的涂片中有7～35个为正常值。各型巨核细胞的比值大致如下：原巨核细胞0～5%，幼巨核细胞0～10%，颗粒型巨核细胞10%～50%，产血小板型巨核细胞20%～70%，裸核型巨核细胞0～30%。

（7）其他细胞 可见到极少量网状细胞、内皮细胞、组织嗜碱细胞等非造血细胞成分。

3. 各系列细胞比例改变的临床意义

（1）粒红比值

1）比值正常：见于①正常骨髓象；②两系细胞同时或成比例增多或减少，前者如红白血病，后者如再生障碍性贫血；③两系细胞基本不变化的造血系统疾病，如多发性骨髓瘤、骨髓转移癌、原发免疫性血小板减少症等。

2）比值增高：指粒红比值大于5：1。可由粒细胞系增多，或由红细胞系减少所致。见于：①粒系细胞增多，急性或慢性粒细胞白血病、急性化脓菌感染、类白血病反应；②红系细胞生成抑制，如纯红细胞性再生障碍性贫血。

3）比值降低：指粒红比值小于2：1。可由粒细胞系减少，或由红细胞系增多所致。见于：①粒细胞系减少，如粒细胞缺乏症、化疗、放射病等；②红细胞系增多，如各种增生性贫血、真性或继发性红细胞增多症等。

（2）粒细胞系统

1）粒细胞增多：见于①各型粒细胞白血病、急性粒细胞白血病，以原粒细胞及早幼粒细胞增多为主，常伴有早幼粒细胞增多，原粒+早幼粒常＞50%；慢性粒细胞白血病，以中性晚幼粒及杆状核粒细胞增多为主，原粒+早幼粒＞30%，常伴有粒系的细胞核和细胞质发育不平衡及嗜碱性粒细胞增多；②大部分急性炎症和感染性疾病、中性粒细胞性类白血病反应等，以中性晚幼粒及杆状核粒细胞增多为主。

2）粒细胞减少：见于再生障碍性贫血、粒细胞缺乏症或粒细胞减少症和急性造血停滞。

（3）红细胞系统

1）红系细胞增多：见于①各类增生性贫血，如溶血性贫血、失血性贫血、小细胞低色素性贫血等，以中幼红及晚幼红细胞增多为主；②巨幼细胞贫血，以巨幼红细胞增多为主；③急性红白血病，以原红及早幼红细胞增多为主，并常伴有红细胞巨幼样变；④红系细胞相对性增多见于粒细胞减少症、放射病等。

2）红系细胞减少：见于再生障碍性贫血（包括纯红细胞性再生障碍性贫血）、骨髓纤维化及转移癌等。

（4）淋巴细胞系统

1）淋巴细胞绝对性增多：见于急性和慢性淋巴细胞白血病、淋巴瘤、传染性淋巴细胞增多症和传染性单核细胞增多症、病毒性感染、淋巴细胞性类白血病反应等。

2）淋巴细胞相对性增多：见于再生障碍性贫血、粒细胞缺乏症或粒细胞减少症。

（5）单核细胞系统 单核细胞增多见于：①血液系统疾病，如急性、慢性单核细胞白血病，急性粒-单核细胞白血病，骨髓增生异常综合征（MDS），恶性组织细胞病，淋巴瘤等；②某些感染性疾病，如结核病、布鲁氏菌病、原虫感染（如疟疾、黑热病）、感染性心内膜炎等；③风湿性疾病，如系统性红斑狼疮、类风湿关节炎；④其他，如恶性肿瘤、肝硬化、药物反应等。

（6）浆细胞系统 浆细胞增多见于：①多发性骨髓瘤、浆细胞白血病、巨球蛋白血症、重链病等；②反应性浆细胞增多，如慢性炎症、感染性疾病、风湿性疾病、恶性肿瘤及过敏性疾病；③再生障碍性贫血、粒细胞缺乏症等。

（7）巨核细胞系统

1）巨核细胞增多：见于①原发免疫性血小板减少症、脾功能亢进；②骨髓增殖性疾病，如慢性粒细胞白血病、真性红细胞增多症、原发性血小板增多症、骨髓纤维化、急性失血性贫血等；③巨核细胞白血病。

2）巨核细胞减少：见于再生障碍性贫血、阵发性睡眠性血红蛋白尿、急性白血病及其他骨髓浸润或破坏的疾病，以及急性感染、化学物或药物中毒、放射病等。

（四）正常骨髓象

正常成人骨髓象应具有以下基本特征。

1. 骨髓增生活跃 成熟红细胞与有核细胞比为20：1。

2. 粒红比值 成人为（2~4）：1。

3. 各系统、各阶段比例正常，相互间的比例正常

（1）粒细胞系统（粒系） 占有核细胞50%~60%，其中原粒细胞＜1%，早幼粒细胞＜5%，中、晚幼粒细胞各＜15%，杆状核粒细胞＜20%，分叶核粒细胞＜10%，嗜酸性粒细胞＜5%，嗜碱性粒细胞＜1%。各阶段细胞形态正常。

（2）红细胞系统（红系） 占有核细胞20%~30%，原红细胞＜1%，早幼红细胞＜5%，中、晚幼红细胞各占约10%。形态无异常。成熟红细胞形态、大小、染色正常。

（3）淋巴细胞系统 占有核细胞20%，原+幼淋＜2%。形态正常。

（4）单核细胞及浆细胞系统 单核细胞一般低于4%，浆细胞＜2%，通常都是成熟阶段。

（5）巨核细胞系统 通常一张涂片（1.5cm×3cm）上，可见巨核细胞7~35个，分类主要为颗粒型巨核细胞和产血小板型巨核细胞，血小板散在或成簇分布，无异常和巨大血小板。

（6）其他细胞 如网状细胞、内皮细胞、巨噬细胞、组织嗜碱细胞等可少量存在；无血液寄生虫及其他异常细胞。

第3节 常用血细胞化学染色

一、髓过氧化物酶染色

髓过氧化物酶染色正常结果：粒细胞和单核细胞胞质内均含有髓过氧化物酶（myeloperoxidase，MPO）。

1. 早期原粒细胞为阴性反应，从晚期原粒细胞起至中性粒细胞，随细胞的成熟程度而反应增强，嗜酸性粒细胞呈强阳性反应、嗜碱性粒细胞为阴性反应。

2. 原单核细胞为阴性反应，幼稚和成熟单核细胞呈阳性反应。

3. 其他系血细胞均呈阴性反应。

临床意义：用于鉴别急性白血病（acute leukemia，AL）类型，急性粒细胞白血病呈阳性反应，急性早幼粒细胞白血病呈强阳性反应，急性单核细胞白血病呈弱阳性反应，急性淋巴细胞白血病、巨核细胞白血病呈阴性反应。

二、中性粒细胞碱性磷酸酶染色

中性粒细胞碱性磷酸酶（neutrophilic alkaline phosphatase，NAP）是胞质特殊颗粒释放的一种在碱性条件下能催化各种醇和酚的单磷酸酯水解的非特异性水解酶。中性粒细胞碱性磷酸酶成人阳性率为10%~40%，阳性积分值平均＜70（各实验室有一定差异）。

临床意义：NAP主要存在于成熟中性粒细胞的胞质中，除巨噬细胞可为阳性外，其他血细胞均呈阴性。

NAP用于：①鉴别感染的性质，如病毒感染NAP活性降低，细菌感染NAP活性增强；②慢性粒细胞白血病与类白血病反应的鉴别，前者降低，后者增高；③鉴别急性白血病类型，急性粒细胞白血病NAP降低，急性淋巴细胞白血病NAP增高；④阵发性睡眠性血红蛋白尿（PNH）与再生障碍性贫血的鉴别，前者降低，后者增高；⑤恶性组织细胞病与反应性组织细胞增生症的鉴别，前者降低，后者增高。

三、酯酶染色

酯酶是分解各种酯类的水解酶，根据作用机制不同，分为特异性酯酶和非特异性酯酶。

1. 特异性酯酶 又称为粒细胞酯酶，主要存在于中性粒细胞和肥大细胞内，不被氟化钠抑制，常用氯乙酸AS-D萘酚酯酶（AS-DCE）染色法。

（1）正常染色结果 ①原粒细胞为阴性或弱阳性，早幼和中幼粒细胞呈强阳性，中性分叶核粒细胞酶活性减弱；②嗜酸性粒细胞、嗜碱性粒细胞、单核细胞和肥大细胞呈阴性或弱阳性反应；③其他细胞系均呈阴性。

（2）临床意义 主要用于鉴别急性白血病类型，急性粒细胞白血病呈强阳性，急性单核细胞白血病和急性淋巴细胞白血病呈阴性，急性粒-单核细胞白血病时，可见原始和早幼粒细胞呈阳性，原始和幼单核细胞呈阴性。

2. 非特异性酯酶（non specific esterase，NSE） 又称为单核细胞酯酶，主要存在于单核细胞和组织细胞内，能被氟化钠抑制，常用α-乙酸萘酚酯酶（α-NAE）染色法。

（1）正常染色结果 ①单核系各阶段均呈阳性，且该反应可被氟化钠抑制，抑制率＞50%；②粒系细胞一般呈阴性或弱阳性（不被氟化钠抑制）；③淋巴细胞一般为阴性。

（2）临床意义 主要用于急性单核细胞白血病与急性粒细胞白血病的鉴别，急性单核细胞白血病、急性粒-单核细胞白血病的单核系细胞呈阳性反应，可被氟化钠抑制（抑制率＞50%），急性粒细胞白血病一般为阴性或弱阳性反应，不被氟化钠抑制。

第4节 常用铁代谢试验

一、血清铁检测

血清铁（serum iron），即与转铁蛋白结合的铁，其含量不仅取决于血清中铁的含量，还受转铁蛋白（Tf）的影响。血清铁检测的适应证：①转铁蛋白测定的参数；②铁吸收实验参数；③急性铁中毒。

1. 参考区间 亚铁嗪比色法，男性：10.6～36.7μmoL；女性：7.8～32.2μmoL。

2. 临床意义

（1）血清铁增高 主要由于利用障碍（常见于铁粒幼细胞贫血、再生障碍性贫血、铅中毒等）、释放增多（常见于溶血性贫血、急性肝炎、慢性活动性肝炎等）、铁蛋白增多（常见于白血病、含铁血黄素沉着症、反复输血等）、铁摄入过多（常见于铁剂治疗过量时）等。

（2）血清铁降低 主要由于铁缺乏（常见于缺铁性贫血）、慢性失血（常见于月经过多、消化性溃疡、恶性肿瘤、慢性炎症等）、摄入不足（常见于长期缺铁饮食或机体需铁增加时，如生长发育期的婴幼儿、青少年，生育期、妊娠期及哺乳期的妇女等）。

二、血清总铁结合力检测

血清总铁结合力（total iron binding capacity，TIBC）是指血清中转铁蛋白能与铁结合的总量，能与100ml血清中全部转铁蛋白结合的最大铁量，正常人转铁蛋白饱和度约30%。

1. 参考区间 按照血清铁测定方法检测。

男性：50～77μmol/L。

女性：54～77μmol/L。

2. 临床意义

（1）TIBC增高常见于 ①Tf合成增加：如缺铁性贫血、红细胞增多症、妊娠后期。②Tf 释放增加：急性肝炎、亚急性重型肝炎等。

（2）TIBC减低常见于 ①Tf合成减少：肝硬化、慢性肝损伤等。②Tf丢失：肾病综合征。③铁缺乏：肝脏疾病、慢性炎症、消化性溃疡等。

三、血清铁蛋白检测

血清铁蛋白（serum ferritin，SF）是体内铁的储存形式之一，测定血清铁蛋白是判断体内储存铁最敏感的指标之一。许多恶性肿瘤细胞能合成或分泌铁蛋白，故也可作为肿瘤的标志物。

1. 参考区间 固相放射免疫法，男性：15～200μg/L；女性：12～150μg/L。

2. 临床意义

（1）SF增高 见于：①体内铁负荷过多的疾病，如血色病、反复输血、铁粒幼细胞贫血、溶血性贫血、再生障碍性贫血、不恰当的铁剂治疗等；②恶性肿瘤；③某些肝病，如药物引起的肝坏死、肝硬化等。

（2）SF降低 见于营养不良、缺铁性贫血、肝脏疾病晚期等。

四、血清转铁蛋白受体检测

铁在转运时需要通过转铁蛋白和细胞表面的特异性转铁蛋白受体结合释放到细胞内。血清转铁蛋白受体（serum transferrin receptor，sTfR）是存在于血清或血浆中组织受体的游离形式，是功能性铁状态的一项特异性检测指标。

1. 参考区间 酶联免疫吸附试验、定时散射比浊等免疫法。3.0～8.5mg/L（不同方法可有不同参考区间）。

2. 临床意义

（1）增高 常见于缺铁性贫血早期和红系造血增生时，可用于缺铁性贫血的诊断与鉴别诊断。

（2）降低 可见于再生障碍性贫血、慢性病贫血、肾衰竭等。

铁供应减少可迅速导致转铁蛋白受体合成的调整，而感染或炎症性疾病不会引起血清中受体浓度的显著性变化，因此血清sTfR测定的临床意义比血清铁蛋白测定更加简便、可靠，是提示缺铁性红细胞生存期的首选指标。

第5节 止血与血栓的实验室检查

案例 15-3

患者，女性，15岁。月经出血不止，伴周身广泛瘀点、瘀斑2周。

问题： 1. 该患者考虑存在哪种疾病的可能，应做哪些检查？

2. 可能会有什么结果？有何意义？

生理情况下，机体内存在止血、凝血和抗凝血，以及纤维蛋白溶解系统，它们共同维持着动态平衡，从而保证血液既能在血管内顺畅有序地流动，又不至于溢出血管外。当这些系统的任何一个或几个环节发生异常，即可因失去彼此间的动态平衡而引起出血或血栓形成。血栓与止血检验的主要目的：①患者手术前止凝血功能的判断；②出血性疾病、血栓性疾病及血栓前状态的筛检、诊断、疗效观察和预后判断；③抗凝及溶栓药物治疗的监测及效果判断。本节主要介绍常用的实验室检查及其临床应用。

一、一期止血缺陷的检测

一期止血缺陷是指血管壁和血小板缺陷。常用血小板计数和出血时间作为筛检试验。

（一）血小板检测

血小板计数（platelet count，PLT）是指单位容积血液中血小板的数量。有两种检测方法：自动化血细胞分析仪检测法和显微镜下目视法。

1. 参考区间 自动化血细胞分析仪检测法（125~350）×10^9/L。

2. 临床意义

（1）血小板降低 指血小板低于$100×10^9$/L。见于：①血小板生成障碍，如放射性损伤、再生障碍性贫血、急性白血病、巨幼细胞贫血、骨髓纤维化晚期等；②血小板破坏过多，如脾功能亢进、原发免疫性血小板减少症等；③血小板消耗过多，如弥散性血管内凝血（DIC）、血栓性血小板减少性紫癜、新生儿血小板减少症等。

（2）血小板增高 指血小板数超过$400×10^9$/L。常见有两类。①原发性增高：骨髓增殖性疾病，如真性红细胞增多症、原发性血小板增多症、慢性粒细胞白血病等。②反应性增高：见于急性感染、急性溶血、某些癌症患者等。

（二）毛细血管脆性试验

毛细血管脆性试验（capillary fragility test，CFT）又称毛细血管抵抗力试验或束臂试验（tourniquet test）。本试验主要用于初步判断毛细血管壁的结构和功能，以及血小板的数量和质量有无异常。检查方法：于被检者上臂施加一定压力，持续8分钟，使毛细血管负荷增高。解除压力，观察并计数前臂皮肤规定范围（直径5cm圆圈）内新出现的出血点数量，以判断毛细血管的脆性和通透性。

1. 参考区间 男性：0~5个出血点；女性：0~10个出血点。

2. 临床意义 CFT阳性见于：①毛细血管壁缺陷，如遗传性出血性毛细血管扩张症、过敏性紫癜、维生素C缺乏病、老年性紫癜等；②血小板缺陷，如原发免疫性血小板减少症、血小板无力症；③其他疾病，偶见于严重凝血异常的疾病和毛细血管损伤性疾病，如血管性血友病、败血症、尿毒症、肝脏疾病、血栓性血小板减少性紫癜。

（三）出血时间测定

出血时间（bleeding time，BT）测定是指一定条件下，人为刺破皮肤毛细血管后，从血液自然流出到自然停止所经历的时间。此过程主要受血小板的数量和质量、毛细血管壁的结构和功能，以及血小板与毛细血管之间相互作用的影响。BT测定是出凝血筛检试验中唯一的体内试验。目前常用的有IVY法及出血时间测定器（template bleeding time，TBT）法，TBT法为标准化测定方法。

1. 参考区间

（1）TBT法 Simplate型测定器2.3~9.5分钟；Surgicutt型测定器＜8分钟。

（2）IVY法 2~7分钟。

2. 临床意义 因测定方法难以真正标准化、敏感度较低及受治疗药物影响，对筛检出血性疾病的价值较小。但可用于临床抗血小板药物治疗的监控，并有助于鉴别血管性血友病和轻型血友病。

（1）BT延长 ①血管性疾病：如血管性血友病、遗传性出血性毛细血管扩张症、海绵状血管瘤等；②血小板缺陷：同CFT阳性；③某些凝血因子（如Ⅱ、Ⅴ、Ⅶ、Ⅸ）严重缺乏、低或无纤维蛋白原血症；④纤溶亢进症；⑤其他：如弥散性血管内凝血，接受大量输血后的患者。

（2）BT缩短 ①主要见于某些严重的血栓前状态和血栓性疾病：如心肌梗死、脑血管病变、妊娠期高血压疾病、DIC高凝期等；②某些药物：如去氨加压素、红细胞生成素等。

（四）血管性血友病因子抗原检测

血管性血友病因子抗原（vWF：Ag）是血管内皮细胞的促凝指标之一。它由血管内皮细胞合成和分泌，参与血小板的黏附和聚集反应，起促凝血作用。

1. 参考区间 胶乳颗粒浊度免疫分析法：79%～117%。

2. 临床意义

（1）降低 见于血管性血友病（vWD），是诊断vWD及其分型的指标之一。

（2）增高 见于血栓前状态和血栓性疾病，如急性冠脉综合征（ACS）、心肌梗死、心绞痛等。

（五）血小板自身抗体检测

在一些自身免疫性疾病、服用某些药物或同种异体反应时，机体可针对血小板产生单抗体，这些自身血小板抗体可导致血小板破坏增加或生成障碍，使机体循环中血小板减少。可用酶联免疫吸附试验（ELISA）和单克隆抗体血小板抗原固定试验检测。

1. 参考区间 ELISA法：阴性。

2. 临床意义

（1）自身免疫性疾病 患者机体可产生血小板自身抗体，这些自身抗体可导致血小板破坏增加或生成障碍，使循环中血小板显著减少。

（2）原发免疫性血小板减少症（ITP） 发现患者血液循环中存在的可以与血小板结合的自身抗体，尤其是抗血小板膜蛋白的特异性自身抗体，可以作为判断有无血小板相关免疫异常的依据，该指标特异性较强，是诊断ITP的依据之一。

（3）治疗评估 在ITP治疗过程中，可以对血小板自身抗体，尤其是抗GPⅡb/GPⅢa抗体水平进行监测，了解疗效和复发情况。

二、二期止血缺陷的检测

二期止血缺陷是指凝血因子缺陷或病理性抗凝物质存在所致的出血性疾病。常选用活化部分凝血活酶时间和凝血酶原时间作为筛检试验。

（一）活化部分凝血活酶时间测定

活化部分凝血活酶时间（activated partial thromboplastin time，APTT）测定，是在体外模拟内源性凝血的全部条件，测定血浆凝固所需的时间。本试验是检测内源凝血系统功能最基本、最常用的试验。

1. 参考区间 血浆凝固法（自动凝血仪或手工法检测）：一般为26～36秒（仪器），32～43秒（手工），超过正常对照±10秒有意义，使用不同APTT试剂的参考区间可有不同。

2. 临床意义

（1）检测内源性凝血系统，是目前推荐的检测内源性凝血系统的筛检试验。

（2）监测肝素治疗，APTT对血浆肝素的浓度很敏感，是目前监测普通肝素抗凝治疗的首选指标。一般使APTT维持在正常对照的1.5～2.5倍（75～100秒）。同时注意动态观察血小板数量，以血小板计数小于$50\times10^9/L$为停药的指征，以保证抗凝治疗的安全、有效。

（二）血浆凝血酶原时间测定

血浆凝血酶原时间（prothrombin time，PT）测定，是在体外模拟外源性凝血的全部条件，测定血浆凝固所需的时间。本试验是检测外源性凝血因子是否异常的最基本、最常用的试验之一。

1. 参考区间 血浆凝固法（自动凝血仪或手工法检测）。

（1）PT 11～13秒，超过正常对照±3秒有意义。

（2）血浆凝血酶原时间比值（PTR）0.85～1.15。

（3）国际标准化比值（INR）0.9～1.3。

2. 临床意义 PT是检测外源性凝血因子有无缺陷的敏感的常用的筛检试验，也是监测口服抗凝剂用量有效的检测指标。

（1）PT延长 见于：①先天性因子Ⅱ、Ⅴ、Ⅶ、Ⅹ减少及低（无）纤维蛋白原、异常纤维蛋白原血症；②获得性凝血因子缺乏，如DIC晚期（PT是DIC实验室筛检诊断标准之一）、严重肝病、胆汁淤积性黄疸、维生素K缺乏等；③血液循环中抗凝物质增多，如香豆素、肝素或纤维蛋白降解产物（FDP）等；④原发性纤溶亢进症。

（2）PT缩短 见于：①高凝状态（如DIC早期）、血栓前状态及血栓性疾病；②口服避孕药等。

（3）口服抗凝药物的监测 INR为目前推荐的监测口服抗凝药的首选指标。国内一般将口服抗凝药达到有效剂量时的INR定为2.0～3.0。

（三）血浆纤维蛋白原定量测定

测定血浆纤维蛋白原（fibrinogen，Fg）的方法多种多样，包括凝血酶凝固时间法（Clauss法）、双缩脲比色法、比浊法、ELISA法等。通过直接测定Fg，反映机体血液中Fg增高或降低的实际状态。

1. 参考区间 凝血酶凝固时间法（Clauss法）：2～4g/L。

2. 临床意义 Fg是一种急性时相反应蛋白，在急慢性炎症和组织损伤坏死时，Fg可增高。Fg水平增高是冠状动脉粥样硬化性心脏病和脑血管病发病独立的危险因素之一。临床上Fg含量测定主要用于出血性疾病或血栓性疾病的诊断及溶栓治疗的监测。

（1）增高 见于：①炎症及组织损伤，如急性心肌梗死、肺炎、肺结核、肝炎、胆囊炎、风湿热、风湿性关节炎、大手术、放射治疗、休克、败血症、烧伤等；②血栓前状态、糖尿病、多发性骨髓瘤、恶性肿瘤等；③月经期、妊娠期、使用雌激素（可轻度增高）。

（2）降低 见于：①DIC晚期、重症肝炎和肝硬化、无纤维蛋白原血症或异常纤维蛋白原血症、原发性纤溶；②某些药物，如雄激素、鱼油、纤溶酶原激活、高浓度肝素、纤维蛋白聚合抑制剂。

（3）溶栓治疗监测 溶栓治疗及蛇毒治疗（如用抗栓酶、去纤酶）的监测。

三、抗凝功能的检测

（一）血浆凝血酶时间测定

血浆凝血酶时间（thrombin time，TT）测定，主要用于检测凝血共同途径中纤维蛋白原转变为纤维蛋白的过程，以反映纤维蛋白原是否异常或机体是否存在抗凝现象（抗凝或纤溶亢进）。

1. 参考区间 血浆凝固法（自动凝血仪或手工法检测）：16～18秒，超过正常对照3秒有意义。

2. 临床意义

（1）延长 见于：①低（无）纤维蛋白原血症（Fg低于700～1000mg/L）、遗传性或获得性异常纤维蛋白原血症；②血中存在肝素或类肝素物质（如肝素治疗、过敏性休克、系统性红斑狼疮和肝脏疾病）。类肝素增多，可加做TT纠正试验；③血FDP增高（DIC），可用鱼精蛋白来纠正。

（2）链激酶、尿激酶等药物溶栓治疗的监测 TT可作为链激酶、尿激酶溶栓治疗的监测指标。一般认为，当患者的TT为正常对照的1.5～2.5倍时，溶栓治疗安全有效。但TT测定不能区别继发性纤溶（如DIC）和原发性纤溶。

（二）凝血酶时间的甲苯胺蓝纠正试验

甲苯胺蓝呈碱性，有中和肝素的作用。在TT延长的受检血浆中加入少量甲苯胺蓝，再测定TT。

1. 参考区间 血浆凝固法（自动凝血仪或手工法检测）：TT延长的受检血浆中加入甲苯胺蓝后，TT缩短5秒以上，提示受检血浆中有类肝素或肝素增多；如果TT不缩短，提示延长的TT不是由肝素类物质所致。

2. 临床意义 血中类肝素物质增多见于严重肝病、DIC、过敏性休克、使用氮芥类药物、放射治疗后、肝叶切除术后、肝移植术后等。临床应用肝素时，延长的TT也可被甲苯胺蓝纠正。

四、纤维蛋白溶解功能的检测

（一）D-二聚体测定

D-二聚体是交联纤维蛋白受纤溶酶降解后产生的一个特征性产物，对继发性纤溶的诊断具有特异性。

1. 参考区间 胶乳颗粒浊度免疫分析法：<0.5mg/L。

2. 临床意义

（1）阳性 见于：①继发性纤溶亢进症，如DIC，是诊断DIC的重要依据之一；②血栓性疾病，如脑栓塞、深静脉血栓形成、肺栓塞、动脉血栓栓塞、镰状细胞贫血、血管阻塞危象，是体内血栓形成的指标；③其他疾病，如肝硬化、恶性肿瘤、妊娠（尤其产后）、手术、急性非淋巴细胞白血病等。

（2）原发性与继发性纤溶亢进症鉴别指标 纤溶酶作用于交联纤维蛋白时才产生D-二聚体，故D-二聚体在原发性纤溶时正常，在继发性纤溶时增高，因此，D-二聚体阳性可作为继发性纤溶如DIC或其他血管内血栓形成的证据，D-二聚体检测若阴性，则基本可排除血栓形成。

3. 溶栓治疗的监测 使用尿激酶治疗时，D-二聚体水平增高，用药后6小时峰值最高，24小时后恢复至用药前水平。

（二）血浆纤维蛋白（原）降解产物测定

血浆纤维蛋白（原）降解产物（FDP）是纤维蛋白原和纤维蛋白在纤溶酶的作用下，发生降解的产物。

1. 参考区间 胶乳颗粒浊度免疫分析法：0～3.2mg/L。

2. 临床意义 FDP阳性或增高见于原发性纤溶和继发性纤溶，后者如DIC、恶性肿瘤、肺栓塞、溶栓治疗等。

（三）血浆鱼精蛋白副凝固试验（3P试验）

受检血浆加入鱼精蛋白溶液，如果血浆中存在可溶性纤维蛋白单体与纤维蛋白降解产物复合物，则鱼精蛋白使其解离析出纤维蛋白单体，纤维蛋白单体自行聚合成肉眼可见的纤维状物，此为阳性反应结果。

1. 参考区间 手工法：阴性。

2. 临床意义

（1）阳性 见于继发性纤溶（如DIC的早、中期）。但在恶性肿瘤、上消化道出血、外科大手术后、败血症、肾小球疾病、人工流产、分娩等也可出现假阳性。

（2）阴性 见于正常人、原发性纤溶等。晚期DIC由于凝血相关因子耗竭也可出现阴性。

五、出血性疾病与血栓性疾病常用的实验诊断

（一）出血性疾病的实验诊断

出血性疾病的实验诊断一般遵循以下原则：①密切结合病史、家族史和临床表现，有目的地选择检测项目；②检测项目选择应从常用、简便试验开始，如PLT、PT、APTT、TT和血浆纤维蛋白原5

项试验常用于筛查，有必要时再进行技术要求高、较复杂的试验；③对部分已认识较深入的疾病，如血友病，可从筛查试验、凝血因子活性、基因缺陷等方面进行全面检查，最终得出准确结果；④出血性疾病的发病机制复杂，各种试验的敏感度、特异度均有差异，所反映的病理变化既不相同但可能有交叉，有时需要多次、定期复查，如ITP和DIC，并排除一些相关疾病或药物的干扰，切忌根据某一项或某一次检查就做出诊断，有些实验结果需要动态观察。

1. 一期止血缺陷筛检试验的选择与应用 根据一期止血缺陷筛检试验的结果大致有以下四种情况。

（1）BT和PLT都正常 除正常人外，多数是由单纯血管壁通透性和（或）脆性增加导致的血管性紫癜所致。临床上多见于过敏性紫癜、单纯性紫癜和其他血管性紫癜等。

（2）BT延长，PLT减少 多数是由血小板数量减少所致的血小板减少症。临床上多见于原发性和继发性血小板减少性紫癜。

（3）BT延长、PLT增多 多数是由血小板数量增多所致的血小板增多症。临床上多见于原发性和反应性血小板增多。

（4）BT延长、PLT正常 多数是由血小板功能异常或某些凝血因子严重缺乏所致的出血性疾病，如血小板无力症、低（无）纤维蛋白原血症、血管性血友病等。

2. 二期止血缺陷筛检试验的选择与应用 根据二期止血缺陷筛检试验结果大致有以下四种情况。

（1）APTT和PT都正常 除正常人外，仅见于遗传性和获得性因子ⅩⅢ缺陷症。

（2）APTT延长，PT正常 多数是由内源性凝血途径缺陷所引起的出血性疾病，如遗传性和获得性因子Ⅷ、Ⅸ、Ⅺ、Ⅻ缺陷症等。

（3）APTT正常，PT延长 多数是由外源性凝血途径缺陷所引起的出血性疾病，如遗传性和获得性因子Ⅶ缺陷症等。

（4）APTT和PT都延长 多数是由共同凝血途径缺陷所引起的出血性疾病，如遗传性和获得性因子Ⅹ、因子Ⅴ、凝血酶原（因子Ⅱ）和纤维蛋白原（因子Ⅰ）缺陷症。

此外，临床应用肝素治疗可使APTT延长；应用口服抗凝剂（如华法林）治疗，可使PT延长；同时应用肝素和华法林抗凝治疗时、纤溶综合征患者及抗磷脂抗体综合征患者，APTT与PT均可同时延长。

3. 纤溶亢进筛检试验的选择与应用 根据纤溶亢进筛检试验结果大致有以下四种情况。

（1）FDP和D-二聚体均正常 表示纤溶活性正常，临床的出血症状可能与纤溶无关。

（2）FDP升高，D-二聚体正常 理论上只见于纤维蛋白原被降解，而纤维蛋白未被降解，即原发性纤溶。实际上这种情况多属于FDP的假阳性，见于肝病、手术出血、重型DIC、纤溶早期、剧烈运动后、类风湿关节炎、抗Rh（D）抗体存在等。

（3）FDP正常，D-二聚体升高 理论上只见于纤维蛋白被降解，而纤维蛋白原未被降解，即继发性纤溶。实际上这种情况多数属于FDP的假阴性，见于DIC、静脉血栓、动脉血栓和溶血栓治疗等。

（4）FDP和D-二聚体都升高 表示纤维蛋白原和纤维蛋白同时被降解，见于继发性纤溶，如DIC和溶血栓治疗后。

（二）血栓性疾病的实验诊断

1. 无症状个体 一般没有必要对于普通人群进行血栓性疾病筛查，但对于有某种血栓性疾病患者的亲属进行检查是有价值的；如果不存在相同的缺陷，常可除外其血栓性疾病。对于大型外科手术前和恶性肿瘤晚期，可选择适当的筛查试验，如APTT、TT、D-二聚体，如果有异常可选择有关诊断试验。

2. 血栓性疾病患者 一般可用APTT、TT、D-二聚体3项试验进行筛查，如果筛查试验异常可进一步进行有关含量或活性测定；但筛查试验正常并不能排除某些异常。对已经确认的一些基因点突变所致的血栓性疾病，可进行基因诊断。

第6节　常见血液病的实验诊断

一、贫　血

贫血（anemia）是指在单位容积循环血液中红细胞数、血红蛋白量和（或）血细胞比容低于参考值低限的一组疾病。其分类方法有多种，实验室常用的分类方法主要根据外周血检查结果和骨髓象改变特点对贫血进行分类。后者依骨髓象改变将贫血分为三种。①增生性贫血：如缺铁性贫血、失血性贫血、溶血性贫血；②增生不良性贫血：如再生障碍性贫血、纯红细胞再生障碍性贫血；③骨髓红系成熟障碍（无效生成）：如巨幼细胞贫血、骨髓增生异常综合征、慢性病贫血等。现将几种常见贫血的血液学特点分述如下。

（一）增生性贫血

其主要特点是骨髓造血功能呈代偿功能亢进。

1. 骨髓象　①骨髓增生活跃或明显活跃。②红系增生显著，幼红细胞比例明显增高，以中、晚幼红细胞增多为主，粒红比值减小。③幼红细胞及成熟红细胞形态随贫血的类型不同而不同，如缺铁性贫血是小细胞低色素性贫血，表现为幼红细胞体积小，胞质少，边缘不整和嗜碱蓝染，成熟红细胞大小不均匀，以小细胞为主，中心淡染区扩大，甚至出现环形红细胞；急性失血性贫血和溶血性贫血（无血红蛋白尿者）幼红细胞形态正常，随溶血性贫血的病因不同，可出现相应的异形红细胞。④粒细胞系统比值、形态大致正常或比值相对减少，由钩虫引起的缺铁性贫血可有嗜酸性粒细胞的增多；⑤巨核细胞和血小板正常。

2. 血常规　①血红蛋白、红细胞、血细胞比容均减少；②网织红细胞正常或增多，尤以溶血性贫血增多最为显著；③白细胞分类计数正常，红细胞形态同骨髓改变。

3. 其他检查　骨髓铁染色示细胞外铁消失、内铁减少，血清铁蛋白＜14μg/L、血清铁＜10μmol/L等提示缺铁性贫血。

（二）巨幼细胞贫血

巨幼细胞贫血是由缺乏维生素B_{12}和（或）叶酸引起的DNA合成障碍所导致的一类贫血。其血液学的典型特征是除出现巨幼红细胞外，粒细胞系也出现巨幼特征及分叶过多。严重时巨核细胞和其他系统血细胞及黏膜细胞也可发生改变。

1. 骨髓象　①增生明显活跃，粒红比值降低。②红系显著增生，幼红细胞比例常＞40%，以早、中幼红细胞阶段为主，巨幼红细胞＞10%；巨幼红细胞的特点为胞体大、核染色质与同期细胞比细致、疏松、胞质丰富，核与胞质发育不平衡，呈核幼质老现象。③分裂象易见，可见Howell-Jolly小体、Cabot环、核形不规则及多核巨幼红细胞。④成熟红细胞大小不均匀，中心淡染区消失。⑤粒系和巨核系可见巨型变，常见巨晚幼粒和巨杆状粒细胞，成熟粒细胞分叶过多，甚至有10叶以上者。

2. 血常规　红细胞、血红蛋白减少，形态改变同骨髓象；白细胞正常或稍低，中性粒细胞胞体偏大，呈核右移；网织红细胞轻度增多。血小板正常或减少，可见巨大血小板。

3. 其他检查　①血清维生素B_{12}＜90pg/ml；②血清叶酸＜3ng/ml。

（三）再生障碍性贫血

再生障碍性贫血是由于各种致病因素损害多能造血干细胞或造血微环境，引起骨髓造血功能障碍所致的贫血。

1. 骨髓象　①增生降低或极度降低，细胞稀少，造血细胞罕见，大多为非造血细胞，如浆细胞、组织嗜碱细胞、组织细胞等；②红系、粒系、巨核系三系均受抑制，幼红细胞和幼粒细胞罕见，比值减小，巨核细胞罕见或缺如，血小板减少；③淋巴细胞比例相对增高，可达80%以上，以成熟淋巴细胞为主。

2. 血常规 全血细胞减少，网织红细胞减少，成熟红细胞形态正常，白细胞分类计数以成熟淋巴细胞为主，中性粒细胞比例减少，原发性再生障碍性贫血外周血中无幼红细胞。

二、白血病

白血病（leukemia）是造血系统的一种恶性肿瘤，是国内高发病率的恶性肿瘤之一。其特点为造血组织中白血病细胞异常增生与分化成熟障碍，并浸润其他器官和组织，而正常造血功能则受到抑制。临床上出现不同程度的贫血、出血、感染和浸润症状。根据细胞分化程度和自然病程，白血病可分为急性和慢性两大类。在我国急性白血病明显多于慢性白血病，约为5.6∶1。成人急性白血病中以急性粒细胞白血病最多见，儿童则以急性淋巴细胞白血病较多见。慢性白血病中慢性粒细胞白血病较慢性淋巴细胞白血病为多见。

（一）急性白血病

1. 骨髓象 ①增生明显活跃或极度活跃；②一系或二系原始细胞（包括Ⅰ型或Ⅱ型）明显增多，≥20%；③有白血病细胞，核分裂象及退化细胞增多；④除病理细胞系列外，其他系列血细胞均受抑制而减少。

2. 血常规 ①白细胞增多性白血病，白细胞多在（10～50）×10⁹/L，分类易见幼稚细胞，一般占30%～90%；②白细胞减少性白血病，白细胞减少，分类不易见到幼稚细胞；③红细胞和血红蛋白中度或重度减少，呈正常细胞正常色素性贫血；血小板减少，常低于50×10⁹/L，晚期血小板多极度减少。

（二）慢性粒细胞性白血病

1. 骨髓象 ①骨髓增生极度活跃。②粒细胞系显著增生，常在90%以上，以晚期接近成熟的幼稚细胞增生为主，尤以中性中幼、晚幼及杆状核粒细胞明显增多，原粒细胞和早幼粒细胞增多不明显或不增多，粒细胞形态正常或有一定异常，细胞大小不一，核染色质疏松，核质发育不平衡，胞质中出现空泡，分裂象增加等；可见嗜酸、嗜碱性粒细胞增多，一般均低于10%。③粒系比例增大，红系比例减少，粒红比值显著增大，可达（10～50）∶1。④红系细胞相对减少或受抑制，可有巨幼样变，成熟红细胞形态正常。⑤巨核细胞早期显著增多，晚期均减少。⑥淋巴系比例减少，为成熟淋巴细胞。

2. 血常规 ①白细胞显著增多，常超过20×10⁹/L，可达到100×10⁹/L以上；②分类粒细胞可达90%，以中性中幼粒细胞以下阶段为多，原粒细胞、早幼粒细胞<5%～10%，嗜酸和嗜碱性粒细胞增多；③血小板早期增多，晚期减少；④淋巴细胞和单核细胞减少。

3. 其他检查 中性粒细胞碱性磷酸酶活性显著降低。90%～95%以上病例可出现Ph染色体（费城染色体），为慢性粒细胞白血病的特异性异常染色体。

三、原发免疫性血小板减少症

原发免疫性血小板减少症（ITP），是一种获得性自身免疫性疾病，以往称特发性血小板减少性紫癜，是由于患者特异性自身抗体致敏的血小板被单核-巨噬细胞吞噬并过度破坏所致。临床表现为血小板计数不同程度减少、伴或不伴皮肤黏膜出血症状，严重者可有内脏出血，甚至颅内出血。ITP在各个年龄阶段均可发病，一般儿童多为急性型，成人多为慢性型。

1. 骨髓象 骨髓巨核细胞正常或增多，有成熟障碍。

2. 血常规 多次（至少2次）实验室检查血小板计数减少，血小板形态异常，可见大血小板、畸形血小板等；但其他血细胞形态无异常。

3. 其他检查 血小板自身抗体阳性，有助于ITP诊断。

四、血栓性疾病

弥散性血管内凝血（disseminated intravascular coagulation，DIC）是由多种致病因素，导致全身血管内微血栓的形成和多脏器功能衰竭，消耗大量的血小板和凝血因子，并引起继发性纤溶亢进，造成以出血及微循环衰竭为特征的临床综合征。

DIC诊断必须存在基础疾病，结合临床表现和实验检测，才能做出正确的诊断。应同时有下列3项以上实验诊断指标异常，结合临床表现，才可以诊断DIC。①血小板 $< 100 \times 10^9$/L或呈进行性下降；②血浆纤维蛋白原 < 1.5g/L或呈进行性下降，或 > 4.0g/L；③血浆FDP > 20mg/L或血浆D-二聚体升高或阳性，或3P试验阳性；④PT缩短或比对照组延长3秒以上，或APTT缩短或比对照组延长10秒以上。

⊕ 医者仁心　　　　　　　　　　陈竺教授开创急性早幼粒细胞白血病新疗法

急性早幼粒细胞白血病（APL）曾是最致命的癌症之一。陈竺教授等人开创了可以不用化疗的新疗法，即采用全反式维A酸和三氧化二砷（即砒霜）综合治疗，90%的患者在接受此疗法后可治愈。2018年4月13日下午中国科学家陈竺在瑞典首都斯德哥尔摩获颁2018年舍贝里奖。"曾经一种最为凶险的白血病，利用中西医学的智慧治好了，这为我们的精准医学提供了一个范例。"陈竺当天接受新华社记者采访时说，"我感到，中国的医学应该可以为人类健康做出更多贡献。"

（祝先进）

第16章
消化系统疾病的实验室检查

案例 16-1

患者，女性，42 岁。突发上腹痛 1 天，渐重，恶心，呕吐，急查血尿淀粉酶，均明显高于正常。

问题：该患者最可能的诊断是什么？

案例 16-2

患者，男性，56 岁。就诊时面色晦暗，上腹胀痛，可触及质硬包块，近半年消瘦明显。

问题：1. 患者最可能的诊断是什么？

2. 你认为最有助于明确以上诊断的两项辅助检查是什么？

一、蛋白质代谢检查

（一）血清总蛋白、清蛋白、球蛋白及清蛋白/球蛋白比值

血清总蛋白（serum total protein，STP）是血清所含各种蛋白质的总称，包括清蛋白（albumin，A）与球蛋白（globulin，G）。营养不良、肝功能障碍、慢性消耗性疾病等可使血清总蛋白降低。

清蛋白，通常指血清清蛋白，又称血清白蛋白，主要由肝脏合成，在维持血液胶体渗透压、体内代谢物质转运及营养等方面起重要作用。球蛋白是多种蛋白质的混合物，包含较多的免疫球蛋白、补体、多种糖蛋白、金属结合蛋白、多种脂蛋白及酶类，球蛋白与机体免疫功能和血浆黏度密切相关。90% 以上的血清总蛋白和全部的血清清蛋白由肝脏合成，总蛋白含量减去清蛋白含量即为球蛋白含量。根据清蛋白与球蛋白含量，可计算出清蛋白与球蛋白的比值（A/G）。

1. 参考区间

成人总蛋白：60～80g/L。血清清蛋白：男 42～55g/L，女 37～50g/L。

血清球蛋白：20～30g/L。清蛋白/球蛋白比值（A/G）：（1.5～2.5）：1。

2. 临床意义

（1）血清总蛋白 ①血清总蛋白＞80g/L 为高蛋白血症，可见于血液浓缩、各种原因引起的严重脱水、体液丢失过多（如腹泻、呕吐）、肠梗阻、多发性骨髓瘤等，系统性红斑狼疮、多发性硬化和某些慢性感染也可造成血清总蛋白升高；②血清总蛋白＜60g/L 为低蛋白血症，可见于各种原因引起的血清蛋白丢失或摄入不足，如肾病综合征、营养不良及消耗增加（如结核病、甲状腺功能亢进症、恶性肿瘤等），蛋白合成障碍如肝功能受损等也可引起总蛋白降低。

（2）血清清蛋白降低 ①蛋白质摄入不足，如营养不良、长期饥饿等；②蛋白质吸收不良，如慢性腹泻、消化系统肿瘤等；③蛋白质丢失过多，如慢性肾病、急性大出血、烧伤等；④合成障碍，如各种肝炎、肝硬化引起的肝细胞损伤；⑤其他，如充血性心力衰竭、慢性消耗性疾病、血清水分增加等。

（3）血清球蛋白 ①增高：见于肝硬化、多发性骨髓瘤、结缔组织病、慢性感染等，慢性肾炎患者亦可见血清球蛋白相对增高；②减少：见于肾上腺皮质功能亢进症和使用免疫抑制剂所致的免疫球蛋白合成减少。

（二）血清蛋白电泳

血清蛋白通过醋酸纤维薄膜电泳或琼脂糖凝胶电泳，通常可分为清蛋白，α_1、α_2、β、γ球蛋白5个组分，清蛋白分子量小，泳动最快，γ球蛋白分子量大，泳动速度最慢。

1. 参考区间 以醋酸纤维薄膜电泳法为例，清蛋白62%～71%；α_1球蛋白3%～4%；α_2球蛋白6%～10%；β球蛋白7%～11%；γ球蛋白9%～18%。

2. 临床意义

（1）轻症急性肝炎时，电泳结果无显著变化，慢性肝炎、肝硬化、肝癌（常合并肝硬化）时，可见清蛋白、α_1球蛋白、α_2球蛋白、β球蛋白减少和γ球蛋白增加。这些变化与肝炎的严重程度平行，对观察肝炎进程有重要意义。

（2）肝硬化时清蛋白中度或重度减少，α_1、α_2、β球蛋白有降低倾向，γ球蛋白显著增加，常可见β-γ"桥联"。

（3）肝癌的电泳图谱与肝硬化相似，但常有γ球蛋白显著增加，偶可见甲胎蛋白区带。

二、胆红素代谢检查

（一）血清胆红素

胆红素是血红蛋白的代谢产物，由衰老的红细胞在肝、脾、骨髓的单核巨噬细胞系统破坏、分解后生成。非结合胆红素与清蛋白结合运至肝内生成结合胆红素，前者不溶于水，不能被肾小球滤过；后者溶于水，能通过肾小球滤出随尿排出。正常结合胆红素在肝脏经胆道直接排入肠道，不反流入血，当肝细胞损伤、胆道阻塞或胆管破裂时结合胆红素可入血。

1. 参考区间 总胆红素2～18μmol/L；结合胆红素0～4μmol/L；总胆红素＝非结合胆红素＋结合胆红素。

2. 临床意义 肝脏对胆红素的代谢有重要作用，包括肝细胞对血液中非结合胆红素的摄取、结合和排泄三个过程，其中任何一个过程发生障碍，均可引起胆红素在血液中积聚，出现黄疸。根据黄疸产生的原因，将黄疸分为溶血性黄疸、肝细胞性黄疸和胆汁淤积性黄疸，亦可同时由其中两种原因引起混合性黄疸。血清胆红素的测定能准确反映黄疸的程度，对隐性黄疸的诊断和黄疸的鉴别诊断均有重要意义。

（1）肝病 肝细胞受损，形成结合胆红素的能力降低，导致血中非结合胆红素增高；同时由于肝细胞肿胀、毛细胆管受压，使结合胆红素从肿胀坏死的肝细胞中逸出，并经血窦入血，引起结合胆红素升高。急性黄疸性肝炎、慢性活动性肝炎、肝硬化、肝坏死等患者，血清总胆红素、结合胆红素、非结合胆红素均升高。

（2）胆道阻塞 胆汁排泄受阻，胆汁淤积，毛细胆管破裂，结合胆红素经淋巴间隙或血窦进入血液，血中结合胆红素升高。可见于胆石症、胆管癌、胰头癌等压迫造成的胆道阻塞性疾病，血清总胆红素和结合胆红素升高。

（3）溶血性疾病 大量红细胞破坏，形成大量非结合胆红素，超过肝细胞摄取、结合和排泄能力，使非结合胆红素在血液中潴留，血清总胆红素和非结合胆红素增高。见于新生儿黄疸、各种溶血性疾病、败血症、严重大面积烧伤或输血不当所引起的溶血。

（二）尿胆红素和尿胆原

血液循环过程中衰老的红细胞经过一系列复杂过程转变为胆红素（非结合胆红素），与清蛋白结合后通过血液循环到达肝脏并与葡糖醛酸结合转化为结合胆红素，它们从肝细胞经胆管进入肠道，经细菌分解为尿胆原，尿胆原大部分从粪便排出，称为粪胆原，小部分（10%~20%）经肠道吸收从门静脉又回到肝内转化为结合胆红素，其中小部分回到肝脏的尿胆原经体循环由肾脏排出体外，即为尿中的尿胆原。正常时胆红素进出血液循环保持动态平衡。当胆红素生成过多，或肝脏功能异常、胆道阻塞均可导致血胆红素升高，出现黄疸。

（三）胆汁酸测定

总胆汁酸（total bile acid，TBA）在肝脏中由胆固醇合成后随胆汁排入肠道，经肠道细菌分解后在回肠末端重吸收，经门静脉返回肝脏，被肝细胞摄取，少量进入血液循环。因此胆汁酸测定能反映肝细胞合成、摄取及分泌功能，并与胆道排泄功能有关。

1. 参考区间　0~10μmol/L。

2. 临床意义

（1）TBA有助于对胆汁淤积的判断，在肝外胆管阻塞、肝内胆汁淤积时均可增高，阻塞解除后降至正常。

（2）急慢性肝炎、肝硬化等肝病TBA均可增高，如长期增高，考虑为慢性活动性肝炎。

三、血清酶学检查

（一）血清氨基转移酶

氨基转移酶简称转氨酶，是一组催化氨基酸与α-酮酸之间氨基转移反应的酶类。用于肝脏疾病检查的转氨酶主要是丙氨酸氨基转移酶（alanine aminotransferase，ALT）和天冬氨酸氨基转移酶（aspartate aminotransferase，AST）。

ALT广泛存在于机体组织细胞内，但以肝脏细胞含量最多，其次为骨骼肌、肾脏、心肌等组织；肝细胞ALT主要存在于肝细胞质中，少量存在于线粒体内，其肝内活性较血清高约100倍。AST主要分布于心肌，其次为肝脏、骨骼肌和肾脏等组织，肝细胞AST约80%以上存在于线粒体中。ALT和AST的半衰期分别为47小时和17小时。健康状态下，ALT和AST在血清中的含量很低，当肝细胞等损伤时，它们的血清浓度会发生变化。在轻、中度肝损伤时，肝细胞膜通透性增加，胞质内的ALT和AST释放入血，导致血液中ALT和AST升高，此时以ALT升高更明显，ALT升高远大于AST升高；当严重肝细胞损伤时，线粒体受损，可导致线粒体内的酶被释放入血，此时以AST升高更明显，血清中AST/ALT值增大。因此，血清转氨酶测定是肝脏损伤的敏感指标。

1. 参考区间　速率法：ALT<40U/L（37℃），AST<45U/L（37℃），ALT/AST≤1。

2. 临床意义　血清ALT和AST增高的主要临床意义如下。

（1）急性病毒性肝炎　ALT与AST均显著增高，常可达参考区间上限的20~50倍以上，但以ALT升高更明显，ALT/AST>1。通常在肝炎病毒感染后1~2周转氨酶达高峰，3~5周逐渐下降，ALT/AST值恢复正常。如急性病毒性肝炎恢复期ALT和AST仍不能恢复正常或再上升，提示急性肝炎转为慢性。急性重症肝炎病程初期即表现出AST升高比ALT升高更明显，说明肝细胞损伤严重（有线粒体损伤）；急性重症肝炎病情恶化时，可出现黄疸加重，胆红素明显升高，但转氨酶却降低，即"胆酶分离"现象，提示肝细胞严重坏死，预后不良。

（2）慢性病毒性肝炎　血清转氨酶轻度升高或正常，如AST升高较ALT明显，则提示慢性肝炎可能转为活动期。

（3）非病毒性肝病　药物性肝炎、脂肪肝等非病毒性肝病时，转氨酶轻度升高或正常。酒精性肝病时，乙醇可致线粒体破坏，此外，乙醇还能抑制吡哆醛的活性，使AST升高明显，而ALT可能正常。

（4）肝硬化 转氨酶活性取决于肝细胞坏死和肝纤维化的程度，终末期血清转氨酶活性可正常或降低。

（5）胆汁淤积 肝内、外胆汁淤积时，转氨酶轻度升高或正常。

（6）急性心肌梗死 AST对急性心肌梗死的诊断有重要意义。

（7）其他疾病 因ALT和AST为非特异性细胞内功能酶，其血清浓度增高还可以是肝病和心肌疾病以外的其他疾病，如皮肌炎、骨骼肌疾病、肺梗死、肾梗死、胰腺炎及病毒感染等。

（二）血清碱性磷酸酶及其同工酶

1. 碱性磷酸酶（alkaline phosphatase，ALP） 为一组在碱性环境中水解单磷酸酯的酶类，广泛存在于身体的各个器官，尤以肠上皮、成骨细胞、肝脏、胎盘、白细胞等含量较高。正常人血清中的ALP主要来源于肝、骨、肠，其中以肝源性和骨源性为主。ALP主要用于辅助诊断肝胆和骨骼系统疾病。

（1）参考区间

1）连续监测法（37℃）：女性，1～12岁＜500U/L，＞15岁40～150U/L；男性，1～12岁＜500U/L，12～15岁＜750U/L，＞25岁40～150U/L。

2）比色法：成人3～13金氏单位，儿童5～28金氏单位。

（2）临床意义

1）ALP生理性增高：见于妊娠、新生儿骨质生成和正在发育的儿童。

2）ALP病理性增高：①肝内或肝外梗阻使胆汁排泄不畅的胆汁淤积性黄疸，ALP滞留于血中而增高，ALP增高程度与梗阻程度、持续时间成正比；②伴有黄疸的急、慢性肝硬化，肝坏死ALP活性增高；③原发性或继发性肝癌均能刺激肝细胞产生过多ALP，使血中ALP活性增高；④其他系统疾病时，如骨细胞瘤、变形性骨炎、成骨不全、骨质软化症、骨折恢复期等，血中ALP活性也增高。

3）黄疸患者同时测定ALP和ALT有助于黄疸的鉴别诊断：①胆汁淤积性黄疸ALP多明显增高，而ALT仅轻度增高；②ALT活性很高，ALP正常或稍增高时可能是肝细胞性黄疸；③ALP增高，胆红素不增高，可为肝内局限性胆道梗阻等；④毛细胆管性肝炎时ALP和ALT均明显增高；⑤溶血性黄疸时ALP可正常。

2. 同工酶 血清中的ALP不是单一的酶，而是一组同工酶，主要来源于肝、骨、肠。正常人血清中ALP主要为肝、骨、肠源性同工酶，其中骨同工酶占40%～75%，有20%的人血清中含有肠ALP同工酶，为避免肠ALP同工酶的干扰，测定时应采取空腹血标本。肝外许多疾病均可引起血清中ALP增高，使ALP对肝胆疾病的诊断特异性下降，分析血清中ALP同工酶可鉴别来源于肝、肠、胎盘的ALP。测定方法主要有电泳法、耐热试验等。被检血清经56℃加热10分钟后，肝源性ALP活性仍保持较高，而骨源性ALP活性则大为降低。据此可鉴别ALP活性增高是肝胆疾病或骨骼疾病所致。

（三）血清γ-谷氨酰转移酶

γ-谷氨酰转移酶（γ-glutamyl transferase，γ-GT）是一种肽转移酶，催化谷胱甘肽或其他含谷氨酰基的多肽上的谷氨酰基转移至合适的受体上。此酶在体内分布较广，其活性强度的顺序为肾＞胰＞肝＞脾。血清γ-GT在体内主要存在于肝细胞质和肝内胆管上皮中，在各种肝胆系统疾病时，血清γ-GT均可明显升高，但骨骼系统疾病未见γ-GT增高。

1. 参考区间 速率法（37℃）：11～50U/L。比色法：3～17U/L。

2. 临床意义

（1）原发性或转移性肝癌 肝癌细胞合成γ-GT，可使血清中γ-GT显著升高，且γ-GT活性与肿瘤大小及病情严重程度呈平行关系。因此，γ-GT的动态观察可用于判断疗效及预后。

（2）胆汁淤积性黄疸 肝内或肝外胆管阻塞时，γ-GT排泄受阻易随胆汁反流入血，使γ-GT明显升高，其增高程度比肝癌时更明显，并且与血清中胆红素、ALP的变化一致，阻塞发生越快，上升越迅速；阻塞越重，上升越显著。

（3）病毒性肝炎和肝硬化 肝炎时，坏死区邻近的肝细胞内此酶合成亢进，引起血清γ-GT升高，但上升幅度明显低于ALT。在肝炎恢复期，γ-GT仍可升高，提示尚未痊愈，如长期升高，可能有肝坏死。

（4）嗜酒者和酒精性肝病 嗜酒者γ-GT可升高，酒精性肝病者γ-GT多数上升，可达2000U/L。该指标对酒精性肝病的诊断有一定的价值。

（5）其他 如药物性肝损害、阿米巴肝脓肿等亦可有γ-GT增高。

（四）血清淀粉酶

淀粉酶（amylase，AMY）是能水解淀粉、糖原和糊精，在食物多糖类化合物的消化中起重要作用的水解酶，主要由涎腺和胰腺分泌。

1. 参考区间 碘淀粉比色法：尿液1000～1200U/L，血清800～1800U/L。

2. 临床意义 急性胰腺炎时，胰腺水肿压迫胰腺导管致胰液渗漏入组织间隙，血和尿中AMY显著升高。一般在发病后6～12小时血液中的AMY活性增高，持续3～5天降至正常，于发病后12～24小时尿中AMY活性增高，持续3～10天降至正常。尿AMY增高还可见于休克、创伤、腹膜炎、急性腮腺炎、异位妊娠和糖尿病酸中毒等。

（五）血清脂肪酶

脂肪酶（lipase，LPS）主要来源于胰腺，胰腺疾病时LPS大量释放入血。

1. 参考区间 ＜220U/L。

2. 临床意义 LPS主要用于急性胰腺炎的诊断及急腹症的鉴别诊断。急性胰腺炎时，血清LPS于2～12小时显著升高，24小时至高峰，48～72小时可能恢复至正常。LPS在急性胰腺炎时活性升高的时间早、上升幅度大、持续时间长，其诊断价值优于AMY。非胰腺炎的急腹症患者血清AMY升高而LPS正常。

四、消化系统肿瘤标志物的检测

肿瘤标志物是指肿瘤细胞所产生或分泌的某种蛋白质，或其释放的细胞结构某个部分，与肿瘤的存在和发生发展过程密切有关，故称为肿瘤标志物，生化本质可以是酶类、激素、核酸和糖蛋白等。肿瘤标志物检测在肿瘤筛查、辅助诊断、疗效观察和预后判断中有重要意义。目前发现的肿瘤标志物均为肿瘤相关抗原，尚未发现对某一器官完全特异的肿瘤特异抗原。因此，利用肿瘤标志物进行诊断和疗效判断时，必须密切结合临床资料和其他辅助检查结果，否则易误导诊断思路。

（一）甲胎蛋白的检测

甲胎蛋白（alpha fetoprotein，AFP或αFP）是在胎儿早期由肝脏和卵黄囊合成的一种糖蛋白，正常人出生后AFP合成受抑制，AFP呈阴性。当肝细胞或生殖腺胚胎发生恶性病变时，胞内相关基因被激活，肝细胞重新合成AFP。

1. 参考区间 阴性（定性）；＜7μg/L（定量）。

2. 临床意义 AFP增高主要见于原发性肝细胞癌，有10%～30%的原发性肝细胞癌患者AFP阴性。生殖腺胚瘤、少数转移癌及病毒性肝炎、肝硬化、孕妇等AFP亦可升高，但升高不如肝癌明显。

（二）癌胚抗原的检测

癌胚抗原（carcinoembryonic antigen，CEA）是在胎儿早期合成的蛋白质复合物，出生后血中CEA检测不出。在部分恶性肿瘤患者血清中可发现CEA含量明显升高，对肿瘤的诊断、预后判断有一定价值。

1. 参考区间 阴性（定性）；＜5μg/L（定量）。

2. 临床意义 CEA明显升高见于胰腺癌、结肠癌、肺癌、乳腺癌患者。病情好转时CEA浓度下降，病情加重时CEA可升高。另外，胰腺炎、结肠炎、肝脏疾病、肺气肿及支气管哮喘时也可见CEA轻度升高。检测胃液和唾液中CEA对胃癌诊断有一定的价值。

五、消化系统疾病的实验项目选择与应用

肝脏有极其重要的代谢功能，同时其再生和代偿能力也很强。涉及肝脏功能的试验存在不同程度的敏感度和特异度的局限，因此，应注意一些项目只能从一个侧面反映肝脏功能状态，而且肝脏损害到一定程度时才能反映出来。此外还需注意有无肝外影响因素。评价检验结果时，应结合患者的症状、体征、影像学、血清肝炎标志物及肝癌标志物等资料。肝功能试验和其他相关检查项目的选择如下。

1. 健康体检 可选择ALT、肝炎病毒标志物、肿瘤标志物、血清蛋白及A/G值测定。这些检查有助于发现肝癌、病毒性肝炎及其他原因引起的肝脏损害。

2. 肝炎 急性肝炎患者可查ALT、胆汁酸、肝炎病毒标志物、尿胆原和血/尿胆红素；慢性肝炎和肝硬化患者加查AST、ALP、γ-GT、血清蛋白、血清蛋白电泳及A/G值。

3. 原发性肝癌 除进行一般的肝功能检查（ALT、AST、总胆红素和直接胆红素）外，还应加查AFP、γ-GT、ALP等。

4. 黄疸 患者的诊断和鉴别诊断应查总胆红素、直接胆红素、ALP、γ-GT、胆汁酸、尿胆原和尿胆红素。

5. 疗效判断和病情随访 急性肝炎可查ALT、AST、血清总胆红素和直接胆红素、尿胆原和尿胆红素等；慢性肝病可观察ALT、AST、血清总胆红素和直接胆红素、凝血酶原、血清总蛋白、A/G值及蛋白质电泳等。同时应动态观察上述指标的变化。

（杨　震）

第17章
心血管与呼吸系统疾病的实验诊断

案例 17-1

患者，男性，42岁。因突发胸痛4小时入院。胸痛持续不缓解，伴大汗。急诊室心电图显示 $V_1 \sim V_5$ 导联ST段弓背向上抬高 $0.1 \sim 0.3$mV。肌红蛋白 500μg/L，肌钙蛋白I 1.8μg/L，肌酸激酶同工酶（CK-MB）1.84mIU/L。

问题：1. 患者的心肌酶学检查有何异常？如何根据病情分析？
2. 患者的临床诊断是什么？

一、心肌损伤标志物

心肌标志物是指在心肌中含量很高或为心肌所特有，心肌损伤时可释放入血致血中浓度异常增高的一类物质，包括心肌酶和心肌蛋白。心肌酶和心肌蛋白的测定，可为心肌梗死和其他心肌损害有关疾病的诊断提供依据。本节对常见的心肌酶和心肌蛋白进行简要介绍。

（一）肌红蛋白测定

肌红蛋白（myoglobin，Mb）是一种存在于骨骼肌和心肌中的含氧结合蛋白，正常人血清Mb含量极少。当心肌或骨骼肌损伤时，血液Mb水平升高，对诊断急性心肌梗死（AMI）和骨骼肌损害有一定价值。

1. 参考区间 ELISA法：50～85μg/L。放射免疫分析（RIA）法：6～85μg/L，>75μg/L为临界值。

2. 临床意义

（1）诊断急性心肌梗死 Mb的分子量小，心肌细胞损伤后即可从受损的心肌细胞中释放，故在急性心肌梗死发病后0.5～2.0小时即可升高，5～12小时达到高峰，18～30小时恢复正常，所以Mb可作为早期诊断急性心肌梗死的指标。

（2）判断急性心肌梗死病情 Mb主要经肾脏排泄，急性心肌梗死患者血清中增高的Mb很快从肾脏清除，发病后一般18～30小时即可恢复正常。如果此时Mb持续增高或反复波动，提示心肌梗死持续存在，或再次发生心肌梗死及梗死范围扩展等。

（3）其他 ①骨骼肌损伤：急性肌肉损伤、肌病。②休克。③急性或慢性肾衰竭。

（二）心肌肌钙蛋白测定

心肌肌钙蛋白（cardiac troponin，cTn）是肌肉收缩的调节蛋白。有三种亚单位，分别为TnT、TnI和TnC，其中心肌肌钙蛋白I（cardiac troponin I，cTnI）和心肌肌钙蛋白T（cardiac troponin T，cTnT）被用来诊断急性心肌梗死。

1. 参考区间 ELISA法：cTnT 0.02～0.13μg/L，>0.2μg/L为临界值，>0.5μg/L可诊断急性心肌梗死。cTnI<0.2μg/L，>1.5μg/L为诊断临界值。

2. 临床意义

（1）诊断急性心肌梗死 cTnT、cTnI对心肌损伤的诊断有重要价值，是诊断急性心肌梗死的确定性标志物。当心肌损伤后3～6小时，血中两者水平开始升高，cTnI达峰值的时间为14～20小时，5～7天后恢复至正常；cTnT达峰值的时间为10～24小时，恢复至正常的时间为10～15天。两者对诊断急性心肌梗死无显著性差异。与cTnT相比，cTnI具有较低的初始敏感度和较高的特异度。cTnT、cTnI、CK-MB、肌红蛋白等检验结果相结合，是急性心肌梗死诊断最灵敏、最特异的方法。

（2）cTnT、cTnI对不稳定型心绞痛、围术期心肌损伤等疾病的诊断、病情监测、疗效观察及预后评估等都具有较高的临床价值，尤其对微小病灶心肌梗死的诊断有重要价值。

（三）肌酸激酶及其同工酶测定

肌酸激酶（creatine kinase，CK）广泛存在于各种组织中，与ATP的再生有关。CK主要存在于骨骼肌和心肌，在脑组织中也少量存在。CK是由M和B两种亚单位组成的二聚体，在细胞质中有三种同工酶：MM（肌型）、BB（脑型）、MB（心肌型）。CK-MB主要存在于心肌中，占CK同工酶总量的5%以下，CK-MM占94%～96%，而CK-BB极少或无。

1. 参考区间 CK：速率法（37℃），男38～174U/L，女26～140U/L；CK-MM：94%～96%，CK-MB：＜5%；CK-BB：极少或无。

2. 临床意义

（1）CK 升高可见于急性心肌梗死、进行性肌萎缩、皮肌炎及其他肌肉损伤的患者。急性心肌梗死后3～8小时CK就开始升高，可高达正常上限的10～12倍，3～4天后恢复至正常水平。

（2）CK-MB 对急性心肌梗死早期诊断的敏感度明显高于总CK，其阳性检出率达100%，且具有高度的特异性。其敏感度为17%～62%，特异度为92%～100%。CK-MB一般在发病后3～8小时增高，9～30小时达高峰，48～72小时恢复正常水平。与CK比较，其高峰出现早，消失较早，用其诊断发病较长时间的急性心肌梗死有困难，但对再发心肌梗死的诊断有重要价值。另外，CK-MB高峰时间与预后有一定关系，CK-MB高峰出现得早较出现得晚者预后好。

二、呼吸系统肿瘤标志物

（一）癌胚抗原测定

1. 参考区间 阴性（定性）；＜5μg/L（定量）。

2. 临床意义 肺癌患者可见CEA明显升高。病情好转时CEA浓度下降，病情加重时CEA可升高。另外，胰腺炎、结肠炎、肝脏疾病、肺气肿及支气管哮喘时也可见CEA轻度升高。

（二）鳞状细胞癌抗原测定

鳞状细胞癌抗原（squamous cell carcinoma antigen，SCCA）是肿瘤相关抗原TA-4的亚型，是一种糖蛋白。

1. 参考区间 ＜1.5μg/L[RIA、化学发光免疫测定（CLIA）]。

2. 临床意义 血清中SCCA水平升高，可见于25%～75%的肺鳞状细胞癌。临床上也常用于监测肺鳞状细胞癌等的治疗效果、复发、转移及预后判断。部分良性疾病如银屑病等皮肤疾病、肾功能不全、上呼吸道感染性疾病也可引起SCCA浓度升高。SCCA不受性别、年龄、吸烟的影响，但因它在皮肤表面的中层细胞内高浓度存在，采血技术不佳可引起假阳性。此外，汗液、唾液或其他体液污染亦会引起假阳性。

（三）细胞角蛋白19片段测定

细胞角蛋白19片段（cytokeratin 19 fragment，CYFRA 21-1）是角蛋白CK19的可溶性片段，分泌入血液后可被检测到。目前CYFRA21-1主要用于非小细胞肺癌的鉴别诊断和预后评估。

1. 参考区间 ＜2.0μg/L（CLIA、ELISA）。

2. 临床意义

（1）CYFRA 21-1是非小细胞肺癌的首选肿瘤标志物，可用于非小细胞肺癌与小细胞肺癌的鉴别诊断，非小细胞肺癌中的阳性率为40%～64%，在肺鳞状细胞癌中阳性率最高，CYFRA 21-1常与NSE、

SCCA、CEA联合检测用于辅助肺癌的分型和鉴别诊断。当CYFRA 21-1水平超过30μg/L时，患原发性支气管肺癌的可能性非常大。CYFRA 21-1的水平与肿瘤的体积与分期有关，可用于肺癌疗效的监测。

（2）CYFRA 21-1升高也见于良性疾病，如肺炎、结核病、慢性支气管炎、胃肠道疾病等，但CYFRA 21-1水平为轻度增高，一般小于10μg/L。

（四）神经元特异性烯醇化酶测定

在糖酵解途径中催化甘油分解的酶，由3个亚基（α、β、γ）组成，并形成5种同工酶。γ亚基的同工酶存在于神经元和神经内分泌组织，称为神经元特异性烯醇化酶（neuron specific enolase，NSE），它与神经内分泌起源的肿瘤有关。

1. 参考区间　＜15μg/L（RIA、CLIA）。

2. 临床意义

（1）小细胞肺癌的神经元特异性烯醇化酶水平显著高于肺鳞癌、腺癌、大细胞癌的神经元特异性烯醇化酶水平，因此它对小细胞肺癌的诊断、鉴别诊断有较高价值，并可用于监测放化疗的效果。

（2）神经元特异性烯醇化酶是神经母细胞瘤的标志物，其敏感度可达90%以上。发病时，神经元特异性烯醇化酶水平明显升高，有效治疗后降低，复发后又升高。

（3）正常红细胞中存在神经元特异性烯醇化酶，标本溶血影响结果。

三、脑 钠 肽

钠尿肽是反映心肌容量负荷最经典的标志物，反映室壁压力变化情况。心房钠尿肽（atrial natriuretic peptide，ANP）主要由心房肌细胞分泌，储存在心房颗粒中；不同于ANP，脑钠肽（brain natriuretic peptide，BNP）由心室肌细胞分泌后即入血，因此更适合作为心力衰竭的生物标志物。BNP前体形成后被水解为BNP和无活性的N末端前体BNP（NT-proBNP），BNP和NT-proBNPD的应用价值相当，但NT-proBNP的半衰期长于BNP。此外，NT-proBNP更适合心力衰竭药物治疗期间监测疗效。

1. 参考区间　BNP＜30～50pg/ml；NT-proBNP＜300pg/ml。

2. 临床意义

（1）BNP与NT-proBNP是急性心力衰竭最重要的生物标志物，其价值在于极高的敏感性和阴性预测值，因此BNP低于100pg/ml和NT-proBNP低于各年龄层界值是排除急性失代偿性心力衰竭的可靠标准。但左心室肥厚、心动过速、心肌缺血、肺动脉栓塞、慢性阻塞性肺疾病等缺氧状态、肾功能不全、肝硬化、败血症、感染、高龄等均可引起钠尿肽增高，因此其特异性不高。目前多推荐BNP大于400pg/ml或NT-proBNP大于各年龄层界值应考虑心力衰竭的诊断。

（2）心力衰竭时，心室壁张力增加，BNP分泌明显增加，其增高的程度与心力衰竭的严重程度呈正相关，可作为评定心力衰竭进程和判断预后的指标。

（赵　巍）

📋 **案例 18-1**

患者，男性，54 岁。肥胖体型，口干、多饮、多尿 5 年，近一年来双足怕冷，无明显麻木刺痛，乏力加重。空腹血糖 11.6mmol/L，餐后 2 小时血糖 25.01mmol/L，空腹胰岛素 11.66mIU/L，糖化血红蛋白 12.5%，空腹血清 C- 肽 1.82μg/L，乳酸 1.82mmol/L。

　　问题：1. 患者糖代谢试验有何异常？

　　　　　2. 患者的临床诊断是什么？

一、糖代谢相关试验

（一）葡萄糖检测

血液中有多种糖类，以葡萄糖为主，故一般所称的血糖是指血液中的葡萄糖。葡萄糖是供给机体能量的主要物质，健康人血糖在胰岛素等多种激素的调控下可以稳定在一定范围。血糖水平受饮食影响明显，也与采血部位、测定方法有关。

1. 参考区间　　空腹血糖是指至少进食 8 小时后，餐前采集静脉血所测血糖值，成人空腹血糖 3.9～6.1mmol/L；儿童空腹血糖 3.3～5.6mmol/L。

2. 临床意义

（1）血糖升高　　生理性血糖升高见于饭后 1～2 小时及摄入高糖食物后。病理性血糖升高主要见于：①1 型和 2 型糖尿病，血糖升高是目前诊断糖尿病的主要依据，空腹血糖≥7.0mmol/L 可考虑糖尿病诊断；②内分泌疾病，如巨人症或肢端肥大症、皮质醇增多症、甲状腺功能亢进症、嗜铬细胞瘤等；③应激性高血糖，可见于颅脑外伤、脑卒中、心肌梗死等；④胰腺疾病，如重症胰腺炎、胰腺癌；⑤药物影响，噻嗪类利尿剂、口服避孕药等；⑥其他，如妊娠呕吐、麻醉、脱水、缺氧等。

（2）血糖降低　　空腹血糖低于 2.8mmol/L，为低血糖症。生理性低血糖见于饥饿和剧烈运动后。病理性血糖降低见于：①胰岛素过多，如胰岛素用量过多、口服降糖药过量和胰岛 B 细胞瘤、胰腺腺瘤等；②对抗胰岛素的激素分泌不足，如肾上腺皮质功能减退症、甲状腺功能减退症等；③肝源性低血糖，由于肝脏存储糖原和糖异生功能降低引起低血糖，如重型肝炎、肝硬化、肝癌等；④其他，长期营养不良、急性酒精中毒等。

（二）口服葡萄糖耐量试验

正常人口服一定量的葡萄糖后，机体在 2～3 小时内可使暂时升高的血糖降至空腹水平，称为耐糖现象。当糖代谢紊乱时，口服一定量的葡萄糖后血糖急剧升高，经久不能恢复至空腹水平；或血糖升高虽不明显，但在短时间内不能降至正常水平，称为耐糖异常或糖耐量降低。口服一定量的葡萄糖后，间隔一定时间测定血糖水平，称为口服葡萄糖耐量试验（oral glucose tolerance test，OGTT）。OGTT 反映机体对葡萄糖的负荷能力，临床上对空腹血糖正常或稍高，偶有尿糖，但糖尿病症状尚不明显的患者，常用 OGTT 来明确诊断。

1. 检测方法　被检者试验前3天应有足够的糖类饮食（每天不低于150g）并维持正常活动，停用胰岛素及其他影响试验结果的药物。晨7～9时开始，受试者空腹（8～10小时）5分钟内口服300ml含75g无水葡萄糖粉的温水溶液。儿童则予每千克体重1.75g，总量不超过75g。从服糖第1口开始计时，于服糖前和服糖后2小时分别在前臂采血测血糖。试验过程中，受试者不喝茶及咖啡，不吸烟，不做剧烈运动，但也无须绝对卧床。

2. 参考区间　WHO推荐正常糖耐量为：①空腹血浆葡萄糖（FPG）3.9～6.1mmol/L；②服糖后30～60分钟血糖达高峰，一般在7.8～9.0mmol/L，峰值<11.1mmol/L；③服糖后2小时血糖（2h-PG）<7.8mmol/L；④服糖后3小时血糖应恢复至空腹水平；⑤尿糖均为阴性。

3. 临床意义

（1）糖尿病时可出现空腹血糖≥7.0mmol/L或OGTT 2小时血糖≥11.1mmol/L，尿糖阳性。

（2）如空腹血糖<7.0mmol/L，且OGTT 2小时血糖为7.8～11.1mmol/L，称为糖耐量受损。

（3）如空腹血糖介于6.1～7.0mmol/L，且OGTT 2小时血糖<7.8mmol/L，称为空腹血糖受损。糖耐量受损或空腹血糖受损患者应定期随访和行糖尿病筛查，以确定是否发展为糖尿病。

（三）糖化血红蛋白检测

糖化血红蛋白（glycosylated hemoglobin，GHb）是葡萄糖与血红蛋白发生渐进性反应而形成的渐进性糖化终产物。糖化血红蛋白由多种成分组成，其中HbA1即通常所说的糖化血红蛋白，HbA1中的主要成分为HbA1c。糖化血红蛋白的浓度与红细胞寿命及高血糖的平均浓度、存在时间有关，因此糖化血红蛋白可反映采血前8～12周的平均血糖水平。

1. 参考区间　成人HbA1 5.0%～8.0%；HbA1c 4.0%～6.0%。

2. 临床意义

（1）HbA1c≥6.5%常作为糖尿病的诊断指标。

（2）糖尿病患者糖化血红蛋白值较正常高2～3倍，它反映以往8～12周的血糖水平，是评估血糖控制情况的可靠指标。治疗中通常控制在HbA1c≤6.5%，如果控制不佳，可高于参考区间上限2倍以上。

（四）血清胰岛素检测及释放试验

胰岛素是由胰岛B细胞（胰岛β细胞）分泌的多肽类激素。在进行OGTT的同时，分别检测血清胰岛素的浓度变化，称为胰岛素释放试验。血清胰岛素测定及胰岛素释放试验是检查胰腺内分泌功能，了解胰岛B细胞功能状态的试验，可用于糖尿病分型及低血糖原因分析的诊断指标。

1. 参考区间　空腹胰岛素10～20mU/L。

2. 临床意义　健康人血糖上升伴随胰岛素增加，两者分泌曲线平行。1型糖尿病空腹胰岛素明显降低，口服葡萄糖后胰岛素释放曲线低平；2型糖尿病空腹胰岛素可正常、稍高或降低，口服葡萄糖后胰岛素释放迟缓。

（五）血清C-肽检测

胰岛分泌的胰岛素原在蛋白酶作用下形成无活性的肽类（C-肽）和有活性的胰岛素。C-肽与胰岛素无免疫交叉反应，血中浓度不受外源性胰岛素和抗胰岛素抗体的干扰。因此，空腹C-肽及C-肽释放试验可更准确地反映胰岛B细胞生成和分泌胰岛素的功能。

1. 参考区间　（1.0±0.23）μg/L。

2. 临床意义

（1）反映胰岛细胞的功能　用于糖尿病患者已用外源性胰岛素治疗，产生了抗胰岛素抗体，而要了解内源性胰岛素产生的状况时，若胰岛素浓度高，C-肽不高，提示为外源性高胰岛素血症。

（2）鉴别糖尿病类型　1型糖尿病患者由于胰岛B细胞大量破坏，血清C-肽降低，高血糖刺激后基本无反应。2型糖尿病的血清C-肽水平基本正常或略高于参考区间，但服糖后峰时和峰值延迟，或称高反应。

（3）调节胰岛素的用量 因为C-肽不受胰岛素抗体干扰，对接受胰岛素治疗的患者，可直接测定C-肽浓度，以判断患者胰岛功能。

（六）血清乳酸测定

当组织缺氧时，葡萄糖经无氧酵解生成乳酸，并释放到血液循环中，经过肝代谢。如果乳酸生成过多或肝处于缺氧状况时，则不能清除乳酸，使乳酸在血中堆积而引起高乳酸血症或乳酸中毒。所以血液乳酸水平可以作为一个比较灵敏的反映组织缺氧的指标。

1. 参考区间 （乳酸脱氢酶法）静脉全血0.5～1.7mmol/L；静脉血浆0.5～2.2mmol/L；动脉血浆0.3～0.8mmol/L。

2. 临床意义

（1）高乳酸血症可见于糖尿病酮症酸中毒、呼吸衰竭、肾衰竭、循环衰竭等缺氧和低灌注情况。高乳酸血症的严重程度常提示疾病的严重程度。当血乳酸＞10.5mmol/L时，患者的存活率仅为30%左右。对血气检测结果无法解释的代谢性酸中毒，应测定乳酸以了解酸中毒的性质。

（2）其他乳酸增高的疾病见于糖原贮积症、肝脏疾病，或由某些药物引起。硝普盐的代谢物是氰化物，过多的硝普盐能阻碍氧化代谢，导致乳酸的产生，所以测定血乳酸浓度已用于硝普盐中毒的评估。

二、脂类代谢检测

（一）血浆脂类

血脂是胆固醇（cholesterol，CHO）、三酰甘油（triacylglycerol，TG）、磷脂（phospholipid，PL）与游离脂肪酸（free fatty acid，FFA）等的总称。脂质不溶于水，在体内与载脂蛋白结合，形成可溶性脂蛋白颗粒，随血液循环运送到各组织，以完成其生理功能。

1. 血清总胆固醇 胆固醇是胆固醇酯和游离胆固醇的总称，故称为总胆固醇（total cholesterol，TC）。胆固醇是所有细胞膜及亚细胞器膜的组成成分，是胆汁酸的唯一前体，也是所有类固醇激素合成的原料。组织与血浆所含的胆固醇处于不断的动态交换中，血浆胆固醇测定，不仅反映了胆固醇摄取与合成情况，还可反映携带胆固醇的各种脂蛋白的合成速度及影响脂蛋白代谢的受体情况，空腹血浆中，60%的胆固醇存在于低密度脂蛋白中。

（1）参考区间 2.84～5.17mmol/L。

（2）临床意义 血清胆固醇检测主要用于早期识别动脉粥样硬化的危险性及降脂药物的使用监测。

1）血清TC增高：见于①冠心病、动脉粥样硬化症；②胆道梗阻，如胆结石、肝脏肿瘤、胰头癌等；③糖尿病、肾病综合征、甲状腺功能减退症、脂肪肝等；④其他，如长期不良饮食习惯，长期应用糖皮质激素等。

2）血清TC降低：见于严重肝病如急性重型肝炎、门静脉性肝硬化晚期等；亦可见于慢性消耗性疾病、营养不良及甲状腺功能亢进症等。

2. 血清三酰甘油（TG） 是血清脂类的主要成分，主要功能是为细胞提供能量。三酰甘油不溶于水，在血浆转运中与其他极性强的物质，如磷脂、蛋白质、胆固醇结合成大分子，并不断地处于与组织交换中，保持动态平衡。如果平衡被打破，进入血浆的三酰甘油速度增加或清除速度下降，将引起血三酰甘油增高。

（1）参考区间 男性0.45～1.81mmol/L，女性0.40～1.53mmol/L。

（2）临床意义 血清胆固醇检测主要用于早期识别动脉粥样硬化的危险性、高脂血症的分类及药物治疗的使用监测。

1）血清TG升高：①冠心病；②动脉粥样硬化症，常见于脑血栓形成、心肌梗死；③肝脏疾病时从糖和游离脂肪中产生过多；④遗传性家族性高脂血症；⑤肥胖症，体力活动减少，酗酒后等；⑥其他，如肾病综合征、甲状腺功能减退症、糖尿病、胰腺炎、妊娠及口服避孕药等。

2）血清TG降低：见于甲状腺功能亢进症、营养不良、先天性无β-脂蛋白血症等。

（二）血浆脂蛋白

脂蛋白（lipoprotein）是血脂在血液中存在、转运及代谢的形式。根据脂蛋白颗粒大小和密度将脂蛋白分为四类，即密度最小的为乳糜微粒，然后按密度递增又分为极低密度脂蛋白（very low density lipoprotein，VLDL）、低密度脂蛋白（low density lipoprotein，LDL）和高密度脂蛋白（high density lipoprotein，HDL）。脂蛋白测定主要用于心脑血管病、高脂蛋白血症和异常脂蛋白血症的诊断。

1. 低密度脂蛋白胆固醇（LDL-C）测定 LDL是血浆中携带胆固醇的主要微粒，LDL与胆固醇结合后称低密度脂蛋白胆固醇，LDL在动脉内膜下累积易形成动脉粥样硬化斑块，因此LDL是致动脉粥样硬化的因子。

（1）参考区间 LDL-C＜3.37mmol/L为合适水平，LDL-C 3.37～4.12mmol/L为边缘升高，LDL-C≥4.14mmol/L为升高。

（2）临床意义 LDL-C检测用于早期识别动脉粥样硬化的危险性，在总胆固醇中LDL-C所占比例越多，发生动脉粥样硬化的危险性越高。LDL-C检测还用于降脂药物的使用监测。

2. 高密度脂蛋白胆固醇（HDL-C）测定 与LDL不同，HDL可将沉积在血管壁的胆固醇逆向转运至肝而去除。因此HDL是一种保护因子，有抗动脉粥样硬化的作用。所以临床常用HDL-C和LDL-C的比值来衡量冠心病的发病倾向，称为冠心病指数。

（1）参考区间 HDL-C＜1.03mmol/L为降低，HDL-C≥1.55mmol/L为升高。

（2）临床意义 HDL-C检测用于早期识别动脉粥样硬化的危险性，也用于降脂药物的使用监测。HDL-C降低见于动脉粥样硬化、糖尿病、肝炎、肝硬化等；高TG血症往往伴有低HDL-C，肥胖者HDL-C多偏低，吸烟可使HDL-C下降。

（三）血浆载脂蛋白

脂蛋白中的蛋白质部分称为载脂蛋白（apolipoprotein，apo）。人体中载脂蛋白的种类很多，临床应用较多的是载脂蛋白AⅠ（apo AⅠ）和载脂蛋白B（apo B）。apo AⅠ是HDL中的主要结构蛋白（约占HDL总蛋白量的65%），apo B是LDL的主要结构蛋白（约占LDL总蛋白量的95%）。因此，apo AⅠ和apo B可间接反映HDL和LDL的含量。

1. 参考区间 apoAⅠ：1.40～1.50 g/L。apoB：0.6～1.2g/L（免疫透射比浊法）。

2. 临床意义 载脂蛋白测定主要配合TG、TC测定，主要用于诊断、预测和评价动脉粥样硬化和冠心病的危险性。

（1）apoAⅠ直接反映HDL水平，其水平与冠心病的发病率呈负相关。

（2）apoB直接反映LDL水平，其水平与冠心病的发病率和危险性呈正相关。

（3）apoAⅠ/apo B反映胆固醇运输的平衡，比值随着年龄增长而降低，apo AⅠ/apo B减低见于动脉粥样硬化、冠心病、糖尿病、高脂血症、肥胖症等。

三、核酸代谢与电解质代谢检测

（一）尿酸检测

尿酸（uric acid）是机体嘌呤代谢的产物，嘌呤小部分来源于食物，大部分来源于体内组织的核酸分解。血清尿酸一部分与清蛋白结合，大部分以游离形式存在于血中，尿酸大部分经肾小球滤过后90%被肾小管重吸收。在肾脏病变早期，血中尿酸浓度首先增高，因而有助于早期诊断肾功能是否异常。

1. 参考区间 成人酶法血清（浆）尿酸：男性150～416μmol/L，女性89～357μmol/L。

2. 临床意义 高尿酸血症（HUA）是指在正常嘌呤饮食状态下，非同日两次空腹血尿酸水平男性高于420μmol/L，女性高于360μmol/L。高尿酸血症可见于以下情况。

（1）肾尿酸排泄减少 肾小球滤过功能受损时尿酸排出减少，血尿酸升高，比血尿素氮、肌酐更灵敏。

（2）尿酸产生过多 见于尿酸生成异常增多的疾病，如痛风、白血病、恶性肿瘤等。

（二）血清钾检测

钾（K^+）是细胞内的主要阳离子，机体内的钾主要位于细胞内，血清中的钾数量极少。钾的主要生理功能是维持细胞内液渗透压平衡，保证神经肌肉，特别是心肌的正常应激性。血清钾测定实为对细胞外K^+浓度的测定，在一定程度上可反映体内钾总量。红细胞内K^+浓度是胞外的50倍，故溶血标本对K^+测定的干扰最大。

1. 参考区间 3.5～5.3mmol/L。

2. 临床意义

（1）血清钾增高 血清钾高于5.3mmol/L为高钾血症。血清钾高于7.5mmol/L将引起心律失常甚至心搏骤停，必须给予合适治疗。K^+增高见于：①输入过多，如静脉输入含K^+溶液浓度过高、速度过快或输入大量库存血；②K^+排泄障碍，如急性或慢性肾衰竭、肾上腺皮质功能减退症、低醛固酮症；③细胞内K^+移至细胞外液，如大面积烧伤、创伤、血管内溶血、缺氧及酸中毒等。

（2）血清钾降低 血清钾低于3.5mmol/L为低钾血症。血清钾低于3.0mmol/L，可出现心搏骤停。K^+降低见于：①K^+摄入不足，如不能进食又未及时补钾；②K^+丢失过多，如严重呕吐、腹泻、长期应用糖皮质激素、服用排钾利尿剂及肾上腺皮质功能亢进症；③钾的分布异常，如肾性水肿或输入无钾液体，细胞外液稀释，血钾降低；④大量输入胰岛素使葡萄糖被利用或形成糖原，伴细胞外钾大量进入细胞内，致血钾降低；⑤原因不明的低血钾性周期性麻痹。

（三）血清钠检测

钠是细胞外液的主要阳离子，其主要生理功能是维持细胞外液容量、调节酸碱平衡、维持渗透压和细胞生理功能。机体内的钠平衡主要通过肾脏调节，醛固酮和抗利尿激素参与钠的调控。

1. 参考区间 137～147mmol/L。

2. 临床意义

（1）血清钠增高 血清钠＞147mmol/L，并伴有血液渗透压增高时，称为高钠血症（hypernatremia），见于：①水分摄入不足和丢失过多，如进食困难、大量出汗、烧伤等；②肾排Na^+减少，如肾上腺皮质功能亢进症、原发性醛固酮增多症、脑血管意外或脑外伤等；③摄入过多，如输入大量高渗盐水等。

（2）血清钠降低 血清钠＜137mmol/L时为低钠血症（hyponatremia），见于：①丢失过多，如严重呕吐和腹泻，慢性肾炎并发尿毒症或糖尿病酸中毒尿钠排出过多，慢性肾上腺皮质功能不全时钠经尿排出过多，大量使用利尿剂时钠随尿排出，特别是长期限制钠摄入的心功能不全或肾病患者易出现低血钠；②细胞外液稀释，如慢性肾衰竭、尿崩症等；③消耗降低或摄入不足，如长期低钠饮食、营养不良，慢性消化性疾病等。

（3）当血清钠浓度低于或等于115mmol/L时，可发生精神错乱、疲劳、厌食、恶心、呕吐和头痛；当低于110mmol/L时，患者处于半昏迷和昏迷状态，极易发生抽搐。

（四）血清氯检测

氯是细胞外液主要的阴离子，与钠离子相配合，调节机体水、电解质、渗透压及酸碱平衡。

1. 参考区间 99～110mmol/L。

2. 临床意义 血清氯浓度低于99mmol/L为低氯血症，高于110mmol/L为高氯血症。血清Cl^-变化与Na^+呈平行关系，低氯血症常伴有低钠血症，但大量丧失胃液则失Cl^-多于失Na^+，若大量丧失肠液，则失Na^+多于失Cl^-。

（五）血清钙检测

钙是体内含量最多的金属元素，99%的钙存在于骨骼中，血清中的钙仅占0.1%。骨骼中的磷酸钙与体液中的Ca^{2+}及HPO_4^{2-}呈动态平衡，相互转换。血清钙离子在血液凝固、降低神经肌肉兴奋性、降低毛细血管壁及细胞膜的通透性等方面起着重要作用。血清钙为扩散型钙和非扩散型钙的总和。

1. 参考区间 血清总钙：成人$2.11\sim2.52$mmol/L，儿童$2.5\sim3.0$mmol/L。

2. 临床意义 血清钙检测是反映甲状旁腺功能、钙代谢变化的指标之一。

（1）血清钙增高 见于甲状旁腺功能亢进，因甲状旁腺素可使骨钙溶解释放入血，并促进肾小管对钙的重吸收；亦可见于维生素D过多症、多发性骨髓瘤及恶性肿瘤骨转移。当血清钙超过3.37mmol/L，可出现高血清钙性昏迷，应立即采取治疗措施。

（2）血清钙降低 ①甲状旁腺功能减退，此时出现低钙、高磷现象；②维生素D缺乏；③婴儿手足搐搦症及骨质软化症；④钙吸收障碍，如长期腹泻及不合理饮食搭配；⑤肾脏疾病；⑥大量输入枸橼酸钠抗凝血；⑦急性出血性坏死性胰腺炎等。

（六）血清磷检测

人体内的磷以无机磷和有机磷形式存在于体内，其中70%～80%以不溶解的磷酸钙形式存在于骨骼中，其余的构成磷脂、核苷酸等人体重要的有机化合物。磷在体内参与糖、脂肪及氨基酸代谢，构成能量转运的物质。无机磷多以磷酸盐的形式存在于体内，体内钙磷代谢关系密切，受相同激素控制，彼此互相制约。

1. 参考区间 成人$0.85\sim1.51$mmol/L。

2. 临床意义 血清磷检测是评价甲状旁腺功能的指标之一。

（1）血清磷增高 见于甲状旁腺功能减退、维生素D过量、肾功能不全、多发性骨髓瘤（MM）及骨折愈合等。

（2）血清磷降低 见于甲状旁腺功能亢进、佝偻病、重症糖尿病、长期腹泻引起吸收不良及肾小管疾病等。

四、常见内分泌激素的检测

（一）甲状腺相关激素

1. 血清总T_3（TT_3）、总T_4（TT_4）测定 甲状腺激素（thyroid hormone，TH）是碘和甲状腺球蛋白在甲状腺滤泡上皮细胞合成分泌的重要激素。甲状腺激素包括四碘甲腺原氨酸（tetraiodo thyronine，T_4，甲状腺素）、三碘甲腺原氨酸（triiodo thyronine，T_3）和极少量的无生物活性的逆三碘甲腺原氨酸。在生理情况下，外周血99%以上的T_4与甲状腺素结合球蛋白（thyroxine binding globulin，TBG）结合。人体中T_4的分泌量最大，但T_3的生物活性最强，体内的80%的T_3由T_4在肝脏和肾脏中转换而来。

（1）参考区间 TT_4 $45\sim155$nmol/L，TT_3 $1.6\sim3.0$nmol/L。

（2）临床意义

1）在甲状腺功能亢进时TT_3和TT_4均增高，甲状腺功能减退时均减低，但在T_3型甲状腺功能亢进时仅见TT_3增高，而TT_4正常。

2）在甲状腺功能亢进症早期或复发初期，TT_3可在TT_4尚未升高前增高。

3）在甲状腺全切除术后及地方性甲状腺肿患者，TT_4有时可降低而TT_3正常或增高，但临床无明显甲状腺功能减退的表现。

2. 血清游离 T_3 和游离 T_4 测定 甲状腺激素直接发挥生理效应的是血液循环中游离 T_3（free T_3，FT_3）、游离 T_4（free T_4，FT_4），它不受甲状腺素结合球蛋白改变的影响。因此，测定 FT_3、FT_4 对了解甲状腺功能比测定 TT_3、TT_4 更有意义。

（1）参考区间　成人 FT_3 3.5～10pmol/L，成人 FT_4 10～31pmol/L。

（2）临床意义

1）甲状腺功能亢进时 FT_3 升高早于 FT_4，且比 TT_3 和 TT_4 敏感，如部分 TT_4、TT_3 正常的患者 FT_3 及 FT_4 已升高。

2）甲状腺功能减退时两者均降低。

3. 血清促甲状腺素测定 促甲状腺素（thyroid stimulating hormone，TSH）是腺垂体分泌的糖蛋白，主要作用于甲状腺，调节甲状腺功能，促进甲状腺细胞的增生和甲状腺激素的合成和释放，检测血清 TSH 浓度可进一步了解甲状腺的功能。

（1）参考区间　成人（15～70岁）（3.4±4.0）μU/ml，儿童（1～14岁）（5.5±4.3）μU/ml。

（2）临床意义

1）血清 TSH 测定是诊断轻度和早期甲状腺功能减退症的灵敏指标，有助于鉴别原发或继发性甲状腺功能减退症，TSH、FT_3、FT_4 是评价甲状腺功能的首选指标。

2）TSH 增高见于原发性甲状腺功能减退症、慢性淋巴性甲状腺炎、缺碘性地方性甲状腺肿、单纯性甲状腺肿、下丘脑性甲状腺功能亢进症、同位素治疗或手术后。

3）TSH 降低见于腺垂体功能减退症继发性甲状腺功能减退。另外，甲状腺功能亢进或过量使用甲状腺制剂时，血液中的甲状腺激素过多，亦可通过负反馈抑制 TSH 的分泌，造成 TSH 降低。

（二）肾上腺相关激素

肾上腺皮质由球状带、束状带和网状带构成，分别合成盐皮质激素、糖皮质激素和性激素。盐皮质激素以醛固酮为主，糖皮质激素以皮质醇为主。这三类激素都是胆固醇的衍生物，故称为类固醇激素。

1. 醛固酮 血浆中醛固酮约一半与血浆蛋白结合，另一半呈游离状态发挥生理功能，具有保钠排钾、调节水与电解质平衡的作用，其分泌主要受肾素-血管紧张素、促肾上腺皮质激素（ACTH）和心房钠尿肽的调节和影响。

（1）参考区间

1）血清：卧位 60～170ng/L（普通饮食），122～370ng/L（低钠饮食）；立位 65～300ng/L（普通饮食）。

2）尿液：普通饮食 6～25μg/24h，低钠饮食 17～44μg/24h，高钠饮食 0～6μg/24h。

（2）临床意义

1）醛固酮增高：见于①肾上腺皮质肿瘤或增生所致的原发性醛固酮增多症；②继发性醛固酮增多症，如肾性高血压、充血性心力衰竭、肾病综合征、肝硬化腹水、各种原因所致的低钠血症等；③妊娠或雌激素治疗时醛固酮分泌增加，大量出汗、补钾时也可使醛固酮分泌增加，临床上应予注意。

2）醛固酮降低：见于①原发性慢性肾上腺皮质功能减退症、垂体功能低下，11-羟化酶、17-羟化酶、21-羟化酶缺乏；②一些药物如利血平、普萘洛尔、甲基多巴、β-受体阻断药等亦可引起醛固酮水平降低。

2. 总皮质醇 皮质醇在血液中以三种形式存在：①蛋白质结合皮质醇，占总量的90%以上，主要与皮质类固醇结合球蛋白（CBG）结合；②游离皮质醇，占总量的5%以下，是皮质醇发挥生理作用的部分；③皮质醇代谢产物，如四氢皮质醇。

（1）参考区间　血清43～224μg/L（7：00～9：00）；30.9～166.6μg/L（15：00～17：00）。
　　　　　　　尿液28.5～213.7μg/24h。

（2）临床意义

1）血、尿中皮质醇浓度增高：主要见于肾上腺皮质功能亢进时（皮质醇增多症），患者皮质醇分泌增加，尤其是午夜分泌增加，昼夜节律消失，皮质醇含量昼夜比＜2。此外，肾上腺肿瘤、应激、妊娠、口服避孕药、长期服用糖皮质激素药物等可致皮质醇增高。

2）血、尿中皮质醇浓度降低主要见于原发性慢性肾上腺皮质功能减退症；腺垂体功能减退症、毒性弥漫性甲状腺肿、家族性CBG缺陷症、严重肝病、低蛋白血症和一些药物（苯妥英钠、水杨酸钠）治疗等可见血、尿中皮质醇浓度降低。若进一步鉴别诊断原发性或继发性肾上腺皮质功能减退症，需检测血ACTH的浓度。

（3）应用评价

1）测定游离皮质醇比总皮质醇更有意义。血中总皮质醇测定是检测包括与血浆蛋白结合及游离的皮质醇浓度，不能排除CBG浓度的影响。

2）24小时尿皮质醇测定不受昼夜节律的影响，能可靠地反映皮质醇的浓度。

3. 尿液17-羟皮质类固醇（17-hydroxycorticosteroid，17-OHCS） 主要来自肾上腺皮质分泌的糖皮质激素及盐皮质激素的代谢产物。尿液17-OHCS反映了糖皮质激素的代谢状况。

（1）参考区间 男性8.3～27.6μmol/24h；女性5.5～22.1μmol/24h；儿童2.8～15.5μmol/24h。

（2）临床意义

1）17-OHCS增高：常见于肾上腺皮质功能亢进时，如皮质醇增多症；甲状腺功能亢进症、肥胖症、胰腺炎、应激、妊娠后期等可见升高。

2）17-OHCS降低：常见于肾上腺皮质功能减退症、垂体前叶功能低下、肾上腺切除术后、甲状腺功能减退症、肝硬化等。

4. 肾上腺素与去甲肾上腺素 肾上腺髓质主要分泌肾上腺素、去甲肾上腺素及微量的多巴胺。这三种具有生物活性的物质在化学结构中均含有儿茶酚，生理功能也有许多共同点，故统称为儿茶酚胺。肾上腺素和去甲肾上腺素的主要终产物是3-甲氧基-4-羟苦杏仁酸，即香草扁桃酸（vanillylmandelic acid，VMA）。多巴胺的主要终产物为3-甲氧-4-羟基乙酸，即高香草酸（HVA）。大部分VMA和HVA与葡糖醛酸或硫酸结合后，随尿排出体外。肾上腺髓质激素的检测包括血中肾上腺素和去甲肾上腺素，尿中所含主要代谢产物儿茶酚胺及VMA。

（1）参考区间 肾上腺素（成人）0～82nmol/24h；去甲肾上腺素（成人）0～591nmol/24；多巴胺（成人）：424～2612nmol//24h；VMA 5～45μmol/24h。

（2）临床意义

1）肾上腺嗜铬细胞瘤时，血、尿中肾上腺素和去甲肾上腺素明显升高。由于血液中肾上腺素几乎全部来自肾上腺髓质，去甲肾上腺素和多巴胺除肾上腺髓质可分泌外，可来自其他组织中的嗜铬细胞和未被摄取的少量神经递质，若患者肾上腺素升高幅度比去甲肾上腺素和多巴胺显著，则支持肾上腺髓质嗜铬细胞瘤的诊断。原发性高血压、甲状腺功能减退症、交感神经母细胞瘤等也可升高，降低见于甲状腺功能亢进症、原发性慢性肾上腺皮质功能减退症等。

2）尿VMA有助于了解体内儿茶酚胺的水平，主要用于嗜铬细胞瘤的诊断和高血压的鉴别诊断。增高见于嗜铬细胞瘤、交感神经母细胞瘤、原发性高血压、甲状腺功能减退症等；降低见于甲状腺功能亢进症、原发性慢性肾上腺皮质功能减退症等。

（三）性激素

1. 血浆孕酮测定 孕酮为类固醇激素，主要在黄体细胞及妊娠期的胎盘形成，孕酮的浓度与黄体的生长和退化有关。孕酮可影响生殖器官的生长发育和功能活动，促进乳腺的生长发育，升高基础体温。排卵前1天孕酮浓度开始升高，排卵后5～10天达高峰，随后降低。妊娠时，胎盘持续合成孕酮，孕酮水平持续增高。

（1）参考区间 ①男性：0.2～1.4ng/ml；②女性：卵泡期0.2～1.5ng/ml，排卵期0.8～3.0ng/ml，黄体期1.7～27.0ng/ml，孕早期16.4～49.0ng/ml，孕中期19.7～52ng/ml，孕晚期25.3～93.0ng/ml。

（2）临床意义 孕酮测定主要用于生殖诊断、排卵期和黄体期的估计。孕酮升高表明排卵；病理性增高见于黄体化肿瘤、卵巢肿瘤等可分泌孕酮的肿瘤；孕酮降低见于垂体功能减退、卵巢功能衰竭、胎盘功能低下、妊娠毒血症等。

2. 血浆雌二醇测定 雌二醇（estradiol，E_2）为生物活性最强的雌激素。卵泡期主要由颗粒细胞和内膜细胞分泌，黄体期由黄体细胞分泌，孕期由胎盘分泌。E_2促进女性生殖器官的发育并维持女性第二性征，是卵泡发育、成熟和排卵的重要调节因素，是促进子宫发育、子宫内膜周期性变化和阴道生长发育的重要因素。

（1）参考区间 ①男性：7.6～42.6pg/ml；②女性：卵泡期12.5～166pg/ml，排卵期85.8～498.0pg/ml，黄体期43.8～211.0pg/ml，停经后0.04～54.7pg/ml。

（2）临床意义 E_2是下丘脑-垂体-性腺轴功能的指标之一，主要用于青春期前内分泌疾病的鉴别诊断和闭经或月经异常时卵巢功能的评价。E_2水平异常升高主要见于肾上腺皮质增生和肿瘤、卵巢肿瘤、性早熟、排卵障碍相关异常子宫出血、多胎妊娠等。E_2水平降低主要见于下丘脑病变、垂体前叶功能减退、原发性或继发性卵巢功能不足、绝经期等。如血中E_2水平特别低，提示胎儿宫内死亡可能性大。

3. 血浆睾酮测定 男性血中的睾酮（testosterone，T）由睾丸Leydig细胞合成，主要由睾丸和肾上腺分泌。男性于16岁后睾酮水平明显升高，40岁后睾酮水平逐渐下降。睾酮的主要功能是诱导胎儿性分化，促进并维持男性第二性征的发育和性功能，促进蛋白质的合成及骨骼生长，增加基础代谢。对睾酮水平异常的患者，应多次检测一天中不同时间的睾酮水平。

（1）参考区间 男性9.9～27.8nmol/L；女性0.22～2.9nmol/L。

（2）临床意义 睾酮病理性增高主要见于睾丸良性间质细胞瘤、先天性肾上腺皮质增生、女性男性化、女性皮质醇增多症等；睾酮降低主要见于垂体病变致间质细胞发育不良、睾丸功能低下、原发性睾丸功能不全性幼稚、阳痿等。

（四）人绒毛膜促性腺激素

人绒毛膜促性腺激素（human chorionic gonadotropin，HCG）是妊娠3周左右胎盘绒毛组织的合体滋养层细胞分泌的糖蛋白激素。HCG促使黄体继续发育为妊娠黄体。妊娠8～10周时达到高峰，孕12周开始，HCG呈特征性下降，到妊娠20周时降至较低水平并维持到妊娠末。HCG由α亚单位和β亚单位组成，α亚单位在孕期内持续增高，游离的β亚单位占完整HCG的3%。孕妇血清中主要含完整的HCG。

1. 参考区间 电化学发光法测血清HCG浓度，①女性：非孕期≤4U/L；绝经期后≤10U/L。②男性≤3U/L。

2. 临床意义

（1）HCG检测可以确定是否受孕，一般孕后1周尿液HCG的定性试验呈阳性。若早孕期血清HCG明显降低或连续监测呈下降趋势，则预示先兆流产。

（2）HCG升高见于绒毛膜癌、葡萄胎、多胎妊娠，亦可见于生殖细胞、卵巢、膀胱、胰腺肿瘤等患者；HCG降低见于流产、异位妊娠、死胎等。

（钟 宁）

第19章
肾功能的实验室检查

第1节　肾小球功能检查

肾小球的主要功能是滤过，反映滤过功能的检测指标有肾小球滤过率（glomerular filtration rate，GFR）。临床上肾小球滤过功能检测试验有血肌酐测定、内生肌酐清除率测定、血尿素氮测定、血尿酸测定、血清胱抑素C测定等。

一、血肌酐测定

血肌酐（creatinine，Cr）有外源性和内源性两种。外源性肌酐是肉类等食物在体内代谢后的产物；内源性肌酐是机体肌肉组织代谢的产物。血中的肌酐几乎全部经肾小球滤过进入原尿，并且不被肾小管重吸收。机体每天肌酐的产生量相对恒定，因此，在外源性肌酐摄入量稳定的情况下，血肌酐的浓度取决于肾小球滤过能力。当肾实质受损害，肾小球滤过率降低超过正常的1/3，血肌酐浓度就会上升，故测定血肌酐可反映肾小球滤过功能。

1. 检测方法　苦味酸法、肌酐酶法。

2. 参考区间　男性53～106μmol/L，女性44～97μmol/L。

3. 临床意义

（1）血肌酐增高

1）肾功能受损：临床上见于急性肾衰竭、慢性肾衰竭，可作为慢性肾衰竭分期参考指标。慢性肾衰竭分为四个阶段：①肾衰竭代偿期，血肌酐133～177μmol/L。②肾衰竭失代偿期，血肌酐186～442μmol/L。③肾衰竭期，血肌酐451～707μmol/L。④尿毒症期，血肌酐≥707μmol/L。

2）鉴别肾前性和肾实质性少尿：器质性肾衰竭血肌酐常超过200μmol/L，血尿素氮/血肌酐≤10：1；肾前性少尿，如心力衰竭、脱水、肝肾综合征等所致的有效血容量下降，使肾血流量减少，血肌酐一般不超过200μmol/L，血尿素氮/血肌酐＞10：1。

（2）血肌酐降低　老年人、肌肉消瘦者、重症肌无力、肌萎缩、妊娠等检测血肌酐可低于正常值，此时要结合内生肌酐清除率评价肾功能状态。

二、内生肌酐清除率测定

成人体内肌酐含量约100 g，其中98%储存于肌肉中，每天更新约2%。因此，在严格禁食肉类、咖啡和茶等外源性肌酐来源物和肌肉活动量相对稳定的条件下，内源性肌酐为血肌酐唯一来源，每日生成量比较稳定。单位时间内肾脏将多少毫升血液中的内生肌酐全部清除出去称为内生肌酐清除率（endogenous creatinine clearance rate，Ccr）。内生肌酐清除率能较好地反映肾小球滤过率，但内生肌酐清除率与个体肌肉容积密切相关，肌肉容积与体表面积成正比，故还要将测定结果换算为标准体表面积（1.73m²）下的Ccr。

1. 检测方法　血尿肌酐均采用苦味酸法或肌酐酶法检测。

（1）标准24小时留尿计算法

1）试验前低蛋白饮食（＜40 g/d，共3天），禁食肉类，避免剧烈运动。

2）第4日晨8时排尿弃去，将尿液收入加有甲苯防腐剂（4～5ml）的洁净容器内，收集24小时尿量并记录，抽取静脉血2～3ml，将血、尿同时送检。

3）测定血、尿肌酐浓度，用下列公式计算。

$$Ccr = \frac{尿肌酐浓度 \times 每分钟尿量}{血浆肌酐浓度}$$

$$校正Ccr = Ccr \times 1.73m^2 / 受试者体表面积$$

（2）血肌酐计算法

$$Ccr = \frac{（140-年龄）\times 体重}{72（男性）\times 血肌酐浓度}$$

$$Ccr = \frac{（140-年龄）\times 体重}{85（女性）\times 血肌酐浓度}$$

2. 参考区间 成人80～120ml/min。

3. 临床意义

（1）反映肾小球滤过功能有无损伤的敏感指标 当肾小球滤过率降到正常值50%时，Ccr测定值可低至50ml/min，而此时检测血肌酐、尿素氮仍可在正常水平，故Ccr是较早反映GFR的敏感指标。

（2）评价肾功能损伤程度 临床上常用Ccr代替GFR，根据Ccr一般可将肾功能分为4期。第1期（肾衰竭代偿期）Ccr为51～80ml/min；第2期（肾衰竭失代偿期）Ccr为50～20ml/min；第3期（肾衰竭期）Ccr为19～10ml/min；第4期（尿毒症期或终末期肾衰竭）Ccr＜10ml/min。

（3）指导临床治疗 慢性肾衰竭Ccr＜30～40ml/min，应开始限制蛋白质摄入，Ccr＜30ml/min，不能应用噻嗪类利尿剂；Ccr＜10ml/min应进行肾脏替代治疗。

链接

肾脏替代治疗

肾脏替代治疗包括血液透析、腹膜透析和肾移植。血液透析和腹膜透析可替代肾脏部分排泄功能，成功的肾移植可完全恢复肾脏功能。临床上根据患者病情选择合适的肾脏替代治疗方式。急性肾损伤和慢性肾衰竭应适时开始血液透析或腹膜透析。成功的肾移植可全面恢复肾功能，相比于透析患者生活质量更佳、维持治疗费用更低、存活率更高，已成为终末期肾病患者的首选治疗方式。

三、血尿素氮测定

尿素（urea）是机体蛋白质代谢的终末产物。尿素的生成量受蛋白质摄入量、组织蛋白质分解代谢及肝功能状态的影响。尿素主要经肾小球滤过随尿排出，少部分经皮肤汗腺排出，肠道内尿素分解成氨吸收后，又经肝合成尿素从肾排出。当肾实质受损害时，GFR降低，血中尿素浓度增加。因此，检测血中尿素的水平可一定程度上反映肾小球滤过功能。血中尿素的浓度常用尿素中含有的氮来表示，故名血尿素氮（blood urea nitrogen，BUN）。

1. 检测方法 酶偶联速率法、酚-次氯酸盐显色法（波氏法）。

2. 参考区间 成人3.2～7.1mmol/L；儿童1.8～6.5mmol/L。

3. 临床意义

（1）血尿素氮增高

1）各种急、慢性肾疾病：慢性肾小球肾炎、慢性肾盂肾炎、糖尿病肾病、肾肿瘤等所致慢性肾衰竭，血尿素氮均可升高。肾功能轻度受损时，尿素氮可无变化。当其高于正常时，说明50%以上的有效肾单位已受到损害。故尿素氮不能作为早期肾功能检测指标。

2）肾前性少尿：当机体血容量不足如急性失血、严重脱水、休克、心力衰竭等，血尿素氮升高明显，但血肌酐升高不明显，血尿素氮/血肌酐＞10∶1，提示肾前性少尿。

3）肾后性少尿：见于尿路梗阻，如结石、肿瘤、前列腺增生等。

4）蛋白质分解代谢亢进或摄入过多：急性传染病、高热、上消化道出血、大面积烧伤、大手术后、甲状腺功能亢进和高蛋白饮食均可导致血尿素氮升高。

（2）血尿素氮降低　见于蛋白质摄入不足及严重肝功能损害等。

四、血尿酸测定

尿酸（uric acid，UA）是机体嘌呤代谢的产物，主要来源于细胞代谢分解的核酸及食物中的嘌呤分解代谢。尿酸主要在肝脏合成，小部分可经肝脏随胆汁排泄，75%的尿酸由肾排出。经肾小球滤过的尿酸几乎全部被肾小管重吸收。因此，尿酸浓度受肾小球滤过功能和肾小管重吸收功能的影响。在肾脏病变早期，血中尿酸浓度首先增高，但因肾外因素对血尿酸值影响较大，故血尿酸增高程度与肾功能损害程度可以不平行。

1. 检测方法　尿酸酶法。

2. 参考区间　男性150～416μmol/L，女性89～357μmol/L。

3. 临床意义

（1）血尿酸增高

1）肾小球滤过功能受损时尿酸排出减少，血尿酸升高，比血尿素氮、肌酐升高更早些。

2）体内尿酸生成异常增多的疾病，如痛风、白血病、恶性肿瘤等。

（2）血尿酸降低　尿酸浓度＜120μmol/L称为低尿酸血症，相对比较少见。主要见于：①严重的肝细胞病变使嘌呤合成减低或黄嘌呤氧化酶活性减退；②肾小管重吸收尿酸功能缺陷；③过度使用降尿酸药物。

五、血清胱抑素C测定

血清胱抑素C（cystatin C，cys C）是一种低分子量碱性非糖化蛋白，含120个氨基酸残基多肽链，编码cys C的管家基因在几乎所有的有核细胞中持续、恒定地转录与表达，无组织特异性，故机体产生cys C相当恒定，不受炎症或肿瘤的影响，也不受年龄、性别、活动、肌肉和饮食等因素影响。其分子量小，能够从肾小球自由滤过，几乎完全被近曲小管摄取并分解，不重新返回血液循环，尿中含量甚微。cys C与GFR具有良好的相关性，敏感度高。临床研究证实当肾功能轻度受损，且血肌酐无升高时，血清cys C水平已增高。

1. 检测方法　免疫比浊法。

2. 参考区间　16～60岁，男性0.62～0.91mg/L，女性0.52～0.83mg/L。

3. 临床意义　血清cys C水平升高提示肾小球滤过功能受损，临床用于抗生素导致肾小球滤过功能微小损伤、糖尿病肾病、高血压肾病及其他肾小球早期损伤的诊断及预后判断。在肾移植成功时，血清cys C下降的速度和幅度均大于肌酐清除率，在发生移植排斥反应时，血清cys C增高明显早于肌酐清除率。

六、尿微量白蛋白测定

生理状态下白蛋白几乎不能通过肾小球滤过屏障。当肾小球滤过膜电荷屏障受损时，血浆中带负电荷的白蛋白可通过滤过膜滤出。定时留尿可计算每分钟白蛋白的排泄率（albumin excretion rate，AER），24小时标本可计算白蛋白总排出量。

1. 检测方法　染料结合法、免疫化学法。

2. 参考区间　定时留尿：AER＜20μg/min，＜30mg/24h。

3. 临床意义 及时发现早期肾损伤：糖尿病、高血压、自身免疫疾病导致肾脏受损，检测尿微量白蛋白可及早明确是否累及肾脏，以便及时治疗。

七、尿微量白蛋白/尿肌酐测定

24小时尿蛋白定量测定是评价尿蛋白含量的金标准，但尿样的收集时间长、留取及保存难度较大，费时费力且尿量很容易出现计算不准确。随机尿测定是最常用、最易行的方法，但易受尿流量波动影响，稳定性差。由于机体每日肌酐排出量相对恒定，随机尿微量白蛋白经尿肌酐校正后[即尿微量白蛋白/尿肌酐（mALB/Cr，ACR）]可以代替24小时尿蛋白测定。

1. 检测方法 免疫比浊法。

2. 参考区间 男性0～25，女性0～30。

3. 临床意义 同24小时尿蛋白及24小时尿微量白蛋白测定，便于发现早期肾损伤。

八、尿免疫球蛋白测定

机体免疫功能异常是引起肾脏疾病的重要原因，循环中特异性抗原抗体结合形成免疫复合物沉积在肾小球基底膜并激活补体会造成肾脏损害。基底膜细胞间缝隙的孔径大小对免疫球蛋白IgG、IgA、IgM滤过起着重要的屏障作用。感染、肾中毒、血管病变和免疫损伤均可导致基底膜孔径变大。基底膜孔径轻度增大时，尿液中以IgG滤出增多为主，形成部分选择性肾小球性蛋白尿；当滤过膜损伤加重时，尿液中除IgG排出率增加外，分子量较大的IgM也开始滤出增多，形成非选择性肾小球性蛋白尿。

1. 检测方法 免疫比浊法。

2. 参考区间 尿IgG 0.1～0.5mg/L，尿IgA 0.4～1.0mg/L，尿IgM 0.02～0.04mg/L。

3. 临床意义 肾小球受损时，尿IgG和尿IgA升高；肾小球严重病变时尿IgM升高，尿IgM出现对预测肾衰竭有重要价值。

第2节　肾小管功能检测

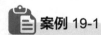

案例 19-1

患者，女性，68岁，夜尿增多2年，乏力3个月。既往因头痛长期服用去痛片10余年。查体：血压125/80mmHg，贫血貌，双下肢水肿。实验室检查：Hb 78g/L，尿相对密度1.008，尿红细胞0～1个/HP，尿蛋白+，尿糖++，血Cr 265μmol/L，血Glu 5.5mmol/L。

问题：该患者肾功能不全的原因是什么？

一、近端肾小管功能检测

（一）α_1-微球蛋白测定

α_1-微球蛋白（α_1-microglobulin，α_1-MG）为肝细胞和淋巴细胞合成的一种小分子量糖蛋白，以游离和结合形式存在于血浆中，游离α_1-微球蛋白可自由通过肾小球，约99%被近曲小管重吸收并降解，仅有微量α_1-微球蛋白从尿中排出。结合形式的α_1-微球蛋白不能通过肾小球滤过。

1. 检测方法 乳胶凝集定量法、免疫散射比浊法、ELISA法、放射免疫测定法。

2. 参考区间 尿α_1-微球蛋白成人＜15mg/24h，血清游离α_1-微球蛋白10～30mg/L。

3. 临床意义

α_1-微球蛋白是近端肾小管功能受损的标志蛋白质，特异性强，敏感性高，且不受肿瘤和酸性尿影响，比 β_2-微球蛋白更可靠。

（1）血/尿 α_1-微球蛋白升高　提示肾小球滤过功能下降，当Ccr＜100ml/min时，血清 α_1-微球蛋白即可升高，因此比血Cr和BUN更敏感。血、尿 α_1-微球蛋白均升高提示肾小球和肾小管功能均受损。

（2）血/尿 α_1-微球蛋白降低　见于严重肝脏病变，如重症肝炎、肝坏死等。

（二）β_2-微球蛋白测定

β_2-微球蛋白（β_2-microglobulin，β_2-MG）属小分子量蛋白，它存在于有核细胞的细胞膜上，是细胞中完整组织相容性抗原的一部分。正常生理条件下血液中含量甚微。由于分子量小，且不易与血浆蛋白结合，故可经肾小球自由滤过，绝大部分在近端小管被重吸收并被降解，故正常尿中含量微少。β_2-微球蛋白在酸性尿不稳定，应及时送检。

1.检测方法　免疫比浊法。

2.参考区间　成人尿 β_2-微球蛋白＜0.3mg/L，血清 β_2-微球蛋白1～2mg/L。

3.临床意义

（1）尿 β_2-微球蛋白升高　提示近端肾小管重吸收功能受损，见于肾小管-间质性肾炎、药物或有毒物质导致肾小管损伤早期阶段和肾移植后发生急性排斥反应。

（2）血清 β_2-微球蛋白升高　当Ccr＜80ml/min时，血清 β_2-微球蛋白即可升高，但恶性肿瘤时 β_2-微球蛋白合成增加，血清 β_2-微球蛋白升高。

（三）视黄醇结合蛋白测定

视黄醇结合蛋白（retinal-binding protein，RBP）是肝细胞粗面内质网合成的低分子量亲脂载体蛋白，广泛分布于人体血清、脑脊液、尿液及其他体液。血液游离的RBP从肾小球滤出，绝大部分被近端肾小管上皮细胞重吸收，并被分解，供组织利用，仅少量从尿液排出。

1.检测方法　免疫比浊法。

2.参考区间　血清RBP浓度约为45mg/L，尿液RBP 25～70mg/L。

3.临床意义　尿液RBP升高可见于早期肾小管损伤。血清RBP可作为肝功能早期损害和监护的指标，也是诊断早期营养不良的敏感指标。RBP特异度和敏感度较高，也有很好的稳定性，是比 β_2-微球蛋白更实用、更可靠的肾功能检测指标。

（四）N-乙酰-β-葡萄糖苷酶测定

N-乙酰-β-葡萄糖苷酶（N-acetyl-β-glucosaminidase，NAG）是广泛分布于组织细胞中的溶酶体水解酶，分子质量约为130kDa，不能被肾小球滤过，尿液中NAG主要来自近曲小管上皮细胞损伤时的释放。尿NAG可作为肾小管损伤的敏感标志物。

1.检测方法　酶法。

2.参考区间　＜2.37U/mmol Cr或＜21U/g Cr（以CNP为色原，速率法）。

3.临床意义　尿NAG活性升高可见于氨基糖苷类抗生素、顺铂等抗癌药物和重金属等引起的肾小管毒性损伤，糖尿病肾病，高血压肾病的早期肾脏损伤，泌尿系感染，肾移植排斥反应等。

二、远端肾小管功能检测

（一）昼夜尿相对密度试验

肾脏通过肾小球滤过、肾小管重吸收以调节水、电解质平衡。大量饮水后肾小管和集合管重吸收减少、尿量增多、相对密度下降，此为稀释功能；饮水量少，肾小管和集合管重吸收增加、浓缩尿液、尿量少、相对密度高，即肾脏的浓缩功能。通过昼夜尿相对密度试验可了解肾脏的稀释-浓缩功能。

1.检测方法　试验日正常进食，每餐含水分500ml左右，不再另进液体。晨8时排尿弃去，上午

10时、12时，下午2时、4时、6时、8时各留尿一次，将晚8时至次晨8时的尿收集在一个容器内分别准确测定尿量及相对密度（Fishberg法）。

2. 参考区间　成人24小时尿量为1000～2000ml；昼尿量与夜尿量之比为（3～4）：1；12小时夜尿量不应超过750ml；尿液最高相对密度应在1.020以上；最高与最低相对密度之差不应少于0.009。

3. 临床意义

（1）夜尿增多　夜尿量超过750ml称夜尿增多，常提示远端肾小管功能受损，常见于间质性肾炎、高血压肾损害、痛风性肾病、慢性肾小球肾炎和慢性肾盂肾炎等。夜尿增多应注意有无早期肾功能不全。

（2）最高尿相对密度低于1.020，相对密度差少于0.009　常提示肾小管浓缩功能障碍。若尿相对密度固定在1.010，则称等张尿，提示肾小管功能严重损害。见于慢性肾炎、慢性肾盂肾炎及慢性肾衰竭。

（3）尿相对密度≥1.020，且尿量减少　见于肾前性少尿、急性肾小球肾炎等。

（4）尿相对密度低，且尿量明显增多　见于尿崩症。尿浓缩试验不适用于肾衰竭者，因要限制水分摄入，对肾衰竭者有危险性。尿的稀释试验因在短时间内要大量饮水，有可能引起某些不良反应，且受肾外因素影响较多，因此敏感性不高，临床上很少采用。

（二）尿渗透压测定

尿相对密度和尿渗透压测定均能了解远端肾小管浓缩和稀释功能，都能反映尿中溶质的含量，但尿相对密度易受蛋白质、葡萄糖等溶质微粒大小和性质的影响；而尿渗透压则反映尿中各种溶质微粒的总数目，而与溶质分子质量、微粒体积大小无关，因此测定尿渗透压比测定尿相对密度可更为准确地反映肾浓缩和稀释功能。

1. 检测方法　尿量正常者晚餐后禁饮8小时，清晨留尿送检，同时静脉采血送检。少尿患者任意尿均可送检。

2. 参考区间　禁饮后尿渗透压600～1000mmol/L，平均800mmol/L；血浆渗透压275～305mmol/L，平均300mmol/L；尿/血渗透压值为（3～4.5）：1。

3. 临床意义

（1）等渗尿　禁饮后尿渗透压与血浆渗透压相等（均为300mmol/L），提示肾小管浓缩功能障碍。

（2）低渗尿　禁饮后尿渗透压＜200mmol/L，表示肾浓缩功能丧失。

（3）少尿的鉴别诊断　任意一次性尿渗透压测定可鉴别是肾前性（尿渗透压高）还是肾性（尿渗透压降低）少尿。肾前性少尿的尿渗透压常＞450mmol/L；肾性少尿则常＜350mmol/L。

（刘　蕊）

第**20**章
风湿病与免疫性疾病的实验诊断

📋 **案例 20-1**

　　患者，女性，42 岁。常于日晒后面部出现蝶形红斑，冬季遇冷时手指苍白疼痛继之发紫，后恢复正常，否认瘙痒、发热等症状，偶有乏力，自述既往长期贫血病史。血常规示：WBC 3.0×10^9/L；PLT 65×10^9/L，红细胞沉降率 55mm/h。尿常规：尿蛋白 0.3g/L。

　　问题：该患者考虑为什么诊断？为进一步明确诊断，该患者应做哪些检查？

第 1 节　血清免疫球蛋白检测

一、免疫球蛋白含量测定

　　免疫球蛋白（immunoglobulin，Ig）存在于人体的血液、体液、分泌液及某些细胞（B 淋巴细胞）的细胞膜上。应用免疫电泳和超速离心等方法，可将免疫球蛋白分为五种，即 IgG、IgA、IgM、IgD、IgE。其中 IgG 含量最多，占血液免疫球蛋白的 70%～80%，血清中绝大多数抗细菌、抗病毒、抗毒素抗体等均属 IgG，其分子量小，是唯一能通过胎盘的免疫球蛋白。IgA 分为血清型和分泌型两种，前者存在于血清中，占免疫球蛋白的 10%～15%，居第 2 位；后者分布在分泌液中，是泪液、唾液、呼吸道分泌液和阴道分泌物等的主要免疫球蛋白，在机体局部抗感染免疫中起重要的作用。IgM 占血清免疫球蛋白的 5%～10%，是机体受抗原刺激后最早产生的免疫球蛋白，分子量最大，具有很强的激活补体的能力，是有效凝集和溶解细胞的因子。IgD 和 IgE 在正常人血清中含量极少，前者占免疫球蛋白的1% 以下，且不稳定，后者仅占免疫球蛋白的 0.002%。检测血清、尿液及脑脊液中的免疫球蛋白有重要的临床意义。免疫球蛋白的检测方法主要有单扩散法、ELISA 法和免疫比浊法，目前常用免疫比浊法测定 IgG、IgA 和 IgM，用 ELISA 法检测血清 IgE。其基本原理：当抗原与抗体在特殊稀释系统中反应且比例合适（一般规定抗体过量）时，形成的可溶性免疫复合物在稀释系统中的促聚剂（聚乙二醇等）的作用下，自液相析出，形成微粒，使反应液出现浊度。当抗体浓度固定时，形成的免疫复合物的量随着检样中抗原量的增加而增加，反应液的浊度也随之增加。通过测定反应液的浊度与一系列标准品对照，即可计算出检样中抗原的含量。一般实验室不进行 IgD 检测。

　　1. 参考区间　免疫比浊法：血清 IgG 8.6～17.4 g/L，IgA 1.0～4.2g/L，IgM 0.3～2.2g/L（男），0.5～2.8g/L（女）。ELISA 法：血清 IgE 0.1～0.9mg/L。

　　2. 临床意义

　　（1）免疫球蛋白增多　凡浆细胞增多或 B 淋巴细胞增生活跃的疾病均可导致免疫球蛋白增多。免疫球蛋白增多可分为单克隆性免疫球蛋白增多和多克隆性免疫球蛋白增多。

　　1）单克隆性免疫球蛋白增多：即仅某一种免疫球蛋白增多，见于免疫增殖性疾病，如多发性骨髓瘤、巨球蛋白血症等，患者血中出现大量的单克隆免疫球蛋白。由于上述引起免疫球蛋白增多的疾病病名的英文词首均为 M，故这些免疫球蛋白又称 M 蛋白。多发性骨髓瘤以 IgG、IgA 型较常见，IgD、

IgE型较罕见。可以通过免疫固定电泳识别是否存在单克隆性免疫球蛋白并确定其类型。M蛋白属异常免疫球蛋白，活性极低，其增多常见于恶性疾病，也有部分良性疾病可引起M蛋白增多，故还需结合临床和其他检查结果予以鉴别。

2）多克隆性免疫球蛋白增多：即机体受抗原刺激后，引起多株浆细胞过度增生而引起多种免疫球蛋白同时增多，见于慢性感染、自身免疫病、慢性肝病、淋巴瘤等。

（2）免疫球蛋白减少　见于各类先天性或获得性体液免疫缺陷病，如先天性无丙球蛋白血症，亦可见于长期使用免疫抑制剂时。

二、免疫固定电泳

单克隆免疫球蛋白由重链和轻链组成。免疫固定电泳（immunofixation electrophoresis，IFE）可将血清中的各种蛋白成分进行分离并确定其类型。当血清蛋白电泳观察到单克隆抗体峰或根据患者的免疫球蛋白浓度怀疑有单克隆丙种球蛋白病时，可通过免疫固定电泳进行后续分析。其基本原理：将样本在琼脂平板上作区带电泳，分离后其上覆盖抗血清滤纸，滤纸分别含抗 κ 轻链、抗 λ 轻链，或抗各类重链抗血清，当抗体与某区带中的单克隆免疫球蛋白结合，可形成免疫复合物沉淀，即固定，再通过漂洗与染色，呈现浓而窄的着色区带，即可判别单克隆免疫球蛋白的轻链和重链的类别。

1. 参考区间　阴性。

2. 临床意义　免疫固定电泳常用于单克隆免疫球蛋白增殖病，本周蛋白和游离轻链病、游离重链病，M蛋白相关疾病等的辅助诊断。

（1）单克隆免疫球蛋白增殖病以单一克隆的浆细胞过度增高为特征，常导致某种免疫球蛋白或免疫球蛋白亚单位大量合成。免疫固定电泳能够确定这些蛋白质的单克隆属性。

（2）本周蛋白是没有与免疫球蛋白分子中重链结合的单克隆 κ 或 λ 轻链。免疫固定电泳可确定本周蛋白的存在形式。

（3）在多发性骨髓瘤中，99%患者的血清或尿液中含有单克隆蛋白。如果患者①血清蛋白电泳出现M蛋白；②出现原因不明的丙种球蛋白偏低，患者有高骨髓瘤风险；③血清蛋白电泳结果正常，但患者有骨髓瘤、轻链沉积病、淀粉样病变等疾病临床症状等时，推荐用血清免疫固定电泳对M蛋白进行鉴定。

（4）在其他类型疾病如肿瘤、慢性肝病、结缔组织病中，可能从血清或尿液中发现单克隆蛋白。

第2节　血清补体检测

补体（complement，C）是人体体液中具有酶原活性的糖蛋白，由3组共20多种球蛋白构成，以非特异方式参与调节体液免疫和炎症反应，在抗感染方面具有重要意义。在某些疾病状态下，补体参与组织损伤。因此，测定补体含量和活性，对某些疾病的诊断、鉴别及发病机制的研究具有重要意义。

一、总补体溶血活性测定

血清总补体活性亦称50%总补体溶血活性（CH50）。补体C1～C9能使经抗体致敏的绵羊红细胞溶解，其溶血程度与补体量呈正相关并呈"S"形曲线关系。检测时一般以50%溶血作为终点，借此反映血清总补体活性，该法较为灵敏、准确。

1. 参考区间　CH50为50～100U/ml。

2. 临床意义　总补体溶血活性测定主要反映补体C1～C9经典途径活化的活性。

（1）CH50增高　见于急性炎症、组织损伤和某些恶性肿瘤。

（2）CH50降低　对临床诊断更有意义，主要见于肾小球肾炎、各种自身免疫性疾病活动期、感染性疾病、慢性肝病等。

二、C3含量测定

C3是补体的第三成分，主要由肝细胞合成，在补体系统中含量最高，是连接补体经典激活途径和替代激活途径的枢纽，在补体激活中起关键作用。

1. 参考区间　免疫比浊法：0.7~1.4g/L。

2. 临床意义

（1）C3增高　见于急性炎症、传染病早期、某些恶性肿瘤和移植排斥反应。

（2）C3降低　对急性肾小球肾炎有诊断和鉴别诊断的意义。①急性肾小球肾炎6周内有70%的患者C3降低，故测定C3对本病的诊断有一定的意义，对轻型和C3型患者有重要诊断价值；②对链球菌感染后和病毒感染后肾炎进行鉴别诊断，前者C3降低，后者正常；③78%的狼疮性肾炎患者C3降低，病情缓解后可恢复。因此，C3亦可作为疗效判断的指标。

三、C4含量测定

C4是一种多功能β-球蛋白，以多种形式存在于血浆中，在补体活化、促进吞噬、防止免疫复合物沉淀和中和病毒等方面发挥作用。

1. 参考区间　免疫比浊法：0.1~0.4g/L。

2. 临床意义

（1）C4增高　见于急性风湿热、结节性动脉周围炎、皮肌炎、心肌梗死和各种类型的关节炎。

（2）C4降低　见于自身免疫性肝炎、系统性红斑狼疮、类风湿关节炎、IgA型肾病。在系统性红斑狼疮时，C4降低常早于其他补体成分，而缓解时又较其他成分回升迟。

第3节　自身抗体检测

当机体免疫调节紊乱，对自身成分产生免疫应答并生成自身抗体时，就会造成自身组织器官的损害，导致自身免疫性疾病（AID）。对自身抗体的检查，是协助诊断AID的依据。

一、抗核抗体测定

抗核抗体（antinuclear antibody，ANA）是以真核细胞核成为靶抗原的自身抗体的总称，有可溶性和不溶性两类，无器官和种族特异性，主要为IgG，也可为IgA和IgM。ANA可用免疫荧光法（IF）、ELISA、金标法测定。免疫荧光法检测ANA有四种核型，分别为均质型、边缘型、颗粒型和核仁型。其中均质型和边缘型荧光可见于系统性红斑狼疮活动期。

1. 参考区间　阴性（血清1：10稀释）。

2. 临床意义

（1）ANA是自身免疫性疾病的筛选试验。血清稀释度高于1：40为阳性，小于1：80为弱阳性，1：（80~320）为中等阳性，大于1：320为强阳性。ANA阳性见于各种风湿病与免疫性疾病如系统性红斑狼疮、混合性结缔组织病、自身免疫性肝炎、慢性淋巴细胞性甲状腺炎、重症肌无力、类风湿关节炎、皮肌炎等。为确定患有何种疾病，ANA阳性时还应结合病史进行分析，并可联合特异性抗核抗体谱测定协助确诊。

（2）服用抗心律失常药物，如普鲁卡因胺，或服用降压药，如肼屈嗪等可出现阳性。

（3）低滴度的抗核抗体可出现在感染、肿瘤及正常人中，未经稀释的正常人中约有1/3呈弱阳性。故实验室检查一般将血清稀释后进行检测。

二、抗核抗体谱测定

抗核抗体谱是指机体针对细胞核及其他多种抗原所产生的特异性的自身抗体的集合。临床上常检测的有：抗 Sm、RNP、RiB、SS-A、SS-B、JO-1、Scl-70、着丝点、PM-1、核仁等。检测方法包括免疫印迹法、对流免疫电泳法、ELISA等。抗核抗体谱比抗核抗体特异性强，对风湿病和免疫性疾病的鉴别诊断具有重要意义。

1. 参考区间 阴性。

2. 临床意义

（1）抗RNP抗体阳性 可见于系统性红斑狼疮、各种风湿病、类风湿关节炎、进行性全身性僵化症。

（2）抗Sm抗体阳性 对诊断系统性红斑狼疮有很强的特异性，可作为系统性红斑狼疮的标志抗体，特异度达99%，但敏感度仅20%～30%。抗Sm抗体水平不与系统性红斑狼疮的活动性相关，治疗后的系统性红斑狼疮患者也可存在抗Sm抗体阳性。

（3）抗SS-A抗体和抗SS-B抗体 抗SS-A抗体和抗SS-B抗体同时存在往往提示干燥综合征，在系统性红斑狼疮中抗SS-A抗体可单独存在。

（4）抗核小体抗体阳性 抗核小体抗体是系统性红斑狼疮发病过程中最早可被检测出的抗体之一，是系统性红斑狼疮的早期诊断指标之一。约有75%的系统性红斑狼疮患者、100%的药物性狼疮及20%～50%的Ⅰ型自身免疫性肝炎患者可检测出该指标。高滴度的抗核小体抗体往往提示系统性红斑狼疮患者的肾脏损害，并与皮疹、血液系统损害、关节炎、口腔溃疡相关。此外，在少部分系统性硬化症及混合性结缔组织病患者中可发现该抗体。

（5）抗-DNA抗体 主要有抗双链DNA抗体（anti-ds-DNA）和抗单链DNA抗体（anti-ss-DNA）两种。抗双链DNA抗体的靶抗原是细胞核中DNA的双螺旋结构。抗双链DNA抗体是参与系统性红斑狼疮发病机制的主要自身抗体，它与DNA形成的免疫复合物沉积在毛细血管，进而导致肾脏、中枢神经系统等器官的损伤。①抗双链DNA抗体是一个对系统性红斑狼疮高度特异的指标，70%～90%的系统性红斑狼疮活动期患者可呈阳性，抗体滴度水平与系统性红斑狼疮的活动程度相关，故可作为治疗和预后的指标；②抗单链DNA抗体缺乏疾病特异性，可存在于系统性红斑狼疮、慢性活动性肝炎、药物性狼疮、硬皮病等。

（6）其他抗核抗体阳性 ①抗Scl-70抗体是弥漫性硬皮病的标志性抗体；②抗JO-1抗体对皮肌炎诊断有一定的价值；③抗RiB抗体主要出现于系统性红斑狼疮并可作为狼疮活动的诊断指标；④抗U1-RNP抗体为混合性结缔组织病（MCTD）的标志性抗体。

三、类风湿因子测定

类风湿因子（rheumatoid factor，RF）是一种抗变性IgG的抗体。这种抗体主要是IgM类，也可是IgG或IgA类。类风湿因子测定可用胶乳凝集试验和免疫比浊法进行。

1. 参考区间 免疫比浊法：2～20U/L。

2. 临床意义 IgG类类风湿因子与类风湿关节炎患者的滑膜炎和关节外症状密切相关。IgM类和IgA类的效价与病情及骨质破坏程度有关。IgA类类风湿因子见于类风湿关节炎、系统性硬化病和系统性红斑狼疮，是类风湿关节炎活动性的一个指标。在患者血清中存在高效价的类风湿因子，并伴有严重的关节功能受损时，常提示预后不良。

四、抗环瓜氨酸肽抗体测定

环瓜氨酸肽（CCP）是一种人工合成的环化肽。由于将直链线性的瓜氨酸肽改造为环化肽，提高了抗原的敏感性，提高了抗CCP抗体测定的敏感性。抗CCP抗体主要用ELISA法检测其IgG型抗体。

1. 参考区间　ELISA法：< 20U/ml。

2. 临床意义　抗CCP抗体在类风湿关节炎早期诊断中的特异度为98%，敏感度为40%～60%。联合检测抗CCP抗体和RF会明显提高类风湿关节炎诊断的敏感度。抗CCP抗体阳性患者比阴性患者更易出现骨关节损害。

五、抗磷脂抗体测定

抗磷脂抗体是针对磷脂或磷脂结合蛋白的抗体。常见抗磷脂抗体包括：①狼疮抗凝物质；②抗负电荷磷脂抗体，如抗心磷脂抗体；③抗中性磷脂抗体；④抗两性磷脂抗体；⑤抗磷脂结合蛋白抗体，如抗β_2-糖蛋白抗体I。抗磷脂抗体如狼疮抗凝剂和抗心磷脂抗体在个体中的存在显著增加血栓形成的风险，并可能导致流产、原发免疫性血小板减少症、脑卒中、皮肤瘀斑等并发症。出现抗磷脂抗体并发症的个体被诊断为抗磷脂抗体综合征（antiphospholipid antibody syndrome，APS）。抗磷脂抗体常用检测方法为ELISA法。

1. 参考区间　阴性。

2. 临床意义

（1）系统性红斑狼疮　患者抗磷脂抗体阳性率可达15%～70%，该抗体阳性者，多伴有血栓形成、习惯性流产、血小板计数减少、中枢神经系统损害等表现。抗磷脂抗体可以导致梅毒试验假阳性反应。

（2）原发性抗磷脂抗体综合征　如患者出现血栓、习惯性流产、溶血性贫血等抗磷脂抗体并发症及抗磷脂抗体阳性，不符合系统性红斑狼疮或其他疾病诊断标准，则可诊断为原发性APS。

（3）类风湿关节炎　患者抗磷脂抗体阳性率可达33%～49%，青年型类风湿关节炎患者中该抗体阳性率可达42%～59%；

（4）该抗体阳性尚可出现于下列情况中　①部分恶性肿瘤如淋巴瘤、白血病、肺癌等；②部分传染性疾病如梅毒、结核病、传染性单核细胞增多症等；③少数正常人群也可出现该抗体阳性。

六、抗中性粒细胞胞质抗体测定

抗中性粒细胞胞质抗体（antineutrophil cytoplasmic antibody，ANCA）是一种以中性粒细胞和单核细胞胞质成分为靶抗原的自身抗体，是ANCA相关系统性血管炎的敏感和特异性标志物。在乙醇固定的中性粒细胞上使用间接免疫荧光，可以识别两种主要的荧光模式：弥漫性细胞质染色（C-ANCA）和核周/核染色（P-ANCA）。在血管炎患者中，90%以上的C-ANCA针对蛋白酶3，而80%～90%的P-ANCA识别髓鞘过氧化物酶。此外，尚有人白细胞弹性蛋白酶（HEL）、乳铁蛋白（LF）、组织蛋白酶G（CathG）等十余种中性粒细胞胞质成分被证实为ANCA的靶抗原，针对这些特异性抗原所产生的ANCA可通过ELISA法测定。

1. 参考区间　阴性。

2. 临床意义

（1）C-ANCA阳性　最多见于韦氏肉芽肿病（Wegener granulomatosis，WG）及系统性血管炎，特异性较高。也可见于少数显微镜下多血管炎（MPA）、过敏性紫癜等。

（2）P-ANCA阳性　多见于显微镜下多血管炎、特发性坏死性新月体性肾小球肾炎（iNCGN）、变应性肉芽肿性血管炎。也可见于系统性红斑狼疮、类风湿关节炎、结节性多动脉炎等。但由于多种抗原均可导致P-ANCA阳性，故必须使用ELISA法确定特异性ANCA。

（3）目前临床常见的特异性ANCA测定　主要包括：①抗蛋白酶3抗体（PR3-ANCA），阳性常见于韦氏肉芽肿病（WG）；②抗髓鞘过氧化物酶抗体（MPO-ANCA），阳性主要见于特发性坏死性新月体性肾小球肾炎；③其余临床常见检测ANCA包括抗弹性蛋白酶抗体、抗组织蛋白酶G抗体、抗溶菌酶抗体、抗乳铁蛋白抗体、抗杀菌性通透性增高蛋白抗体，阳性多见于溃疡性结肠炎、克罗恩病、原发性硬化性胆管炎等，但阳性率低。

第4节　常见风湿免疫性疾病的实验诊断

一、系统性红斑狼疮

系统性红斑狼疮（systemic lupus erythematosus，SLE）是一种可恶化或缓解的非器官特异性免疫性疾病，常见于青年女性，并可累及多种组织脏器。系统性红斑狼疮患者产生大量自身抗体，包括ds-DNA、组蛋白、RNP和SSA等，抗ds-DNA抗体是系统性红斑狼疮最重要的标志之一，ds-DNA与相应自身抗体形成的免疫复合物在狼疮肾炎及其他组织损害中起重要作用。此外，抗Sm抗体也是系统性红斑狼疮的特异性标志。常用的实验室检查项目如下。

1. 专科检查

（1）抗核抗体　未经治疗的系统性红斑狼疮患者95%以上可检出该抗体，且滴度较高。

（2）抗核抗体谱检测　①抗ds-DNA抗体：系统性红斑狼疮最重要的诊断标志之一，70%～90%系统性红斑狼疮患者可检出该抗体。②抗Sm抗体：系统性红斑狼疮的标志性抗体，特异度达99%，但是阳性率较低。③抗组蛋白抗体：在系统性红斑狼疮中主要以抗H2A、抗H2A-H2B和抗H1的IgG型抗体为主。④抗核糖体P蛋白抗体：血清中出现该抗体代表系统性红斑狼疮的活动，其几乎只对该病特异，与中枢神经损伤相关。⑤抗核小体抗体：敏感度为69%～74%，特异度为94.6%～100%，与抗核蛋白抗体、抗ds-DNA抗体联合检测可大大增加系统性红斑狼疮检出率。⑥系统性红斑狼疮还可检测出抗ss-DNA抗体、抗SS-A抗体、抗SS-B抗体等。

（3）补体　75%～90%系统性红斑狼疮患者血清补体减少，以CH50及C3变化最为明显。

（4）抗磷脂抗体　系统性红斑狼疮患者可检出抗心磷脂抗体、抗β_2-糖蛋白I抗体、狼疮抗凝物质等。抗磷脂抗体可导致梅毒血清试验假阳性，是系统性红斑狼疮分类标准之一。

（5）血清免疫球蛋白　可出现免疫球蛋白多克隆性增高。

2. 其他检查

（1）血常规　红细胞、白细胞、血红蛋白低于正常水平。

（2）红细胞沉降率　增快。

（3）尿常规　可出现蛋白质、红细胞及管型，有时可出现白细胞。

（4）C反应蛋白　轻度升高，对判断系统性红斑狼疮有无活动有帮助。

（5）肝肾功　功能检查多为轻中度异常，较多是在病程活动时出现，伴有ALT和AST等升高。血清白蛋白异常多提示肾脏功能失代偿。

二、类风湿关节炎

类风湿关节炎（rheumatoid arthritis，RA）是一种慢性自身免疫性疾病，以手、足、腕关节等多关节受累为主要表现，并可伴有肺、心、眼等关节外器官损害。类风湿因子（RF）是类风湿关节炎的重要检验指标，但特异性不高。类风湿因子与抗CCP抗体联合检测可以提高RA诊断的特异性。

1. 专科检查

（1）类风湿因子　是类风湿关节炎的重要检验指标，RA患者的类风湿因子往往效价较高，可达

1:80以上，表明疾病正处于活动期，但效价高低与疾病严重程度不相关。类风湿因子阴性并不能排除RA存在。

（2）抗CCP抗体 是对RA有较高特异性的诊断指标，阳性预测值高，可用于RA的早期诊断。类风湿因子与抗CCP抗体联合检测，可以提高RA诊断的敏感度和特异度。抗CCP抗体阳性患者更易发生骨关节损害。

（3）其他 ①抗角蛋白（AKA）抗体和抗核周因子（APF）抗体有助于RA的早期诊断。②类风湿关节炎患者补体大多正常，在疾病活动期，可有补体升高。③RA患者可出现IgG、IgA、IgM升高。④部分RA患者可检出抗核抗体阳性。⑤20%～30% RA患者血清中可检出抗心磷脂抗体阳性。

2. 其他检查

（1）血常规 RA患者可有轻至中度贫血，多为正色素性贫血，血红蛋白多大于100g/L；血小板可升高，增多程度与疾病活动相关。

（2）红细胞沉降率 大多数类风湿关节炎患者活动期红细胞沉降率增快，病情恢复后红细胞沉降率下降，可作为类风湿关节炎活动性的检测指标之一。

（3）C反应蛋白 与病情严重程度密切相关。

（4）血清铁和总铁结合率 RA患者中血清铁和总铁结合率常降低。

三、强直性脊柱炎

强直性脊柱炎（ankylosing spondylitis，AS）是一种慢性炎症性关节炎，主要影响脊柱及骶髂关节。该病症状和体征通常始于青春期或成年早期，可能包括背痛和僵硬。随着脊椎融合，背部运动逐渐变得更加受限，肩关节、肋骨、臀部、膝关节等也可能受影响。关节外病变可涉及眼、肠道、心脏和肺等。该病病因不明，可能是由遗传和环境因素共同造成的，HLA-B27抗原与该病密切相关。

1. 专科检查 HLA-B27抗原检测：*HLA-B27*基因属于Ⅰ型主要组织相容性复合体基因，基本上表达在机体中所有有核的细胞上，尤其是淋巴细胞表面含量丰富。HLA-B27抗原的表达与强直性脊柱炎有高度相关性，超过90%的强直性脊柱炎患者其HLA-B27抗原表达为阳性，普通人群中仅5%～10%为阳性，而强直性脊椎炎由于症状与许多疾病相似而难以确诊，因此HLA-B27的检测在疾病的诊断中有着重要意义。目前常用流式细胞术检测外周血中的HLA-B27抗原，敏感度可达100%，特异度达97.4%。

2. 其他检查

（1）血清碱性磷酸酶 约有50%的该病患者血清碱性磷酸酶轻度或中度升高，提示病变较广泛或有骨骼浸润，但不能说明该病处于活动期。

（2）红细胞沉降率 该病活动期时可增快。

（3）C反应蛋白 该病活动期时可上升。

（王华阳）

一、细菌感染的实验诊断

（一）标本采集与运送

细菌感染的实验诊断从采用正确的标本采集与运送程序开始，标本的正确选择、采集和运送是得到正确实验诊断结果的重要前提。根据感染发生的部位及症状体征确定标本采集类型、采集时机。

标本采集的基本原则：早期采集（抗菌药物使用前），无菌采集（采集后以无菌容器盛放，不能接触消毒剂和抗菌药物），根据感染部位选送不同标本及采集过程生物安全防护。

标本运送的基本原则：①尽快送检，常规标本2小时内送检，特殊标本（标本量少及厌氧培养标本等）在15～30分钟内送检；②根据拟检测目标致病菌不同，选择相应的运送条件；③运送过程中应注意生物安全防护。

（二）镜检、分离培养与鉴定

对细菌感染的病原学诊断最简单直接的方法就是显微镜直接检查。显微镜直接检查包括涂片不染色镜检、涂片染色镜检及电子显微镜检查。

1. 涂片不染色镜检　主要用于检查生活状态下细菌的动力、运动方式及形态，通过暗视野显微镜或相差显微镜进行观察。常用方法包括压滴法和悬滴法，如用于霍乱弧菌快速诊断所采用的动力试验和制动试验，以及观察梅毒螺旋体的暗视野显微镜法。

2. 涂片染色镜检　临床最常用的涂片染色法包括革兰氏染色法、抗酸染色法、负染色法、荧光染色法及特殊染色法等。标本直接或离心集菌后涂片染色，置显微镜下观察细菌的形态、染色性特征。革兰氏染色是最经典最常用的染色方法，染色后细菌可分为革兰氏阳性（G^+）菌和革兰氏阴性（G^-）菌，两种细菌产生的致病物质及作用机制不同，并对抗菌药物敏感性不同，可用于指导临床抗菌药物的经验性使用。抗酸染色法可用于辅助结核病和麻风病等疾病诊断，取呼吸道或其他部位样本涂片做抗酸染色，结核分枝杆菌和麻风分枝杆菌为抗酸性细菌，染色后可呈红色。

3. 电子显微镜检查　临床不常规应用电镜检查，主要用于科研或未知新发感染病原体的检测。细菌分离培养与鉴定是确诊细菌感染病原学结果的关键步骤。根据可疑菌生长特性，结合染色结果，提供适宜的培养条件（培养基、气体条件、温度和pH等），对分离出的菌落做出菌种鉴定，并进一步做药物敏感试验，为临床用药提供微生物学依据。

（三）免疫学检测

1. 抗原检测　借助免疫学相关技术，用已知抗体检测标本中相应抗原，可为一些特殊病原体或特殊部位标本提供早期、敏感度高的诊断依据。如可通过粪便中抗原的检测诊断幽门螺杆菌感染。近年来，临床针对真菌抗原检测的应用更加广泛，包括1, 3-β-D-葡聚糖检测（G试验）、曲霉半乳甘露聚糖检测（GM试验）及隐球菌抗原检测等。

2. 抗体检测　感染性病原体抗体检测又称为血清学检测，指用已知病原体抗原检测免疫正常患者血清中相应抗体，辅助感染性疾病诊断的方法。如肥达试验用于伤寒、副伤寒辅助诊断，链球菌溶血素O抗体检测用于风湿热的辅助诊断。血清学检测更是梅毒诊断的主要实验室方法，包括非特异性梅毒抗体检测和特异性梅毒抗体检测两大类，其中非特异性抗体又称为反应素，可作为梅毒疗效观察、判愈、复发或再感染的指征，特异性抗体在梅毒感染的大多数患者中终身呈阳性。

（四）分子生物学检测

病原体分子生物学核酸检测是近年来广泛应用于临床的一项新技术，可用于不能分离培养或很难分离培养的细菌鉴定、耐药基因检测及分子流行病学调查等。例如，对结核分枝杆菌、淋病奈瑟球菌、肺炎支原体、肺炎衣原体、嗜肺军团菌等无法体外培养或培养困难的细菌感染可采用核酸检测帮助感染性疾病诊断。

（五）其他检测

临床开展了包括C反应蛋白（CRP）、白介素-6（IL-6）、降钙素原、血清淀粉样蛋白A（SAA）、内毒素、外毒素等多个检测项目，以反映机体针对感染发生的反应。

案例 21-1

患者，男性，36岁，反复乏力，纳差，肝区不适2年。患者2年前感乏力、食欲减退，当地医院发现转氨酶升高，HBsAg阳性，经保肝治疗效果不明显，仍间有肝区不适等症状。近1个月来症状加重就诊。

体格检查：慢性病容，神志清楚，巩膜轻度黄染，颜面及颈部有数枚蜘蛛痣，心肺无异常，腹平软，无压痛未扪及包块，肝右肋下2cm，质中等，无明显触痛，肝侧位可及，无移动性浊音。

实验室检查：肝功能 ALT 195U/L，AST 102U/L，血清白蛋白 30g/L，球蛋白 42g/L，总胆红素 30μmol/L；血清乙肝标志物检测 HBsAg（+），抗-HBs（−），HBeAg（+），抗-HBe（−），抗-HBc（+）。

问题：患者存在哪些异常？临床诊断是什么？需进一步做哪些检查？有何意义？

二、病毒感染的实验诊断

（一）肝炎病毒感染标志物

病毒性肝炎是由肝炎病毒引起的以肝脏病变为主的一组感染性疾病。引起病毒性肝炎的病原体，主要有甲、乙、丙、丁、戊型肝炎病毒。此外，还有己、庚和TT型肝炎病毒。

1. 乙型肝炎病毒（HBV） HBV感染的诊断主要依据乙型肝炎两对半检测、HBV DNA检测，结合肝功能、影像学或肝组织学检查结果。乙型肝炎两对半包括三个抗原抗体系统：HBsAg与抗-HBs，HBeAg与抗-HBe，抗-HBc（对应的抗原HBcAg在血液中含量低，未纳入检测）。血清HBsAg阳性说明患者为HBV感染，血清HBsAg定量与HBV DNA联合检测可用于预测疾病进展、抗病毒治疗疗效和预后。乙型肝炎两对半检测不同模式的临床意义分析见表21-1。

HBsAg	抗-HBs	HBeAg	抗-HBe	抗-HBc	临床意义
+	−	+	−	−	乙型肝炎潜伏期或急性乙型肝炎早期
+	−	+	−	+	"大三阳"急性或慢性乙型肝炎，传染性强
+	−	−	+	+	"小三阳"乙型肝炎后期或慢性乙型肝炎，复制水平低
−	+	−	+	+/−	乙型肝炎康复期，有免疫力
−	−	−	−	−	乙型肝炎或无症状携带者
−	+	−	−	−	乙型肝炎疫苗接种或乙型肝炎康复期，有免疫力
−	−	−	−	−	未感染或HBV隐匿感染

表21-1　乙型肝炎两对半血清学检测结果分析

血清HBV DNA是诊断乙型肝炎最直接的依据，可反映病毒复制水平。慢性HBV感染者血清中存在HBV RNA，并在HBV DNA消失后很长一段时间内仍可被检测到，可用于评估核苷类似物停药后复发风险。

2. 丙型肝炎病毒（HCV） HCV感染诊断通常以HCV抗体检测作为筛查试验，HCV抗体阳性者，应进一步检测HCV RNA，以确定是否为现症感染。

3. 其他肝炎病毒 甲型肝炎病毒（HAV）感染后，机体在早期出现HAV IgM，在后期出现HAV IgG，具有终身免疫力；血清戊型肝炎病毒（HEV）IgM阳性或恢复期血清HEV IgG滴度比急性期高4倍以上，提示HEV感染。丁型肝炎病毒（HDV）是一种缺陷病毒，其组装依赖HBsAg，故HDV的流行病学特点类似HBV，HDV与HBV的感染关系决定HDV感染的类型与病程。

（二）其他病毒感染

1. 人类免疫缺陷病毒（human immunodeficiency virus，HIV） 属于反转录病毒科慢病毒属，是获得性免疫缺陷综合征（acquired immunodeficiency syndrome，AIDS，简称艾滋病）的病原体。HIV的实验室检查包括HIV抗体检测、HIV-1 p24抗原检测、HIV核酸检测、$CD4^+T$淋巴细胞检测和HIV耐药性检测。HIV抗体检测是HIV感染诊断的金标准，HIV核酸检测（定性和定量）也用于HIV感染诊断；HIV核酸定量（病毒载量）和$CD4^+T$淋巴细胞计数是判断疾病进展、临床用药、疗效和预后的两项重要指标；HIV耐药性检测可为HAART方案的选择和更换提供指导。

2. 流行性感冒病毒（influenza virus） 简称流感病毒，是引起流行性感冒的病原体。实验室检查显示流感患者白细胞总数不高或降低，重症病例淋巴细胞计数明显降低，病原学检查主要采集呼吸道标本检测流感病毒抗原及核酸。

快速抗原检测方法其敏感性低于核酸检测，因此对其检测结果的解释应结合患者流行病史和临床症状综合考虑。核酸检测方法已经越来越多地被用于流感病毒的检测和分型。其敏感性高，正逐渐成为流感病毒检测的金标准。除了实验室检查结果，流感诊断还需要结合季节性、流行病学和临床因素等。

三、新发传染病的实验诊断

新发传染病主要指在过去20年内在人群中的发病率有所增加或者在将来有可能增加的感染性疾病或病原微生物出现耐药而导致流行传播的疾病，包含新型病原微生物引发的新发传染病和一些原已得到基本控制但因某些原因又重新流行的传染病。新发传染病的特点是传染性强，传播方式复杂，病原体种类繁多，以病毒性新发传染病占比最大，与动物关系密切，病死率高，危害大。

（一）新型冠状病毒感染

新型冠状病毒感染（COVID-19）的病原体为新型冠状病毒（SARS-CoV-2），可通过飞沫、接触和粪-口等途径传播，具有高度传染性。

无症状感染者鼻咽拭子的病毒载量可达峰值。建议同时收集上呼吸道（包括鼻咽和口咽）和下呼吸道（包括痰、气管内吸出物或支气管肺泡灌洗液）的标本，通过反转录聚合酶链反应（RT-PCR）进行检测。在下呼吸道样本易于获得的情况下（例如，机械通气的患者），临床医生可以选择仅收集下呼吸道样本。在确诊感染的住院患者中，应重复收集URT和LRT样本以证实病毒清除。标本的采集频率取决于当地情况，但应至少每2～4天收集一次。直到患者出现两个连续的至少间隔24小时的阴性结果，可以看作是临床康复。

（二）其他新发传染病

近年来，新发传染病流行范围广，影响因素多，常常呈全球性流行，对人类生命及健康造成重大威胁。如2003年严重急性呼吸综合征（SARS），由SARS冠状病毒（SARS-CoV）引起；中东呼吸综合征（MERS）出现于2012年9月，其病原体MERS-CoV属冠状病毒，侵犯呼吸道，可迅速发展至重症呼吸衰竭，病死率高；2014年西非埃博拉出血热疫情传播，病死率达39.5%；登革热近几十年全球发病率大幅度增高。

面对严峻的新发传染病局势，我国在多方面积累了应对经验，建设和完善了防控体系，大大增强了应对新发传染病威胁的能力。

四、医院感染的监测

医院感染，又称为医院获得性感染，是住院患者在医院获得的感染，包括在住院期间发生的感染和医院内获得的出院后发生的感染，可分为外源性感染（也称交叉感染）和内源性感染（也称自身感染），外源性感染病原体常通过患者间、患者与医务人员间接触，或环境、物品表面接触获得，内源性感染病原体来自患者自身体内或体表。绝大部分医院感染与医疗器械有关，泌尿系统是医院感染最常见的感染部位，其次是手术伤口及下呼吸道，再次是血流感染。感染病原体在不同感染部位中的分离率有所不同，在不同地区医院、不同时间的分布也有差异。住院患者中基础疾病严重的患者也容易发生医院感染。因此，对医院感染进行主动监测可以有效降低感染发病率及死亡率。主要采取的预防与控制措施包括：制订合理的医院感染控制计划，监测医院感染发生率及类型，及时采集医院感染标本并鉴定感染病原体，监测医院感染病原体耐药情况，识别并处理医院感染的暴发流行，并对重点科室和院感暴发科室进行环境卫生学监测。

（王婷婷）

第四篇

辅 助 检 查

第 1 节　临床心电图学的基本知识

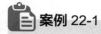**案例 22-1**

　　患者，男性，48 岁。主诉：发作性心悸 7 天。现病史：患者 7 天前饮酒后出现心悸，持续 30 分钟后缓解。2 小时前再次出现心悸，伴胸闷不适，持续不能缓解。查体：体温 36.6℃，脉搏 105 次 / 分，呼吸 18 次 / 分，血压 130/85mmHg。听诊：心率 110 次 / 分，节律不规整，各瓣膜听诊区未闻及杂音。其余检查未见异常。

　　问题：请问医生还需要给患者做什么检查？

一、心电图的产生原理

（一）心肌电的产生

心肌电主要是心肌细胞膜内外电位变化产生的。

1. 极化状态　即心肌细胞膜外排列正电荷，膜内负电荷，内外保持平衡的极化状态。

2. 去极化　当心肌细胞膜某点受到刺激达到阈值时，细胞膜通透性发生改变，受刺激部位的细胞膜发生去极化，此时膜外带负电荷，膜内带正电荷；未去极部分细胞膜保持静息状态，使细胞膜表面形成电位差，这种极化状态迅速扩展至整个心肌细胞去极完毕。

3. 复极化　去极化状态恢复为静息状态的过程为复极化。复极与去极程序一致，但形成电位差的方向相反，心电图记录为曲线，但曲线波形方向与去极曲线波形方向相反（图 22-1）。

（二）心电向量、心电向量环

把每个瞬间心肌去极、复极过程中形成的既有大小、又有方向的电位变化称为心电向量。用箭矢表示，箭头代表正极方向，箭尾代表负极方向，长度表示大小。心肌细胞在去极和复极过程产生的许多心电向量的总和称为综合心电向量。按合力原理将两个以上的心电向量合成：即在同一轴同一方向的向量相加；相反方向的向量相减；方向构成角度的按照平行四边形法则求得其综合向量。将心肌去极或复极过程中无数个瞬间的综合向量箭头末端连接起来所形成的立体图形即为心电向量环。在每次心动周期中可出现心房去极的 P 环，心室去极的 QRS 环和心室复极的 T 环。

二、心电图的导联体系

心脏去极、复极过程中产生的电位变化，可传至身体各部，在人体不同部位放置电极，并通过导联线与心电图机的正负极相连，即可构成闭合电路以描记心电图，这种记录心电图的电路连接方法，称为心电图导联（lead），根据电极放置的部位和连接方法的不同，可以组成多种心电图的导联。目前临床应用最为广泛的是由 Einthoven 创设的国际通用导联体系，即常规12 导联体系，包括 6 个肢体导联和6个胸导联。

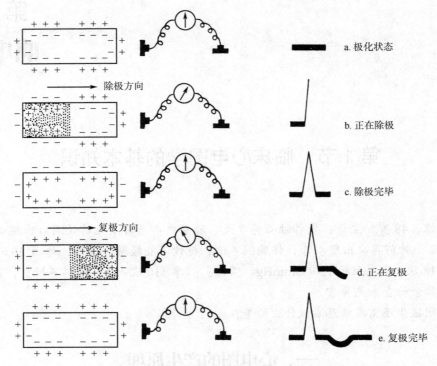

图 22-1 单个心肌细胞的去极和复极过程及与心电图的关系

（一）肢体导联

1. 标准导联 属于双极肢体导联，反映两个肢体之间的电位差。分别用 I、II、III 3 个罗马数字表示，导联线连接方式见图 22-2、表 22-1。

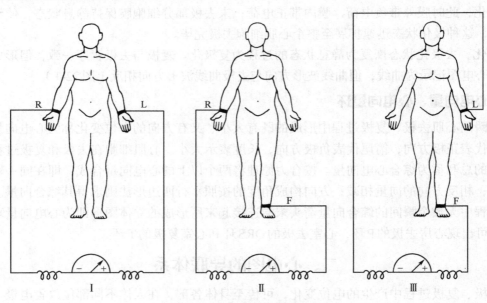

图 22-2 标准导联的连接方式

表22-1 标准导联连接法		
导联	正电极位置	负电极位置
I	左上肢	右上肢
II	左下肢	右上肢
III	左下肢	左上肢

2. 加压单极肢体导联 属于单极导联，反映检测部位电位变化。单极肢体导联：将正极（探查电极）分别与左上肢、右上肢和左下肢连接，负极通过中心电端与心电图机连接，即构成单极肢体导联，分别称为单极左上肢导联（VL）、单极右上肢导联（VR）和单极左下肢导联（VF）。在描记某一肢体的单极导联心电图时，将该肢体与中心电端的连线断开，这样就可使心电图波形的振幅增加50%，以便于观测，称为加压单极肢体导联。分别以aVL、aVR和aVF表示。导联线连接方式见图22-3、表22-2。

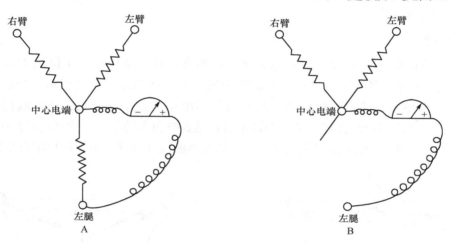

图22-3 单极肢体导联和加压单极肢体导联的连接方式

表22-2 加压单极肢体导联连接法		
导联	正电极位置	负电极位置
aVR	右上肢	左上肢+左下肢
aVL	左上肢	右上肢+左下肢
aVF	左下肢	右上肢+左上肢

目前，国产心电图机导线有不同的颜色，用以标记不同的导联，肢体导联有红、黄、绿、黑四种颜色，其末端分别标明R、L、F、RF字符，红色（R）接右上肢、黄色（L）接左上肢、绿色（F）接左下肢、黑色（RF）接右下肢。

（二）胸导联

胸导联又称心前区导联，属单极导联，即将正极（探查电极）放置于前胸壁不同部位，负极连于中心电端。常用胸导联（用V表示）包括V₁～V₆导联，各导联线连接方式见图22-4、表22-3。

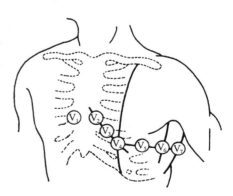

图22-4 胸导联连接方式

表22-3　胸导联连接法

导联	正极（探查电极）	负极
V_1	胸骨右缘第4肋间	中心电端
V_2	胸骨左缘第4肋间	中心电端
V_3	V_2与V_4连线的中点	中心电端
V_4	左锁骨中线与第5肋间相交处	中心电端
V_5	左腋前线V_4水平处	中心电端
V_6	左腋中线V_4水平处	中心电端

但在有些特殊情况下，如后壁心肌梗死需做V_7～V_9：V_7放置于左腋后线V_4水平处，V_8放置于左肩胛线V_4水平处，V_9放置于左脊柱旁线V_4水平处；右心室心肌梗死时需做V_3R～V_5R导联，电极放置在右胸部与V_3～V_5对称处。

（三）导联轴

某一导联正负两极之间的假想连线称为该导联的导联轴。负极指向正极的方向即该导联轴方向。肢体导联有6个方向各异的导联轴。若将左上肢、右上肢和左下肢设想为一个以心脏为中心的等边三角形的三个顶点，等边三角形的中心相当于零电位点或中心电端，这样就构成了埃因托芬（Einthoven）三角。再将6个肢体导联的导联轴平行移动到三角形的中心，使其均通过中心O点，就构成了额面六轴系统。额面六轴系统对测定额面心电轴及判断肢体导联心电图波形很有帮助（图22-5）。

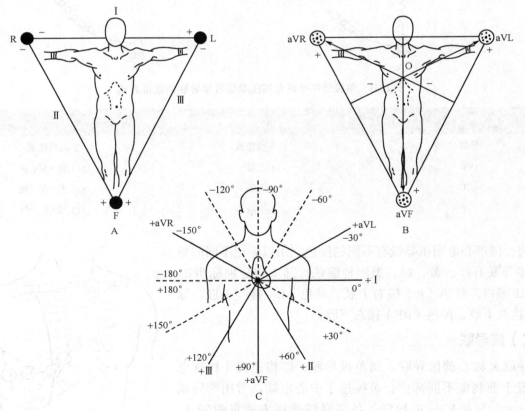

图22-5　肢体导联的导联轴

同理，胸导联均以中心电端为中心，探查电极侧为正，其对侧为负，由此构成胸导联的导联轴系统。6个胸导联的导联轴分别从人体水平面的不同部位探查心电活动，对于判断胸导联心电图波形很有帮助（图22-6）。

（四）心电图的形成

心电图是空间心电向量环经过两次投影产生的：第一次是空间心电向量环分别投影到额面和横面上；第二次是额面上的心电向量环投影到肢体导联的导联轴上形成肢体导联心电图，横面上的心电向量环投影到胸导联的导联轴上形成了胸导联的心电图。

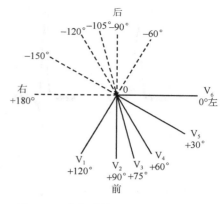

图22-6 胸导联的导联轴系统示意图

三、心电图的组成与命名

正常心脏激动起源于窦房结，依次经结间束、房间束、房室交界区、左右束支及浦肯野纤维传至心室。这种先后有序的电激动传导，形成心电图上的相应波段。正常心电图每一心动周期包括一系列的波段（图22-7），根据其出现的顺序，叙述如下。

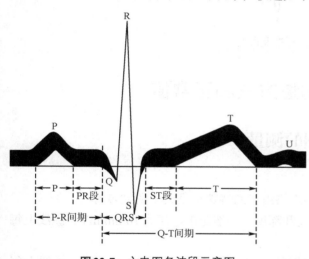

图22-7 心电图各波段示意图

1. P波（P wave） 为心房去极波，反映左右心房去极时的电位变化。P波的前1/3代表右心房的去极，后1/3代表左心房去极，中间1/3代表左右心房的共同去极。在一个心动周期中最早出现。

2. P-R间期（P-R interval） 指P波起点至QRS波起点的水平距离，代表心房开始去极到心室开始去极的时间。

3. QRS波群（QRS complex） 为心室的去极波，反映左右心室去极过程的电位变化和时间。QRS波群因探查电极的位置不同可呈多种形态，其命名方法为：首先出现的位于基线以上的正向波称为R波；R波前的负向波称为Q波；R波后的第一个负向波称为S波；S波后的正向波称为R′波；R′波后的负向波称为S′波，依此类推。至于采用Q或q、R或r、S或s，可根据其振幅大小而定。单一的负向波称为QS波（图22-8）。

4. ST段（ST segment） 指QRS波群终点至T波起点间的一段基线，反映心室早期缓慢复极过程的电位变化。ST段起始与QRS波群的终末的交界点称为J点。

5. T波（T wave） 指QRS波群后一个较宽的双肢不对称的平缓波，反映心室快速复极过程的电位变化，称心室复极波。

6. Q-T间期（Q-T interval） 指QRS波群起点至T波终点的水平距离，代表心室去极与复极过程的时间。

7. U波（U wave） 紧跟T波后一较小的波，振幅很小，发生机制不清。其方向与同导联的T波方向一致。

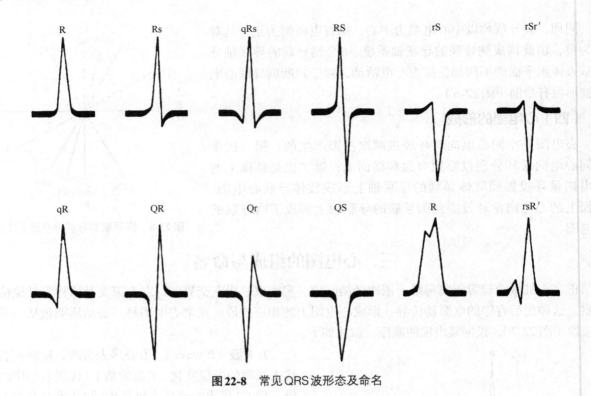

图22-8 常见QRS波形态及命名

第2节 心电图的测量方法和正常值

一、心电图的测量

(一)心电图纸

用于描记心电图的心电图纸是由边长为1mm的小方格组成的特殊记录纸(图22-9)。

1. 纵向距离 代表电压，用以计算各波振幅的高度和深度。一般定准电压为10mm/mV，纵线上每1mm的小格代表0.1mV。

2. 横向距离 代表时间，用以计算各波、段、间期的时间。在走纸速度为25mm/s时，横线上每1mm的小格代表0.04s。

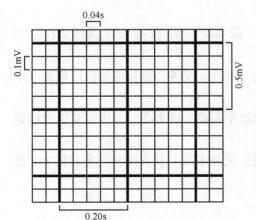

图22-9 心电图记录纸示意图

(二)电压、时间的测量

1. 电压(振幅)的测量 测量正向波的高度时，应从基线上缘垂直测至波峰的顶端；测量负向波的深度时，应从基线下缘垂直测至波谷底端。其单位为毫伏(mV)。

2. 时间的测量 测量各波和间期的时间应自起始部波形的内缘测量至终末波形的内缘。正向波的时间从基线下缘测量，负向波的时间从基线上缘测量。测量时应选择波形清晰的导联。

(三)心率的计算

测定R-R间距，求得心室率；测定P-P间距，求得心房率，一般多用心室率。

1. 对规则心律的测量　每分钟心率（次/分）=60（s）/P-P 或 R-R 间距（s）。

2. 对不规则心律的测量

（1）测5个以上 P-P 或 R-R 间距，算出其平均值，然后代入上述公式计算。

（2）数6秒内的 QRS 波群或 P 波个数，乘以10。计算出的心率应注明是平均心率。

（四）平均心电轴

1. 概念　平均心电轴（mean electrical axis，MEA）一般是指心室去极过程中全部瞬间综合向量的总和，代表整个心室去极向量在额面上的方向和大小。通常用平均心电轴与 I 导联的正方向之间的夹角度数来表示平均心电轴的偏移方向。临床上根据心电轴偏移的度数将其分为正常、左偏、右偏及不确定几种情况。

2. 测量方法

（1）目测法　根据 I 和 III 导联 QRS 主波方向可初步判断心电轴是否正常，判断方法见图22-10、表22-4。

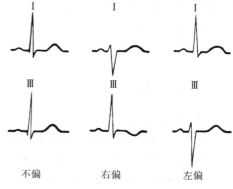

图22-10　平均心电轴目测法示意图

表22-4　目测法测量心电轴的判断标准

I 导联 QRS 主波方向	III 导联 QRS 主波方向	心电轴
向上	向上	不偏
向上	向下	左偏
向下	向上	右偏
向下	向下	不确定

（2）计算法　分别测算 I 和 III 导联 QRS 波群振幅的代数和，而后将这两个数值分别在 I 和 III 导联轴上画出垂直线，得到两垂直线的交叉点。该交叉点与中心点的连线即为心电轴，该轴与 I 导联正侧的夹角即为心电轴的角度（图22-11）。

3. 临床意义　正常心电轴范围为 –30°～+90°；电轴位于 –30°～–90° 范围为电轴左偏；位于 +90°～+180° 范围为电轴右偏；位于 –90°～–180° 为不确定电轴（图22-12）。心电轴的偏移，一般受心脏在胸腔内的解剖位置、两侧心室质量比例、心室传导系统的功能等因素影响。体型也可影响心电轴：垂位心常有电轴右偏，心脏近于横位者常有电轴左偏；右心室肥大常有电轴右偏，左心室肥大常有电轴左偏；心室内传导阻滞，也常有不同程度的心电轴改变。

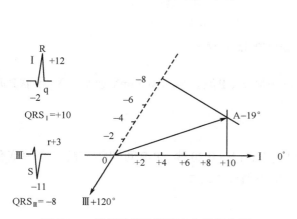

图22-11　振幅计算法测算心电轴示意图

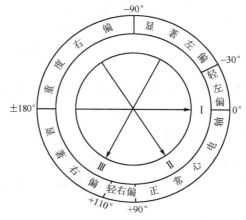

图22-12　心电轴正常范围及其偏移

（五）心脏的钟向转位

钟向转位（rotation）是指心脏循其长轴（从心尖部向心底部观察）发生顺钟向或逆钟向方向的转动。可通过观察胸导联中过渡区（V_3或V_4）波形出现的位置来判断（图22-13），正常时V_3或V_4 R/S大致相等。当V_5、V_6导联呈现过渡区图形时，提示心脏顺钟向转位，常见于右心室肥大；当V_1、V_2导联呈现过渡区图形时，提示心脏逆钟向转位，常见于左心室肥大。但是心电图上的这种转位图形在正常人也常出现。

二、正常心电图的特点

（一）P波

1. 正常特点

（1）形态　在大部分导联上呈钝圆形，或有小切迹，但峰间距＜0.04秒。

（2）方向　在Ⅰ、Ⅱ、aVF、V_4～V_6导联直立，在aVR导联倒置，在其他导联可双向、低平或倒置。

（3）时间　一般小于0.12秒。

（4）电压　在肢体导联＜0.25mV，胸导联＜0.20mV。

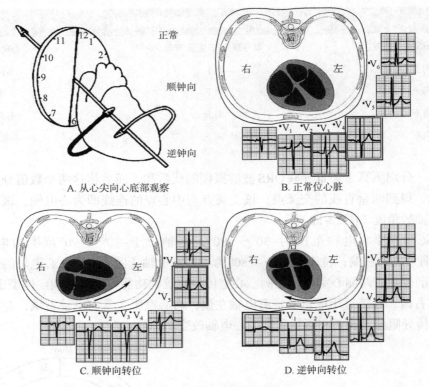

图22-13　心脏钟向转位示意图

2. 临床意义　P波时间≥0.12秒，提示左心房肥大；P波振幅≥0.25mV或V_1、V_2导联P波直立≥0.15mV，提示右心房肥大。

（二）P-R间期

1. 正常范围　成人正常窦性心律时，P-R间期为0.12～0.20秒。P-R间期随年龄、心率变化而改变，年龄越大或心率越慢，P-R间期越长，但是一般不超过0.22秒。

2. 临床意义 P-R间期延长，见于一度房室传导阻滞；P-R间期缩短，多见于预激综合征。

（三）QRS波群

1. 正常特点

（1）时间 正常成年人QRS波群的时间＜0.12秒。多数在0.06～0.10秒。

（2）形态

1）肢体导联：一般Ⅰ、Ⅱ、Ⅲ导联QRS波群在电轴没有偏移的情况下，其主波向上。aVR导联主波向下，可呈QS、rS或Qr型。aVL、aVF导联变化较多，可呈qR、Rs、R或rS型。

2）胸导联：自V_1～V_5的移行规律是R波逐渐增高，S波逐渐变浅。其中在V_1、V_2导联多呈rS型，R/S小于1；在V_5、V_6多呈qR、qRs、Rs或R型，R/S大于1；在V_3、V_4导联R波与S波振幅大致相当，R/S接近于1。

（3）电压

1）肢体导联：Ⅰ导联R波＜1.5mV、aVL导联R波＜1.2mV、aVF导联R波＜2.0mV，aVR导联R波＜0.5mV。

2）胸导联：V_1导联R波不超过1.0mV，R_{V_1}＋S_{V_5}＜1.05mV，V_5导联R波＜2.5mV。

（4）Q波 除aVR导联外，其他导联Q波的振幅小于同导联R波的1/4，时间小于0.04秒。正常人V_1、V_2不应出现异常Q波，但偶尔可呈QS型。

2. 临床意义 QRS波异常改变对很多临床异常情况的判断有价值。如正常情况下每个肢体导联QRS波群振幅（正向波与负向波振幅绝对值相加）一般不应＜0.5mV，每个胸导联QRS波群振幅（正向波与负向波振幅绝对值相加）一般不应＜0.8mV，否则称为低电压。低电压见于肺气肿、心包积液、全身水肿等；若Q波超过正常范围称为病理性Q波，是心肌梗死的特征性心电图改变之一。另外，QRS波群电压的增高对心室肥大的判断有帮助。

（四）J点

J点为QRS波群终末与ST段起始的交接点，正常与基线重合，也可随ST段的偏移而发生移位，上、下移位不超过0.1mV。

（五）ST段

1. 正常特点 正常的ST段为一等电位线，可向上或向下有轻度偏移。但是在任何导联，ST段向下偏移均不应超过0.05mV；ST段向上偏移，在肢体导联及胸导联V_4～V_6均不应超过0.1mV，在V_1、V_2导联不应超过0.3mV，V_3导联不超过0.5mV。

2. 临床意义 ST段下移超过正常范围常提示心肌缺血；ST段上移超过正常范围常见于心肌梗死、急性心包炎等。

（六）T波

1. 正常特点

（1）形态 T波圆钝，从等电位线开始缓慢上升，而后则较快下降，前后肢不对称。

（2）方向 正常情况下，T波的方向多与QRS波群的主波方向一致，在Ⅰ、Ⅱ、V_4～V_6导联直立，在aVR导联倒置，在其他导联可以直立、双向或倒置。但若V_1导联的T波直立，则V_2～V_6导联的T波就不应倒置。

（3）电压 在以R波为主的导联T波不应低于同导联R波的1/10，否则为T波低平。胸导联的T波有时可高达1.2～1.5mV，但V_1导联的T波一般不超过0.4mV。

2. 临床意义 T波低平或倒置常见于心肌损伤、缺血、低血钾等；T波显著增高则见于心肌梗死早期及高血钾。

（七）U波

1. 正常特点 T波后 0.02～0.04 秒出现，振幅很小，V_3、V_4 较明显，方向多与T波的方向一致。

2. 临床意义 U波增高常见于低血钾。

（八）Q-T间期

1. 正常范围 Q-T间期正常范围在 0.32～0.44 秒。其长短与心率的快慢密切相关，心率越慢，Q-T间期越长，反之则越短。

2. 临床意义 Q-T间期延长常见于心肌损伤、低血钙、心肌缺血、奎尼丁中毒；Q-T间期缩短常见于高血钙、洋地黄效应等。

正常心电图如图 22-14 所示。

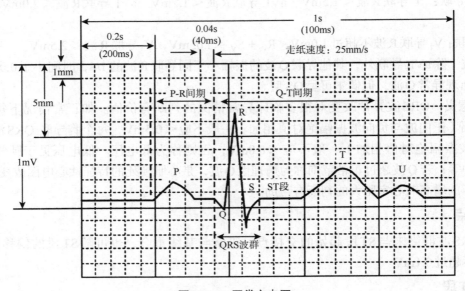

图 22-14 正常心电图

第 3 节 心房、心室肥大

案例 22-2

患者，女性，18 岁。

主诉：感冒后胸闷憋气 3 天。

现病史：患者 3 天前感冒后出现胸闷憋气，咽喉部不适，偶有咳嗽，无发热。查体：体温 36.6℃，脉搏 95 次/分，呼吸 18 次/分，血压 118/65mmHg。听诊：心率 95 次/分，节律规整，胸骨左缘第 3～4 肋间可闻及收缩期杂音，双肺呼吸音清。心电图如下（图 22-15）。

问题：1. 请问心电图诊断是什么？依据有哪些？

2. 患者下一步需要做何种检查？

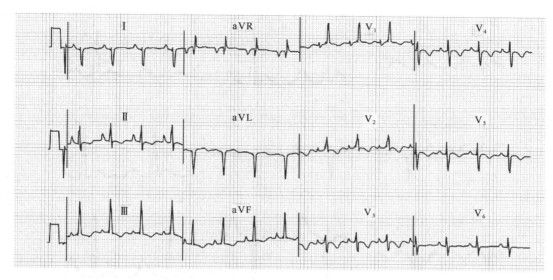

图22-15　案例图1

一、心 房 肥 大

心房肥大多为扩大，导致整个心房肌去极的综合向量发生变化，可引起心电图上P波改变，表现为P波电压、时间和形态的变化。

1. 右心房肥大　心电图特征：正常情况下右心房先去极，左心房后去极。右心房肥大时，去极时间延长，与稍后去极的左心房时间重叠，总时间并未延长，故心电图主要表现为P波振幅的增高（图22-16）。

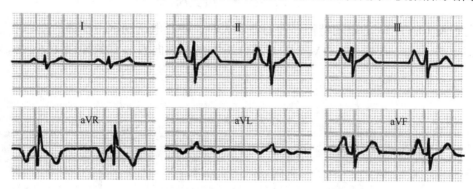

图22-16　右心房肥大心电图

（1）P波尖而高耸，振幅≥0.25mV，在Ⅱ、Ⅲ、aVF导联最为明显，又称肺型P波。

（2）V_1导联P波直立时，振幅≥0.15mV，如P波呈双向，则其振幅的算术和≥0.20mV。右心房肥大多见于肺源性心脏病、肺动脉高压。

2. 左心房肥大　心电图特征：因左心房去极在后，当左心房肥大时，心电图主要表现为心房去极时间延长（图22-17）。

（1）Ⅰ、Ⅱ、aVL导联P波增宽，时限≥0.12秒，常呈双峰型，双峰间距≥0.04秒，又称二尖瓣型P波。

（2）V_1导联P波呈双向，先正后负，负向波较深。取V_1导联负向P波，计算其负向振幅与时间的乘积，称为P波的终末电势（Ptf）。左心房肥大时Ptf $V_1 \leq -0.04$mm·s。左心房肥大多见于风湿性心脏瓣膜病（尤其是二尖瓣狭窄），也可见于高血压、肥厚型心肌病等。

3. 双心房肥大　心电图特征：可兼有左、右心房肥大的特点，主要表现为时间和电压均超过正常值的双峰型P波。特点如下。

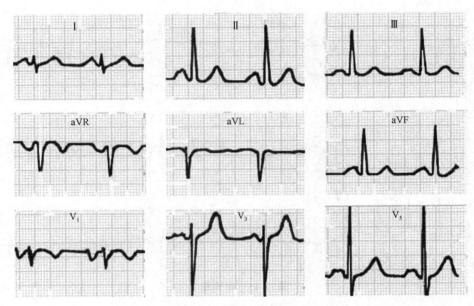

图 22-17 左心房肥大心电图

（1）Ⅱ、Ⅲ、aVF导联P波增宽≥0.12秒，振幅≥0.25mV。

（2）V_1导联P波呈双向，前半部高尖向上，后半部宽钝向下。

双心房肥大多见于严重的先天性心脏病及风湿性心脏病联合瓣膜病。

二、心室肥大

1. 左心室肥大（LVH） 心电图特征：左心室肥大时，使心电活动本占优势的左心室更为突出。导致面向左心室导联（Ⅰ、aVL、V_5和V_6）的R波电压增高，面向右心室的导联（V_1、V_2）的S波加深（图22-18）。

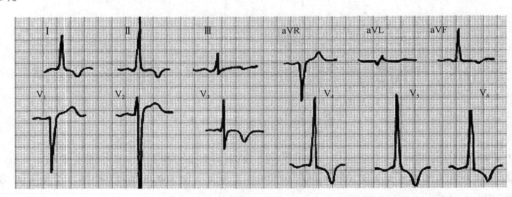

图 22-18 左心室肥大心电图

（1）左心室高电压 ①胸导联：R_{V_5}或R_{V_6}＞2.5mV；左心室综合电压$R_{V_5}+S_{V_1}$≥3.5mV（女性）；或≥4.0mV（男性）。②肢体导联：R_{aVL}＞1.2mV；R_{aVF}＞2.0mV；$R_Ⅰ$＞1.5mV或$R_Ⅰ+S_Ⅲ$＞2.5mV。

（2）额面心电轴左偏，但一般不超过–30°。

（3）QRS波群总时限延长达0.10～0.11秒，但一般小于0.12秒。

（4）ST-T改变，在以R波为主的导联，ST段呈下斜型压低达0.05mV以上，同时可伴有T波低平、双向或倒置。当QRS波群电压增高伴有ST-T改变者，称左心室肥大。

在符合一项或几项QRS电压增高的基础上，其他几项中一项阳性，即可诊断为左心室肥大。符合条件越多可靠性越大。但仅有QRS电压增高，诊断左心室肥大应慎重。左心室肥大多见于高血压、冠状动脉粥样硬化性心脏病、风湿性心脏病及某些先天性心脏病等。

2. 右心室肥大（RVH） 心电图特征：右心室肥大至一定程度时，使综合心电向量由左心室优势转向右心室优势，导致位于右心室面导联电压增高（图22-19）。

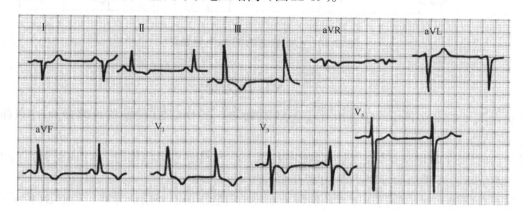

图22-19 右心室肥大心电图

（1）右心室高电压 ①胸导联V_1导联$R/S \geq 1$，$R_{V_1} > 1.0mV$；右心室综合电压$R_{V_1} + S_{V_5} \geq 1.05mV$（重症时超过$1.2mV$）；②肢体导联aVR导联 $R/S > 1$或$R_{aVR} > 0.5mV$。

（2）额面心电轴右偏，$\geq +90°$，重者可$> +110°$。

（3）QRS波群总时限多正常。

（4）ST-T改变，$V_1 \sim V_3$导联ST段压低，T波低平、双向或倒置。当右心室高电压同时伴有ST-T改变者，称右心室肥大。

右心室肥大多见于肺源性心脏病、风湿性心脏瓣膜病二尖瓣狭窄、先天性心脏病房间隔缺损等。

3. 双心室肥大 心电图特征：双侧心室肥大的心电图并不简单表现为左、右心室肥大心电图异常表现的相加，主要有以下几种情况。

（1）大致正常心电图 由于双侧心室电压同时增高，增加的去极向量方向相反互相抵消所致。

（2）单侧心室肥大心电图 只反映一侧心室肥大，另一侧心室肥大图形被掩盖。

（3）双侧心室肥大心电图 常以一侧心室肥大心电图改变为主，另一侧心室肥大的诊断条件较少。双侧心室肥大多见于各种心脏病晚期。

第4节 心肌缺血与ST-T改变

一、心 肌 缺 血

心肌缺血（myocardial ischemia）主要发生在冠状动脉粥样硬化基础上。当心肌某一部分缺血时，将影响心室复极的正常进行，并可在缺血区相关导联上发生ST-T改变。正常情况下，心室肌复极过程是从心外膜开始向心内膜方向推进。发生心肌缺血时，复极过程发生改变，心电图上出现T波变化。

1. 心内膜下心肌缺血 这部分心肌复极时间较正常时更加延迟，使原来存在的与心外膜复极向量相抗衡的心内膜复极向量减小或消失，致使T波向量增加，出现高大的T波。例如，下壁心内膜下缺血，下壁导联Ⅱ、Ⅲ、aVF可出现高大直立的T波；前壁心内膜下缺血，胸导联可出现高耸直立的T波。

2. 心外膜下心肌缺血（包括透壁性心肌缺血） 心外膜动作电位时程比正常时明显延长，从而引起心肌复极顺序的逆转，即心内膜先复极，而心外膜心肌尚未复极，于是出现与正常方向相反的T波向量。此时面向缺血区的导联记录出倒置的T波。例如，下壁心外膜下缺血，下壁导联Ⅱ、Ⅲ、aVF可出现倒置的T波；前壁心外膜下缺血，胸导联可出现T波倒置（图22-20）。

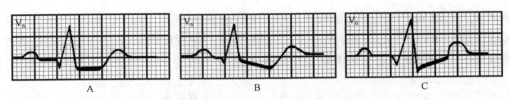

图 22-20 心肌缺血的 ST 段下移表现

二、ST-T改变

心肌缺血除了 T 波改变外，还可出现损伤型 ST 改变。损伤型 ST 段偏移可表现为 ST 段压低及 ST 段抬高两种类型。

心肌损伤时，ST 向量从正常心肌指向损伤心肌。心内膜下心肌损伤时，ST 向量背离心外膜面指向心内膜，使位于心外膜面的导联出现 ST 段压低。

心外膜下心肌损伤时（包括透壁性心肌缺血），ST 向量指向心外膜面导联，引起 ST 段抬高。发生损伤型 ST 改变时，对侧部位的导联常可记录到相反的 ST 改变。

临床上发生透壁性心肌缺血时，心电图往往表现为心外膜下缺血（T 波深倒置）或心外膜下损伤（ST 段抬高）类型。

心肌缺血的心电图可仅仅表现为 ST 段改变或者 T 波改变，也可同时出现 ST-T 改变。临床上可发现约 50% 的冠心病患者未发作心绞痛时，心电图可以正常，而仅于心绞痛发作时记录到 ST-T 动态改变。约 10% 的冠心病患者在心绞痛发作时心电图可以正常或仅有轻度 ST-T 变化。故诊断心肌缺血需结合临床资料。ST-T 改变除冠心病外，还可见于心肌炎、心肌病、心包炎、心脏结构异常、心室预激及脑血管意外等器质性疾病。

第 5 节 心肌梗死

案例 22-3

患者，男性，56 岁，既往高血压、糖尿病史，突发心前区疼痛 2 小时，疼痛剧烈，濒死感，家属拨打 120 急救电话，急救车上做心电图如下（图 22-21）。

问题： 该患者的心电图诊断是什么？

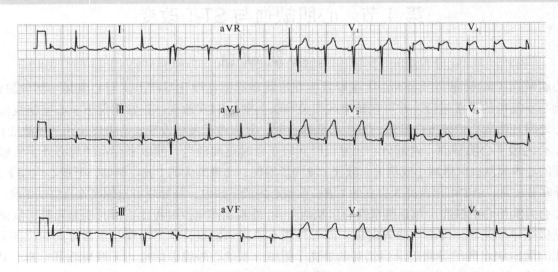

图 22-21 案例图 2

大多数心肌梗死（myocardial infarction，MI）由冠状动脉粥样硬化引起，是冠心病的严重类型。除临床表现外，心电图特征性改变及其演变规律是确定心肌梗死诊断和判断病情的重要依据。

一、基本图形及发生机制

冠状动脉闭塞后，随时间进展心电图可先后出现缺血、损伤和坏死三种类型的图形变化。各部分心肌接受不同冠状动脉分支的血液供应，因此图形改变常具有明显的区域特点。心电图显示的电位变化是梗死后心肌多种心电变化综合的结果。

1."缺血型"改变 冠状动脉急性闭塞后，最早出现的变化是缺血性T波改变。通常缺血最早出现于心内膜下肌层，使面向缺血区的导联出现T波高而直立。若缺血发生在心外膜下肌层，则面向缺血区的导联出现T波倒置。缺血使心肌复极时间延长，引起Q-T间期延长。

2."损伤型"改变 随着缺血时间延长，缺血程度进一步加重，就会出现"损伤型"图形改变，主要表现为面向损伤心肌的导联出现S-T段抬高。

3."坏死型"改变 进一步的缺血导致细胞变性、坏死。坏死的心肌细胞丧失了电活动，该部位心肌不再产生心电向量，而正常健康心肌仍照常去极，致使产生一个与梗死部位相反的综合向量。心电图改变主要表现为面向坏死区的导联出现病理性Q波（时间≥0.04秒，振幅≥1/4R）或者呈QS波。

临床上，当冠状动脉某一分支发生闭塞，则受损伤部位的心肌坏死，电极直接置于坏死区记录到异常Q波或QS波；靠近坏死区周围受损心肌呈损伤型改变，记录到ST段抬高；而周边受损较轻的心肌呈缺血型改变，记录到T波倒置。体表心电图导联可同时记录到心肌缺血、损伤和坏死的图形改变。当上述3种改变同时出现时对急性心肌梗死的诊断有重要意义（图22-22）。

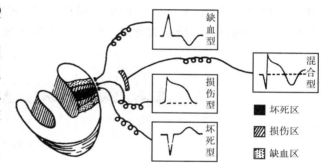

图22-22 心肌梗死后心电图上特征性改变

二、心肌梗死的图形演变及分期

心肌梗死发生后，心电图随着心肌缺血、损伤、坏死的发展和恢复而呈现一定规律的动态演变。根据心电图的演变过程和时间可分为超急性期、急性期、近期（亚急性期）和陈旧期（图22-23）。

1.超急性期（亦称超急性损伤期） 急性心肌梗死发生数分钟至数小时，首先出现短暂的心内膜下心肌缺血，心电图上产生高大的T波，以后迅速出现ST段抬高，与高耸直立T波相连。可见QRS波群振幅增高，并轻度增宽，一般尚未出现病理性Q波。

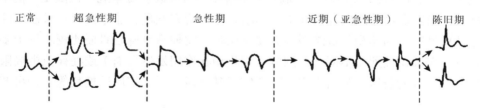

图22-23 典型心肌梗死的图形演变过程和分期

2.急性期（充分发展期） 心肌梗死发生数小时至数日，可持续到数周。ST段呈弓背向上抬高，抬高显著者可形成单向曲线，继而逐渐下降；心肌坏死导致面向坏死区导联的R波振幅降低或丢失，出现异常Q波或QS波；T波由直立开始倒置，并逐渐加深。坏死型的Q波、损伤型的ST段抬高和缺血型的T波倒置在此期同时存在。

3. 亚急性期（近期）　心肌梗死发生数周至数月，此期以坏死及缺血图形为主要特征。抬高的ST段恢复至基线，缺血型T波由倒置较深逐渐变浅，坏死型Q波可持续存在。

4. 陈旧期（愈合期）　急性心肌梗死发生6～8周后或更久，ST段和T波恢复正常或T波持续倒置、低平，趋于恒定不变，坏死型Q波可持续存在或逐渐缩小。

近年来，急性心肌梗死的诊断和治疗手段已发生很大变化，通过对急性心肌梗死患者早期实施有效治疗（溶栓、抗栓或介入性治疗等），已显著缩短整个病程，并可改变急性心肌梗死的心电图表现，心肌梗死可不再呈现典型的演变过程。

三、心肌梗死的定位诊断

心电图上心肌梗死部位的诊断一般主要根据坏死型图形（异常Q波或QS波）出现的导联位置来判断。发生心肌梗死的部位多与冠状动脉分支的供血区域相关，因此，心电图的定位基本上与病理一致。前间壁梗死时，V_1～V_3导联出现异常QS波或Q波（图22-24）；前壁心肌梗死时，坏死型Q波主要出现在V_3、V_4（V_5）导联；侧壁心肌梗死时在Ⅰ、aVL、V_5、V_6导联出现坏死型Q波；下壁心肌梗死时，在Ⅱ、Ⅲ、aVF导联出现坏死型Q波或QS波；后壁心肌梗死时，V_7、V_8、V_9导联记录到坏死型Q波或QS波，而与正后壁导联相对应的V_1、V_2导联出现R波增高、ST段压低及T波增高。如果大部分胸导联或所有胸导联（V_1～V_6）都出现坏死型Q波或QS波，则称为广泛前壁心肌梗死。

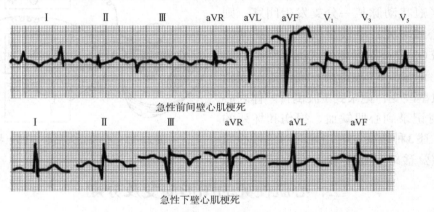

急性前间壁心肌梗死

急性下壁心肌梗死

图22-24　急性前间壁与急性下壁心肌梗死心电图

四、心肌梗死的分类和鉴别诊断

1. 非Q波型心肌梗死　过去称为非透壁性心肌梗死或心内膜下心肌梗死。部分患者发生急性心肌梗死后，心电图可只表现为ST段抬高或压低及T波倒置，ST-T改变可呈规律性演变，但不出现坏死型Q波，需要根据临床表现及其他检查指标明确诊断。近年研究发现，非Q波型心肌梗死既可是非透壁性的，亦可是透壁性的。与典型的Q波型心肌梗死比较，此种不典型心肌梗死较多见于多支冠状动脉病变。此外，发生多部位梗死（不同部位的电位变化相互作用发生抵消）或梗死范围局限或梗死区位于心电图常规导联记录的盲区（如右心室、左心室后基底段、孤立正后壁梗死等）均可产生不典型的心肌梗死图形。

2. ST段抬高和非ST段抬高心肌梗死　急性心肌梗死可根据有无ST段抬高分为ST段抬高心肌梗死（STEMI）与非ST段抬高心肌梗死（NSTEMI），并且与不稳定型心绞痛统称为急性冠脉综合征。以ST段改变代替传统的Q波分类突出了早期干预的重要性。在Q波出现之前及时进行干预（溶栓、抗凝、介入治疗等），可挽救濒临坏死的心肌或减小梗死面积。另外，STEMI和NSTEMI的干预对策是不同的，可以根据心电图ST段是否抬高而选择正确合理的治疗方案。在作出ST段抬高或非ST段抬高心肌梗死诊断时，应该结合临床病史并注意排除其他原因引起的ST段改变。

3. 心肌梗死合并其他病变　心肌梗死合并室壁瘤时，可见升高的ST段持续存在达半年以上。心肌梗死合并右束支阻滞时，一般不影响两者的诊断。心肌梗死合并左束支阻滞，梗死图形常被掩盖，按原标准进行诊断比较困难。

4. 心肌梗死的鉴别诊断　单纯的ST段抬高还可见于急性心包炎、变异型心绞痛、早期复极综合征等，可根据病史、是否伴有坏死型Q波及典型ST-T演变过程予以鉴别。坏死型Q波不一定都提示为心肌梗死，如感染或脑血管意外时，可出现短暂QS或Q波，但缺乏典型演变过程，很快可以恢复正常；心脏横位可导致Ⅲ导联出现Q波，但Ⅱ导联通常正常。仅当异常的Q波、抬高的S-T段及倒置的T波同时出现，并具有一定的演变规律才是急性心肌梗死的特征性改变。

第6节　心律失常

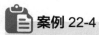

案例 22-4

患者，男性，65岁，因脑梗死入院，查体心电图如下（图22-25）。

问题： 该患者的心电图诊断是什么？

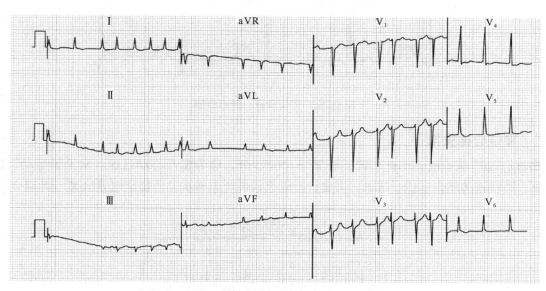

图 22-25　案例图 3

一、概　　述

心脏激动的起源异常和（或）传导异常，称为心律失常（arrhythmia）。心律失常根据发作时心率的快慢可分为快速性心律失常和缓慢性心律失常。前者包括期前收缩、心动过速、扑动和颤动等；后者包括窦性心动过缓、窦房传导阻滞、房室传导阻滞等。心律失常按其发生原理可分为冲动形成异常和冲动传导异常两大类。

（一）冲动形成异常

1. 窦性心律失常　①窦性心动过速；②窦性心动过缓；③窦性心律不齐；④窦性停搏。

2. 异位心律

（1）被动性异位心律　逸搏（房性、房室交界性、室性）、逸搏心律（房性、房室交界性、室性）。

（2）主动性异位心律　期前收缩（房性、房室交界性、室性）、阵发性心动过速（房性、房室交界性、室性）、心房扑动、心房颤动、心室扑动、心室颤动。

（二）冲动传导异常

1. 生理性 干扰和房室分离。

2. 病理性 ①窦房传导阻滞；②房内传导阻滞；③房室传导阻滞；④束支或分支阻滞（左、右束支及分支传导阻滞）或室内阻滞；⑤预激综合征。

二、窦性心律及窦性心律失常

（一）窦性心律

窦性心律（sinus rhythm）属于正常节律。其心电图特征为如下。

1. P波规律出现，且P波形态表明激动来自窦房结（即P波在 I 、II 、aVF、V$_4$～V$_6$导联直立，在aVR导联倒置）。

2. P波频率为60～100次/分。

3. P-R间期0.12～0.20秒。

4. P与P间距差值≤0.12秒（图22-26）。

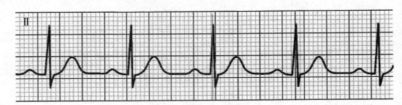

图22-26　正常窦性心律心电图

（二）窦性心律失常

1. 窦性心动过速 成人窦性心律，心率＞100次/分，称为窦性心动过速。常见于运动、精神紧张、发热、甲状腺功能亢进症、贫血、失血、心肌炎和拟肾上腺素类药物作用等情况（图22-27）。

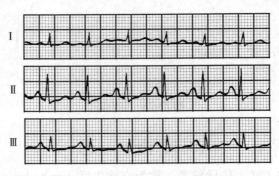

图22-27　窦性心动过速心电图

2. 窦性心动过缓 成人窦性心律，心率＜60次/分时，称为窦性心动过缓。常见于健康青年人、老年人及运动员等生理情况；病理情况见于窦房结功能障碍、颅内压增高、甲状腺功能减退症等；某些药物（如β受体阻断药、洋地黄过量、胺碘酮等）等亦可引起窦性心动过缓（图22-28）。

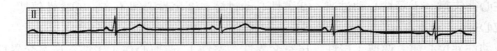

图22-28　窦性心动过缓心电图

3. 窦性心律不齐 窦性心律的起源未变，但节律不整，在同一导联上P-P间期差异＞0.12秒。心律不齐常与呼吸周期有关，称呼吸性窦性心律不齐，多见于青少年，一般无病理意义（图22-29）。

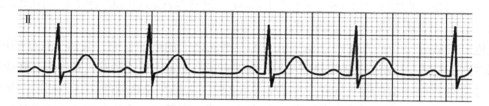

图 22-29 窦性心律不齐心电图

4. 窦性停搏 亦称窦性静止。规则的P-P间距中突然出现P波脱落，形成长P-P间距，且长P-P间距与正常P-P间距不呈倍数关系。窦性停搏后常出现逸搏或逸搏心律（图22-30）。

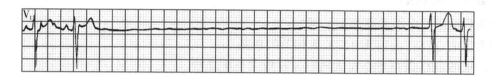

图 22-30 窦性停搏心电图

5. 病态窦房结综合征（sick sinus syndrome，SSS） 常见于起搏传导系统退行性病变及冠心病、心肌炎（尤其是病毒性心肌炎）、心肌病等，累及窦房结及其周围组织而产生一系列缓慢性心律失常，并引起头晕、黑矇、晕厥等临床表现。其主要的心电图表现如下。

（1）持续的窦性心动过缓，心率＜50次/分，且不宜用阿托品等药物纠正。

（2）窦性停搏或窦房阻滞。

（3）在显著窦性心动过缓基础上，出现快速性心律失常（房性心动过速、心房扑动、心房颤动等），又称为慢-快综合征。

（4）若同时累及房室交界区，可出现房室传导障碍，或发生窦性停搏时，长时间不出现交界性逸搏，称为双结病变（图22-31）。

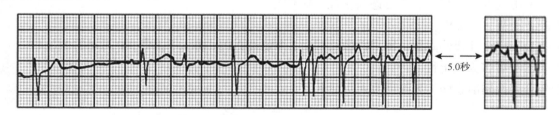

图 22-31 病态窦房结综合征合并心房颤动心电图

三、期前收缩

期前收缩（premature contraction）是指起源于窦房结以外的异位起搏点提前发出的激动，又称过早搏动，是临床上最常见的心律失常。根据异位搏动发生的部位，可分为房性、交界性和室性期前收缩，其中以室性期前收缩最为常见，房性次之，交界性比较少见。

（一）有关描述期前收缩的心电图术语

1. 联律间期 指异位搏动与其前窦性搏动之间的时距。房性期前收缩的联律间期应从异位P波起点测量至其前窦性P波起点，而室性期前收缩的联律间期应从异位搏动的QRS起点测量至其前窦性

QRS起点。

2. 代偿间歇 期前收缩代替了一次正常窦性搏动,其后出现一个较正常心动周期为长的间歇,称为代偿间歇。房性期前收缩大多为不完全性代偿间歇。而交界性和室性期前收缩,距窦房结较远不易侵入窦房结,故往往表现为完全性代偿间歇。

3. 插入性期前收缩 指插入在两个相邻正常窦性搏动之间的期前收缩,其后无代偿间歇。

4. 单源性期前收缩 指期前收缩来自同一异位起搏点或有固定的折返径路,其形态、联律间期相同。

5. 多源性期前收缩 指在同一导联中出现2种或2种以上形态及联律间期互不相同的异位搏动。如联律间期固定,而形态各异,则称为多形性期前收缩,其临床意义与多源性期前收缩相似。

6. 频发性期前收缩 依据出现的频度可分为偶发及频发。每分钟期前收缩多于5次者称为频发性期前收缩,少于5次者称为偶发期前收缩。常见的二联律与三联律是一种有规律的频发性期前收缩。前者指期前收缩与窦性心搏交替出现;后者指每2个窦性心搏后出现1次期前收缩。

(二)室性期前收缩

室性期前收缩的心电图表现如下(图22-32)。

1. 提前出现的QRS-T波前无P波或无相关的P波。

2. 期前出现的QRS波群形态宽大畸形,时限常>0.12秒。

3. T波方向多与QRS的主波方向相反。

4. 往往为完全性代偿间歇,即期前收缩前后的2个窦性P波间距等于正常P-P间距的2倍。

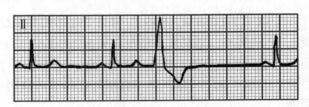

图22-32 室性期前收缩心电图

(三)房性期前收缩

房性期前收缩(premature atrial contraction)的心电图表现如下(图22-33)。

1. 提前出现的异位P'波,其形态与窦性P波不同。

2. P'-R间期>0.12秒。

3. 多为不完全性代偿间歇,即期前收缩前后2个窦性P-P间期小于正常P-P间期的2倍。

4. QRS波群多为室上性。

5. 部分房性期前收缩的P'-R间期可以延长。

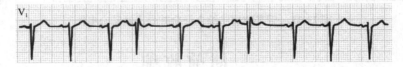

图22-33 房性期前收缩心电图

(四)交界性期前收缩

交界性期前收缩(premature junctional contraction)的心电图表现如下(图22-34)。

1. 提前出现的QRS-T波,其前无窦性P波,QRS-T形态与窦性下传者基本相同。

2. 出现逆行P'波(Ⅱ、Ⅲ、aVF导联倒置,aVR导联直立),可发生于QRS波群之前(P'-R间期<0.12秒)或QRS波群之后(R-P'间期<0.20秒),或者与QRS相重叠。

3. 大多为完全性代偿间歇。

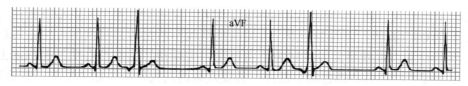

图 22-34　交界性期前收缩心电图

四、异位性心动过速

异位性心动过速是指异位节律点兴奋性增高或折返激动引起的快速异位心律（期前收缩连续出现3次或3次以上）。异位性心动过速是短阵或持续发作的快速异位心律。根据其发生部位，可分为房性、交界性及室性心动过速。

（一）阵发性室上性心动过速

阵发性室上性心动过速（paroxysmal supraventricular tachycardia，PSVT）分为房性与交界性心动过速，但常因P′波不易辨别，故将两者统称为室上性心动过速（图22-35）。

1. 频率一般在160～250次/分，节律快而规则。

2. QRS波群形态一般正常（伴有束支阻滞或室内差异传导时，可呈宽QRS波群）。

3. 常有继发性ST-T改变。

临床上常见的是预激旁路引发的房室折返性心动过速（AVRT）及房室结双径路引发的房室结返性心动过速（AVNRT），可通过导管射频消融术根治。

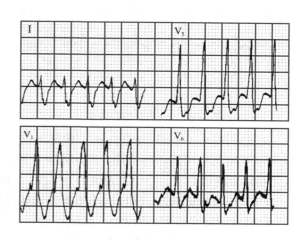

图 22-35　阵发性室上性心动过速心电图

（二）阵发性室性心动过速

阵发性室性心动过速（paroxysmal ventricular tachycardia，PVT）的心电图表现如下（图22-36）。

1. 频率多在140～200次/分，节律可稍不齐。

2. QRS波群宽大畸形，时限通常＞0.12秒。

3. 如能发现P波，并且P波频率慢于QRS波群频率，P-R无固定关系（房室分离），则诊断明确。

4. 偶尔心房激动夺获心室或发生室性融合波，也支持室性心动过速的诊断。

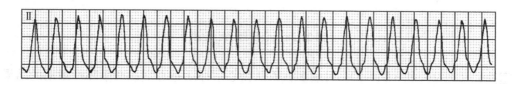

图 22-36　阵发性室性心动过速心电图

（三）非阵发性心动过速

非阵发性心动过速（nonparoxysmal tachycardia）又称加速性自主心律，可发生在心房、房室交界区或心室。此类心动过速发作多有渐起渐止的特点。心电图主要表现为：频率比逸搏心律快，比阵发性心动过速慢，交界性心律频率多为70～130次/分，室性心律频率多为60～100次/分。

（四）尖端扭转型室性心动过速

尖端扭转型室性心动过速（torsade de pointes，TDP）是一种严重的室性心律失常。发作时可见一系列增宽变形的QRS波群，以每3～10个心搏围绕基线不断扭转其主波的方向，每次发作持续数秒到数十秒而自行终止，但极易复发或转为心室颤动。尖端扭转型室性心动过速临床上常见于先天性长Q-T间期综合征、严重的心动过缓、低钾、低镁及某些药物作用（如奎尼丁、胺碘酮等）。

（五）扑动与颤动

扑动与颤动可出现于心房或心室，是一种比阵发性心动过速频率更快的主动性异位心律，扑动是一种快速匀齐的节律，颤动是一种快速、细小而凌乱的节律，两者之间可相互转化。其形成与环形激动及多发微折返有关。

1. 心房扑动（atrial flutter） 心电图表现如下（图22-37）。

（1）正常P波消失，代之连续的锯齿状扑动波（F波），多数在Ⅱ、Ⅲ、aVF、V₁导联中清晰可见；F波间无等电位线，波幅大小一致，间隔规则，频率多为240～350次/分。

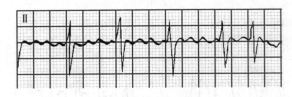

图22-37 心房扑动心电图

（2）F波大多不能全部下传，而以固定房室比例（2：1或4：1）下传，故心室律规则，如果房室传导比例不恒定或伴有文氏传导现象，则心室律可以不规则。

（3）心房扑动时QRS波群时限一般不增宽。如果F波的大小和间距有差异，且频率＞350次/分，称不纯性心房扑动。

2. 心房颤动（atrial fibrillation） 简称房颤，是临床上很常见的心律失常。许多心脏疾病发展到一定程度都有出现心房颤动的可能。心房颤动时整个心房失去协调一致的收缩，心排血量下降25%～30%，久之易形成附壁血栓。心电图表现如下（图22-38）。

（1）正常P波消失，代以大小不等、形状各异的颤动波（f波）。通常以V₁导联最明显。

（2）心房f波的频率为350～600次/分。

（3）心室律绝对不规则，R-R间距不等。

（4）QRS波群一般不增宽。

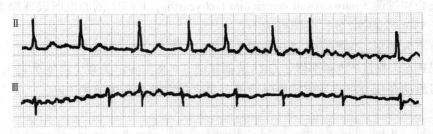

图22-38 心房颤动心电图

3. 心室扑动（ventricular flutter） 目前多数人认为心室扑动是心室肌产生环形激动的结果。表明心肌严重受损、缺氧或代谢紊乱，异位激动落在易损期，心脏失去排血功能。心室扑动常不能持久，不是很快恢复，便会转为心室颤动而导致死亡。其心电图特点如下（图22-39）。

（1）无正常P-QRS-T波，代之以连续快速且相对规则的大振幅扑动波。

（2）频率达200～250次/分。

4. 心室颤动 往往是心脏停搏前的短暂征象，心脏出现多灶性局部兴奋，完全失去排血功能。心室颤动和心室扑动均是极严重的致死性心律失常。心电图表现如下（图22-40）。

（1）P-QRS-T波完全消失，出现大小不等、极不匀齐的低小心室颤动波。

（2）频率200～500次/分。

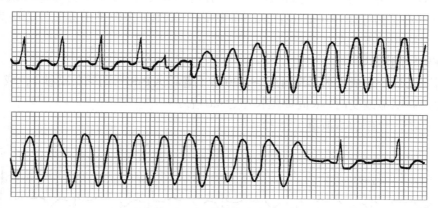

图22-39 心室扑动心电图

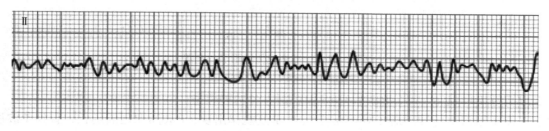

图22-40 心室颤动心电图

五、传导异常

心脏传导异常包括传导障碍、意外传导和捷径传导。传导障碍又可分为病理性传导阻滞与生理性干扰脱节。心脏传导阻滞按发生的部位分为窦房传导阻滞、房内传导阻滞、房室传导阻滞和室内传导阻滞。按阻滞程度可分为一度（传导延缓）、二度（部分激动传导发生中断）和三度（传导完全中断）。按传导阻滞发生情况，可分为永久性、暂时性、交替性及渐进性。

（一）窦房传导阻滞

常规心电图不能直接描记出窦房结电位，故一度窦房传导阻滞不能观察到。三度窦房传导阻滞难与窦性停搏相鉴别。只有二度窦房传导阻滞出现心房和心室漏搏（P-QRS-T均脱漏）时才能诊断。分为两型。

1. 在规律的窦性P-P间距中突然出现一个长间歇，这一长间歇恰好等于正常窦性P-P间距的倍数，此称二度Ⅱ型窦房传导阻滞（图22-41）。

2. 窦房传导逐渐延长，直至一次窦性激动不能传入心房，心电图表现为P-P间距逐渐缩短，于出现漏搏后P-P间距又突然延长呈文氏现象，称为二度Ⅰ型窦房传导阻滞，此应与窦性心律不齐相鉴别。

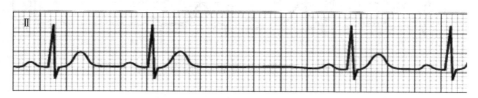

图22-41 窦房传导阻滞心电图

（二）房室传导阻滞

窦房结电活动经心房、房室交界区传入心室，引起心室收缩。分析P波与QRS波群的关系可以了解房室传导情况。房室传导阻滞（atrioventricular block，AVB）多数是由器质性心脏病所致，少数可见于迷走神经张力增高的正常人。

1. 一度房室传导阻滞

（1）P-R间期延长　在成人若P-R间期＞0.20秒（老年人P-R间期＞0.22秒）；或对2次检测结果进行比较，心率没有明显改变而P-R间期延长超过0.04秒。

（2）每个P波之后均有QRS波群（图22-42）。

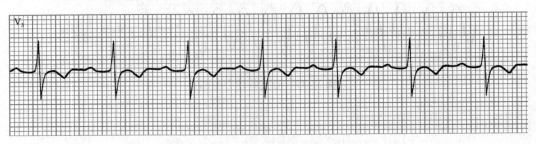

图22-42　一度房室传导阻滞心电图

2. 二度房室传导阻滞　部分P波后QRS波脱漏，分两种类型。

（1）二度Ⅰ型房室传导阻滞（Mobitz Ⅰ型）　P波规律出现，P-R间期逐渐延长，直到P波后QRS波群脱漏，漏搏后房室传导阻滞得到一定改善，P-R间期又缩短，之后又逐渐延长，如此周而复始地出现，称为文氏现象（图22-43）。通常以P波下传个数的比例来表示房室阻滞程度，如4：3传导表示4个心房激动（P波）只有3个下传心室。

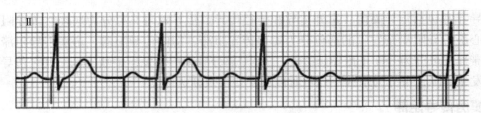

图22-43　二度Ⅰ型房室传导阻滞心电图

（2）二度Ⅱ型房室传导阻滞（称Mobitz Ⅱ型）　P-R间期恒定（正常或延长），部分P波后无QRS波群（图22-44）。凡连续出现2次或2次以上的QRS波群脱漏者，称高度房室传导阻滞，如呈3：1或4：1传导的房室传导阻滞等。

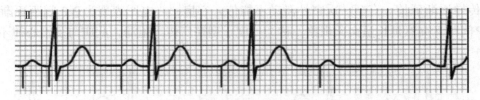

图22-44　二度Ⅱ型房室传导阻滞心电图

临床上Ⅰ型房室传导阻滞较Ⅱ型常见。前者多为功能性或病变位于房室结或房室束的近端，预后较好。后者多属器质性损害，病变大多位于房室束远端或束支部位，易发展为完全性房室传导阻滞，预后较差。

3. 三度房室传导阻滞　又称完全性房室传导阻滞。当来自房室交界区以上的激动完全不能通过阻滞部位时，在阻滞部位以下的潜在起搏点就会发放激动，出现交界性逸搏心律（QRS形态正常，频率一般为40～60次/分）或室性逸搏心律（QRS形态宽大畸形，频率一般为20～40次/分），以交界性逸搏心律为多见。如出现室性逸搏心律，往往提示发生阻滞的部位较低。由于心房与心室分别由两个不同的起搏点激动，各保持自身的节律，心电图表现如下（图22-45）。

（1）P波与QRS波毫无关系（P-R间期不固定）。

（2）心房率快于心室率（P波数量＞QRS波数量）。

（3）QRS波的形态取决于起搏点的位置；如果偶尔出现P波下传心室者，称为几乎完全性房室传导阻滞。

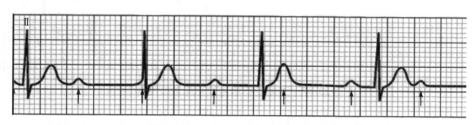

图22-45　三度房室传导阻滞心电图

（三）束支与分支阻滞

心房的激动经房室结下传入心室后，在室间隔上方分为右束支和左束支分别支配右心室和左心室。左束支又分为左前分支和左后分支。它们可以分别发生不同部位的传导阻滞。常见有左、右束支阻滞和左前、后分支阻滞。根据QRS波群时间是否≥0.12秒分为完全性与不完全性束支传导阻滞。

1. 完全性左束支传导阻滞（LBBB）　左束支较为粗短，且由双侧冠状动脉供血，只有病变较为广泛时才会出现传导阻滞。左束支阻滞时，激动沿右束支先激动右心室，室间隔去极向量自左向右变为自右向左，其心电图表现如下。

（1）QRS波群的时间≥0.12秒。

（2）QRS波群形态改变，Ⅰ、aVL、V_5、V_6导联呈宽大、平顶或有切迹的R波。

（3）V_1、V_2呈宽大、较深的S波，呈现QS或rS波。

（4）继发ST-T波改变，QRS波群向上的导联（如Ⅰ、aVL、V_5等）ST段下降，T波倒置。在QRS波群主波向下的导联（如Ⅱ、aVR、V_1等）ST段抬高、T波直立（图22-46）。

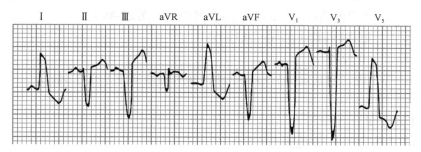

图22-46　完全性左束支传导阻滞心电图

2. 不完全性左束支传导阻滞 QRS波群时间小于0.12秒。但要注意，不完全性左束支传导阻滞的心电图与左心室肥厚的图形相似，必须结合临床其他资料进行区别。

3. 完全性右束支传导阻滞（RBBB） 右束支较为细长，由单侧冠状动脉供血，且不应期较长，易发生阻滞。右束支阻滞时，激动沿左束支先激动左心室，再沿心肌细胞缓慢激动右心室，历时较长，由于心室去极顺序的改变，去极亦改变，故继发ST-T改变。其心电图表现如下（图22-47）。

（1）QRS波群的时间≥0.12秒。

（2）QRS波群形态：V₁、V₂导联形成rsR′波或M型，而在Ⅰ、V₅、V₆导联S波增宽且有切迹，时限≥0.04秒。

（3）V₁导联R峰时间≥0.05秒。

（4）V₁、V₂导联ST-T方向波方向相反。

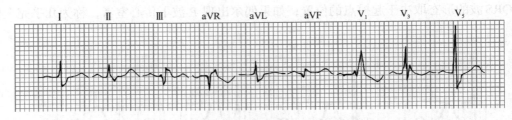

图22-47　完全性右束支传导阻滞心电图

4. 不完全性右束支传导阻滞 图形与完全性相似，仅QRS波群时限小于0.12秒。完全性、不完全性右束支传导阻滞可见于健康人，亦可见于风湿性心脏病、先天性房间隔缺损、肺源性心脏病、冠心病等。

5. 左前分支阻滞

（1）电轴显著左偏，一般在-30°～-90°。

（2）QRS波群在Ⅱ、Ⅲ、aVF呈rS波形，且Ⅰ或aVL导联呈qR型。

（3）QRS时间无明显增宽。

6. 左后分支阻滞

（1）电轴显著右偏达90°～180°。

（2）QRS波群在Ⅰ、aVL导联呈rS波形，Ⅲ、aVF导联呈qR型。

（3）QRS波群时间＜0.12秒。

（四）预激综合征

预激综合征（preexcitation syndrome）属传导途径异常，指在正常的房室结传导通路之外，沿房室环周围还存在附加的房室传导束（旁路），激动经由旁路提前到达心室，使部分（或全部）心室肌提前激动。经典预激综合征（WPW综合征）的心电图表现如下（图22-48）。

1. P-R间期（实质上是P-δ间期）缩短＜0.12秒。

2. QRS波群时限常≥0.12秒。

3. QRS波群起始部粗钝，与其余部分形成顿挫，即所谓预激波（亦称δ波）。

4. P-J间期一般正常。

5. 继发性ST-T波改变。

6. 部分患者可发生室上性心动过速。

7. 其心电图改变可分为A、B两型：A型的预激波和QRS波群主波在V₁导联均向上，而B型则均向下；前者提示左心室旁路，而后者提示右心室旁路。

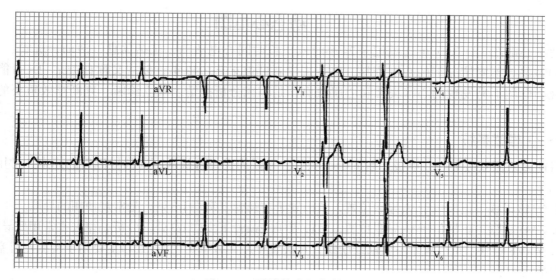

图22-48 预激综合征心电图

六、逸搏和逸搏心律

当高位节律点发生病变或受到抑制而出现停搏或节律明显减慢时（如病态窦房结综合征），或者因传导障碍而不能下传时（如窦房或房室传导阻滞），或其他原因造成长的间歇时（如期前收缩后的代偿间歇等），作为一种保护性措施，低位起搏点会发出一个或一连串的冲动，激动心房或心室。仅发生1～2个者称为逸搏，连续3个以上则为逸搏心律。按发生的部位分为房性、房室交界性和室性逸搏。其QRS波群的特点与其相应的期前收缩相似，两者的差别是期前收缩属提前发生，为主动节律，而逸搏在长间歇后出现，属被动节律。临床上以房室交界性逸搏最为多见，室性逸搏次之，房性逸搏较少见。

房室交界性逸搏心律见于窦性停搏及三度房室传导阻滞等情况，其QRS波群呈交界性波形，频率一般为40～60次/分，慢而规则（图22-49）。

室性逸搏心律多见于双结病变或发生于束支水平的三度房室传导阻滞。其QRS波群呈室性波形，频率一般为20～40次/分，可以不十分规则。

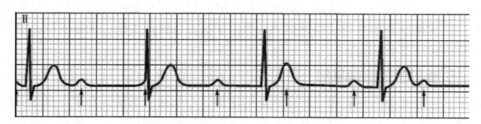

图22-49 房室交界性逸搏心律心电图

第7节 其他常用心电学检查

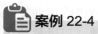 **案例22-4**

患者，女性，52岁，发作性心悸10余天，无明显诱因发作，持续时间数分钟到数小时不等，门诊检查心电图正常。

问题：该患者下一步该做哪些检查？

一、动态心电图

动态心电图（DCG）可连续记录24小时或更长时间心电活动，包括休息、活动、进餐、工作、学习和睡眠等不同情况下的心电资料。由美国学者Holter于1949年首创，又称Holter。DCG能够发现常规心电图不易发现的心律失常和心肌缺血，是临床分析病情、确立诊断、判断疗效重要的客观依据。

（一）导联系统

目前多采用双极导联，电极一般固定在胸部。导联的选择可根据不同的检测目的而定，常用放置部位如下。

1. CM5导联　正极位于V_5导联位置，负极置于右锁骨下窝中1/3处，是常规使用的导联。

2. CM1导联　正极位于V_1导联位置，负极置于左锁骨下窝中1/3处。分析心律失常常用此导联。

3. MaVF导联　正极置于左腋前线肋缘，负极置于左锁骨下窝内1/3处。主要用于检测左心室下壁的心肌缺血改变。

4. CM2或CM3导联　正极置于V_2或V_3的位置，负极置于右锁骨下窝中1/3处。怀疑变异型心绞痛时，应联合应用CM3和MaVF导联。

无关电极可放置于胸部的任何部位。

（二）临床适应证

1. 胸闷、心悸、头晕、黑矇和晕厥等症状原因的判断。

2. 心律失常的定性和定位诊断。

3. 心肌缺血的诊断和评价，其是发现无症状性心肌缺血的重要手段。

4. 评价抗心律失常药物的疗效，其是研究评价抗心律失常药物可靠的临床指标。

5. 心肌梗死及其他心脏病患者的预后判断。

6. 选择安装起搏器指征。其可监测患者在活动或休息时的起搏心电图变化，了解起搏器的脉冲发放与感知功能，以及有无心律失常的发生。

二、心电图运动试验

心电图运动试验（ECG exercise test）是通过运动增加心脏负荷而诱发心肌缺血的试验方法。近年来，常用踏车或活动平板进行。运动试验对缺血性心脏病检查有重要的应用价值。虽然与冠状动脉造影结果对比有一定比例的假阳性与假阴性结果，但由于其方法简便实用、无创安全，被公认是一项重要的临床心血管疾病检查手段。

（一）运动试验的生理病理基础

生理情况下，运动时为满足肌肉组织需氧量的增加，心率相应加快，心排血量相应增加，伴随心肌耗氧量和冠状动脉血流量增加。当冠状动脉发生病变狭窄到一定程度时，患者在静息状态下可以不发生心肌缺血，但当运动负荷增加伴随心肌耗氧量增加时，冠状动脉血流量不能相应增加，引起心肌缺氧，心电图上可出现异常改变。

（二）运动负荷量的确定

运动负荷量分为极量与亚极量。极量是指心率达到自己的生理极限的负荷量。这种极限运动量一般多为统计所得的各年龄组的预计最大心率负荷量。最大心率粗略计算法：220－年龄数。亚极量是指心率达到85%～90%最大心率的负荷量，在临床上大多采用亚极量运动。

（三）心电图运动试验方法

1. 踏车运动试验　让被检者在装有功率计的踏车上做蹬车运动，以速度和阻力调节负荷大小，负荷量分级依次递增，直至患者的心率达到亚极量水平。

2. 平板运动试验　是目前应用最广泛的运动试验。让患者在活动的平板上走动，根据所选择的运动方案，仪器自动分级依次递增平板速度及坡度以调节负荷量，直到被检者心率达到亚极量水平。达到最大耗氧值的最佳运动时间为8～12分钟。

3. 运动试验前应描记被检者卧位和立位12导联心电图并测量血压作为对照。运动中监测患者心率、心律及ST-T，并按预定的方案每3分钟记录心电图和血压一次。在达到亚极量心率时保持1～2分钟再终止运动。运动终止后，每2分钟记录1次心电图，一般至少观察6分钟。如果6分钟后ST段缺血性改变仍未恢复到运动前，应继续观察至恢复。分析前、中、后的心电图变化以判定结果。

（四）心电图运动试验的适应证、禁忌证和注意事项

1. 适应证

（1）对不典型胸痛或可疑冠心病患者进行鉴别诊断。

（2）对冠心病患者心脏负荷能力进行判定。

（3）评价冠心病的药物或手术治疗效果。

（4）进行冠心病易患人群流行病学调查筛选研究。

2. 禁忌证

（1）急性心肌梗死或心肌梗死合并室壁瘤。

（2）不稳定型心绞痛。

（3）心力衰竭。

（4）中、重度瓣膜病或先天性心脏病。

（5）急性或严重慢性疾病。

（6）严重高血压（血压≥160/100mmHg）患者。

（7）急性心包炎或心肌炎。

（8）肺栓塞。

（9）严重梗阻性肥厚型心肌病。

（10）其他不能或不宜运动的疾病。

3. 注意事项　被检者如无禁忌证，应鼓励患者坚持运动使其心率达到亚极量水平。但在运动过程中，若出现下列情况之一时，应立即终止试验。

（1）运动负荷量进行性增加而心率减慢或血压下降。

（2）出现典型的心绞痛或心电图出现缺血型ST段下降≥0.2mV。

（3）严重心律失常（室性心动过速或传导阻滞）。

（4）眩晕、视物模糊、面色苍白或发绀。

（五）阳性结果的判断

1. 运动中出现典型的心绞痛。

2. 运动中心电图出现ST段下斜型或水平型下移≥0.1mV，持续时间大于1分钟（图22-50）。

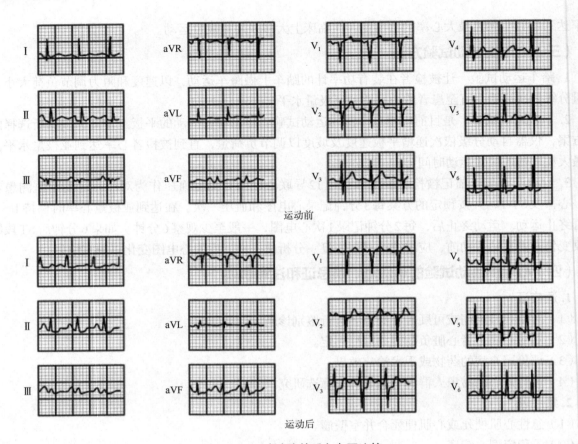

运动前

运动后

图 22-50 运动试验前后心电图比较

（杨瑞雪）

第1节 X线成像技术

一、X线概论

（一）X线的本质、特性

1. X线的本质 是一种波长很短的电磁波，介于紫外线和γ线之间。诊断用X线波长为0.08~0.31nm。

2. X线的特性 除具有一般的物理性质外，还具有以下特性。

（1）穿透性 X线波长越短穿透力越强，并且在穿透过程中X线的能量会受到距离、物质的密度对它一定程度的吸收而发生衰减，这也正是X线成像的物理基础。

（2）荧光效应 当X线照射到铂氰化钡和碘化钠等荧光物质上时，能使其发出荧光。根据这个特性，可以制成荧光屏、增感屏等医用设备。

（3）感光效应 经X线照射的感光胶片乳剂中的溴化银放出银离子形成潜影，经显影和定影处理，使胶片出现半透明或透明区域，因而在胶片上构成一幅反映组织密度不同的影像。胶片上的这种黑白效果成为X线摄影的基础。

（4）电离效应 X线通过任何物质而被吸收时，可使组成物质的分子电离成正、负离子，离子的数量与X线量成正比。

（5）生物效应 是机体经X线照射后，可使组织细胞和体液受损发生一系列化学变化，并引起细胞产生细胞学的改变，是应用X线治疗的基础。

（二）X线成像基本原理

X线之所以能使人体在荧屏上或胶片上形成影像，是因为具备以下三个基本条件：①X线具有一定的穿透力；②被穿透的组织结构，必须存在着密度和厚度的差异，在穿透过程中被吸收后剩余下来的X线量，才会是有差别的；③这个有差别的剩余X线，仍是不可见的，还必须经过显像这一过程。

人体组织结构的密度可归纳为三类：属于高密度的有骨组织和钙化灶等；中等密度的有软骨、肌肉、神经、实质器官、结缔组织及体内液体等；低密度的有脂肪组织及存在于呼吸道、胃肠道及鼻窦内的气体等。骨骼和钙化灶密度高，对X线吸收多，照片上呈白影；人体中的气体密度低，X线吸收少，照片上呈黑影。

二、X线检查方法

1. X线透视 使X线透过人体被检查部位并在荧光屏上形成影像，称为X线透视，简称透视。曾经是最常用的影像检查方法，但缺点是透视的清晰度及对比度较差、无法保留客观记录及辐射剂量大，我国提出尽量以X线摄影代替X线透视检查。

2. X线摄影 X线透过人体被检查的部位并在胶片上形成影像，称为X线摄影，是一种常用的检查方法，X线图像是二维平面图像，对重叠的解剖结构显示不理想，也可产生伪影。数字化X线摄影包括X线计算机摄影（CR）及数字化X线摄影（DR），CR是在X线成像原理基础上使用影像板（IP）取代传统X线胶片接受X线照射，影像板感光后经激光扫描得到数字化X线图像。DR是X线曝光后，由电子成像板直接将X线转化为数字信号得到数字化图像。

与传统的X线摄影相比，数字化X线摄影具有图像清晰、低的曝光剂量、高的分辨率、快的X线转换效率等特点。因此，大多数医院都以数字化X线摄影取代了传统的X线摄影。

3. 造影检查 人体内有些器官与组织缺乏自然对比，故采用造影检查。即人工引入对比剂使其形成良好的对比，以提高诊断质量。常用的对比剂有高密度对比剂和低密度对比剂。高密度对比剂如钡剂、碘制剂等，低密度对比剂含空气、氧气及二氧化碳等。

（1）钡剂 使用医用硫酸钡，用于胃肠道造影。

（2）碘剂 主要是有机碘化物包括离子型对比剂与非离子型对比剂。常用离子型对比剂是泛影葡胺等。非离子型对比剂不含离子，不带电，如碘普罗胺及碘海醇注射液等。目前主要应用非离子型对比剂。由于碘剂可引起过敏反应等副作用，造影前一定要做好准备及抢救工作。

低密度对比剂含空气、氧气及二氧化碳等，随着CT及MRI检查的普及，现已很少采用。

三、X线检查方法的选择原则

X线检查方法的选择，应该在了解各种X线检查方法的适应证、禁忌证和优缺点的基础上，根据临床初步诊断，提出一个X线检查方案。一般应当选择安全、准确、简便而又经济的方法。因此，原则上应首先考虑平片，必要时才考虑造影检查。选择时更应严格掌握适应证，不可视作常规检查加以滥用，以免给患者带来痛苦和损失。

四、X线的临床应用

1. X线诊断 普通X线检查以其简便、经济、影像清晰、可利用透视动态观察等优点，在临床中得到广泛应用。如胃肠道、骨关节及呼吸道的检查，目前仍主要应用普通X线检查。有时通过X线检查，发现了某些异常征象，但不能肯定病变性质，因而只能提出几种可能性诊断，或通过计算机断层扫描（CT）、磁共振成像（MRI）进一步检查明确诊断。

2. X线治疗 经一定量的X线照射后，组织可产生抑制、损伤甚至坏死。正是利用了X线的生物效应，使X线可以被应用于某些疾病的治疗，称为X线治疗。同时X线的生物效应对人体正常组织是一种有害的效应，是辐射防护的主要内容。

第2节　计算机断层扫描技术

一、计算机断层扫描技术的原理

CT是利用精确准直的X线束环绕人体某部位一定厚度的层面进行扫描，穿透人体后未被吸收的X线被探测器接收转变为可见光，由光电转换器转变为电信号，再经模/数（A/D）转换器转为数字输入计算机进行处理，重建成图像（图23-1）。CT图像是由一定数目不同灰度的像素按矩阵排列所构成的。图像上像素的灰度反映了人体对X线的吸收程度。除了用不同的黑白灰度表示组织器官的密度高低外，还可以用吸收系数来表示。这样就得到了量化指标，即组织密度直接用CT值表示，单位为Hu。定义水的吸收系数为1，CT值为0；人体内密度最高的骨密质CT值最大，为1000Hu；空气的CT值最小，为–1000Hu。人体内各种密度不同的组织CT值就介于–1000～1000Hu这2000个分度之间。在CT图像上用2000个灰阶来表示2000个分度，但人眼只能区分16个灰阶。为使CT图像上观察的组织及病变达到最佳显示，则需要窗技术，包括窗位和窗宽，提高窗位，图像变黑，反之变白；增大窗宽，组织间对比度下降，反之上升。

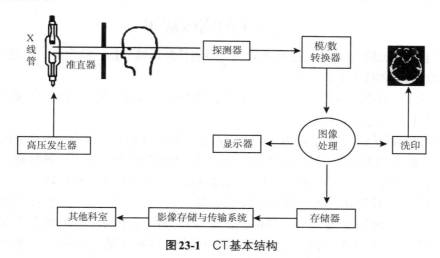

图23-1 CT基本结构

二、CT检查方法及图像后处理技术

1. CT检查方法 有平扫、增强扫描、薄层扫描、靶扫描、高分辨率扫描、双能CT检查、灌注成像，以及CT容积扫描和3D重组等，根据不同检查部位和目的选择不同的检查技术。

（1）平扫 又称为普通扫描或非增强扫描，是一种常规的扫描技术。

（2）增强扫描 是在平扫的基础上，经静脉注射水溶性有机碘对比剂后再进行CT扫描的检查方法。其目的是提高病变组织同周围正常组织间的对比密度差，以显示平扫上未被显示或显示不清的病变。

（3）特殊CT检查方法

1）高分辨率扫描：是指较常规CT扫描具有更高的空间和密度分辨率的CT扫描技术，主要用于肺间质性病变检查。

2）靶扫描：是为详细观察某一器官、结构或病变细节而将感兴趣区进行局部放大后扫描的检查技术。

3）双能CT检查：前者可为单源双能图像，扫描时需打开能谱开关；亦可为双源双能图像，扫描时需行双能量扫描。可通过后处理软件对图像再进行进一步分析。

4）灌注成像：为一种特殊的动态扫描，在静脉注射对比剂的同时对选定的层面进行连续多次动态扫描，以获得该层面内每一体素的时间-密度曲线，然后根据曲线利用不同的数学模型计算出组织血流灌注的各项参数，并通过色阶赋值形成灌注图像，以此来评价组织器官和病变的灌注状态。

（4）CT造影 是指对某一器官或结构进行造影再行扫描的方法，分为CT血管造影和CT非血管造影两种。

1）CT血管造影（CTA）：采用静脉团注的方式注入含碘对比剂50～100ml，当对比剂流经靶区血管时，利用多层螺旋CT进行快速连续扫描，再行多平面及三维CT重组获得血管成像的一种方法，其最大优势是快速、无创，可多平面、多方位、多角度显示动脉系统、静脉系统，观察血管管腔、管壁及病变与血管的关系。该方法操作简单、易行，一定程度上可取代有创的血管造影，目前CTA的诊断效果已类似数字减影血管造影（DSA），可作为筛查动脉狭窄与闭塞、动脉瘤、血管畸形等血管病变的首选方法。

2）CT脊髓造影及CT关节造影：目前，此检查技术多已被MRI检查所取代。

2. CT图像后处理技术　运用重建技术从而得到冠状面、矢状面、任意斜面，甚至任意曲面的图像。常用的后处理软件有多平面重建（MPR）、最大密度投影（MIP）、最小密度投影（Min IP）、表面阴影显示（SSD）、容积再现（VR）、仿真内镜（VE）等。

三、CT的临床应用

1. 颅脑　对于颅脑疾病，CT是首选检查方法。特别是急诊脑外伤、脑出血、脑梗死患者。对于颅底和颅后窝病变的显示MRI优于CT。

2. 头颈部　对眼眶和眼球占位、鼻窦及鼻腔炎症及肿瘤、内耳及乳突病变、耳先天发育异常、颈部包块等有较好的定位、定性能力。

3. 胸部　可用于诊断气管、肺、心脏、膈肌、心包、胸壁及胸膜、纵隔、主动脉疾病等。CT可以对肺癌进行早期诊断及准确定位，并显示肿瘤内部结构，观察肺门及纵隔淋巴结转移。CT对显示主动脉瘤和主动脉夹层亦有较大的优势，同时可以较好地显示主动脉及冠状动脉斑块。

4. 腹部和盆腔　可用于肝、胆、胰腺、脾脏、肾、肾上腺、前列腺、子宫及附件、腹腔及腹膜后病变诊断，对于明确病变的大小、部位、性质及与周围组织的毗邻关系有重要作用。胃肠道腔内病变目前仍以内镜为首选，但CT可较好地显示肿瘤向腔外侵犯的情况，淋巴结及远处转移情况。

5. 脊柱和骨关节　可用于脊柱退行性变（如椎间盘病变）、椎管狭窄、脊柱肿瘤、脊柱外伤的诊断。但是对脊髓疾病的诊断不如MRI。CT重建技术对观察骨折、椎间盘、小关节等骨关节病变有明显优势。

第3节　超声成像技术

一、超声诊断的基础知识

（一）超声及超声医学的概念

超声是指物体（声源）振动频率在20 000赫兹（Hertz，Hz）以上，所产生的超过人耳听觉范围的声波。超声医学是以处理超声波在人体内所产生的各种回声信息为基础，并以不同的可视模式显示人体脏器、组织结构和血流，用以评价脏器的位置、解剖结构、血流动力学和功能变化，还可以辅助完成各种介入性治疗，成为临床早期诊断、鉴别诊断、疗效判断和预后评估的重要首选方法。

（二）超声成像的基本原理

超声诊断所用声源振动频率一般为1～10MHz，常用2.5～5.0MHz。超声成像的基本原理与超声波的物理特性及人体组织对入射超声波所产生的多种物理现象有关，主要有如下方面。

1. 超声波的方向性（指向性）　超声波由于频率高，波长短，所发射的超声波能量集中成束状向前传播，故有良好的指向性（束射性）。这是超声检查对人体器官结构进行探测的基础。

2. 超声波的反射、折射、散射及绕射　超声波在介质中传播时，当入射到比自身波长大的大界面时，入射声波的较大部分能量被该界面阻挡而返回，这种现象称为反射。由于人体各组织脏器中的声速不同，声束在经过这些组织间的大界面时，产生声束前进方向的改变，称为折射。小界面对入射超声产生散射现象，使入射超声的部分能量向各个空间方向分散辐射。绕射系声束在界面边缘经过，可向界面边缘靠近且绕行，产生声轴的弧形转向。超声波在密度均匀的介质中传播，不产生反射和散射。在两种介质的交界面上产生反射与折射或散射与绕射。

3. 超声衰减　超声波在介质中传播时，随着传播距离的增加，小界面散射，大界面反射，声束的扩散及介质对超声能量的吸收等声强逐渐减弱，称为超声衰减。引起衰减的主要原因是介质对超声波的吸收（黏滞吸收及热传导吸收），超声波频率越高，介质的吸收越多。

4. 多普勒效应 当一定频率的超声波由声源发射并在介质中传播时，如遇到与声源做相对运动的界面，则其反射的超声波频率随界面运动的情况而发生改变，称为多普勒效应（Doppler effect）。利用多普勒效应，可以检测组织或血流的运动，包括方向和速度，并可判断血流是层流还是湍流。

二、超声诊断学种类

（一）二维超声检查

二维超声即B型超声检查，能够实时动态清晰显示脏器形态、解剖层次及毗邻关系，以及血管和其他管状结构的分布，是目前应用最为广泛的超声检查方法。主要用于检查腹盆腔脏器、浅表器官、心脏、大血管和四肢血管，以及肌肉骨关节系统等。

（二）M型超声检查

M型超声主要用于检查心脏和大血管。通过评估距离-时间曲线，可以检测房室和主动脉径线、左右室壁和室间隔厚度、瓣膜运动幅度和速度，以及左右室收缩功能等。

（三）D型超声检查

1. 频谱型多普勒超声检查 能够获取组织和器官结构及病变的血流信息，包括血流方向、速度、性质、压力阶差等，可对心脏、血管和脏器病变的血流进行定性和定量分析。

2. 彩色多普勒血流成像（CDFI） 能够直观显示心脏、血管和脏器的血流状况，通过色彩改变可敏感地发现异常血流，但不能进行精确的定量分析。

3. 彩色多普勒能量图（CDE） 显示信号的动态范围广，能有效显示低速血流，对末梢血流、肿瘤滋养血管和某些部位血流灌注提供重要信息。

4. 组织多普勒成像（TDI） 通过特殊方法提取心肌运动所产生的多普勒频移信号进行分析、处理和成像，可对心肌运动进行定性和定量分析。

（四）超声成像的新技术

超声成像新技术包括以下几种。①超声造影：是人为向血液内注入与血液声阻抗值截然不同的介质（微气泡），致血液的散射增强，从而为疾病的超声诊断提供新的信息。②声学定量：可实时自动检测血液与组织界面，主要用于心功能评估。还可获得不同时相心内膜运动不同色彩的编码图，用于检测室壁运动异常。③斑点追踪超声心动图：是利用分析软件，自动追踪感兴趣区内斑点在整个心动周期的位置。④三维超声：分为静态和动态，均为利用二维图像数据经软件处理重建的三维图像，可直观显示脏器的立体解剖结构。主要应用于心脏、腹部及妇产科等疾病的诊断。⑤超声弹性成像：是利用弹性力学、生物力学原理，结合超声成像技术，通过数据处理以反映体内组织的弹性模量等力学属性的差异，目前已用于腹部、浅表器官等多个领域疾病的诊断和鉴别诊断。

三、超声诊断的声像特征及特点

超声无放射性损伤，且二维切面图像质量高，现代高端仪器可检测出毫米级病灶。多普勒超声可探测小于10cm/s的低速血流和大于5m/s的高速血流。其具有以下特点：①实时动态性，更符合人体的生理性；②便捷性，所占空间小，可移动及携带；③经济性，费用较低，被检者易接受。但超声也具有高度的操作者水平和仪器的依赖性。

四、超声诊断的临床应用

1. 解剖学检查 二维和三维超声检查可清晰地显示脏器的位置、形态和断层解剖结构的图像，在腹部实质性脏器和盆部器官包括妊娠的检查应用较多。

2. 血流动力学检查 应用多普勒技术动态显示心脏和血管内血液的流动状态，可以判断血流的方向和性质，定量测量血流动力学指标，如血流速度、跨瓣压差、加速时间等，在评估心血管内狭窄性病变、反流性病变和分流性病变中发挥着重要作用。

3. 功能性检查 结合应用二维和多普勒超声，可以对特定脏器和结构进行功能性测量。主要应用于对心脏的收缩和舒张功能的评估，其他的还包括胆囊收缩功能和胃排空功能等。

4. 介入性超声 是指以临床诊断和（或）治疗为目的的介入性质的超声应用。介入性超声主要特点是在实时超声的引导或监视下，进行各种穿刺活检、引流、X线造影及注射药物等操作，以完成诊断及某些治疗。

5. 超声的物理性质，使超声对骨骼、肺和胃肠的检查受到限制，对含气组织和高密度组织显示较差，对高速血流检测易产生混叠现象，图像伪像较多。

第4节　介入放射学与核医学技术

一、介入放射学

（一）概述

介入放射学是以影像诊断为基础，在医学影像诊断设备（X线、超声、CT、MRI设备）的引导下，利用穿刺针、导管及其他介入器材，对疾病进行治疗或采集组织学、细菌学、生理及生化等资料进行诊断的学科。

介入放射学器材包括：①影像监视设备，X线与DSA、超声、CT设备；②器材，穿刺针、导丝、导管、导管鞘；③其他器材，滤器、激光、微波等。

介入放射学使用药物包括：①血管收缩、扩张药，肾上腺素等；②止血、抗凝、溶栓药，氨甲苯酸、尿激酶等；③抗肿瘤药，多柔比星等；④抗生素，庆大霉素等。

介入放射学使用的栓塞物质包括：①生物栓塞物质，自体血凝块、冻干硬脑膜；②海绵类，明胶海绵、聚乙烯醇；③簧圈类，不锈钢圈、微型铂金丝圈；④组织坏死剂，无水乙醇、鱼肝油酸钠；⑤粘胶类，氰丙烯酸异丁酯；⑥微粒、微球、微囊类；⑦碘油。

（二）介入放射学的分类

1. 按照介入放射学方法分类

（1）穿刺/引流术 ①血管穿刺，如动静脉或门静脉的穿刺；②囊肿、脓肿、血肿、积液的穿刺治疗，如肝囊肿的穿刺治疗；③实质性脏器肿瘤的穿刺治疗（消融术），如肝细胞的穿刺治疗；④采取组织学标本，如经皮经肝的穿刺治疗；⑤阻断、破坏神经传导用于止痛，如腹腔神经节阻滞。

（2）灌注/栓塞术 ①各种原因出血的治疗，如消化道出血；②实质脏器肿瘤的治疗，如肝细胞癌的栓塞治疗；③消除或减少器官的功能，如部分性脾栓塞治疗脾功能亢进；④非特异性炎症，如非特异性结肠炎的治疗。

（3）成形术 ①恢复管腔脏器的形态，如动脉狭窄；②建立新通道，如经颈内静脉肝内门腔静脉分流术；③消除异常通道，如闭塞气管食管瘘。

（4）其他如医源性的血管内异物。

2. 其他分类 介入放射学按目的可分为介入诊断学和介入治疗学；按技术可分为血管性介入放射学（药物灌注、栓塞技术、成形支架、滤器技术等）和非血管性介入放射学（穿刺活检、穿刺引流、异物去除、腔道支架等）；按临床应用范围可分为肿瘤介入放射学、非肿瘤介入放射学、神经介入放射学等。

二、核 医 学

核医学主要用于脏器显像或功能测定。核医学显像的基本原理：口服或静脉注射放射性示踪剂，使之进入人体后参与体内特定器官组织的循环和代谢，并不断放出射线，在体外用专用探测仪器追踪探查，以数字、图像、曲线或照片的形式显示出患者体内脏器的形态和功能。

核医学影像设备是指探测并显示放射性核素药物（同位素药物）体内分布图像的设备（图23-2）。目前，核医学中把应用计算机辅助断层技术进行显像的设备统称为发射型计算机断层显像（ECT），它是医学影像技术的重要组成部分。ECT实际上又包括两大类设备即SPECT和PET/CT，PET即正电子发射断层成像，SPECT即单光子发射计算机断层成像仪。近两年相继推出了诊断级多层螺旋CT与SPECT或PET混合型机型，加快了核医学分子影像的发展进程。

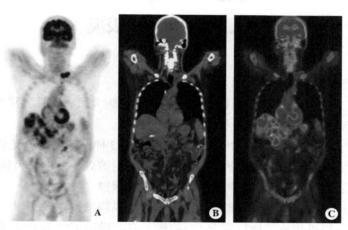

图23-2 放射性核素药物体内分布图
A为PET扫描；B为CT扫描；C为PET/CT扫描

1. PET扫描系统及基本原理　PET扫描系统主要由扫描仪、显像床、电子柜、操作与分析工作站和影像硬拷贝工作站等组成。PET是目前在分子水平上进行人体功能显像的最先进的医学影像技术，它的空间分辨率明显优于SPECT。PET的基本原理是利用加速器生产的超短半衰期同位素，如氟-18、氮-13、氧-15、碳-17等作为示踪剂注入人体，参与体内的生理生化代谢过程。利用它们发射的正电子与体内的负电子结合释放出一对γ粒子，被探头的晶体所探测，得到高分辨率、高清晰度的活体断层图像，以显示人脑、心脏、全身其他器官，以及肿瘤组织的生理和病理的功能和代谢情况。

2. 临床应用

（1）神经系统疾病研究　PET可用于诊断神经退行性变性疾病（阿尔茨海默病、帕金森病等）、感染性疾病和炎症等。

（2）PET在心血管系统疾病中的应用　主要用于动脉粥样硬化、心肌缺血、疑难性冠心病等心血管疾病的诊断和临床评价。

（3）PET在肿瘤诊断中应用　肿瘤的诊断是目前PET应用研究最多领域，如用于肿瘤良恶性鉴别、肿瘤分期、肿瘤复发及转移的诊断和鉴别等，也用于肿瘤放化疗疗效的监测与评价。

3. PET凸显融合技术

（1）PET/CT　是在机架的前部安装CT成像装置，后部安装PET成像装置。患者检查时，检查床首先进入CT视野进行CT扫描，获得CT图像后检查床移动到PET视野，进行PET显像。用CT图像对PET采集数据进行散射和衰减校正后，重建出PET断层图像。

（2）PET/MRI　是以超导MRI为基础进行复合设计，采用LSO（镥硅酸盐）晶体和APD（雪崩光电二极管）器件构成MRI兼容的PET探测器环，并将其内置于超导MRI的磁体腔内，实现了MRI系统与PET系统的有机融合。

第5节　呼吸系统的影像学检查

呼吸系统包括胸廓、肺组织、膈肌及纵隔等组织结构，胸部X线检查和CT检查是临床最普遍的检查方法。CT密度分辨率高，横断面扫描无前后结构的重叠，对小病变的发现和病变细节的显示等方面明显优于X线摄影。MRI检查对纵隔肿瘤的定位和定性诊断价值较高。声像图检查由于肺内空气对超声波的强烈反射，难以用于肺部病变的诊断。随着介入放射学的发展，在CT引导下对肺内病变进行穿刺活检及早期肺癌的消融，已广泛用于临床。

一、正常影像学表现

（一）X线表现

1.胸廓　包括胸壁软组织及骨性胸廓。

（1）胸壁软组织　包括胸锁乳突肌与锁骨上皮肤皱褶、胸大肌、女性乳房及乳头。

（2）骨性胸廓　包括肋骨、肩胛骨、锁骨、胸骨及胸椎。

1）肋骨：共12对，左右各12根。肋骨发育畸形常见有3种，即颈肋、叉状肋及肋骨联合。

2）锁骨：内端下缘有时可见半圆形凹陷，为菱形韧带附着处，勿误诊为病变。

3）肩胛骨：内缘如与肺外带重叠，勿误认为局部胸膜增厚。

4）胸骨：在正位片上大部分与纵隔影重叠，勿误诊为纵隔增宽。

5）胸椎：通过气管影可较清楚地见到上4个胸椎，有时横突可突出于纵隔影之外，类似纵隔或肺门肿大淋巴结。

2.纵隔　位于胸骨之后，胸椎之前，界于两肺及纵隔胸膜之间。其中有心脏、大血管、气管、食管、主支气管、淋巴组织、胸腺、神经及脂肪等器官和组织。

3.膈　为胸、腹腔的分界，呈圆顶状，分为左右两侧。右膈顶较左膈顶高1～2cm。膈与胸壁形成的夹角为肋膈角，与心脏形成心膈角。膈顶的形状有两种正常变异，一种局限性膈膨升；一种膈顶可呈波浪状，称波浪膈，系因膈附着于各肋骨前端，勿误诊为胸膜粘连。

4.胸膜　一般情况下，X线片上不显示，但当X线与胸膜走行方向平行时，可显示为宽度1.0mm线状致密影。

5.气管、支气管　气管起于喉部环状软骨的下缘，在第5～6胸椎平面分为左、右主支气管。两侧主支气管分别分为肺叶支气管，肺叶支气管又分出肺段支气管，经多次分支，最后与肺泡相连，共24级。

6.肺　为含气的弹性器官，分为左右两侧。右肺有上、中、下三个肺叶，左肺有上、下两叶，右肺上叶分为尖、后、前段，中叶分为外、内段，下叶分为背、内、前、外、后基底段，共十段。左肺上叶分为尖后、前、上舌及下舌段，下叶分为背、内前、外及后基底段，共八段。

（1）肺野　是含有空气的肺在胸片上所显示的透明区域。为便于描述，人为地将一侧肺野纵向分为三等分，称为内、中、外带，又分别在第2、4肋骨前端下缘画一水平线，将肺野分为上、中、下三野。

（2）肺门　由肺动、静脉，支气管及淋巴构成，位于两肺中野内带第2～4前肋间处，左侧比右侧高1～2cm。右肺门分上下两部，相交形成一较钝的夹角，称肺门角。左肺门为边缘光滑的半圆形影，须注意与肺门肿块鉴别。侧位时两侧肺门大部分重叠，表现似一尾巴拖长的"逗号"。

（3）肺纹理　为自肺门向肺野呈放射状分布的树枝状影。由肺动、静脉及淋巴管组成（图23-3，图23-4）。

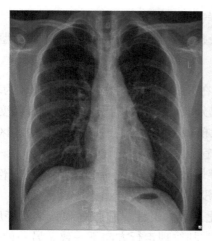
图23-3　正常胸部X线正位片

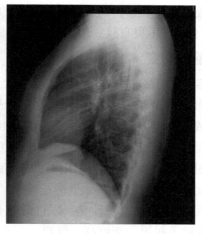
图23-4　正常胸部X线侧位片

（二）CT表现

CT不仅能全部显示上述胸部X线正常表现，而且图像更为清晰直观，无重叠。

在肺窗CT图像上可清晰显示肺纹理呈细线影或点状高密度影，边缘光滑规则，由肺门向外周逐渐变细。气管与支气管表现为类圆形及管状透亮影。

在纵隔窗CT图像上可清晰显示乳房、皮肤、皮下脂肪、肌肉及骨骼。纵隔在不同CT断层上显示不同结构，必须在熟悉正常人体断层解剖基础上，对不同层面进行分析。膈肌分为腰部、肋部和胸骨部，CT上较易显示腰部膈脚，而较难显示肋部和胸骨部膈脚。

二、基本病变影像学表现

（一）支气管基本病变

X线平片只能显示支气管狭窄及阻塞的间接征象，即不完全阻塞引起阻塞性肺气肿，而完全阻塞引起阻塞性肺不张。

支气管的部分阻塞导致空气能被吸入而不能完全呼出，致使肺泡过度充气而逐渐膨胀，形成肺气肿，分为局限性及弥漫性两种。

局限性肺气肿常见原因是肿块、异物、分泌物或外在性压迫等。表现为局部透光度增加，肺纹理稀疏（图23-5）。支气管异物引起者常伴有纵隔摆动。弥漫性肺气肿为终末细支气管慢性炎症及狭窄形成的活瓣性呼气性阻塞，终末细支气管以远的肺泡过度充气伴有肺泡壁的破坏。其表现为两侧肺野透光度增加，肺纹理稀疏，胸廓呈桶状，肋间隙变宽，膈肌下降，心影狭长。

CT特别是高分辨率CT对肺气肿比X线更敏感，可显示X线不易辨认的小叶肺气肿及较小的肺大疱。CT表现为密度减低区，肺血管稀少，常伴有肺大疱。多层螺旋CT、三维重建及仿真内镜技术可直观显示气管支气管外形和内腔。

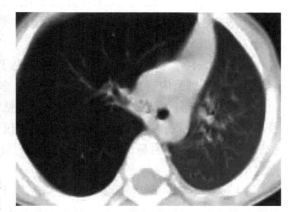
图23-5　右肺阻塞性肺气肿

阻塞性肺不张由多种原因导致肺内气体较少，肺泡内气体可在48小时内吸收。根据范围分为一侧性、肺叶、肺段和小叶的肺不张，其X线表现也不同。其共同表现为肺体积缩小，密度均匀增高。单纯肺段不张，后前位及侧位一般呈三角形致密影，基底向外，尖端指向肺门，肺段缩小。小叶性肺不张X线表现为多数小斑片状影，其周围可有透明的气肿带。

CT不仅对肺不张显示更直接、清晰，而且对炎症、异物或肿瘤引起的肺不张有鉴别诊断的价值。

（二）肺部基本病变

1. 渗出与实变 渗出是机体的急性炎症反应。在X线上表现为密度不太高的较为均匀的云絮状影，边缘模糊。由于血管渗出的液体、蛋白质及细胞成分取代肺泡内的气体，形成肺实变。肺泡性肺水肿及肺出血亦可形成肺实变。肺实变X线表现为片状模糊影，中心区密度较高，边缘区较淡。当实变扩展至肺门附近，而在实变的影像中可见到含气支气管分支影，称支气管气像。

2. 增殖 指肺的慢性炎症在肺组织内形成肉芽性改变，多见于肺结核和各种慢性肺炎。X线表现为小结节状高密度影，边缘较清楚，呈梅花瓣样，没有明显的融合趋势。

3. 纤维化 可分为两种，一种是局限性纤维化，多为炎症、肺脓肿和肺结核等后果和愈合表现。X线表现为局限性索条状影，密度高，僵直，与正常肺纹理走行方向不一致。另一种是弥漫性纤维化，又称为肺间质性改变，多见于间质性肺水肿、间质性肺炎、肺尘埃沉着病、结缔组织病、某些全身性疾病累及肺部等。

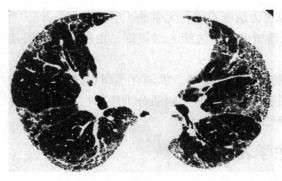

图23-6 双肺间质纤维化

肺间质病变的X线表现与肺实质病变不同，其多表现为索条状、网状、蜂窝状及广泛小结节状影。有时网状影与小结节状影同时存在。CT表现：①小叶间隔增厚；②小叶中心结构增厚；③长瘢痕线；④网格状影；⑤蜂窝状影；⑥胸膜下线；⑦牵拉性支气管扩张（图23-6）。

4. 钙化 X线表现为高密度、边缘锐利的阴影，其大小、形状、数目及部位对诊断有一定的帮助。肺结核钙化多位于两肺上野，形状不定，常伴有不规则的肺门淋巴结钙化。肺错构瘤内可以发生"爆玉米花"样钙化。

肺尘埃沉着病时肺门淋巴结的钙化常为蛋壳样。肺尘埃沉着病时肺门淋巴结及肺内转移性骨肉瘤也可发生钙化（图23-7）。

5. 空洞与空腔

（1）空洞 肺部组织发生坏死或液化，经引流支气管排出后，形成空洞。常见于肺结核、肺脓肿、肺癌。X线上根据空洞壁分为以下几种。

1）虫蚀样空洞：又称无壁空洞，主要见于干酪性肺炎。X线表现：实变的肺野内有大小不等、形态不一、多发的小透光区。

2）厚壁空洞：洞壁厚度超过3mm，常见于肺脓肿、肺结核及肺癌。X线表现：一般结核性空洞常无或仅有少量液面，而肺脓肿的空洞内多有明显的液面，癌性空洞其内壁多不规则，有壁结节（图23-8）。

3）薄壁空洞：洞壁厚度一般在3mm以下，常见于肺结核。X线表现：内壁光滑的透光区，其周围很少有渗出性改变，一般洞内无液面。

（2）空腔 肺内生理性腔隙的病理性扩大，如肺大疱、含

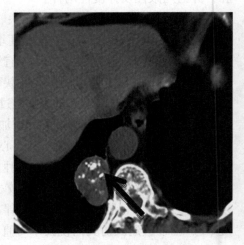

图23-7 右肺下叶错构瘤钙化

气肺囊肿及肺气囊等。空腔的X线表现与薄壁空洞相似，但较空洞壁薄（图23-9）。CT可以发现X线不能发现的小的或隐匿的空洞和空腔。

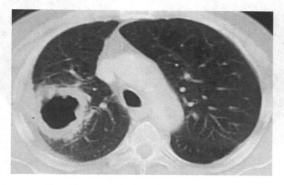

图23-8　右肺上叶厚壁空洞

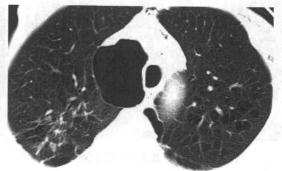

图23-9　双肺多发肺大疱

6. 结节和肿块　病灶以结节或肿块为基本的病理形态，大于3cm为肿块（图23-10），小于3cm为结节。多见于肺肿瘤，但也可以见于其他病变，如肉芽肿性病变。CT有助于良恶性肿块的鉴别。

（三）胸膜基本病变

1. 胸腔积液　多种疾病可累及胸膜产生胸腔积液，积液性质可为渗出液、脓液、漏出液、血性积液或乳糜性积液。CT较X线显示更为清晰（图23-11）。

（1）少量积液　液体量在300ml以上时，X线上才能显示出来，表现肋膈角变平、变钝。

（2）中量积液　液体量较多时，表现为上缘呈外高内低的斜形弧线。胸腔外侧处于切线部位，该部位液体厚度最大，因而造成外侧和下部密度高，内侧和上部密度低。

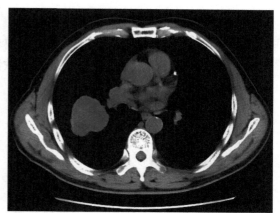

图23-10　右肺上叶不规则分叶状肿块

（3）大量积液　患侧肺野均匀致密，有时仅肺尖部透明，纵隔常向健侧移位，肋间隙增宽。

（4）叶间积液　发生在叶间胸膜腔内。侧位X线易于识别。液体量多时，可呈球形。

（5）肺下积液　积聚在肺底胸膜与膈肌之间的积液，多为单侧，X线表现为肺下野密度增高，"膈"面升高。

（6）包裹性积液　脏、壁层胸膜发生粘连，使积液局限于胸腔的某一部位。X线表现为自胸壁向肺野突出的半圆形或梭形致密影，边缘光滑锐利，与胸壁的夹角为钝角。

2. 气胸及液气胸

（1）气胸　空气进入胸腔则形成气胸。X线表现是由于胸腔内气体将肺压缩，被压缩肺与胸壁间出现透明的含气区，其中无肺纹理。肺被压缩的程度与胸腔内气体多少成正比。

（2）液气胸　胸腔内液体与气体并存，可多见于外伤、手术后及胸腔穿刺等。X线表现为气-液面（图23-12）。

3. 胸膜肥厚、粘连和钙化　X线表现为肋膈角变浅、变平，呼吸时膈肌运动受限，膈顶平直而不呈圆顶状。较大范围胸膜肥厚时，可显示为肺野密度增高，沿胸廓内缘出现带状致密影，肋间隙变窄，甚至引起纵隔向患侧移位。

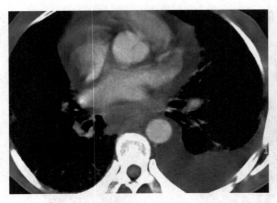

图 23-11　心包及左侧胸腔积液

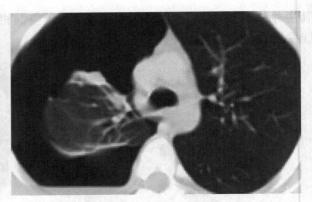

图 23-12　右侧液气胸

三、常见疾病的影像学表现

（一）支气管扩张

支气管扩张有先天性及后天性两种。前者见于儿童与青少年，为支气管弹力纤维不足或软骨发育不全所致。后者多继发于支气管、肺的化脓性炎症、肺不张及肺纤维化。可分为柱状、囊状及混合型三种类型。

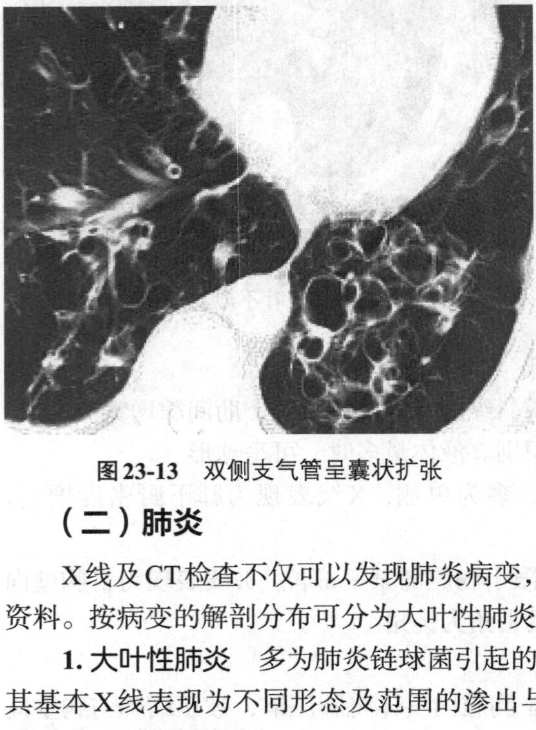

柱状支气管扩张轻者 X 线平片可无异常发现，亦可表现为肺纹理增多、紊乱、条索状影。囊状扩张的支气管则可表现为多个薄壁空腔，继发感染时，其中可有液面。扩张而含气的支气管表现为粗细不规则的管状透明影。扩张而含有分泌物的支气管则表现为不规则的杵状致密影。

CT 对支气管扩张的诊断较 X 线优越，表现为支气管管壁增厚，扫描长轴与其平行时为"双轨征"。垂直时可见"戒指征"（图 23-13）。柱状支气管扩张可为柱状、环状或椭圆状，管内充满高密度黏液。囊状支气管扩张多发，呈葡萄串状或串珠状分布。合并感染，可见其内气-液平面及周围实变影。

图 23-13　双侧支气管呈囊状扩张

（二）肺炎

X 线及 CT 检查不仅可以发现肺炎病变，而且可以对病变的部位、性质及动态变化提供重要的影像资料。按病变的解剖分布可分为大叶性肺炎、支气管肺炎及间质性肺炎。

1. 大叶性肺炎　多为肺炎链球菌引起的肺部感染。大叶性肺炎可累及整个肺叶或其中的某一肺段。其基本 X 线表现为不同形态及范围的渗出与实变。自应用抗生素以来，典型的大叶性实变已不多见，病变多呈局限性表现。

大叶性肺炎的早期，即充血期，X 线检查可无阳性发现，或只表现为病变区肺纹理增多。病变进展至实变期（图 23-14），相当于病理上的红色及灰色肝样变期，X 线表现为密度均匀的致密影，如病变仅累及肺叶的一部分则边缘模糊。有时可见透明的支气管影，即支气管气像。消散期的表现为实变区的密度逐渐减低，范围缩小。炎症进一步吸收可只遗留少量条索状影或完全消散。CT 表现为一肺叶或肺段的实变，早期或消散期需注意与肺结核鉴别。

2. 支气管肺炎　又称小叶性肺炎，多见于婴幼儿、老年及极度衰弱的患者。X 线表现是病变多发生在两肺中、下野的内、中带，肺纹理增多、增粗和模糊，并可沿着肺纹理分布的斑片状模糊致密影，这些斑片状影可融合成较大的片状影（图 23-15 ）。

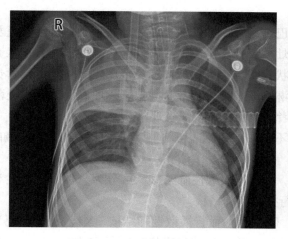

图 23-14　右肺上叶炎症

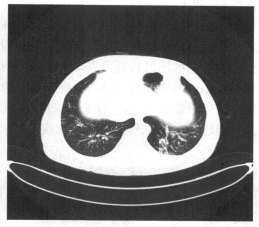

图 23-15　支气管肺炎

3. 间质性肺炎　主要累及肺间质的炎症，X 线诊断依据有限，主要依靠 CT，特别是高分辨率 CT。典型 CT 表现为双肺胸膜下及肺下部小叶间隔增厚，牵拉性支气管扩张，网格状、蜂窝状及磨玻璃样改变（图 23-16 ）。

（三）肺脓肿

肺脓肿系由化脓性细菌引起的肺坏死性炎性疾病。常见致病菌有金黄色葡萄球菌、肺炎链球菌。感染途径包括：①吸入性；②血源性；③附近器官感染直接蔓延。X 线表现与其临床过程有关。在急性化脓性炎症阶段，肺内出现大片致密影，边缘模糊，密度较均匀，可侵及一个肺段或一叶的大部。当病变中心肺组织发生坏死液化后，则在致密的实变区中出现含有液面的空洞，内壁多规整。慢性肺脓肿可为单发或多房椭圆形或不规则形的厚壁空洞，内外壁边缘清楚，有或无液面，周围有纤维索条或斑片状阴影，CT 表现更为清楚（图 23-17 ）。

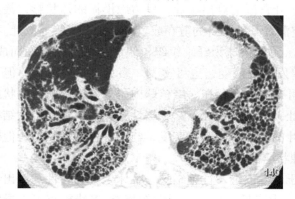

图 23-16　间质性肺炎

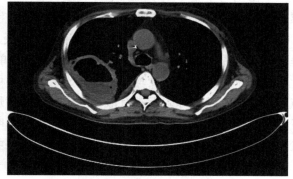

图 23-17　右肺上叶脓肿

（四）肺结核

肺结核是由结核分枝杆菌引起的肺部慢性传染病。其病理变化比较复杂，与机体的免疫力、细菌的致病力有密切的关系，其 X 线及 CT 表现也是多样的。

肺结核分为五个类型：即原发性肺结核、血行播散性肺结核、继发性肺结核、结核性胸膜炎及肺外结核。活动性及转归分为三期。①进展期：是指新发现活动性病变；病变较前恶化、增多。新出现空洞或空洞增大。痰内结核分枝杆菌阳性。②好转期：是指病变较前吸收好转。空洞闭合或缩小。痰内结核杆菌为阴性（连续 3 个月，每月至少查痰一次）。③稳定期：是指病变无活动、空洞闭合、痰内结核分枝杆菌连续阴性（每月至少查痰一次）达6个月以上。如空洞仍然存在，则痰内结核分枝杆菌须连续阴性1年以上。

1. 原发性肺结核 包括原发综合征及胸内淋巴结结核。原发综合征为原发病灶、淋巴管炎及淋巴结炎三者组成原发性肺结核的典型变化。原发病灶及病灶周围炎X线表现为边界模糊的云絮状影，自原发病灶引向肺门的淋巴管炎可表现为数条索条状致密影，当病灶周围炎范围较大时则淋巴管炎及淋巴结炎可被掩盖而不能显示。肺门与纵隔增大的淋巴结表现为分叶状肿块影。原发病灶周围炎范围较小时，可以出现原发病灶-淋巴管炎-淋巴结炎三者组成的哑铃状双极现象。

如原发病灶吸收或病灶较小时，在X线上显示不出来，仅表现为肺门或纵隔淋巴结增大，为胸内淋巴结结核。

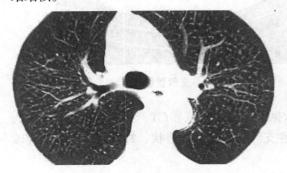

图23-18 血行播散性肺结核

2. 血行播散性肺结核 可分为急性、亚急性和慢性血行播散性肺结核。

（1）急性血行播散性肺结核 X线及CT表现为从肺尖到肺底的粟粒状致密影，直径多为1～2mm，在两侧肺野内均匀一致、大小相等。"三均匀"即大小、密度、分布均匀，是急性血行播散性肺结核特征性改变。CT尤其是高分辨率CT显示更为清晰（图23-18）。

（2）亚急性或慢性血行播散性肺结核 由结核分枝杆菌多次入血播散形成，X线表现为大小不一、密度不同、分布不均的多种性质的病灶，"三不均匀"为亚急性或慢性血行播散性肺结核的特点。本型结核病发展较慢，经治疗新鲜病灶可以吸收，陈旧病灶多以纤维钙化而愈合。

3. 继发性肺结核 为成年结核病中最常见的类型，多为已静止的原发灶的重新活动，即内源性。亦可为再感染即外源性。病变多局限在一侧或两侧的肺尖和锁骨下区及下叶背段，表现为多种性质的病灶同时存在，如渗出、增殖、干酪化、结核空洞、纤维性变及钙化、播散等，但一般以某种性质的病变为主。

（1）渗出为主型 见于两肺上叶尖段、后段和下叶背段的渗出病灶，呈边缘模糊的片状影，甚至可累及整个肺段或肺叶，右侧多于左侧。有时可见空洞及其他肺野的散在或较广泛的支气管播散灶。

（2）干酪化为主型 包括结核球和干酪性肺炎。①结核球为纤维组织包绕干酪样结核病变而成。可呈圆、椭圆及分叶状，大小多为直径2～3cm的单发球形病变，也可多发。多见于锁骨下区，但可发生于任何部位。一般密度均匀，轮廓光滑，中心可有小空洞存在。结核球内可以出现层状、环状或斑点状钙化影，结核球附近常有散在纤维增殖性病灶，称为卫星灶。②干酪性肺炎为大片渗出性结核性炎发生干酪样坏死而形成，表现为一个肺段或肺叶的大部呈致密性实变，与大叶性肺炎相似，但密度较大叶性肺炎为高，在实变的肺叶内可见多发虫蚀状空洞。

4. 结核性胸膜炎 多见于儿童与青少年，可见于原发或继发性肺结核，临床上分为干性和渗出性胸膜炎，可与肺部结核同时出现，也可单独发生而肺内未见病灶。①干性胸膜炎：X线检查可无异常发现或仅出现肋膈角轻度变钝及患侧膈肌运动受限。②渗出性胸膜炎：表现为胸腔积液。

（五）肺癌

肺癌是指原发于支气管黏膜及肺泡上皮细胞的最常见恶性肿瘤，又称原发性支气管肺癌。病理组织学分为鳞癌、腺癌及神经内分泌肿瘤等。按解剖部位又分为中心型、周围型及弥漫型肺癌。

1. 中心型肺癌 指发生于段支气管开口及以上肺癌，以鳞癌居多。有三种生长方式即管内型、管壁型及管外型。

（1）X线表现 早期局限于支气管黏膜内，胸片上可无异常表现。肿瘤向腔内或沿着支管壁浸润或生长，则可产生局限性阻塞性肺气肿、阻塞性肺炎或阻塞性肺不张的间接征象。肿瘤直接表现为肺门增浓、增大及肺门肿块。肺门的改变可与上述间接征象同时存在，若肺门肿块合并右肺上叶不张时，可呈横"S"征。

（2）CT表现 可清楚地显示支气管腔内肿块、管壁增厚、管腔狭窄和肺门肿块及其形态、轮廓、内部情况等。肺内有支气管阻塞性改变，如肺不张、阻塞性肺炎及阻塞性肺气肿，同时对邻近组织结构的直接侵犯及肺门、纵隔淋巴结转移也能够清晰显示（图23-19）。增强扫描可以显示肿块对于肺动脉、肺静脉及上腔静脉的侵犯。

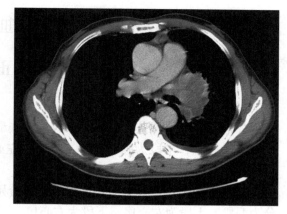

图23-19 左肺中心型肺癌

2. 周围型肺癌 指发生于肺段以下的肺癌，一般位于外周，腺癌常见。

（1）X线表现 肺癌早期一般较小，X线检查价值有限。肿瘤进展后，呈轮廓清楚的肿块，密度均匀或不均，边缘分叶及出现毛刺，可形成偏心厚壁空洞。

（2）CT表现 CT发现较X线平片敏感，尤其是磨玻璃结节。周围型肺癌可有以下几种表现。①分叶征：表现为肿块边缘两个以上浅小或深大局限内凹。②脐样征：表现为自肺门引向肿块肺门侧条状阴影，肿块与条状阴影相接处呈局限脐状内凹。③毛刺征：表现为肿块边缘长短不齐的细小毛刺状阴影向周围肺野伸展（图23-20）。④空洞：多为单发空洞，偏心、厚壁、内壁不规则，有壁结节，亦有多房性空洞或薄壁空洞。⑤胸膜牵拉征：邻近的胸膜受牵拉呈线性或三角形影。⑥空泡征：指结节内的小的透光区。

（六）肺转移瘤

恶性肿瘤在晚期多可转移到肺部，所以肺是转移瘤好发脏器。转移途径有血行转移、淋巴道转移或邻近器官直接侵犯，以血行转移最常见。肺转移瘤多来自乳腺、骨骼、消化道和泌尿生殖系统。

1. X线表现 单发或多发，大小不等的球形病灶，边缘光滑，密度均匀，中下野外带多见。也可表现为两肺广泛弥漫性粟粒、结节状阴影，边界模糊，病变可发生空洞或钙化。

2. CT表现 为单发或多发结节，大小不一，多为球形，密度均匀，边缘光滑，以中下野多见（图23-21）。少数密度不均匀，甚至形成空洞，偶见钙化。高分辨率CT显示小叶间隔不规则增厚，呈结节状或串珠状，另外可见纵隔及肺门淋巴结肿大，合并胸腔积液等。

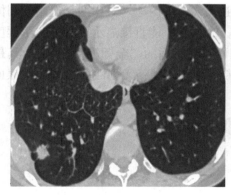

图23-20 右周围型肺癌

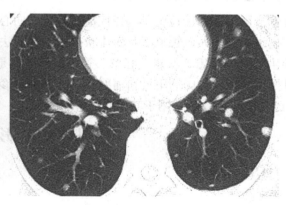

图23-21 肺转移瘤

第6节 心血管系统的影像学检查

一、正常影像学表现

（一）X线表现

1. 后前位 或称正位，是心脏X线检查最基本的投照体位。正位片上，左心缘分三段，上段凸出的为主动脉结，中段为肺动脉段，下段为左心室；右心缘分两段，上段为升主动脉与上腔静脉合影，下段为右心房。

2. 右前斜位 前缘分三段，自上到下分别为升主动脉、肺动脉段及右心室漏斗部、左心室。后缘分为两段，上段为左心房，下段为右心房。

3. 左前斜位 前缘分为三段，分别为升主动脉、右心房的心耳部、右心室。后缘分两段，上为左心房，下为左心室。

4. 左侧位 心前缘上部由右心室漏斗部及肺动脉主干构成，下部为右心室。后缘上部为左心房，下部为左心室。

（二）CT表现

心脏CT扫描需要空间分辨率和时间分辨率均较高的CT设备，平扫通常不能分辨出心壁及各房室的轮廓，需用CTA检查，即使用对比剂和心电门控技术。心脏CTA采用横断面成像，可各方位重组显示心脏各腔的位置和形态、瓣膜开口及大血管的连接情况。

（三）MRI表现

心脏MRI检查可获得任何平面的断层图像，可以清晰显示心脏、大血管的解剖结构，常用平面如下。

1. 横轴位 最基本的心脏层面，为其他断面提供定位像。

2. 冠状位 右心房、右心室及左右肺动脉，上下腔静脉进入右心房。

3. 矢状位 主要用于心脏MRI扫描的定位。

4. 长轴位（右前斜位） 主要观察左心室长轴收缩和舒张期的径线改变及二尖瓣功能。

5. 短轴位（左前斜位） 扫描轴线垂直于室间隔，主要用于心功能的评价，计算射血分数等。

6. 左心室流出道位 主要观察主动脉反流情况，可测定左心室射血分数，观察室间隔缺损等。

7. 右心室流出道位 主要观察右心室流出道及肺动脉瓣。

（四）心血管DSA表现

心血管造影是有创性检查，选择性地通过导管向心腔及大血管内注入对比剂，选用不同体位及投照角度，显示心腔及大血管解剖及血流状态的检查方法。DSA除了能直接显示血管的狭窄程度，还可通过多导生理仪记录患者血压、心率、管腔内压力，是诊断冠心病的"金标准"，但因为其是有创性检查，且操作复杂，对比剂用量和辐射较高。目前除诊断冠心病以外，无创性CTA和磁共振血管成像（MRA）已基本取代DSA，用于其他心血管病的诊断。

二、基本病变影像学表现

（一）心脏大小异常

1. X线表现

（1）左心房增大 正位片上表现为左心耳膨凸。左心房达到或超过右心房边缘，形成双房影。气管隆凸角增大。左侧位吞钡片示食管中下段弧形压迹并位移。主要见于二尖瓣狭窄或关闭不全、长期心房颤动患者。

（2）右心房增大 正位片上表现为右心房向右上膨凸，右心房与心高比值超过0.5。左侧位片显示心前缘延长，向前上膨凸。主要见于三尖瓣关闭不全及房间隔缺损患者。

（3）左心室增大 正位片显示心尖下移、心胸比增大、心腰凹陷。左侧位片心后间隙变窄，若看到心后缘下端向后膨凸超过下腔静脉后缘15mm，即可认为左心室增大。主要见于左心室受累的心肌病、二尖瓣及主动脉病变及各种疾病导致的左心功能不全的患者。

（4）右心室增大 正位片上显示心尖圆隆上翘、肺动脉段凸出。左侧位片显示心前缘前凸。主要见于左向右分流先天性心脏病、肺动脉高压等。

2. CT表现 导致心腔扩大的病因很多，扩张型心肌病以左心扩大为主，陈旧性心肌梗死、室壁瘤以左心室增大为主。

3. MRI表现 MRI可以准确测量心腔径线的改变，前提是获取标准的心脏长、短轴位像。如扩张型心肌病可以表现为心腔内径普遍增大。

4. 心脏造影 左右心脏造影可直接显示各房室的异常，如房室增大、流入或流出道狭窄、瓣膜关闭不全、收缩或舒张功能异常。当左心造影时，右心房、右心室同时显影，提示房间隔缺损或室间隔缺损；室壁瘤形成时可见心室壁反常搏动。

（二）心脏形态改变

心脏大小改变时，必然会导致形态发生变化。心脏常见的几种形态改变如下。

1. 二尖瓣型心脏（梨形心） 正位片显示心尖圆隆上翘，肺动脉段凸出。常见于二尖瓣疾病、肺动脉高压、房室间隔缺损、肺心病等导致肺循环受阻，右心负荷增加（图23-22）。

2. 主动脉型心脏（靴形心） 正位片显示心尖下移，主动脉增宽，肺动脉段相对凹陷等。常见于高血压、主动脉瓣疾病、冠心病等导致左心负荷增加（图23-23）。

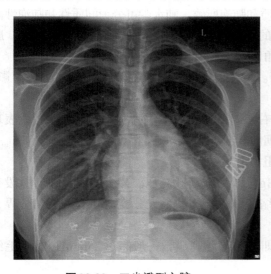
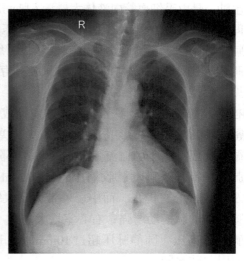

图23-22 二尖瓣型心脏　　　　　图23-23 主动脉型心脏

3. 普大型心脏（烧瓶心） 正位片显示心脏向两侧均匀增大。常见于联合瓣膜病、累及左右心的心肌病变、心包积液导致左右两侧心腔负荷增大（图23-24）。

（三）主动脉异常

主动脉异常主要包括形态异常和密度异常，主要与年龄、高血压等相关疾病有关。

1. X线表现 对主动脉病变的诊断价值不大。部分可见主动脉延长、扩张，主动脉结突出，动脉粥样硬化患者可见主动脉结钙化影。

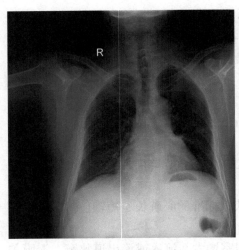

图 23-24　普大型心脏

2. CT表现　CT可以清晰显示管腔扩张与狭窄，管壁钙化、增厚和溃疡形成。主动脉粥样硬化导致的主动脉瘤是主动脉扩张最常见的原因。钙化是主动脉粥样硬化最常见的表现，而动脉粥样硬化最早的表现是管壁增厚。

3. MRI表现　基本与CT相似。但是MRI对管壁钙化的显示不如CT。

4. 主动脉造影　异常主要表现为管腔狭窄，走行迂曲、延长。管腔瘤样扩张时提示动脉瘤，见到双腔血流时考虑主动脉夹层。

（四）肺循环改变

1. 肺充血　是指肺动脉内血流量增多。X线表现为肺动脉段凸出，肺血管纹理增粗、增多，两侧肺门影增大，肺野透亮度正常，可见肺动脉段和两侧肺门血管搏动增强，即肺门舞蹈征。常见于左向右分流的先天性心脏病，如房或室间隔缺损、动脉导管未闭等，亦见于循环血量增加，如甲状腺功能亢进症和贫血等疾病。

2. 肺淤血　是指肺静脉回流受阻，血液淤滞于肺静脉系统内。主要表现为肺静脉普遍扩张，上肺为主，呈模糊条纹状影，两肺门影增大，肺门血管边缘模糊，肺野透亮度降低。肺淤血严重时，在肋膈角附近可见到与外侧胸壁垂直的间隔线（克利B线，Kerley B线）。肺淤血常见原因为二尖瓣狭窄及左心衰竭等。

3. 肺血减少　是指肺血流量的减少。表现为肺纹理稀疏，肺门血管细，肺门影缩小，右下肺动脉变细，肺透亮度增加。主要见于肺动脉狭窄、三尖瓣狭窄和其他右心排血受阻的先天性心脏病。

4. 肺水肿　是由毛细血管内液体大量渗入肺间质和肺泡所致。肺水肿可分为间质性和肺泡性两种。

（1）间质性肺水肿　多见于引起肺静脉高压的心脏疾病，X线表现为肺门模糊、增大，肺纹理模糊，中下肺野有网状影，肺野透明度减低。肋膈角区常见Kerley B线。

（2）肺泡性肺水肿　常与间质性肺水肿并存。X线表现为一侧或两侧肺野有片状模糊影，以内、中带为多见，典型表现呈蝶翼状。

5. 肺栓塞及肺梗死　大多是周围静脉血栓或右心附壁血栓脱落进入肺动脉所致。X线表现为肺野外围出现密度均匀增高的楔形或三角形影，底边朝向胸膜，尖指向肺门。

6. 肺循环高压　由于肺血流量增加或肺循环阻力增高引起。

（1）肺动脉高压　肺动脉收缩压超过30mmHg，即为肺动脉高压。X线表现：肺动脉段突出；肺门肺动脉及其较大分支扩张，而中、外带分支收缩变细，与肺动脉大分支之间有一突然分界，称为肺门截断。肺门肺动脉搏动增强；右心室增大。

（2）肺静脉高压　肺静脉压超过10mmHg，即为肺静脉高压，一般超过25mmHg时则毛细血管内液体外渗而引起肺水肿。

三、常见疾病的影像学表现

（一）先天性心脏病

1. 房间隔缺损　是最常见的先天性心脏病之一，由于房间隔在发育过程中没有完全封闭，左、右心房之间形成异常通路的先天性心脏畸形，分为原发孔型（Ⅰ型）和继发孔型（Ⅱ型），以后者更常见（图23-25）。

（1）X线表现　右心房增大，肺动脉段突出，肺血增多。

（2）CT表现　CT可以直接看到房间隔缺损的位置、大小、数量。若看到右心房、右心室增大，肺动脉扩张也提示房间隔缺损。

（3）MRI表现　也可直接显示房间隔连续中断，也可通过MRI显示缺损的位置、大小、数量。

2. 室间隔缺损　指由于发育不良或融合不全引起心室间异常血流交通的先天性心脏畸形。

（1）X线表现　左心房、室增大，肺动脉段饱满，肺血增多。后期肺动脉高压，艾森门格综合征时全心增大（图23-26）。

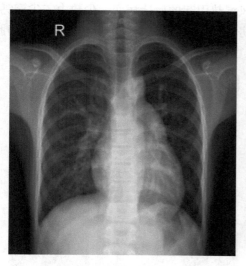

图 23-25　房间隔缺损

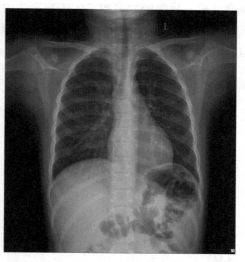

图 23-26　室间隔缺损

（2）CT表现　可直接显示室间隔连续中断的位置、大小、数量，若看到左心房、室增大，肺动脉段凸出，可提示室间隔缺损。

（3）MRI表现　对膜部和肌部缺损显示较好，对漏斗部缺损易漏诊。

3. 法洛四联症　包括室间隔缺损、肺动脉狭窄、主动脉骑跨、右心室肥厚四种病理变化的先天性心脏畸形，最主要的是前两者。它是最常见的发绀型先天性心脏病。

（1）X线表现　右心室增大，肺动脉凹陷，肺血量减少。

（2）CT表现　CT可以显示肺动脉狭窄的程度和部位，确定室间隔缺损的位置及合并的其他畸形。

（3）MRI表现　解剖诊断同CT。MRI能显示肺动脉瓣狭窄情况。MRA可以显示侧支循环情况。

（二）获得性心脏病

1. 高血压心脏病　由于长期高血压导致左心负荷增加，左心室因代偿而逐渐肥厚、扩张而引起心脏器质性病变。早期或轻度血压升高时，心脏大小和形态正常。长期血压持续升高，首先是左心室向心性肥大，继而左心室扩张，主动脉扩张。

（1）X线表现　早期心脏不大，失代偿以后左心室向心性肥厚，主动脉迂曲扩张延长，主动脉结突出，心脏呈靴形心。发生左心衰竭时，心尖向左下延伸，并有左心房增大及肺淤血表现。心搏一般增强，左心缘搏动减弱提示左心功能不全。

（2）CT表现　显示左心室径线增大及主动脉扩张。

（3）MRI表现　能在任意方向层面成像，在显示左心室增大尤其是左心室壁增厚及主动脉迂曲方面有其优势。

2. 肺源性心脏病　简称肺心病，主要是由支气管-肺组织或肺动脉血管病变所致肺动脉高压引起的心脏病。根据起病缓急和病程长短，可分为急性和慢性肺源性心脏病两类，以慢性肺源性心脏病多见。

（1）X线表现　是首选的基本检查方法。除肺部慢性病变外，主要为肺动脉高压的表现，右肺下动脉增宽，直径大于1.5cm，肺动脉段突出而周围肺野动脉骤然变细，形成残根征，右心室增大以肥厚为主（图23-27）。

（2）CT表现　显示主肺动脉和左右肺动脉的增粗，管腔扩大，右心室壁增厚，右心房亦可扩大，腔静脉扩张。同时可清楚显示肺气肿和肺间质病变等原发肺疾病。

（3）MRI表现　可以显示肺动脉高压征象等，但显示肺实质结构和病变有较大的限制。

3. 二尖瓣狭窄　我国绝大多数二尖瓣狭窄为由风湿热引起的后遗病变，少数由二尖瓣钙化引起。

（1）X线表现　左心房增大导致右心缘见"双房影"，肺淤血，上肺静脉扩张而下肺静脉变细。肺动脉段隆起，增粗（图23-28）。

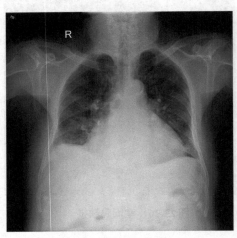

图23-27　肺源性心脏病

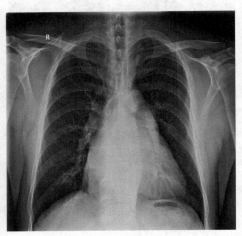

图23-28　二尖瓣狭窄

（2）CT表现　CT检查的目的主要是换瓣术前排除冠状动脉病变。

4. 二尖瓣关闭不全　二尖瓣病变中，约有一半二尖瓣关闭不全患者伴有二尖瓣狭窄，而单纯二尖瓣关闭不全者少见。

（1）X线表现　左心房、左心室扩大，心尖下移，肺动脉段突出，钡餐检查示右前斜位可见食管受压且向后向右移位（图23-29）。

（2）CT表现　诊断价值有限，主要是换瓣术前排除冠状动脉病变。

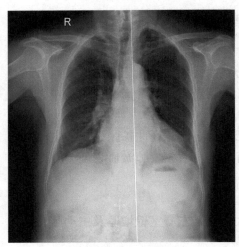

图23-29　二尖瓣关闭不全

（三）心包疾病

缩窄性心包炎指各种原因导致心包壁层炎症，纤维性渗出物沉积、机化，压迫心脏和大血管。

1. X线表现　心脏不大，有时轻度或中度增大。由于心包增厚粘连心脏外形失去正常形态，各弧分界不清，缩窄处心缘搏动明显减弱或消失。心包钙化是缩窄性心包炎特征性表现，可呈蛋壳状、带状或斑块状。肺血改变视舒张充盈受限部位而定，双房增大，两肺淤血。

2. CT表现　最主要征象表现为心包增厚，多呈弥漫性，亦可为局部性增厚。后期心包可出现多少不等的钙化，严重呈弧形、蛋壳状，形成"盔甲心"，心包钙化是缩窄性心包炎确诊依据。体静脉压力升高，可见上、下腔静脉扩张，肝大，以及胸腔积液、腹水等。

3. MRI表现 显示同CT。GRE序列MRI可显示心室壁运动幅度降低、心脏功能变化，特别是于舒张期明显，为最佳影像学诊断方法。

（四）主动脉疾病

主动脉夹层指各种病因导致主动脉内膜破裂，血液进入中层，造成主动脉内膜与中层分离的病理状态。

1. X线表现 心影正常或增大，主动脉增宽。

2. CT表现 夹层首选主动脉CTA检查。可以明确累及范围和程度，逐一显示分支血管受累情况、确定真假腔。主要表现：内膜连续性中断，内膜片影是诊断主动脉夹层的直接征象，可见"双腔主动脉"，真腔一般较小，假腔一般较大，内可有血栓形成（图23-30）。主动脉破裂是夹层最严重的并发症。

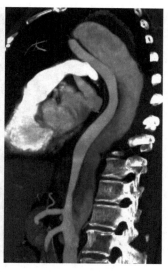

图23-30 主动脉夹层

第7节 消化系统的影像学检查

消化道为食管、胃、十二指肠、小肠、结肠、盲肠及直肠组成的一个宽窄不等的管道器官。因其本身及与周围组织器官缺乏很好的自然对比，需使用对比剂才能显示其内腔和黏膜皱襞、形态和功能情况，这对发现胃肠道病变、确定病变的性质有重要诊断价值。

一、消 化 道

（一）正常影像学表现

1. 咽部 分为口咽和喉咽部，为含气空腔。

2. 食管 位于后纵隔，上起下咽部，下接贲门，可分颈、胸、腹三段。正常有两处生理性狭窄，即入口与咽连接处及食管裂孔处。左前壁有3个生理性压迹，分别为主动脉弓、左主支气管及左心房压迹（图23-31）。

3. 胃 一般分为胃底、胃体、胃窦三部分及胃大、小弯。胃入口为贲门，出口为幽门。贲门平面以上为胃底。胃右缘为小弯，左缘为大弯，小弯拐角处即角切迹，简称胃角。由胃角向大弯最低连线，此线与贲门平面之间的区域为胃体，胃体以下为胃窦。

4. 十二指肠 上起幽门下接空肠，呈C形包绕胰头，分为球部、降部、横部和升部。

5. 小肠 空肠与回肠之间没有明确的分界。空肠大部分位于左上中腹，常显示为羽毛状表现。回肠主要位于中、下腹部和盆腔，肠腔略小，皱襞少而浅。

6. 大肠 绕行于腹腔四周。起于盲肠止于直肠。由盲肠、升结肠、横结肠、降结肠、乙状结肠及直肠组成（图23-32）。横结肠转弯处为肝曲，横、降结肠转弯处为脾曲。正常结肠壁厚3～5mm。

（二）基本病变的影像学表现

1. 轮廓及管腔的改变 胃肠道发生病变，可使其轮廓发生改变。

（1）龛影 是由于胃肠道壁产生溃烂，达到一定深度，被钡剂填充，突出于腔外的钡斑影像，最常见于胃溃疡。

（2）憩室 为消化道壁的囊袋状突出。憩室及其邻近的黏膜正常而与龛影不同。憩室多见于十二指肠、小肠及食管。

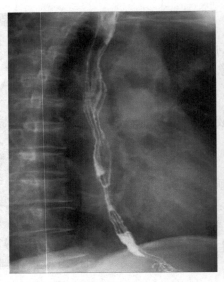
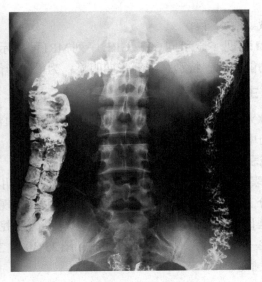

图 23-31　食管生理性压迹示意图　　　图 23-32　钡灌肠显示大肠黏膜像

（3）充盈缺损　是消化道某一局部或肿物向腔内突出，造影时形成的充填残缺，最常见于肿瘤。

2. 黏膜的改变　黏膜的异常表现对疾病的早期诊断和鉴别诊断有重要意义。

（1）黏膜破坏　为黏膜皱襞影像消失，代之以不规则的钡影。多由恶性肿瘤所致，恶性者与正常黏膜分界清楚呈突然截断。

（2）黏膜皱襞平坦　为黏膜皱襞的条纹不明显，严重时完全消失。

（3）黏膜皱襞增宽、迂曲　表现为皱襞的条纹增宽，并常伴有排列紊乱迂曲，但形态可辨，多见于慢性炎症。

（4）黏膜皱襞纠集　为黏膜皱襞从四周向病变中心集中，呈辐射状。最常见于溃疡病变愈合期，由瘢痕收缩所致。恶性肿瘤也可出现此征象，并有管壁僵硬及黏膜破坏。

3. 管腔大小的改变

（1）管腔狭窄　为小于正常范围的持久性管腔狭窄。胰头癌对十二指肠的压迫及侵犯，则常伴有黏膜皱襞破坏等改变。

（2）管腔扩张　为超出正常范围的持久性管腔增大，多为远端管腔狭窄的继发性改变。

4. 位置的改变　可为先天性发育异常，如内脏转位、胃下垂，也可为粘连性病变或肿瘤的牵拉、推压等所致。

（三）常见疾病的影像学表现

1. 食管癌

（1）X 线表现

1）早期食管癌：指仅限于黏膜及黏膜下层，其 X 线表现为黏膜皱襞增粗、迂曲中断。管壁僵硬，蠕动消失。出现不规则小的充盈缺损。

2）中晚期食管癌：①髓质型，呈不规则的狭窄，食管壁增厚僵直，黏膜破坏（图 23-33）；②蕈伞型，病变常限于部分管壁，呈蕈状充盈缺损，突入管腔内，表面可光滑或有溃疡或糜烂，局部黏膜破坏；③溃疡型，病变常只侵犯部分管壁，形成边缘不规则、底部凹凸不平的溃疡，溃疡底往往深达肌层或穿透肌层，管腔狭窄可不明显；④缩窄型，病变累及食管全周，管腔呈局限性环状或漏斗状狭窄，近端食管明显扩张。

（2）CT 表现：食管壁环形或不规则形增厚，管腔变窄；管腔内可见肿块影。食管周围脂肪间隙消失，提示病变外侵。可发现纵隔、肺门及颈部淋巴结转移。

2. 食管静脉曲张

（1）X线表现　早期服钡剂后的食管造影表现为下段食管黏膜皱襞增粗或稍迂曲，管腔边缘略呈锯齿状，钡剂通过良好。进一步发展，典型者为串珠状或蚯蚓状充盈缺损（图23-34），管壁边缘不规则，食管腔扩张。

（2）CT表现　增强扫描曲张静脉均一明显强化。

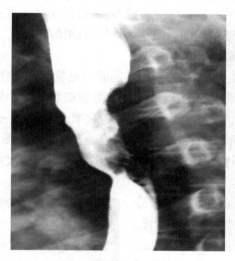
图23-33　食管中段食管癌

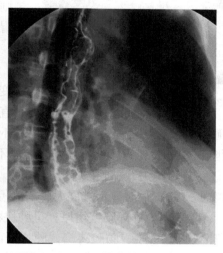
图23-34　食管静脉曲张呈蚯蚓状改变

3. 胃溃疡　直接征象是龛影，胃溃疡常单发，多在小弯与胃角附近，其次为胃窦部，亦可位于胃前壁或后壁。切线位上龛影突出于胃壁轮廓之外，呈乳头状或半圆形（图23-35）。慢性溃疡周围的瘢痕收缩，造成黏膜皱襞均匀纠集。这种皱襞如车轮状向龛影口部集中且到达口部边缘并逐渐变窄，是良性溃疡又一特征。

4. 十二指肠溃疡　X线表现：球部溃疡常在后壁或前壁，因此多显示为轴位像，其龛影表现为类圆形或米粒状钡斑，其边缘大都光滑整齐，多为单发。此外，球

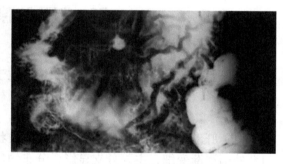
图23-35　胃小弯侧溃疡

部溃疡还可出现一些其他征象：①激惹征，表现为钡剂到达球部后不易停留，迅速排出；②幽门痉挛，开放延迟；③胃分泌增多和胃张力及蠕动方面的改变等；④球部有固定压痛。

5. 胃癌

（1）早期胃癌　是指限于黏膜或黏膜下层，而不论其大小和有无转移。早期胃癌分为三种类型。①隆起型（Ⅰ型）：肿瘤呈类圆形突向胃腔，高度超过5mm，边界清楚，基底宽，表面粗糙。②表浅型（Ⅱ型）：此型又分为Ⅱa型浅表隆起型，Ⅱb型浅表平坦型，Ⅱc型浅表凹陷型。肿瘤表浅，平坦，形状不规则，边界清楚。其三个亚型中的隆起及凹陷均不超出5mm。③凹陷型（Ⅲ型）：肿瘤形成明显凹陷，超过5mm，形状不规则。显示形态不整、边界明显的龛影，其周边的黏膜皱襞可出现截断、杆状和融合等，但有时难与溃疡的龛影鉴别。

（2）进展期胃癌　X线表现：①充盈缺损，形状不规则，多见于蕈伞型癌；②胃腔狭窄、胃壁僵硬，主要见于浸润型癌，也可见于蕈伞型癌；③广泛的胃壁浸润，胃壁僵硬，胃腔缩小，称为皮革胃；④龛影，多见于溃疡型癌，龛影形状不规则，内缘不整齐而有多个尖角，龛影位于胃轮廓之内，称为

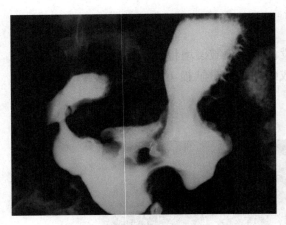

图23-36 胃癌（半月综合征）

半月综合征（图23-36）；⑤黏膜皱襞破坏、消失或中断，黏膜下肿瘤浸润常使皱襞异常粗大、僵直或如杵状和结节状，形态固定不变；⑥瘤区蠕动消失。

CT表现直接反映了肿瘤的大体形态。肿块型可见向胃腔内突出的肿块。浸润型表现为胃壁增厚，其范围可局限也可呈弥漫性。溃疡型则表现为在肿块的表面有不规则的凹陷。CT检查的重要价值还在于直接观察肿瘤侵犯胃壁、周围浸润及远处转移的情况。

6. 结肠癌

（1）X线表现 ①肠腔可见轮廓不规则的充盈缺损，病变多位于肠壁的一侧，黏膜破坏消失，局部管壁僵硬平直，结肠袋消失；②管腔狭窄，可偏于一侧，或呈环形狭窄，肠壁僵硬，黏膜破坏消失，但界限清楚，环形狭窄是浸润型结肠癌的典型表现（图23-37），此型肿瘤易造成梗阻；③可表现为形态不规则，边缘不整齐的较大龛影，周围常有不同程度的充盈缺损或狭窄，肠壁僵硬，袋形消失，黏膜破坏。

（2）CT表现 CT扫描对显示进展大肠癌的侵犯范围和肿瘤分期有重要价值。CT表现为局部肠壁增厚，呈肿块状向肠腔内生长，或呈环状、半环状肠壁增厚，肠腔狭窄，肿块表面常有溃疡形成，肿瘤边界清楚锐利。病变与周围脏器间脂肪间隙消失，提示癌瘤可能浸润邻近器官。

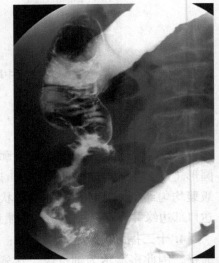

图23-37 升结肠癌

二、肝、胆及胰腺

（一）正常影像学表现

1. 肝脏 为一密度均匀的软组织影，位于上腹部。肝脏上界为右膈肌穹隆，下界在右半结肠充气情况下可衬托出形态呈平直状或略内凹。

（1）肝动脉造影表现 为肝实质内树枝状分布的血管影，自肝门至外围逐渐变细，主要分支显影，分布均匀，走行自然，由粗到细，边缘光滑。

（2）CT表现 正常肝脏CT值为50～80Hu，高于脾、胰和肾。一般以胆囊窝与下腔静脉连线（或肝中静脉）分为肝左、右叶，以肝圆韧带（或肝左静脉）再将左肝分为内侧段和外侧段。经门静脉与下腔静脉之间向内凸出的为尾叶。肝右静脉将右叶分为前后两段。

肝脏为肝动脉和门静脉双重供血的器官，前者占血供25%，后者占血供75%。故增强扫描时，动脉期可显示肝动脉及其分支，但肝实质没有明显对比增强；门静脉期肝实质对比增强密度明显增高，增强密度均匀一致；平衡期对比增强密度逐渐下降。

（3）MRI表现 正常肝实质表现为T_1WI中等信号，但高于脾的信号，T_2WI表现为低信号，明显低于脾的信号，信号均匀一致。

2. 胆系 包括胆囊及胆管，胆囊分为胆囊底、体及颈部。胆管分为肝内胆管和肝外胆管，肝内胆管形成左、右肝管，再汇成肝总管。肝总管与胆囊管汇合，向下延续形成胆总管，胆总管末端与胰管汇合后共同开口于十二指肠乳头部。胆总管内径0.6～0.8cm。

（1）CT表现 胆囊位于肝门下方，肝右叶内侧。直径4.0～5.0cm，胆囊腔表现均匀水样低密度，

CT值为0～20Hu。胆囊壁厚度2.0～3.0mm。正常肝内胆管大多数CT不显示，胆总管平扫表现为小圆形或管状低密度区。

（2）MRI表现　胆囊内信号均匀，T₁WI呈低信号，T₂WI呈高信号，边缘光滑锐利。正常胆管内T₁WI呈低信号，T₂WI呈高信号，表现为圆形或管状影像。磁共振胆胰管成像（MRCP）肝内、外胆管显示率高达90%～100%。

3. 胰腺大小　存在个体差异。

（1）CT表现　正常胰腺分为胰钩突、头、颈、体、尾，呈带状。钩突是胰头部最低的部分，是胰头下方向内延伸的楔形突出。脾静脉沿胰腺体尾部后缘走行，是识别胰腺的标志。胰管一般不显示。

（2）MRI表现　胰腺在T₁WI和T₂WI上，胰腺表现为均匀的较低信号结构，与肝的信号相似。其背侧的脾静脉由于流空效应呈现无信号血管影。

（二）基本病变影像学表现

1. 肝脏　①肝脏大小与形态异常：肝增大，CT和MRI表现为肝叶饱满，前后径和横径超过正常范围，肝萎缩则相反。②边缘与轮廓异常：肝结节再生等突出肝表面，肝边缘呈波浪状，轮廓凹凸不平。

2. 胆系　①胆囊大小及形态异常：胆囊增大常见于胆囊炎和胆管梗阻；胆囊缩小同时有胆囊壁增厚常见于胆囊炎；胆囊壁局限性增厚常见于肿瘤或肿瘤样病变。②胆管扩张：可分为先天性和后天性，前者表现为肝内或肝外单发或多发的局部胆管扩张，后者是由于胆管阻塞或狭窄引起上段胆管的扩张。③胆管狭窄或阻塞：炎症、结石和肿瘤是引起胆管狭窄和阻塞的常见原因。

3. 胰腺　①胰腺大小及形态异常：胰腺弥漫性增大常见于急性胰腺炎；胰腺弥漫性缩小常见于老年性胰腺萎缩或慢性胰腺炎。胰腺局部增大，轮廓外凸多为胰腺肿瘤所致。②胰腺实质内异常：胰腺肿瘤和肿瘤样病变，CT和MRI表现为密度和信号的异常。

（三）常见疾病的影像学表现

1. 肝脏病变

（1）肝硬化　常见病因是病毒性肝炎和酗酒。为一组肝细胞弥漫性变性、坏死疾病。其致使肝变形、变硬，肝叶萎缩或增大，同时引起门静脉高压。

1）X线表现：胃肠道钡餐造影可显示食管-胃底静脉曲张。

2）CT表现：肝各叶大小比例失调，肝门、肝裂增宽，肝轮廓边缘显示凹凸不平，呈波浪状，密度因脂肪变性减低。继发改变为脾大、腹水、食管-胃底静脉曲张等门静脉高压征象（图23-38）。

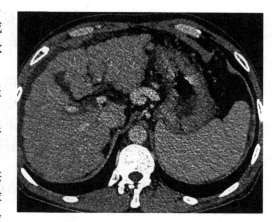

图23-38　肝硬化CT表现

3）MRI表现：肝硬化结节T₁WI表现等信号，T₂WI呈低信号，增强扫描无明显强化。

（2）肝海绵状血管瘤　为常见的肝良性肿瘤，好发于女性，多见于30～60岁。

1）X线造影表现：肝动脉造影主要表现如下。①供血动脉增粗，巨大肿瘤压迫周围血管弧形移位，呈"抱球征"。②早期动脉相肿瘤边缘出现斑点、棉花团状显影，为"树上挂果征"。③静脉期，肿瘤显影逐渐向中央扩散，表现为密度均匀、轮廓清楚的肿瘤染色。

2）CT表现：平扫表现肝实质内界限清楚的圆形或类圆形低密度肿块。动脉期可见肿瘤自边缘开始出现斑点状、结节状强化。门静脉期对比剂向内填充。延迟期表现为与周围正常肝实质密度相同的等密度，呈"快进慢出"。

3）MRI表现：T$_1$WI表现为均匀的低信号，T$_2$WI表现为均匀的高信号，随着回波时间延长其信号强度也越来越高，称为"灯泡"征。强化方式与CT一致（图23-39）。

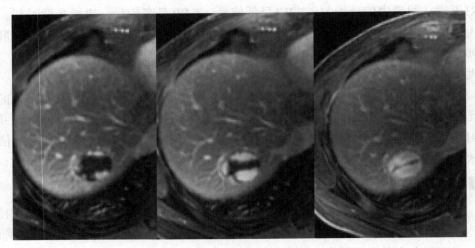

图23-39 肝右叶海绵状血管瘤

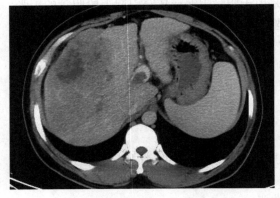

图23-40 肝右叶肝癌并门静脉癌栓

（3）肝细胞癌　多发生于慢性肝炎和肝硬化。

1）血管造影表现：①肿瘤血管增生紊乱，毛细血管期显示肿瘤染色；②肿瘤包绕动脉征，肿瘤生长浸润使被包绕的动脉受压不规则或略僵直；③动静脉瘘；④门静脉癌栓。

2）CT表现：平扫大多肿瘤呈低密度影，也可呈等或高密度，较大的癌灶内合并坏死、囊变、陈旧出血则密度不均。肿瘤边界不清，少数可见有边缘清晰的包膜。可合并肝硬化、脾大及腹水。增强扫描，典型肝癌主要由肝动脉供血，动态强化呈"快进快出"，坏死和囊变始终呈低密度影。肝动脉期病灶呈高密度增强，高于周围正常肝组织，随后病灶密度迅速下降呈低密度灶（图23-40）。肝癌侵犯门静脉形成瘤栓时，可见门静脉内低密度充盈缺损和管壁的强化，合并动静脉瘘时可见动脉期静脉早显。

（4）肝转移瘤

1）血管造影表现：可显示转移瘤灶的部位、大小、数目与累及范围。

2）CT表现：平扫示大小不等的多发类圆形低密度灶，边缘光整或不光整，可有坏死、出血、钙化。CT增强扫描多数病灶有不同程度的不均匀强化，但密度通常低于正常肝，其典型表现是动脉期病灶中心为低密度灶，边缘呈环状强化，最外缘密度又低于正常肝，呈"牛眼征"（图23-41）。

2. 胆道系统病变

（1）胆石症　发生于各级胆管内的结石称胆管结石，发生于胆囊内的结石称胆囊结石，两者统称胆石症。

1）X线表现：平片可发现胆囊阳性结石，表现为右上腹部大小不等、边缘高密度影。

2）CT表现：可见肝内、外胆管或胆囊内单发或多发、圆形、多边形或泥沙状的高密度影（图23-42），其位置可随体位变换而改变。胆总管结石可见上部胆管扩张，结石部位的层面，扩张的胆管突然消失，同时见到高密度结石呈"靶征"或"半月征"。

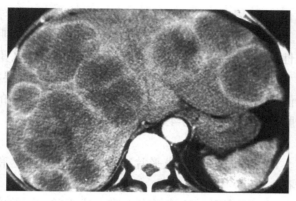

图23-41 肝多发转移瘤

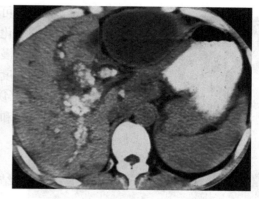

图23-42 肝内胆管结石并胆管扩张

3）MRI表现：在 T_2WI 上，高信号的胆囊内可清楚显示低信号的充盈缺损。胆管结石，特别是胆总管结石，MRCP既可观察到低信号的结石及其部位、大小、形态、数目等，又能显示胆管扩张及其程度（图23-43）。

（2）胆囊癌 多发生在胆囊底或颈部。

1）X线表现：胆囊造影或逆行胰胆管造影可显示胆囊外形不规则或胆囊内充盈缺损。

2）CT表现：胆囊癌根据病理形态可表现为三种类型。①结节型：胆囊内壁结节状或乳头状软组织密度块，增强扫描病变明显强化。②厚壁型：胆囊壁广泛性或局限性不规则增厚。③肿块型：胆囊腔被肿瘤占据，囊腔消失，与周围肝组织相比可呈低密度或不规则密度，少数呈等密度。

3）MRI表现：胆囊壁不规则增厚，腔内见不规则充盈缺损（图23-44），肿瘤 T_1WI 呈低信号，T_2WI 呈高信号，弥散加权成像（DWI）呈高信号，增强扫描见中等程度强化。侵犯邻近肝组织，可出现胆道梗阻。

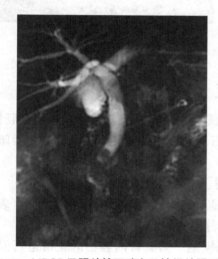

图23-43 MRCP示胆总管下端充盈缺损并胆系扩张

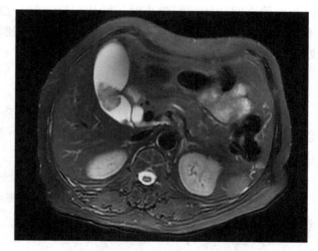

图23-44 胆囊癌MRI表现

3.胰腺病变

（1）急性胰腺炎 病因包括胆道疾病、酗酒、暴饮暴食等。病理上分为：①急性间质性（水肿性）胰腺炎；②出血性坏死性胰腺炎。

1）X线表现：可见局限性腹膜炎引起的胃、结肠和小肠胀气和气-液平面。

2）CT表现：急性水肿性胰腺炎少数轻型患者，CT可无阳性发现。表现为：①胰腺不同程度肿大，常呈弥漫性，胰腺密度正常或轻度减低，密度均匀或不均匀，胰腺轮廓清楚或模糊；②

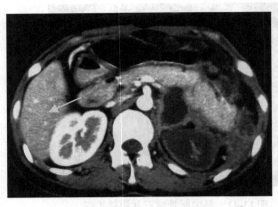

图23-45 急性胰腺炎CT增强扫描表现

可伴有胰周积液呈低密度；③增强扫描胰腺均匀强化。急性出血坏死性胰腺炎CT表现：①胰腺明显弥漫性肿大；②胰腺密度不均匀，坏死和积液区呈低密度，出血区可呈略高密度；③胰腺周围脂肪层模糊。④假性囊肿形成；⑤增强扫描有利于发现胰腺内的坏死和脓肿形成区（图23-45）。

（2）慢性胰腺炎

1）X线表现：X线平片有时可见胰腺钙化和胰腺结石。

2）CT表现：胰腺增大、缩小或正常，胰管常有不同程度的扩张。约1/4的患者可见胰腺钙化，表现为斑点状致密影，沿胰管分布，是慢性胰腺炎的特征性表现。假性囊肿表现为边界清楚的囊性低密度区，增强扫描假性囊肿壁可强化。

（3）胰腺癌 起源于腺管或腺泡，60%发生于胰头部，其次为体、尾部。

1）X线表现：平片检查不能显示胰腺。

2）CT表现：①胰腺局部增大并肿块形成，是胰腺癌主要和直接的表现。平扫可呈等密度。胰腺癌为乏血供肿瘤，增强扫描时密度增加不明显，而周围正常胰腺组织强化明显（图23-46）。②胰管扩张。③胆总管扩张，梗阻近端胆总管、胆囊及肝内胆管均可见扩张。胰管、胆总管均受累，可呈现"双管征"。④肿瘤侵犯胰腺周围血管，常表现为胰腺与血管之间的脂肪间隙小时，肿块包绕血管，血管形态不规则、变细，血管内有癌栓。⑤肿瘤侵犯周围脏器及远处转移。

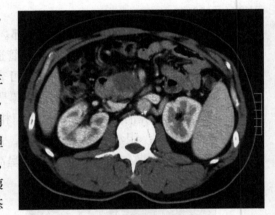

图23-46 胰腺癌CT表现

三、急 腹 症

急腹症是腹部急性疾病的总称。常见的急腹症包括急性阑尾炎、溃疡病急性穿孔、急性肠梗阻、急性胆道感染、胆石症、急性胰腺炎、腹部外伤、泌尿系结石及异位妊娠破裂等。此部分主要阐述消化道急腹症的表现。

1. 胃肠道穿孔 常发生于溃疡、外伤、炎症及肿瘤。以胃、十二指肠溃疡穿孔最常见。

在X线表现中，以游离气腹最重要。立位透视或平片可显示气体位于膈肌和肝或胃之间，表现为透明的新月形气体影（图23-47）。

2. 肠梗阻 为肠管内容物的正常运行发生障碍。引起肠梗阻的原因，可分为机械性肠梗阻、麻痹性肠梗阻及血运性肠梗阻三类。机械性肠梗阻是由肠道的狭窄或肠外的粘连、压迫等原因所引起，分为单纯性肠梗阻和绞窄性肠梗阻。动力性肠梗阻是由腹部炎症、外伤或手术等所引起的胃肠道功能障碍，分为麻痹性肠梗阻和痉挛性肠梗阻。血运性肠梗阻是由肠系膜血管栓塞导致肠

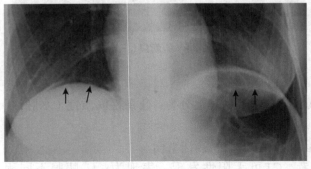

图23-47 双侧膈下游离气体呈"新月形"改变

管血供不良。

（1）**单纯性肠梗阻** 是最常见的机械性肠梗阻。典型的X线表现立位片为小肠扩大胀气，可见阶梯状气 - 液平面（图23-48）。

（2）**绞窄性肠梗阻** 是指一段小肠肠曲的两端及其系膜血管同时阻塞，以致肠梗阻同时还伴有梗阻肠管（即闭袢）的血供障碍。常见病因为粘连带压迫、小肠扭转、内疝等。其基本X线表现同单纯性肠梗阻。

（3）**肠套叠** 是一段肠管套入近端或远端肠腔内。肠套叠多见于小儿，是小儿急性肠梗阻常见原因，成人多为肿瘤引起。X线表现：回盲部及结肠的肠套叠，钡剂灌肠可见灌入钡剂到套入部时呈杯口状梗阻，此处扪诊可触及包块。上述杯口状梗阻及弹簧状钡剂纹是肠套叠的典型X线表现。

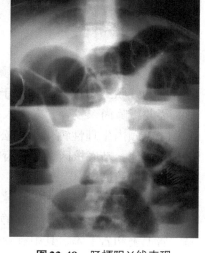

图23-48 肠梗阻X线表现

（4）**乙状结肠扭转** X线表现：①闭袢的乙状结肠肠曲明显扩大，横径可达10～20cm以上；②闭袢呈马蹄形，圆顶向上，内有大量积液积气；③闭袢乙状结肠曲的结肠壁显影如三条纵行致密影，向下方集中，此集中处即为梗阻点；④直肠乙状结肠交接处梗阻，其上端逐渐变尖如鸟嘴状。

（5）**麻痹性肠梗阻** 由各种因素引起整个胃肠道动力丧失。最常见于手术后和急性腹膜炎。X线表现为肠管和胃扩张，尤以结肠扩张明显，肠腔内气体多，液面低而宽大。

第8节 中枢神经系统的影像学检查

一、检查方法

（一）X线检查

1. X线平片 常规投照后前位和侧位，有时加照切线位和斜位。对颅内及椎管内病变检查价值有限，已被CT及MRI取代。

2. 脑血管造影 目前除少部分血管性疾病的诊断及介入治疗外，大多应用MRA及CTA。脊髓造影已被MRI取代。

（二）CT检查

1. 颅脑CT平扫 主要用横断面，有时加用冠状面。检查后颅凹，则层面与眦耳线呈20°。

2. 脊柱CT扫描 一般采取横断面，先进行定位扫描。疑椎管狭窄或椎体病变者进行螺旋连续扫描。疑椎间盘突出者，分别对椎间盘层面进行扫描，层厚2～5mm。

（三）MRI检查

1. 颅脑MRI 常规扫描横断面，根据需要加扫冠状面或矢状面作为补充。特殊部位如垂体和内耳道层厚更薄。MRI增强扫描用顺磁性对比剂钆喷酸葡胺（Gd-DTPA）经静脉注射后进行T_1WI横断面、冠状面及矢状面扫描。在某些方面如脑白质、颅后窝、颅底、脑干及中线病变检查上优于CT。

2. 脊柱MRI 一般以矢状面扫描为基础，辅以横断面扫描，以观察脊髓及病变与周围组织结构的三维关系。

二、正常影像学表现

（一）X线表现

1. 颅骨平片

（1）在正侧位片上成年人颅骨由内板、外板和板障组成。内、外板为致密骨，外板较内板厚，X线片上为线状致密影。板障位于内、外之中间，为骨松质，厚度变异大，X线片上为细颗粒状低密度影。婴儿板障尚未发育，老年人板障则因骨化，分层皆不清。

（2）颅内生理性钙化 ①松果体钙化。②侧脑室脉络丛的钙化。③大脑镰钙化。④床突间韧带钙化。⑤其他：基底核区、小脑齿状核、岩床韧带钙化。

2. 脑血管造影

（1）脑动脉 包括颈内动脉，大脑前、中、后动脉，椎动脉颅内段及基底动脉。

（2）脑静脉 分为浅、深静脉及静脉窦。大脑上、中、下静脉，分别汇入上矢状窦、海绵窦、横窦、岩上窦和岩下窦，其中有吻合静脉相沟通。

（二）颅脑CT与MRI表现

1. CT表现 脑灰质密度较白质略高，血管、脑膜及肌肉等软组织密度与脑灰质相近。脑脊液为水样密度，皮下脂肪较脑脊液密度低，含气的鼻窦与乳突密度最低。颅内生理性钙化密度较脑灰质明显增高，颅骨密度最高。

2. MRI表现 在T_1WI上脑白质信号高于灰质，在T_2WI上脑灰质信号高于白质。脑脊液在T_1WI上呈低信号，在T_2WI上呈高信号。皮下脂肪在T_1WI及T_2WI均呈高信号，颅内钙化、颅骨内外板及气腔呈极低信号。血液流速快者因流空效应呈低信号，血液流速慢者则呈高信号。

三、常见疾病的影像学表现

（一）颅脑外伤

1. 颅骨骨折 指颅骨受暴力作用所致骨结构改变，可发生于颅骨任何部位，多见于顶、颞及枕骨。X线平片可以显示骨折部位和形状。CT上颅骨骨折线多在骨窗上显示清晰，尤其是颅底骨折。还可见一些间接征象如脑脊液漏，出现鼻旁窦和（或）乳突积液，鼻旁窦或乳突损伤，于颅骨周围或颅内出现气体。

2. 颅内血肿

（1）硬膜外血肿 通常为加速性颅脑伤所致，以动脉性出血为主，常伴有颅骨骨折，血肿的范围较局限，通常不跨越颅缝。影像学上表现为颅骨内板下梭形或半圆形高密度影（图23-49）。亚急性及慢性期呈等或低密度。

（2）硬膜下血肿 通常为减速伤所致，以静脉性出血为主，常与脑挫裂伤同时存在。影像学上表现为颅板下新月形或半月形高密度影（图23-50），一般范围较广，不受颅缝限制。亚急性或慢性血肿呈混杂密度灶。

（3）蛛网膜下腔出血 CT图像上表现为脑沟、脑池内高密度影（图23-51），可呈铸型。蛛网膜下腔出血一般7天左右吸收，此时CT检查阴性。而MRI检查T_1WI及T_2WI仍可发现高信号，且T_2WI上高信号合并出现沿着脑表面含铁血黄素沉着形成的低信号影。

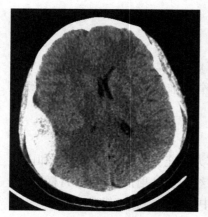

图23-49 急性硬膜外血肿

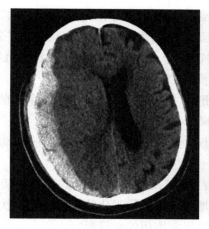
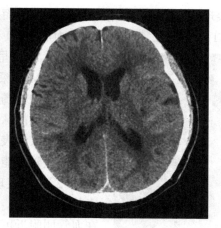

图 23-50　急性硬膜下血肿　　　　　　图 23-51　蛛网膜下腔出血

（二）脑血管病变

1. 脑梗死　是指各种原因引起的急性脑血管闭塞，其主要病因是动脉硬化继发血栓形成，致使管腔狭窄、闭塞，引起血供区脑组织坏死，分为缺血性、出血性及腔隙性脑梗死三种。

（1）CT表现　24小时内，CT可无阳性表现，24小时后梗死区脑实质内低密度灶，其部位和范围与闭塞血管供血区一致。2～3周时可出现"模糊效应"，病灶变为等密度，2～5天占位效应明显。1～2个月后形成低密度软化灶，脑萎缩一般在脑梗死后一个月以后出现，小梗死灶变化不明显。增强扫描脑梗死后3～4天出现强化，第2～4周强化出现频率最高，表现为皮质区脑回状强化，深部斑片状强化。腔隙性脑梗死是脑穿支小动脉闭塞引起的深部脑组织小面积的缺血性坏死。好发于基底核和丘脑区，直径10～15mm，一般无占位效应。出血性脑梗死多发于梗死后一周至数周，在低密度区内出现不规则斑片状高密度影。

（2）MRI表现　MRI可以发现CT难以发现的小的梗死灶，并可检出6小时内早期梗死灶。T_1WI上呈低信号，随病程延长而降低，T_2WI呈高信号，随病程延长而升高。早期病灶DWI上呈高信号（图23-52）。慢性期可见血肿周围含铁黄素低信号影。

2. 脑出血

（1）CT表现　急性期血肿呈边界清楚的肾形、类圆形或不规则形均匀高密度影，周围水肿带宽窄不一（图23-53），局部脑室受压移位。吸收期始于3～7天，可见血肿周围变模糊。1个月后血肿逐渐吸收变为等密度。囊变期始于2个月以后，较大血肿吸收后常遗留大小不等的软化灶，并伴有不同程度的脑萎缩。

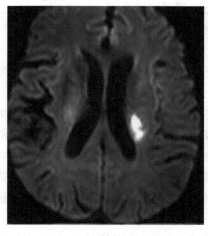
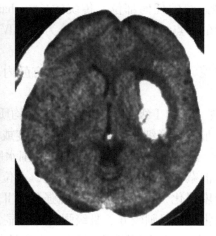

图 23-52　左侧基底核区急性脑梗死　　　　图 23-53　左侧脑出血

（2）MRI表现　脑内血肿的信号随血肿期龄而变化。急性期血肿T_1WI呈等信号，T_2WI呈稍低信号，显示不如CT清楚。亚急性和慢性期血肿T_1WI和T_2WI均表现为高信号。囊肿完全形成时T_1WI呈低信号，T_2WI呈高信号，周边可见含铁血黄素沉积所致的低信号环，此期MRI探测比CT敏感。

3.脑血管畸形　主要有动静脉畸形、动静脉瘤、海绵状血管瘤等，其中动静脉畸形（AVM）最为常见。

（1）X线表现　显示颅内板受侵蚀及脑膜中动脉迂曲变宽，提示畸形血管可能。

（2）CT表现　平扫表现为不规则的高低混杂密度灶，常呈条索状或斑点状。增强扫描显示强化的片状或团块状异常血管，有时在血管团附近可见异常增粗的血管影。

（3）MRI表现　异常血管呈流空现象，T_1WI和T_2WI均为低或无信号区（图23-54）。MRI优于CT，能显示畸形血管及其与周围脑组织的关系。

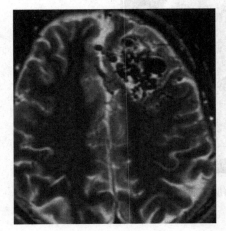

图23-54　左侧额叶AVM

（三）颅内肿瘤

1.脑膜瘤　是颅内常见肿瘤，女性多于男性。肿瘤多为单发、可多发，多数为良性，恶性少见，如果肿瘤生长迅速，界限不清，内部坏死、囊变常见，脑内实质及骨破坏则提示恶变可能。

（1）X线表现　可见肿瘤较密集钙化，并显示整个肿瘤块影。20%发生相邻颅骨的变化，骨内板增殖较为常见。晚期出现颅内压增高征象。

（2）CT表现　①肿瘤呈圆形、卵圆形或分叶状，边界清晰，宽基底与脑膜相连。②75%的为高密度，25%为等密度，密度均匀。③CT增强扫描，沿硬脑膜生长，可见邻近脑膜呈线状强化即"脑膜尾"征。④瘤内钙化多均匀，但可不规则。

（3）MRI表现　①脑膜瘤信号变化与脑灰质相同，在T_1WI上约60%脑膜瘤为等信号，30%为低信号。②增强扫描呈均匀一致性强化（图23-55），可多方位观察脑膜尾征。③肿瘤内可见血管流空现象，小钙化显示不如CT。

2.星形细胞瘤　是指由星形胶质细胞组成的肿瘤，是最常见的神经上皮性肿瘤。男性多于女性。星形细胞瘤可发生在中枢神经系统的任何部位。传统的Kernohan分级法

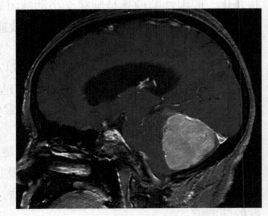

图23-55　脑膜瘤

更适合其影像学的特点，将星形细胞瘤分为Ⅰ～Ⅳ级，Ⅰ级为良性，Ⅱ级介于良恶性之间，Ⅲ及Ⅳ级为恶性。

（1）X线表现　X线平片表现正常或只有颅内压增高，部分可见到钙化。脑血管造影表现为血管受压移位。

（2）CT表现　平扫Ⅰ级星形细胞瘤表现为均质或不均质低密度灶，占位表现不明显，较少发生出血及水肿。Ⅱ、Ⅲ级星形细胞瘤表现为略低密度或混杂密度，可有点状钙化、囊变和肿瘤内出血，与脑组织分界不清，形态不规则。占位表现及周围水肿均较明显。Ⅳ级星形细胞瘤常伴有出血、坏死等，则显示为略高或混杂密度病灶，边缘欠规则，占位效应及脑水肿更为明显。增强扫描Ⅰ级星形细胞瘤大多数斑片状轻度强化，极少数出现明显强化。Ⅱ、Ⅲ级可表现为连续或断续的环形强化，少数还可以有壁结节状强化。Ⅳ级则较Ⅱ、Ⅲ级强化更明显，可为花环状强化。

（3）MRI表现　Ⅰ级星形细胞瘤T_1WI为略低信号，T_2WI为高信号，信号强度均匀。病灶常位于

皮髓质交界处，局部脑沟变平，边界不清，周围一般无水肿。无明显增强效应。Ⅱ级星形细胞瘤病灶信号强度不甚均匀，边缘可有轻至中度水肿。增强后出现斑片状、带状连续或不连续的强化。Ⅲ、Ⅳ级星形细胞瘤病灶信号强度明显不均匀，多见囊变、出血。占位效应及水肿明显，边缘凹凸不整。增强扫描显示为显著环形不规则强化（图23-56）。

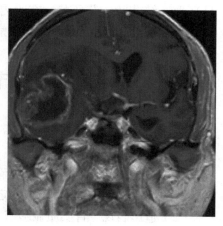

图23-56 星形细胞瘤（Ⅳ级）

3. 垂体瘤 常见的良性肿瘤，近年来发病率呈现不断上升的趋势，好发年龄为青壮年。垂体瘤根据功能学分为功能性垂体瘤和无功能性垂体瘤。

（1）X线表现 平片可见蝶鞍扩大，鞍底下陷，鞍背骨质破坏，前后床突骨质吸收破坏，部分可见颅内压增高征象。

（2）CT表现 垂体微腺瘤平扫多为等密度或低密度病灶，较难发现。增强扫描可见间接征象如垂体高度增加、垂体上缘膨隆、垂体柄偏移及鞍底局限性变薄下陷等。垂体大腺瘤平扫可见鞍内及鞍上肿块，可见钙化，部分肿瘤中心坏死或囊变为低密度，出血为高密度。肿瘤向上可压迫室间孔，向后压迫脑干，向两侧可侵犯海绵窦，包绕颈内动脉。亦可有蝶鞍扩大、鞍背变薄及鞍底下陷等征象。增强扫描垂体大腺瘤呈均匀、不均匀或周边强化。

（3）MRI表现 垂体微腺瘤平扫T_1WI呈等或略低信号，T_2WI呈高或等信号，伴有出血时，两者均呈高信号。垂体高度增加，垂体上缘突出及垂体柄偏移等与CT表现相同。增强扫描信号早期低于垂体，后期高于垂体。垂体大腺瘤平扫T_1WI肿瘤呈等或略低信号，T_2WI多数高信号，肿瘤呈圆形、椭圆形或分叶状，有时可见肿瘤通过鞍隔向上生长，呈"束腰"或"8"字征。肿瘤内可见囊变、出血、坏死。增强扫描肿瘤呈不均匀强化（图23-57）。

4. 脑转移瘤 多见于大脑半球的皮髓质交界区，常为多发，也可单发。转移瘤占颅内肿瘤的40%，男性多来自肺癌，女性多来自乳腺癌。

（1）X线表现 当转移瘤侵犯到颅骨时，可见溶骨性破坏。

（2）CT表现 平扫密度不等，高、等、低级混杂密度均可。多数为多发，可为单发，周围大多数见广泛水肿区（图23-58）。增强扫描典型表现为环形、结节状强化。

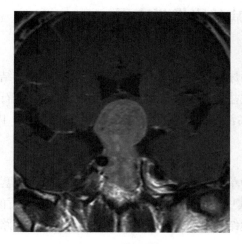

图23-57 垂体大腺瘤

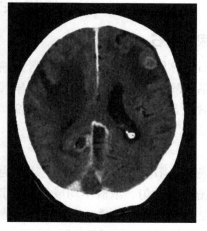

图23-58 脑内多发转移瘤

（3）MRI表现 平扫T_1WI表现为低信号，信号均匀或不均匀。T_2WI表现为等高信号或混杂信号。实性病灶常伴有坏死、出血及囊变。肿瘤周围见大片指状水肿，多数为中度、重度，瘤体大小常与瘤周水肿程度不成比例，即"小病灶，大水肿"为其特征性的表现。增强扫描后肿瘤明显均匀强化，呈环形、结节状、花环状，有时内部有不规则小结节，坏死囊变无强化。MRI增强扫描可检出小于0.5cm，甚至1.0～2.0mm的转移瘤病灶。

第9节 泌尿系统的影像学检查

一、正常影像学表现

1. 肾脏

（1）X线表现 在脊柱两侧可看到双肾轮廓。正常肾影呈蚕豆状，位于T_{12}～L_3，一般右肾略低于左肾。肾的长轴与脊柱纵轴间形成一定角度，称肾脊角，正常为15°～25°。侧位片上肾影与腰椎重叠。

（2）造影表现 肾实质显影密度均匀，两侧肾显影一致。肾盏包括肾小盏和肾大盏。

（3）CT表现 肾脏呈边缘清楚、轮廓光滑的圆形或椭圆形软组织影。肾门有肾动、静脉和输尿管进出。平扫时，肾实质密度均匀一致，不能分辨皮质与髓质，增强扫描肾实质密度增高。

2. 输尿管

（1）X线表现 正常输尿管不能显示。

（2）造影表现 输尿管分三段即腹段、盆段和壁内段。输尿管有3个生理性狭窄区，即与肾盂连接处、跨越盆部髂血管处、进入膀胱处。

（3）CT表现 自肾盂向下连续追踪多能识别出正常腹段输尿管的上、中部分，呈点状软组织密度影，位于腰大肌前缘处，而盆段输尿管通常难以识别。

3. 膀胱

（1）X线表现 若膀胱内充盈对比剂，在周围组织的对比下，可显示膀胱区椭圆形高密度影。若膀胱内未充盈对比剂则显示不清。

（2）造影表现 充盈良好的膀胱呈类圆或横置的椭圆形，位于耻骨联合上方。边缘光滑整齐，其顶部可以略凹。

（3）CT表现 膀胱易于识别，充盈的膀胱呈圆形或椭圆形。膀胱腔内尿液为均一水样低密度。膀胱壁为均一薄壁软组织影。

二、常见疾病的影像学表现

（一）泌尿系结石

泌尿系结石亦称尿路结石，可发生于肾至输尿管的任何部位，是泌尿系常见病。结石由多种成分组成，其中包括碳酸钙、草酸钙、磷酸钙和尿酸盐等，但多以某一成分为主。少数结石如以尿酸盐为主者则难在平片上显示，故称阴性结石。约90%泌尿系结石以草酸钙、磷酸钙为主，内含大量钙盐，可由X线平片显示，称为阳性结石。

1. 肾结石

（1）X线表现 阳性肾结石在平片上表现为单侧或双侧肾区的圆形、卵圆形、桑葚状或鹿角状高密度钙化影，密度可均匀、浓淡不均或分层，其中桑葚状、鹿角状及分层均为肾结石的特征性表现。侧位片上，肾结石与脊柱影重叠，以此可与胆囊结石、淋巴结钙化等鉴别。排泄性尿路造影能进一步确定结石位于肾盏肾盂内，并可发现阴性结石。

（2）CT表现 CT平扫即能确切显示位于肾盏和（或）肾盂内的高密度结石影，并可发现某些平片难以显示的阴性结石（图23-59）。

2. 输尿管结石

（1）X线表现 典型结石为数毫米大小的椭圆形致密影，边缘多毛糙，长轴与输尿管走行一致

（图23-60），易见于输尿管生理性狭窄处。静脉尿路造影能进一步证实结石位于输尿管内，并能发现结石上方尿路有不同程度扩张积水。

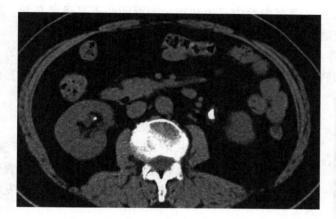

图23-59 右肾及左输尿管上段结石

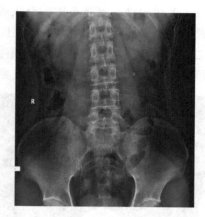

图23-60 左侧输尿管结石（L_3左侧横突旁）

（2）CT表现 CT平扫显示输尿管走行区内的点状或结节状高密度影，上方输尿管多有不同程度扩张并在高密度影处突然截断。

（二）泌尿系肿瘤

1. 肾癌 即肾细胞癌，肾癌多发生在40岁以上，5%～10%的肾癌发生钙化。肿瘤晚期发生局部侵犯、淋巴结转移和血行转移。

（1）X线表现 平片上较大肾癌可致肾轮廓局限性外突。尿路造影检查，肿瘤压迫、包绕，可使邻近肾盏伸长、狭窄和变形，或使之闭塞、扩张。

（2）CT表现 CT平扫肾癌表现为肾实质肿块，呈类圆形或分叶状，常明显突向肾外（图23-61）。较小肿瘤密度可均匀，大的肿瘤密度多不均，内有不规则低密度坏死液化灶。少数肿瘤内可见点状或不规则钙化影。增强扫描检查动脉期，肿瘤多为明显不均匀强化，中心有不规则无强化低密度灶，延迟期肿瘤呈相对低密度且密度不均。

2. 肾盂癌 常见于40岁以上男性。肿瘤向下可种植至输尿管和膀胱。

（1）X线表现 平片检查，一般不引起肾轮廓的改变。静脉肾盂造影可见肾盏、肾盂内有固定不变的充盈缺损，形态多不规则，肾盂肾盏边缘毛糙。肿瘤引起阻塞，可造成肾盏和肾盂扩张、积水。

（2）CT表现 小的肿瘤平扫不明显，较大肿瘤表现为肾窦内肿块，其密度类似或低于肾实质但高于尿液。肾盂或肾盏梗阻时，出现肾积水表现。增强扫描，肾窦肿块强化不明显，延时扫描可清楚显示肿瘤造成的充盈缺损（图23-62）。CT增强扫描显示肾盂内低密度充盈缺损。

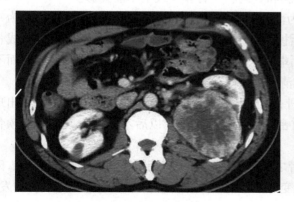

图23-61 左肾癌及双肾囊肿

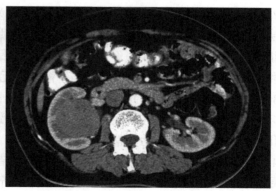

图23-62 右肾盂癌

3. 膀胱癌　多为移行细胞癌，肿瘤易发生在膀胱三角区及两侧壁。肿瘤晚期常侵犯膀胱周围组织和器官，并可发生局部和（或）远隔性淋巴结转移。

（1）X线表现　膀胱造影检查表现为自膀胱壁突向腔内充盈缺损，表面凹凸不平呈菜花状。浸润生长者则显示局部膀胱壁增厚、僵硬且不规则。

（2）CT表现　平扫可见由膀胱壁突向腔内的结节、分叶或菜花状软组织密度肿块，大小不等，常位于膀胱侧壁和三角区。部分肿瘤仅见局部膀胱壁不规则增厚。CT增强扫描，早期肿块有强化，延迟扫描呈腔内低密度充盈缺损。

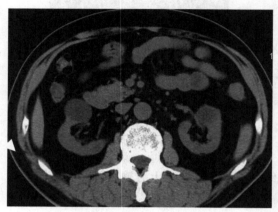

图23-63　双肾囊肿

（三）肾囊性疾病

常见的肾囊性疾病有单纯性肾囊肿、肾盂旁囊肿、多囊肾、髓质海绵肾及囊性肾肿瘤等。单纯性肾囊肿是最为常见肾囊性疾病。一般为单侧单发，也有多发或双侧多发。

1. X线表现　IVP不能发现较小囊肿，较大囊肿可压迫肾盂肾盏，但压迹多呈弧形且边缘光滑，局部肾轮廓外突且边缘也较圆滑。偶可见钙化。

2. CT表现　囊肿典型表现呈边界锐利的均匀性类圆形低密度影，壁薄无致密边（图23-63），增强扫描无强化。

第10节　运动系统的影像学检查

一、正常影像学表现

（一）X线表现

1. 骨的结构　人体骨骼因形状不同而分为长骨、短骨、扁骨和不规则骨四类。骨质按其结构分为骨密质和骨松质两种。骨密质X线片显影密度高而均匀。骨松质多数由骨小梁组成，其X线显影密度低于骨密质。

2. 长骨

（1）小儿长骨

1）骨干：管状骨周围为骨密质，X线表现为密度均匀致密影，外缘清楚，在骨干中部最厚，越近两端越薄。骨干中央为骨髓腔，含造血组织和脂肪组织，X线表现为由骨干密质包绕的无结构的半透明区。骨密质外面和里面均覆有骨膜，分别为骨外膜和骨内膜。骨膜X线上不能显影。

2）干骺端：为骨干两端的较粗大部分，周边为薄的骨密质，其内为海绵状的骨松质。顶端为一横行薄层致密带影，为干骺端的临时钙化带，是骨骺板软骨干骺端末端软骨基质钙化，经软骨内成骨即为骨组织代替，形成骨小梁，经改建塑型变为干骺端骨松质结构。临时钙化带随着软骨内成骨而不断向骨骺侧移动，即骨不断增长。骨干与干骺端间无清楚分界限。

3）骺：在胎儿及儿童时期多为软骨，即骺软骨，X线片上不显影。在骨化初期于骺软骨中出现一个或几个二次骨化中心，X线表现为小点状骨性致密影，边缘不规则。以后不断增大，直至骺软骨全部骨化，边缘由不规则变为光整（图23-64）。

4）骺板（线）：当骺与干骺端不断骨化，两者之间的软骨逐渐变薄而呈板状时，称为骺板。因为骺板是软骨，X线片上呈横行半透明线，骺板不断变薄，最后消失，即骺与骨干结合，完成骨的发育，X线表现为骺线消失。

5）骨龄：在骨的发育过程中，每一个骨骼的骺软骨内二次骨化中心出现时的年龄和骺与干骺端完全结合，即骺线完全消失时的年龄，就是骨龄。

（2）成人长骨　外形与小儿骨骼相似，但骨发育完全。骺与干骺端结合，骺线消失。只有骨干和由骨松质构成的骨端，骨端有一薄层壳状骨板为骨性关节面，表层光滑。其外方覆盖的一层软骨，即关节软骨，X线上不能显示。

3. 关节

（1）四肢关节包括骨端、关节骨和关节囊。

（2）X线上，由于软骨、关节囊不能显影，所以，相对骨端之骨性关节面间呈半透明间隙，称为关节间隙。

4. 脊柱

（1）脊柱由脊椎和其间的椎间盘组成。

（2）椎弓由椎弓根、椎弓板、棘突、横突和关节突组成。

（3）在正位片上，椎体呈长方形，从上向下依次增大。椎体两侧有横突影。在横突内侧可见椭圆形环状致密影，为椎弓根横断面影像。在椎弓根的上下方为上下关节突的影像。棘突呈尖向上类三角形的线状致密影（图23-65）。

（4）在侧位片上，椎间盘呈宽度匀称的横行半透明影，称为椎间隙。椎间孔居相邻椎弓、椎体、上下关节突及椎间盘之间，呈半透明影（图23-65）。

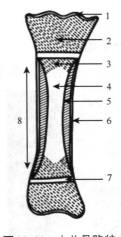

图23-64　小儿骨骼特点

1. 软骨；2. 二次骨化中心；3. 干骺端；4. 骨髓腔；
5. 骨皮质；6. 骨膜；7. 骺板；8. 骨

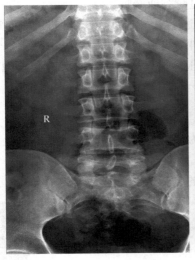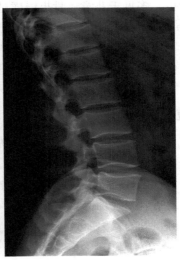

图23-65　腰椎正侧位片

（二）CT表现

1. CT骨窗图像可显示骨皮质、骨小梁、骨髓腔。骨皮质呈线状或带状高密度影，骨松质为细密网状影，骨髓腔及关节间隙表现为低密度影。

2. 软组织窗图像显示肌肉、脂肪和肌腱等。

3. 在脊柱CT的横断像上，由椎体、椎弓根和椎弓板构成椎管骨环，脊髓居于椎管中央，呈低密度影。

二、常见疾病的影像学表现

（一）骨折

1. 骨折 骨的完整性或连续性受到破坏。骨折在X线上表现为骨的连续性中断，诊断的重要依据是骨质断裂处显示不规则的、边缘呈锯齿状的透明线影，称为骨折线。嵌入性或压缩性骨折可观察不到骨折线。骨折分为粉碎性骨折、压缩骨折、星状骨折、嵌入骨折、裂纹骨折、病理性骨折及应力性骨折等。

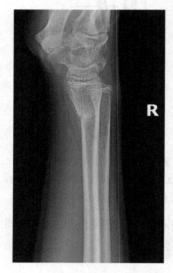

图23-66 右桡骨远端青枝骨折

2. 小儿骨折的特点 两种特殊类型：骨骺分离与青枝骨折。前者表现为骺线增宽，骨干与骨骺发生移位；后者表现为局部骨皮质和骨小梁的扭曲、折皱或隆起（图23-66）。

3. 骨折愈合的表现 X线片上骨折愈合的表现和病理改变密切相关。主要反映骨折线的变化和骨痂的形成。新鲜骨折线清楚锐利，经过2周左右，断端已不如新鲜骨折锐利，骨折线逐渐消失。3个月后，骨折愈合进入塑形期，骨痂逐渐吸收，骨骼重建塑形，直到恢复正常骨结构。

4. 骨折延期愈合或不愈合 骨折因复位固定不良或其他因素，可出现延期愈合或不愈合。这时，在X线片上可见骨折线经久不消失，骨痂少或没有。有时，不愈合的骨折端受肢体活动的影响，X线片上可见断端骨质致密，骨髓腔封闭，断端间距离加宽，有一定活动度，称为假关节形成。

5. 常见部位骨折

（1）肱骨髁上骨折 多见于儿童。骨折线横过喙突或鹰嘴。

（2）科利斯（Colles）骨折 骨折线位于桡骨远端2～3cm以内，骨折近端向掌侧及下方移位。

（3）股骨颈骨折 多见于老年人。骨折线呈斜线或螺旋形。

（4）脊柱骨折 侧位片上椎体前缘骨皮质嵌压，常呈楔形，通常骨折线不明显，甚至压缩部位的密度增高。

（二）关节脱位

1. 肘关节脱位 以后脱位为常见。X线表现为尺、桡骨近端向肱骨髁部后上脱位，常伴有尺骨喙突或肱骨内上髁骨折。

2. 肩关节脱位 以前脱位为常见。根据脱位的肱骨头的位置又分为喙突下、肩胛盂下及锁骨下脱位三种，常伴有肱骨大结节撕脱骨折。

3. 髋关节脱位 由强大的暴力所致。多向后上脱位，少数可向前下脱位至闭孔处。

（三）骨肿瘤

骨肿瘤分类很多，目前尚无统一标准，根据其来源不同，可分为原发与继发两种，原发性骨肿瘤又分为良性和恶性骨肿瘤。

1. 骨软骨瘤 又名外生骨疣，是最常见的肿瘤，单发常见。好发于四肢长骨的干骺端，尤以股骨下端、胫骨上端最为多见。

X线表现：骨软骨瘤外层为一薄层骨皮质，顶端为软骨覆盖，即软骨帽，如无钙化，X线上不能显示，钙化后，可呈密度不均的斑点状和凹凸不平的菜花状。肿瘤常由一细线长的蒂或宽阔的基底部与骨相连，背向关节方向生长（图23-67）。肿瘤生长缓慢，若肿瘤生长迅速，停止生长后又继续迅速生长则提示恶变。发生于肩胛骨、骨盆等部位者，肿瘤形态多不

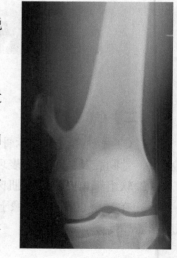

图23-67 左股骨下端骨软骨瘤

规则，呈菜花状。

2. 骨巨细胞瘤 是一种具有局部侵袭性及复发倾向的原发性骨肿瘤。可为良性或恶性。好发年龄为20～40岁。骨巨细胞瘤多发生于四肢长骨，尤以股骨下端及胫骨上端为多见。

（1）X线表现 为长骨端局限性、偏心性、膨胀性骨质破坏，骨皮质变薄，一般无骨膜反应，典型呈皂泡样改变，肿瘤内无钙化（图23-68）。当有虫蚀状、筛孔样骨破坏，骨性包壳和骨嵴残缺不全，骨膜反应显著、突然生长迅速及软组织肿块较大时则提示恶变。

（2）CT表现 可清楚显示骨性包壳及囊性膨胀性骨破坏区，甚至平片上显示不清的在CT上也可显示。典型表现为骨壳完整，内缘见波浪状骨嵴。非典型表现为骨壳不完整，可见断裂。有时可见液-液平面。

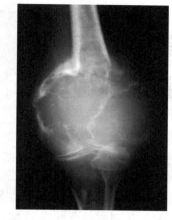

图23-68 左股骨下端骨巨细胞瘤

3. 骨肉瘤 是指肿瘤细胞能直接形成肿瘤性类骨组织或骨组织的恶性肿瘤。骨肉瘤是原发性骨恶性肿瘤中最常见者。骨肉瘤最常见于四肢长骨，半数以上发生于股骨的下端及胫骨或腓骨的上端，其次为肱骨上端。骨肉瘤可分为三种：硬化型、溶骨型及混合型。

（1）X线表现

1）硬化型：主要表现为大量的肿瘤新生骨形成。骨内大量云絮状，斑块状瘤骨，密度较高，明显时呈大片象牙质改变。软组织肿块内也有较多瘤骨。骨破坏一般不显著。骨膜增生较明显。

2）溶骨型：主要表现为骨质破坏，骨质破坏可表现为筛孔样、虫蚀状、大片状，易引起病理性骨折。穿破骨皮质及骨膜后可见软组织肿块。软组织肿块内可见少量瘤骨，穿破骨膜可见Codman三角。

3）混合型：为硬化型与溶骨型两种并存（图23-69）。

（2）CT表现 CT具有较高的密度分辨率，对于显示瘤骨及瘤软骨钙化优于X线平片和MRI。可清楚显示溶骨性骨质破坏、肿瘤骨及骨膜反应。

4. 骨肿瘤样病变 骨囊肿亦称单纯性骨囊肿，为良性病变。多见于10～15岁青少年，一般无临床症状，多数因发生病理性骨折才被发现。好发部位为长骨干骺端和骨干。多为单房，也可多房。

（1）X线表现 位于长骨干骺端，呈类圆形或柱形，沿长骨纵轴发展，膨胀性生长，局部骨皮质变薄，边缘光整（图23-70）。合并病理性骨折时，骨碎片向囊内移位，称"碎片陷落征"。

（2）CT表现 骨囊肿一般多呈卵圆形低密度骨质缺损，边缘清晰，无硬化。局部骨皮质变薄呈囊性膨胀。少数囊肿内可见骨性间隔，呈多房改变。骨囊肿多为液体密度，有出血时密度可增高。

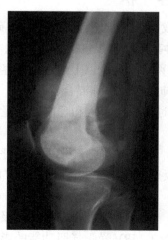
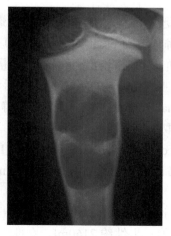

图23-69 左股骨下段骨肉瘤　　　**图23-70** 左肱骨上段骨囊肿

（崔 谊 邓 艳）

第24章
肺功能检查

📋 案例 24-1

患者，女性，21岁。反复咳嗽伴喘憋1月余，咳嗽呈阵发性，干咳无痰，夜间明显，吸入冷空气及刺激性气味易诱发，运动后伴喘憋。既往过敏性鼻炎病史，父亲有支气管哮喘病史，家中养有一狗一猫。来诊时查体：双肺呼吸音清，未闻及干湿啰音。叩心界不大，各瓣膜听诊区未闻及病理性杂音，双下肢无水肿。

问题： 1. 该患者可能的诊断是什么？

2. 为确定诊断，需做哪些肺功能检查？可能有什么结果？有何意义？

肺功能检查是呼吸系统疾病的必要检查之一，可对被检者呼吸生理功能的基本状况做出质与量的评价，明确肺功能障碍的程度和类型，观察肺功能损害的可复性，对于早期检出肺、气道病变，评估疾病的病情严重程度及预后，评定药物或其他治疗方法的疗效，鉴别呼吸困难的原因，评估肺功能对手术的耐受力或劳动强度耐受力及对危重患者的监护等方面有重要的指导意义。本章重点介绍通气功能检查、换气功能检查和血气分析。

第1节 通气功能检查

肺通气功能检查是呼吸功能检查中最基本的检查项目。这项检查包括肺泡的含气量、气流在气道中的流速及其影响。

一、肺容积

肺泡内含气量受肺与胸部扩张或回缩的影响发生相应改变形成四种基础肺容积（basal lung volume）和四种基础肺容量（basal lung capacity）。四种基础肺容积包括潮气容积、补吸气容积、补呼气容积和残气容积，它们之间彼此互不重叠。肺容量是由两个或两个以上的基础肺容积组成（图24-1），四种基础肺容量包括深吸气量、功能残气量、肺活量、肺总量，也称混合容量。

1. 潮气容积（tidal volume，VT） 是指平静呼吸时，一次吸入和呼出的气量。正常成人参考值约为500ml。大小主要取决于膈肌功能与运动。

2. 补呼气容积（expiratory reserve volume，ERV） 是指平静呼气末再用力呼气时所能呼出的最大气量。正常成人参考区间：男性（1609±492）ml、女性（1126±338）ml。ERV可随呼气肌功能的改变而发生变化。

3. 补吸气容积（inspiratory reserve volume，IRV） 是指平静吸气末再用力吸气时所能吸入的最大气量。正常成人参考值：男性约2160ml、女性约1400ml。IRV受吸气肌功能的影响。

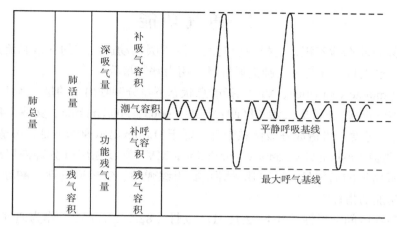

图 24-1 肺容积及其组成

4. 残气容积（residual volume，RV） 是补呼气后肺内不能呼出的残留气体。正常成人参考区间：男性（1615±397）ml、女性（1245±336）ml。其临床意义同FRC。然而临床上RV常以其占肺总量（TLC）百分比作为判断指标，正常情况下，RV/TLC小于或等于35%，超过40%提示肺气肿。RV在正常情况下约占TLC的25%，并且随FRC的改变而改变，但是在限制性肺疾病时RV减少比较轻，在小气道疾病时，RV可能略增加，而FRC可正常。

5. 深吸气量（inspiratory capacity，IC） 是指平静呼气末尽最大力量吸气所吸入的最大气量，即潮气容积加补吸气容积（VT+IRV）。正常成人参考区间：男性为（2617±548）ml，女性为（1970±381）ml。一般情况下，正常IC应占肺活量的2/3或4/5。当呼吸功能不全时，尤其是吸气肌力障碍，以及胸廓、肺活动度减弱和气道阻塞时IC均降低。

6. 肺活量（vital capacity，VC） 是指尽力吸气后缓慢而又完全呼出的最大气量，即深吸气量加补呼气容积（IC+ERV）或潮气容积加补吸气容积加补呼气容积（VT+IRV+ERV）。右肺肺活量占全肺肺活量的55%，左肺占45%。

（1）正常成人参考区间 男性（4217±690）ml、女性（3105±452）ml；实测值占预计值的百分比＜80%为降低，其中60%～79%为轻度、40%～59%为中度、＜40%为重度。

（2）临床意义 肺活量测定是肺功能检测中简单易行而又最有价值的检查之一。肺活量降低提示有限制性通气功能障碍，亦可提示有严重的阻塞性通气功能障碍。临床上常见于胸廓畸形、广泛胸膜增厚、大量胸腔积液、气胸、肺不张、弥漫性肺间质纤维化和大量腹水、腹腔巨大肿瘤等，以及重症肌无力、膈肌麻痹、急性炎症性脱髓鞘性多发性神经病和严重的慢性阻塞性肺疾病及支气管哮喘等疾病。

7. 功能残气量（functional residual capacity，FRC） 是指平静呼气末肺内所含气量，即补呼气容积加残气容积。

（1）正常成人参考区间 男性（3112±611）ml、女性（2348±479）ml。

（2）临床意义 FRC在生理上是接近于正常呼吸模式，反映胸廓弹性回缩力和肺弹性回缩力之间的关系。正常情况下这两种力量相等而互相抵消，FRC约相当于肺总量的40%。肺弹性回缩力下降，可使FRC增高，如阻塞性肺气肿、气道部分阻塞。反之FRC下降，如肺间质纤维化、急性呼吸窘迫综合征（ARDS）。另外，当胸廓畸形致肺泡扩张受限，或肥胖伴腹压增高使胸廓弹性回缩力下降时，FRC亦下降。

8. 肺总量（total lung capacity，TLC） 是指最大限度吸气后肺内所含气量，即肺活量加残气容积。正常成人参考值：男性约5020ml、女性约3460ml。肺总量减少见于广泛肺部疾病，如肺水肿、肺不张、肺间质性疾病、胸腔积液、气胸等。在肺气肿时，肺总量可正常或增高，主要取决于残气容积和肺活量的增减情况。

二、通气功能

肺通气功能又称为动态肺容积,是指单位时间内随呼吸运动进出肺的气量和流速。通气功能检查项目有每分通气量、最大自主通气量、肺泡通气量、用力呼气量等。

1. 每分通气量（minute ventilation, VE） 指静息状态下每分钟呼出气的量,等于潮气容积（VT）×每分钟呼吸频率（RR/min）。正常成人参考区间:男性（6663±200）ml/min、女性（4217±160）ml/min。高于10L/min提示通气过度,可造成呼吸性碱中毒。低于3L/min提示通气不足,可造成呼吸性酸中毒。

2. 最大自主通气量（maximal voluntary ventilation, MVV） 是指在1分钟内以最大的呼吸幅度和最快的呼吸频率呼吸所得的通气量。其可用来评估肺组织弹性、气道通畅性、胸廓弹性和呼吸肌的力量,亦是通气储备功能的指标。

（1）成人正常参考区间 男性（104±2.71）L、女性（82.5±2.17）L。作为通气功能障碍考核指标时常以实测值占预计值百分比进行判定,低于预计值的80%为异常。

（2）临床意义 无论是阻塞性还是限制性通气障碍均可使MVV降低。临床常见于阻塞性肺气肿、呼吸肌功能障碍、胸廓疾病、胸膜疾病、弥漫性肺间质疾病和大面积肺实变等。临床上常用于胸腹外科手术前的肺功能评价。

3. 肺泡通气量（alveolar ventilation, VA） 是指安静状态下每分钟进入呼吸性细支气管及肺泡与气体交换的有效通气量。正常成人潮气容积为500ml,其中150ml为无效腔气。若按呼吸频率为15次/分计算,其静息通气量为7.5L/min,减除无效腔气,即肺泡通气量为5.25L/min。但进入肺泡中的气体,若无相应肺泡毛细血管血流与之进行气体交换,也同样会产生无效腔效应,称肺泡无效腔。解剖无效腔加肺泡无效腔称生理无效腔（physiological dead space, VD）。正常情况下因通气/血流比值正常,肺泡无效腔量小至可忽略不计,故生理无效腔基本等于解剖无效腔。

4. 用力呼气量（forced expiratory volume, FEV） 指单位时间内用力呼气时的呼气量。

（1）用力肺活量（forced vital capacity, FVC） 是指深吸气至肺总量位后以最大力量、最大速度所能呼出的全部气量,正常情况下与肺活量一致,临床上常替代肺活量。

（2）第1秒用力呼气容积（forced expiratory volume in one second, FEV_1） 是指最大吸气至肺总量位后,开始呼气第1秒内的呼出气量（简称1秒量）。其是肺通气功能的最主要指标之一,无论阻塞性或限制性病变均可导致1秒量下降。

（3）1秒率 指第1秒用力呼气容积与用力肺活量（或肺活量）的比值,常以 $FEV_1/FVC\%$ 或 $FEV_1/VC\%$ 表示（简称1秒率）。其是判断气流受限的常用指标,用以区分阻塞性或限制性通气障碍,吸入支气管舒张剂后的1秒率小于70%,则可判断其有不完全可逆的气流受限。1秒率在气道阻塞性疾病如慢性阻塞性肺疾病和支气管哮喘发作期时降低;肺纤维化时可增高。

（4）最大呼气中期流量（maximal mid-expiratory flow, MMEF, MMF） 是根据用力肺活量曲线而计算得出用力呼出25%～75%的平均流量。正常成人男性为（3452±1160）ml/s、女性为（2836±946）ml/s。可作为评价早期小气道阻塞的指标。因为MMEF主要取决于FVC非用力依赖部分,包括MMEF在内的低肺容量位流量改变仅受小气道直径影响。

5. 临床应用

（1）通气功能的判断 临床上通气功能测定是肺功能测定的基本内容,是一系列肺功能检查中的初筛项目。根据上述各项指标,并结合气速指数（正常为1）,可对通气功能做出初步判断,判断肺功能状况和通气功能障碍类型。通气量储备能力用通气储量百分比来表示,95%为正常,低于86%提示通气储备不佳,低于70%提示通气功能严重损害。

（2）阻塞性肺气肿的判断 可根据RV/TLC%结合肺泡氮浓度的测定,对阻塞性肺气肿的程度做出判断。

（3）气道阻塞的可逆性判断及药物疗效的判断　可通过支气管舒张试验来判断有无气道可逆性及药物疗效，常用于支气管哮喘、慢性阻塞性肺疾病的临床诊治。

（4）最大呼气流量（peak expiratory flow，PEF）　是指用力肺活量测定过程中，呼气流速最快时的瞬间流速，亦称呼气流量峰值，主要反映呼吸肌的力量及气道有无阻塞。正常人1日内不同时间点的PEF值可有差异，称为日变异率或昼夜波动率。这种变异率的测定，可用微型峰流速仪于每日清晨及下午（或傍晚）测PEF，连续测1周后计算：

$$PEF昼夜波动率 = \frac{日内最高PEF - 日内最低PEF}{1/2（日内最高PEF + 最低PEF）} \times 100\%$$

正常值一般＜20%，≥20%对支气管哮喘诊断有意义。因该法操作简便，故常作为哮喘患者病情监测的指标，若日变异率明显增大，提示病情加重，需行相应处理。

（5）支气管激发试验　气道高反应性是支气管哮喘的特征，而支气管激发试验是测定气道反应性的一种方法。该试验是用某种刺激使支气管平滑肌收缩，再行肺功能检查，依据检查结果的相关指标判定支气管狭窄的程度，借以判定气道反应性。主要用于协助支气管哮喘的诊断。对于无症状、体征，或有可疑哮喘病史，或在症状缓解期，肺功能正常者，或仅以咳嗽为主要表现的咳嗽变异性哮喘者，若支气管激发试验阳性可确定诊断。

第2节　换气功能检查

外呼吸进入肺泡的氧通过肺泡毛细血管进入血液循环，而血中的二氧化碳通过弥散排到肺泡，这个过程称为换气，也称为内呼吸。肺有效的气体交换与通气量、血流量、吸入气体的分布和通气/血流比值，以及气体的弥散有密切关系。

（一）气体分布

肺泡是气体交换的基本单位，只有吸入的气体均匀地分布于每个肺泡，才能发挥最大的气体交换效率。但是，即使是健康人，肺内气体分布也存在区域性差异，导致气体分布的不均一性。吸入气体分布不均匀主要是由于不均匀的气流阻力和顺应性。临床上支气管痉挛、受压可出现不均匀的气流阻力；间质性肺炎、肺纤维化、肺气肿、肺淤血、肺水肿等可降低肺顺应性。

（二）通气/血流比值

肺有效的气体交换不仅要求有足够的通气量和血流量，而且要求通气与血流灌注比值（即通气/血流比值，V/Q）适当。在静息状态下，健康成人每分钟肺泡通气量（V）约4L，血流量（Q）约5L，V/Q为0.8，V/Q＞0.8，出现无效腔气增加；反之，局部气道阻塞，V/Q＜0.8，为无效灌注，导致静-动脉分流效应。这两种异常状况，都可造成换气功能障碍，导致缺氧[动脉血氧分压（PaO_2）降低]，一般并无CO_2潴留，甚至动脉血CO_2还低于正常。V/Q失调是肺部疾病产生缺氧的主要原因。临床上见于肺实质、肺血管疾病，如肺炎、肺不张、呼吸窘迫综合征、肺栓塞和肺水肿等。

（三）肺泡弥散功能

肺泡弥散是肺泡内气体中和肺泡壁毛细血管中的氧和二氧化碳，通过肺泡壁毛细血管膜进行气体交换的过程。以弥散量（diffusing capacity，DL）作为判定指标。肺泡弥散量是指肺泡膜两侧气体分压差为1mmHg条件下，气体在单位时间（1分钟）所能通过的气体量（ml）。影响肺泡毛细血管弥散的因素有弥散面积、弥散距离（厚度）、肺泡与毛细血管的氧分压差、气体分子质量、气体在介质中的溶解度、肺泡毛细血管血流，以及气体与血红蛋白的结合力。与CO_2在肺内的弥散过程不同，相同温度下，两种气体弥散的相对速率与该气体分子质量平方根成反比、与气体在介质中的溶解度成正比，计算结果，CO_2 的弥散速率为 O_2 的 21 倍，实际上不存在 CO_2 弥散功能的障碍，故临床上弥散障碍是指氧气的弥散障碍，其后果是缺氧。由于一氧化碳（CO）有与氧分子类似的特性，临床上测定时则通常采用 CO 气体。DL 值与年龄、性别、体位、身材等相关，男性大于女性，青年人大于老年人。弥散量如小于正常预计值的 80%，则提示有弥散功能障碍。弥散量下降较常见于肺间质性疾病，如特发性肺间质纤维化；肺泡填塞性疾病，如肺泡蛋白沉着症等。

第3节 血气分析

血气正常是体液内环境稳定、机体赖以健康生存的一个重要方面。血气分析指标包括气体代谢指标和酸碱平衡指标等，能更直接地反映肺换气功能及其伴随的酸碱平衡调节状态。血气分析的标本有采自动脉和静脉血两种，但临床上常用动脉血。两者的差别能更准确地判断组织气体代谢及其伴随的酸碱失调的状况，以及准确地解释结果，如采血对结果的影响等。血气分析测定标本采集的基本要求：①合理的采血部位（桡动脉、肱动脉、股动脉）；②严格隔绝空气，在海平面大气压（101.3kPa，760mmHg）、安静状态下，采集肝素抗凝血；③标本采集后立即送检，若血标本不能及时送检，应将其保存在 4℃ 环境中，但不得超过 2 小时；④吸氧者若病情许可应停止吸氧 30 分钟后再采血送检，否则应标记给氧浓度与流量。

动脉血气分析指标中，血气分析仪可直接测定的有动脉血氧分压、动脉血二氧化碳分压、动脉血氢离子浓度，然后根据相关的方程式由上述三个测定值计算出其他多项指标，从而判断肺换气功能及酸碱平衡的状况。

（一）动脉血氧分压

动脉血氧分压（PaO_2）是指血液中物理溶解的氧分子所产生的压力。测定的主要意义是判断机体有否缺氧及缺氧的程度。

1. 参考区间　95～100mmHg（12.6～13.3kPa），其正常值随年龄增加而下降，预计 PaO_2 值（mmHg）= $100 - 0.33 \times$ 年龄 ± 5。

2. 临床意义

（1）判断有无缺氧和缺氧的程度　造成低氧血症的原因有肺泡通气不足、V/Q 失调、分流及弥散功能障碍等。低氧血症分为轻、中、重三度。轻度：80～60mmHg（10.7～8.0kPa）；中度：60～40mmHg（8.0～5.3kPa）；重度：＜40mmHg（5.3kPa）。

（2）判断有无呼吸衰竭的指标　若在海平面附近、安静状态下呼吸空气时 PaO_2 测定值＜60mmHg（8kPa），并可除外其他因素（如心脏内分流等）所致的低氧血症，即可诊断为呼吸衰竭。呼吸衰竭根据动脉血气分为 I 型和 II 型。I 型是指缺氧而无 CO_2 潴留（PaO_2＜60mmHg，$PaCO_2$ 降低或正常）；II 型是指缺氧伴有 CO_2 潴留（PaO_2＜60mmHg，$PaCO_2$＞50mmHg）。

（二）肺泡-动脉血氧分压差

肺泡-动脉血氧分压差是指肺泡氧分压（PAO_2）与动脉血氧分压（PaO_2）之差 [$P(A-a)O_2$]，是反映肺换气功能的指标，有时较 PaO_2 更为敏感，能较早地反映肺部氧摄取状况。

1. 参考区间　正常青年人为 15～20mmHg（2.0～2.7kPa），随年龄增加而增大，但最大不超过 30mmHg（4.0kPa）。

2. 临床意义

（1）$P(A-a)O_2$ 增大伴有 PaO_2 降低　提示肺本身受累所致氧合障碍。主要见于：①右向左分流或肺血管病变使肺内动-静脉解剖分流增加致静脉血掺杂；②弥漫性间质性肺病、肺水肿、急性呼吸窘迫综合征等所致的弥散障碍；③ V/Q 严重失调，如阻塞性肺气肿、肺不张或肺栓塞。

（2）P（A-a）O_2 增大无 PaO_2 降低　见于肺泡通气量明显增加，而大气压、吸入气氧浓度与机体耗氧量不变时。

（三）动脉血氧饱和度

动脉血氧饱和度（SaO_2）是指动脉血氧与血红蛋白（Hb）结合的程度，是单位 Hb 含氧百分数，一般情况下，每克 Hb 实际结合 0.06mmol（1.34ml）氧。由于并非全部的 Hb 都能氧合，并且血中还存在其他 Hb，如高铁 Hb、正铁 Hb 和其他变性 Hb 等，故 SaO_2 难以达到 100%。

1. 参考区间　95%～98%。

2. 临床意义　可作为判断机体是否缺氧的一个指标，但是反映缺氧并不敏感，并且有掩盖缺氧的潜在风险。

（四）混合静脉血氧分压

混合静脉血氧分压（P_VO_2）是指物理溶解于混合静脉血中的氧产生的压力。

1. 参考区间　35～45mmHg（4.7～6.0kPa），平均40mmHg（5.33kPa）。

2. 临床意义　P_VO_2 常作为判断组织缺氧程度的一个指标。P_VO_2 存在生理变异，老年人或健康青壮年剧烈运动后均可降低。

（五）动脉血氧含量

动脉血氧含量（CaO_2）是指单位容积（每升）的动脉血液中所含氧的总量（mmol）或每百毫升动脉血含氧的毫升数。包括与血红蛋白结合的氧和物理溶解的氧两个部分。

1. 参考区间　CaO_2 8.55～9.45mmol/L（19～21ml/dl）。

2. 临床意义　CaO_2 是反映动脉血携氧量的综合性指标。高原性缺氧、慢性阻塞性肺疾病缺氧的患者，CaO_2 随 PaO_2 降低而降低，但 Hb 正常或升高；贫血、CO 中毒、高铁血红蛋白血症的患者，虽 PaO_2 正常，但 CaO_2 随 Hb 的降低而降低。

（六）动脉血二氧化碳分压

动脉血二氧化碳分压（$PaCO_2$）是指物理溶解在动脉血中的 CO_2（正常时每100ml中溶解2.7ml）分子所产生的张力。

1. 参考区间　35～45mmHg（4.7～6.0kPa），平均值40mmHg（5.33kPa）。

2. 临床意义

（1）判断呼吸衰竭类型与程度的指标　Ⅰ型呼吸衰竭，$PaCO_2$ 可正常或略降低；Ⅱ型呼吸衰竭，$PaCO_2$ 必须＞50mmHg（6.67kPa）；肺性脑病时，$PaCO_2$ 一般应高于70mmHg（9.93kPa）。

（2）判断呼吸性酸碱平衡失调的指标　$PaCO_2$＞45mmHg（6.0kPa）提示呼吸性酸中毒；$PaCO_2$＜35mmHg（4.7kPa）提示呼吸性碱中毒。$PaCO_2$ 升高可由通气量不足引起，如慢性阻塞性肺气肿、支气管哮喘、呼吸肌麻痹等疾病；呼吸性碱中毒表示通气量增加，见于各种原因所致的通气增加。

（3）判断代谢性酸碱失调的代偿反应　代谢性酸中毒时经肺代偿后 $PaCO_2$ 降低，最大代偿极限为 $PaCO_2$ 降至10mmHg。代谢性碱中毒时经肺代偿后 $PaCO_2$ 升高，其最大代偿极限为 $PaCO_2$ 升至55mmHg（7.33kPa）。

（七）pH

pH 是动脉血浆中氢离子浓度 [H^+] 的负对数值，反映血液的酸碱度。

1. 参考区间　pH 7.35～7.45，平均7.40。

2. 临床意义 可作为判断酸碱失调中机体代偿程度的重要指标。pH < 7.35 为失代偿性酸中毒，存在酸血症；pH > 7.45 为失代偿性碱中毒，有碱血症；pH正常可有三种情况：无酸碱失衡、代偿性酸碱失衡、混合性酸碱失衡。临床上不能单用pH区别代谢性与呼吸性酸碱失衡，尚需结合其他指标进行判断。

（八）标准碳酸氢盐

标准碳酸氢盐（standard bicarbonate，SB）是指在38℃，血红蛋白完全饱和，经$PaCO_2$为40mmHg的气体平衡后的标准状态下所测得的血浆$[HCO_3^-]$浓度。

1. 参考区间 22～27mmol/L，平均24mmol/L。

2. 临床意义 SB是准确反映代谢性酸碱平衡的指标。SB一般不受呼吸的影响。

（九）实际碳酸氢盐

实际碳酸氢盐（actual bicarbonate，AB）是指在实际$PaCO_2$和血氧饱和度条件下所测得血浆$[HCO_3^-]$含量。

1. 参考区间 22～27mmol/L。

2. 临床意义

（1）AB同样反映酸碱平衡中的代谢性因素，与SB的不同之处在于AB尚在一定程度上受呼吸因素的影响。

（2）AB增高可见于代谢性碱中毒，亦可见于呼吸性酸中毒经肾脏代偿时的反应，慢性呼吸性酸中毒时，AB最大代偿可升至45mmol/L；AB降低既见于代谢性酸中毒，亦见于呼吸性碱中毒经肾脏代偿的结果。

（3）AB与SB的差数，反映呼吸因素对血浆$[HCO_3^-]$影响的程度。当呼吸性酸中毒时，AB > SB；当呼吸性碱中毒时，AB < SB。相反，代谢性酸中毒时，AB=SB < 正常值；代谢性碱中毒时，AB=SB > 正常值。

（十）缓冲碱

缓冲碱（buffer base，BB）是指血液（全血或血浆）中一切具有缓冲作用的碱性物质（负离子）的总和，是反映代谢性因素的指标。

1. 参考区间 45～55mmol/L，平均50mmol/L。

2. 临床意义

（1）反映机体对酸碱平衡失调时总的缓冲能力，不受呼吸因素、CO_2改变的影响。

（2）BB减少提示代谢性酸中毒，BB增加提示代谢性碱中毒。

（十一）碱剩余

碱剩余（bases excess，BE）是指在38℃，血红蛋白完全饱和，经$PaCO_2$为40mmHg的气体平衡后的标准状态下，将血液标本滴定至pH=7.40所需要的酸或碱的量，表示全血或血浆中碱储备增加或减少的情况。需加酸者表示血中有多余的碱，BE为正值；相反，需加碱者表明血中碱缺失，BE为负值。

1. 参考区间 （0±2.3）mmol/L。

2. 临床意义 BE是只反映代谢性因素的指标，与SB的意义大致相同。

（十二）血浆 CO_2 总量

血浆CO_2总量（total plasma CO_2 content，TCO_2）是指血浆中结合的和物理溶解的CO_2总含量。

1. 参考值 25.2mmol/L。

2. 临床意义 TCO_2因受呼吸影响，故在判断混合性酸碱失调时，其应用受到限制。例如，CO_2潴留和代谢性碱中毒时TCO_2增加；而过度通气和代谢性酸中毒时TCO_2降低。

（十三）阴离子间隙

阴离子间隙（anion gap，AG）是指血浆中的未测定阴离子（UA）与未测定阳离子（UC）的差值。

1. 参考区间 8～16mmol/L。

2. 临床意义

（1）高AG代谢性酸中毒以产生过多酸为特征，常见于乳酸酸中毒、尿毒症、酮症酸中毒。

（2）正常AG代谢性酸中毒，又称为高氯性酸中毒，可由HCO_3^-减少（如腹泻）、酸排泄衰竭（如肾小管酸中毒）或过多使用含氯的酸（如盐酸精氨酸）所致。

（3）判断三重酸碱失衡中AG增大的代谢性酸中毒。＞30mmol/L时肯定为酸中毒；20～30mmol/L时酸中毒可能性很大；17～19mmol/L时只有20%为酸中毒。

> **链接**
>
> ### 一氧化碳中毒——动脉血氧分压不低的缺氧
>
> 一氧化碳中毒是因为吸入的一氧化碳进入人体后，与血液中的血红蛋白结合，形成碳氧血红蛋白。一氧化碳与血红蛋白的结合力大约是氧气与血红蛋白结合力的250倍，碳氧血红蛋白进入组织后，不易解离，其解离速度是氧合血红蛋白的1/3600，从而影响氧气在血液和组织中的运输，导致组织缺氧，但动脉血中的氧分压并没有受到影响。

（蒋丕萍）

第**25**章

内镜检查

第 1 节　内镜的基本知识

📋 **案例 25-1**

患者，男性，59 岁。间断中上腹隐痛 3 个月，餐后加重，伴反酸、嗳气、上腹饱胀不适，血常规检查示轻度贫血，肝肾功能正常，上腹超声未见异常，服用奥美拉唑等药物治疗 1 个月，症状未缓解。

问题： 该患者可能患有何种疾病？为确诊疾病首选的检查是什么？

内镜是帮助临床医生观察消化道内在并准确诊断疾病的有效方法。内镜发展经历了一个多世纪进程，反映了科学技术进步对医学发展的影响。自 1869 年德国医生 Kussmaul 制成硬式胃镜以来，胃镜检查经历了硬式胃镜、可曲式胃镜、纤维胃镜、电子胃镜四个阶段。纤维胃镜在 1957 年首先使用，这种胃镜的特点是图像清晰；操作灵巧，观察方便，亦大大减少了患者的痛苦；可控制的先端，扩大了内镜的视野；不断改进的送水、送气和吸引装置，保证了插镜的效率和视野的清晰度。此后胃镜技术不断发展，除了能直接观察到病变外，借助活检钳、细胞刷的使用，能配合进行病理检查。各种治疗附件的应用还可进行镜下止血、异物取出等内镜下治疗。纤维内镜技术的不断改进，使得其不仅在消化道疾病的诊断上发挥了重大的作用，而且开辟形成了新的治疗内镜领域。

随着电子技术的推广与普及，在纤维内镜的基础上通过不断改进，形成了电子内镜。电子内镜可以清晰摄录消化道腔内图像，并显示在电视荧光屏上，供多人同时观看。图片清晰、逼真，颜色真实。可以固定画面、摄影、录像，可以进行资料储存、图像采集、分析与交流，成为现代消化系统疾病诊断、治疗中不可缺少的工具。

2001 年，以色列生产了世界上第一个胶囊式内镜并率先进入临床使用。胶囊内镜的原理是通过被检查者口服智能胶囊，此智能胶囊内置摄像与信号传输装置，然后借助消化道蠕动使其在消化道内运动并拍摄图像，医生利用体外的图像记录仪和影像工作站，了解被检查者的整个消化道情况，从而对其病情做出判断。胶囊内镜检查方便、无创伤、无痛苦、无交叉感染，扩宽了消化道检查的视野，克服了传统的插入式内镜所具有的耐受性差、不适用于年老体弱和病情危重者等缺陷，可作为消化道疾病尤其是小肠疾病诊断的首选方法。经过近 20 年的发展，新型胶囊内镜不断出现，食管胶囊内镜、结肠胶囊内镜均已进入临床应用。为了克服传统胶囊内镜仅能依赖自身重力及胃肠道蠕动被动前进随机拍照的缺点，实现主动控制的胃肠道多功能胶囊机器人成为各国研究热点。我国率先研制出全球首台利用机械臂精准多维旋转移动、自适应匹配实现精准磁控的胶囊内镜系统并已配准进入临床使用。

为了解决内镜检查时患者恐惧的心理，在普通内镜检查的基础上，通过静脉给予患者一定剂量的短效麻醉剂，使患者迅速进入镇静、睡眠状态，在毫无知觉中完成内镜检查，并在检查完毕后迅速苏醒。无痛内镜的使用，可以避免患者在痛苦状态下不自觉躁动引起机械损伤，特别适合心理紧张的患者，同时能提高检查的准确性。

电子内镜与其他诊疗手段的结合，进一步扩宽了内镜诊疗领域。如超声内镜可在内镜指导下用超声探头在腔内扫查消化道管壁或邻近器官病变，并可引导穿刺病理检查；色素和放大内镜可用于发现黏膜细微病变，有助于早期肿瘤病变的诊断；共聚焦内镜的使用将共聚焦显微镜引入腔内检查，达到光学活检的效果。多种诊疗新技术的发展也使内镜技术成为微创治疗的重要措施。内镜下可以进行息肉切除、黏膜剥离、曲张静脉套扎、支架放置等操作。目前内镜技术的使用已经延伸到消化道以外的多个机体系统，包括呼吸系统、泌尿系统、生殖系统、胸腹腔等，形成了一个崭新的诊治领域，称为内镜学，达到了内镜技术发展的全新境界。

第2节　内镜检查技术

一、上消化道内镜检查

上消化道内镜检查包括对口咽部、食管、胃和近端十二指肠进行直视检查，是应用最早，进展最快的内镜检查，通常亦称胃镜检查。

（一）适应证

上消化道内镜检查的适应证比较广泛，一般说来，一切食管、胃、十二指肠疾病诊断不明者，均可进行此项检查。主要适应证如下。

1. 有上消化道症状，如咽下困难，胸骨后疼痛、烧灼感，上腹疼痛、不适、饱胀，食欲下降等，原因不明者。

2. 原因不明的上消化道出血患者，进行急诊内镜检查，不但可以获取病因诊断，尚可进行镜下止血。

3. X线钡餐检查不能确诊或不能解释的上消化道病变。

4. 已确诊的上消化道病变如溃疡、萎缩性胃炎等胃癌前病变，需内镜随访复查者。

5. 判断药物对某些病变（如溃疡、幽门螺杆菌感染）的疗效。

6. 需要内镜进行治疗者（如镜下止血、异物取出、息肉摘除、狭窄扩张等）。

（二）禁忌证

内镜检查危险性超过收效时，应慎重考虑是否行胃镜检查。绝对禁忌是拒绝检查者，其他相对禁忌如下。

1. 严重呼吸、循环系统疾病，如严重心律失常、心肌梗死急性期、重度心力衰竭、哮喘发作期、呼吸衰竭不能平卧等而无法耐受内镜检查者。

2. 休克、昏迷等危重状态。

3. 食管、胃、十二指肠穿孔急性期。

4. 神志不清、精神失常不合作的患者。

5. 口腔咽喉及食管急性重症炎症内镜不能插入者。

6. 明显的胸主动脉瘤及脑卒中患者。

（三）检查方法

1. 检查前准备

（1）患者准备　给患者解释检查目的、注意事项；常规需进行凝血、血常规、肝肾功能等检查；术前禁食4～8小时，摘除活动性义齿；抗血小板药物或抗凝药物的使用应咨询专科医生。

（2）咽部麻醉　检查前5～10分钟，含服4%利多卡因胶浆5～10ml，兼具麻醉及润滑作用。

（3）镇静剂　一般无须使用镇静剂。过分紧张者可用地西泮 5～10mg 肌内注射或静脉注射。

（4）口服去泡剂　可选择用二甲硅油去除黏膜表面的气泡及黏液，使视野更加清晰。为详细观察黏膜表面形态变化可给予蛋白水解酶。

2. 检查要点

（1）患者取左侧卧位，头稍后仰，头下垫枕，嘱患者张口咬住牙垫。

（2）常规上消化道内镜检查可分为以下步骤：内镜插入口腔→检查口咽→检查食管→检查食管胃连接部→检查胃上部→内镜通过幽门→检查十二指肠球部→退镜检查胃，包括翻转内镜检查胃底贲门→退镜再行检查食管。

（3）发现病变时需进行病变部位的摄影、活组织检查及细胞学取材。喷洒色素可提高肉眼对病变的诊断水平。

（4）内镜检查中易发生呼吸及循环系统变化，对高龄、合并心肺合并症、使用无痛麻醉药物者，宜术中行心电及血氧监测。

（5）被检查者术后 1～2 小时进温凉流质或半流质饮食。

（四）并发症

上消化道内镜操作的并发症可能与多种因素有关，包括镇静、内镜操作及治疗。在检查前应进行充分知情同意告知，严格掌握适应证和禁忌证，减少并发症发生风险。

1. 一般并发症　包括下颌关节脱臼、咽喉部损伤、腮腺肿大、食管贲门黏膜撕裂等。

2. 严重并发症

（1）食管、胃肠穿孔　多由操作不当所致，多发生于食管入口处。

（2）感染　操作时间过长有发生吸入性肺炎的可能。内镜下手术治疗造成黏膜创面可发生局部继发感染，必要时术后给予预防性抗感染治疗。为防止病毒性肝炎等血液传播疾病感染，要求在胃镜检查前进行乙型肝炎、丙型肝炎、梅毒、艾滋病标志物检测。

（3）出血　多由活检创伤、内镜下治疗后止血不充分所致。应及时给予扩容、止血治疗，必要时再次行内镜下止血。

（4）心绞痛、心肌梗死、心搏骤停　是由插镜刺激迷走神经及低氧血症所致，一旦发生应该立即停止检查，积极抢救。

（5）低氧血症　多由内镜压迫呼吸道引起通气障碍或由患者紧张憋气所致。停止检查后给予吸氧一般可好转。

（五）常见上消化道疾病的内镜诊断及治疗

自内镜使用以来，上消化道疾病诊断率明显提高，胃镜下常见的疾病有炎症、溃疡和肿瘤，其次还有息肉、食管-胃底静脉曲张、血管畸形、食管贲门黏膜撕裂、憩室、异物等。

内镜除了具有疾病诊断的重要价值，也可以对多种疾病进行治疗操作，包括内镜下止血；取出异物；胃肠道早期肿瘤内镜下黏膜切除术；扩张食管、幽门和吻合口狭窄；为恶性疾病置入支架；巴雷特（Barrett）食管内镜消融术等。

二、下消化道内镜检查

下消化道内镜检查包括结肠镜和小肠镜检查，后者设备及技术要求较高，临床应用少。结肠镜检可分为乙状结肠镜及全结肠镜检查，前者检查自肛门至乙状结肠范围的病变，而全结肠镜则可到达回盲部及末段回肠，从而了解部分小肠及全结肠病变以协助下消化道疾病的诊断，在临床上应用最为广泛。在此仅介绍全结肠镜检查。

（一）适应证

1. 不明原因的便血、大便习惯改变，怀疑有结、直肠及末端回肠病变者。
2. 钡剂灌肠或乙状结肠镜检查有异常者，如狭窄、溃疡等，需进一步检查确诊者。
3. 肠道炎性疾病的诊断与随访观察。
4. 结肠癌术前诊断及术后随访；癌前病变的监视；息肉摘除术后随访观察。
5. 需做止血及结肠息肉摘除等治疗者。
6. 转移性腺癌、CEA、CA199升高，需寻找原发病灶者。

（二）禁忌证

1. 肛门、直肠严重狭窄。
2. 急性重度结肠炎，如重症痢疾、溃疡性结肠炎及憩室炎等。
3. 急性弥漫性腹膜炎及腹腔脏器穿孔。
4. 妊娠妇女。
5. 严重心肺功能衰竭、精神失常及昏迷患者。

（三）检查方法

1. 检查前肠道准备 结肠镜诊断的准确性和治疗的安全性很大程度上取决于肠道清洁的治疗，理想的肠道准备方法应该具有短时间排空结肠粪便、不引起结肠黏膜改变、不引起患者不适、不导致电解质紊乱，以及价格适中的特点。

（1）饮食限制 肠道准备前进行适当饮食限制可以减少肠道中残留食物残渣，提高肠道准备清洁度。一般建议患者检查前1～2天进食易消化低纤维饮食。

（2）常用肠道清洁剂的选择和用法

1）聚乙二醇电解质散：聚乙二醇是目前国内外应用最为广泛的一类肠道清洁剂。该药属于容积性泻剂，通过配合口服大量液体清洗肠道，对肠道的吸收和分泌物无明显影响，亦不引起水和电解质紊乱。目前推荐使用3L聚乙二醇分次剂量方案（检查前1天晚服用1L聚乙二醇散剂，检查4～6小时前服用2L聚乙二醇散剂）。服药期间可适当走动，并轻揉腹部加快排泄。理想的清洁肠道时间不应该超过24小时，内镜诊疗最好于口服清洁剂结束后4小时内进行。

2）镁盐：硫酸镁是传统的肠道准备清洁剂，其优点是服用水量少、价格便宜，但高渗的硫酸镁将水分从肠道组织吸收到肠腔中，有导致脱水的风险；此外镁盐有引起肠黏膜炎症、溃疡的风险，因此肾功能异常和炎症性肠病患者应避免使用。

3）甘露醇：是一种高渗性强脱水剂，口服后在肠道内形成高渗状态，有助于减少肠道对水分的吸收并促进液体进入肠腔，进而刺激肠道蠕动和排空，达到清洁肠道目的。甘露醇具有利尿和升血糖作用，因此糖尿病患者禁用。此外甘露醇在肠内被细菌酵解可产生爆炸性气体（如甲烷和氢气），故禁止行高频电凝电切息肉等治疗，不建议治疗性结肠镜使用甘露醇进行肠道准备。

（3）口服肠道清洁剂的禁忌证 消化道梗阻或穿孔，肠梗阻或胃潴留；重度活动期炎症性肠病或中毒性巨结肠；意识障碍；对肠道清洁剂药物成分过敏；无法自主吞咽；回肠造口术后。患者具有以下情况时，应在专科医生指导下选择特定的肠道清洁剂并在肠道准备过程中密切观察，包括慢性肾脏疾病；透析；充血性心力衰竭；肝硬化；服用ACEI、ARB、利尿剂、NSAID等药物患者；严重溃疡性结肠炎；肠道狭窄患者等。

2. 检查方法要点

（1）目前多采用单人操作检查。建议进镜前先进行直肠指诊以了解肛门及下段直肠情况。内镜直视下从直肠开始循腔进镜直到回盲部，应尽可能进入回肠末端进行观察。进镜时尽量取直镜身，解除祥曲，避免暴力进镜。退镜观察肠腔，采取螺旋式退镜，仔细观察每一个结肠袋，必要时倒镜观察直肠末段及肛管。

（2）检查结束时，尽量抽气以减轻腹胀，嘱患者稍事休息，观察15～30分钟再离去。

（3）做过息肉摘除、止血治疗者，应用抗菌治疗、半流质饮食和适当休息3天，以策安全。

（四）并发症

1. 肠穿孔 结肠壁较薄，暴力插镜易造成穿孔。穿孔可表现为剧烈腹痛、腹胀，有急性弥漫性腹膜炎体征，X线腹部透视可见膈下游离气体。

2. 肠出血 多由插镜损伤、活检过度、电凝止血不足等引起，应尽量避免。

3. 肠系膜裂伤 罕见于操作粗暴，如有腹腔粘连时易造成肠系膜裂伤，少量出血可保守治疗，大量出血导致血压下降时，应剖腹探查进行相应处理。

4. 心脑血管意外 由于检查时牵拉肠道刺激迷走神经引起反射性心律失常，甚至心搏骤停。

5. 气体爆炸 甘露醇进行肠道准备后，再行息肉电切时可引起肠道气体爆炸。

（五）结肠疾病的内镜诊断

结肠疾病的基本病变是炎症、溃疡及肿瘤。结肠黏膜炎症可由多种原因引起，形态学改变必须结合病原学、病因学、病理学及临床表现才能作出诊断。溃疡性结肠炎患者镜下可见黏膜广泛充血、水肿，血管纹理消失，黏膜粗糙、颗粒感，易接触出血，有黏液、血、脓性分泌物附着，多发黏膜糜烂、溃疡及假息肉形成。克罗恩病患者镜下见跳跃式分布的纵行深溃疡，周围黏膜正常或鹅卵石样增生，可出现管腔狭窄。结肠良性肿瘤以结肠腺瘤多见，根据大小、形态及病理结果可行内镜下治疗。结肠恶性肿瘤近年来发病率升高，好发于直肠、乙状结肠，早期癌以息肉隆起型居多。进展期结肠癌可分为隆起型、溃疡型、浸润型和胶样型癌，可累及肠壁部分或全周，经内镜下病理活检是诊断大肠肿瘤的必要手段。

三、支气管镜检查

支气管镜是检查气管、支气管和肺部疾病的重要工具之一，临床应用范围很广，可使许多隐藏在气管、支气管及肺内深部难以发现的疾病，在没有体表创伤的情况下得以诊断及治疗。支气管镜管径细，可弯曲，可插入段支气管和亚段支气管；可在直视下进行活检或刷检，亦可进行支气管灌洗和支气管肺泡灌洗，行病理学、病原学、细胞学检查；可进行摄影、示教和动态记录，能发现早期病变。支气管镜检查是支气管、肺疾病研究的重要手段。

（一）适应证

1. 原因不明的咯血或痰中带血。

2. 原因不明的咳嗽，难以用吸烟或气管炎解释，或原有的咳嗽在质上发生了变化。

3. 支气管阻塞，以及阻塞性肺炎或肺不张等。

4. 临床表现或X线检查疑为肺癌者。

5. 痰细胞学检查阳性，肺内未找到病变者。

6. 原因不明的喉返神经麻痹或膈神经麻痹者。

7. 诊断不明的支气管、肺部疾病或弥漫性肺部疾病诊断困难，需经纤维支气管内镜检查进行细胞学及细菌学检查者。

8. 难以解释的痰中找到结核抗酸杆菌或肺结核并发肺癌者。

9. 协助选择性支气管造影。

10. 移除分泌物，治疗肺不张、止血，引流肺脓肿，了解病变范围，确定外科手术方式，评价治疗效果等。

（二）禁忌证

1. 全身状态极度虚弱不能耐受检查。
2. 肺功能严重损害，呼吸明显困难者。
3. 严重心脏病，心功能不全或频发心绞痛，明显心律失常者。
4. 主动脉瘤，有破裂危险。
5. 近期有大咯血，哮喘急性发作，需暂缓进行。
6. 出、凝血机制异常。

（三）检查方法

1. 术前准备 了解病史、复习胸片，签署知情同意书，向患者说明注意事项以取得配合。术前禁食4小时。

2. 局部麻醉 常用利多卡因溶液咽喉喷雾，也可在支气管镜插入气管后滴入。

3. 操作步骤 患者一般取仰卧位，术者在窥视下由鼻孔插入，看清声门，待声门开大时将支气管镜送入气管，徐徐前进，先查健侧后查患侧，及时吸出呼吸道分泌物，在看清病变的部位、范围及形态特征后，可以照相及采取活体组织，或用细胞刷刷取分泌物及脱落细胞，制成薄片，立即送检。

4. 术后处理 术后禁食2小时。一般不用抗生素，若肺活检或术后发热，可适当应用抗生素。术后有声音嘶哑及咽部疼痛者，可予以蒸气吸入。

（四）并发症

1. 喉痉挛或支气管痉挛 多为麻醉药所致的严重并发症，亦可在支气管哮喘或慢性阻塞性肺疾病患者插镜时发生。除了喉痉挛外，还可出现抽搐、呼吸抑制，甚至心搏骤停。为防止该并发症发生，术前应详细询问药物过敏史及基础病史，对有基础疾病者可给予氧气吸入。

2. 低氧血症 一般认为插镜时80%左右患者血氧下降，操作时间长，可能加重缺氧。低氧血症可诱发心律失常、心肌梗死甚至心搏骤停。

3. 出血 进行组织活检均有不同程度出血风险，亦有细胞刷刷检后局部黏膜出血，或因插管剧烈咳嗽而诱发出血。少量出血可自行停止或局部使用止血药后停止。大出血应及时吸引，并局部注入稀释的肾上腺素或凝血酶，以及采取全身止血药物治疗。

4. 气胸 该并发症主要是由肺活检引起的，也有少数发生在气管腔内活检。

5. 术后发热 继发肺部细菌感染、菌血症，甚至致死性败血症。

（五）支气管镜的临床应用

支气管镜检查技术应用后，使肺部疾病在诊断和治疗方面取得了巨大的进展。

1. 呼吸系统疾病的诊断 ①不明原因的痰中带血，无法解释的慢性咳嗽患者，肺部阴影的诊断；②患者诊断及分期的依据，利用支气管镜做肺活检、刷检或冲洗以得到组织学诊断；③良性支气管病变的诊断，包括支气管结核、气管或支气管狭窄、怀疑支气管食管瘘等；④诊断不明的支气管、肺部疾病或弥漫性肺部疾病诊断困难，需经纤维支气管镜检查，做支气管肺活检、刷检、冲洗或支气管肺泡灌洗等，进行细胞学及病原学检查。

2. 支气管镜下治疗 ①摘取气管、支气管内异物；②抽取气管、支气管内分泌物及血块治疗肺不张、止血，吸引冲洗，引流脓液，局部注药治疗肺脓肿等；③抽取气管、支气管内分泌物做病原微生物培养；④配合激光、微波、氩气刀、高频电刀等装置切除支气管内肿瘤或肉芽组织；⑤气管、支气管狭窄患者可施行扩张术或放置气管内支架；⑥了解支气管、肺部病变范围、确定外科手术方式，评价治疗效果等；⑦注射药物治疗肺部肿瘤，气管肺泡灌洗治疗弥漫性肺部疾病；⑧替代胸腔镜，对胸膜腔疾病进行诊断和治疗；⑨引导气管插管抢救危重患者。

链接

我国消化内镜技术的发展

消化内镜技术的发展是我国消化病学最迅猛、最直观的发展之一。1940年赴美国学习的陈国桢教授首次将硬式胃镜技术引进国内。1950年10月，被誉为"中国胃镜之父"的杨英福教授，用半曲式金属胃镜开展了中国第一台胃镜检查。自1954年开始，郑芝田教授和吴锡琛教授积极开展胃镜检查，被称为"南吴北郑"。改革开放至20世纪90年代，我国内镜检查技术已普及到基层医院。

（李　琳）

第五篇
临床常用诊断技术、病历书写与诊断方法

第 1 节　骨髓穿刺术

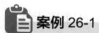 **案例 26-1**

　　患者，男性，55 岁。

　　主诉：反复发热、贫血、皮下结节、皮疹 5 年，全身疼痛 2 个月。

　　现病史：5 年来患者曾因反复发热、咳嗽、面色苍白、头晕、全身皮疹、皮下结节，门诊抽血检查：Hb60g/L。患者不规则发热，全身散在皮疹，渐出现皮下结节，以臀部及四肢为甚，结节于数周消退后局部皮肤凹陷并有色素沉着，2 个月前始出现全身肌肉及关节酸痛、咳嗽、纳差、乏力、腹胀、呕吐。发病以来大小便正常，体重稍有下降。

　　辅助检查：WBC 10.6×10^9，分叶核中性粒细胞 0.69，淋巴细胞 0.28，单核细胞 0.02，嗜酸性细胞 0.01，RBC 1.92×10^{12}，Hb 64g/L，PLT 145×10^9，网织红细胞 0.004 2。

　　问题：1. 该患者可能的诊断是什么？

　　　　　　2. 为明确患者的诊断，需做哪些医学操作？

　　　　　　3. 医学操作过程中的注意事项有哪些？

　　骨髓穿刺术（bone marrow aspiration）是采集骨髓液的一种常用诊断技术。临床上骨髓穿刺液常用于血细胞形态学、细胞遗传学、造血干细胞培养、病原生物学等检查，以协助临床诊断、观察疗效和判断预后等。

（一）操作方法

　　1. 选择穿刺部位

　　（1）髂后上棘穿刺点　位于骶椎两侧、臀部上方突出的部位。

　　（2）髂前上棘穿刺点　位于髂前上棘后 1～2cm 处，此部位骨面较平，易于固定，操作方便。

　　（3）胸骨穿刺点　在胸骨柄或胸骨体相当于第 1、2 肋间隙的位置，胸骨较薄（约为 1.0cm），胸骨后为心房和大血管，穿刺时务必小心严防穿通胸骨而发生意外。但由于胸骨骨髓液含量丰富，当其他部位穿刺失败时，仍需做胸骨穿刺。

　　（4）腰椎棘突穿刺点　位于腰椎棘突突出部分。

　　2. 行髂后上棘穿刺时应取侧卧位；胸骨或髂前上棘穿刺时取仰卧位；腰椎棘突穿刺时，可取坐位或侧卧位。

　　3. 常规消毒局部皮肤，术者戴无菌手套，铺无菌洞巾，用 2% 利多卡因做局部皮肤、皮下及骨膜麻醉。

　　4. 将骨髓穿刺针的固定器固定在适当的长度上，髂骨穿刺约 1.5cm，胸骨穿刺约 1.0cm，用左手拇指和示指固定穿刺部位，右手持针向骨面垂直刺入，若为胸骨穿刺则应与骨面呈 30°～40° 刺入，当穿刺针针尖接触骨质后，则将穿刺针左右旋转，向前推进缓缓钻刺骨质。当突然感到穿刺阻力消失，且穿刺针已能固定在骨内时，表示穿刺针已进入骨髓腔。若穿刺针不固定，则应继续刺入少许达到能够固定为止。

5. 拔出穿刺针针芯，接上干燥的注射器（10ml或20ml），用适当的力量抽吸，若针头确在骨髓腔内，当抽吸时患者感到轻微锐痛，随即便有少量红色骨髓液进入注射器中。骨髓液吸取量以0.1～0.2ml为宜，即注射器内见到骨髓液即停止抽吸。若用力过猛或抽吸过多，则会导致骨髓液稀释。如进行骨髓液细菌培养，需在留取骨髓液计数和涂片标本后，再抽取1～2ml，用于细菌培养。

6. 若未能吸出骨髓液，则可能是针腔堵塞或"干抽"，此时应重新插上针芯。稍加旋转或再刺入少许，拔出针芯，如见针芯带有血迹，再次抽吸即可取得红色骨髓液。

7. 将抽取的骨髓液滴于载玻片上，急速做有核细胞计数及制备骨髓液涂片数张，以备做形态学检查。

8. 抽吸完毕，重新插入针芯。左手取无菌纱布置于针孔处，右手将穿刺针拔出，将纱布盖于针孔上，并按压1～2分钟，再用胶布加压固定。

（二）注意事项

1. 术前应做出血时间、凝血时间检查，有出血倾向者应特别注意，血友病患者禁止做骨髓穿刺检查。

2. 注射器与穿刺针必须干燥，以免发生溶血。

3. 穿刺针针头进入骨质后避免摆动过大，以免折断；胸骨穿刺时不可用力过猛、穿刺过深，以防穿透内侧骨板。

4. 做骨髓细胞形态学检查，则不宜超过0.2ml，否则会导致骨髓液稀释，影响骨髓增生程度的判断、细胞计数和分类的结果。如做骨髓液细菌培养时，需要在骨髓液涂片后，再抽取1～2ml骨髓液用于培养。

5. 骨髓液取出后应立即涂片，否则会很快发生凝固，致使涂片失败。

6. 送检骨髓液涂片时，应同时附送2～3张血涂片。

链接

骨髓移植和骨髓捐献

　　人体造血系统及免疫系统的严重疾病，如白血病（俗称血癌）、淋巴瘤、再生障碍性贫血、地中海贫血、重症放射病等患者，继续生存的希望就是骨髓移植。我国每年约400万名各类疾病的患者等待着骨髓移植。捐献骨髓不会影响人的身体健康。骨髓移植需要的是人体内的红骨髓，即造血干细胞。一个成年人的骨髓重量为3kg，一名供髓者提供不足10g的骨髓造血干细胞就能挽救一名白血病患者的生命。骨髓是再生能力很强的组织，一般健康者捐献造血干细胞后在10天左右即可补足所捐的干细胞量。

第2节　腹腔穿刺术

案例 26-2

　　患者，女性，46岁，因"反复双下肢水肿2年余，疲倦乏力20天"，由门诊拟诊"肝硬化腹水"收入院。

患者 2 年前无明显诱因出现间断性双下肢水肿，以踝部为主，无伴腰酸乏力，无明显血尿泡沫尿，无心慌心悸，无恶心呕吐，未予以重视。入院症见：患者神清，精神可，腹胀，伴疲倦乏力，左侧腹疼痛，阵发性，排便排气后缓解，剑突下偶有隐痛，无嗳气反酸，无烧心。小便黄，睡眠可。

　　问题：1. 该患者可能的诊断是什么？

　　　　　2. 为明确诊断，需做哪些医学操作？

　　　　　3. 医学操作过程中的注意事项有哪些？

　　腹腔穿刺术（abdominocentesis）常用于判定腹水的性质与病原体，当大量腹水引起呼吸困难或腹部胀痛时，穿刺放液可减轻症状；在结核性腹膜炎等情况下，可进行腹腔内给药。

（一）操作方法

　　1. 为避免膀胱损伤，穿刺前须排空尿液。放液前应测量腹围、脉搏、血压和检查腹部体征，叩诊移动性浊音，以观察病情变化。

　　2. 患者可采取坐位（坐在靠背椅上）、半卧位、平卧位或稍左侧卧位，尽量使其舒适，衰弱者应在其背部铺好腹带。

　　3. 选择适宜的穿刺点

　　（1）左下腹部脐与髂前上棘连线中外 1/3 的相交点，此处可避开腹壁动脉。

　　（2）侧卧位穿刺点在脐水平线与腋前线或腋中线延长线的交点，常用于诊断性穿刺。

　　（3）坐位可取脐与耻骨联合连线中点上方 1.0cm、稍偏左或偏右 1.0～1.5cm 处。避开腹白线，此穿刺点无重要器官且易愈合。

　　（4）少量积液或包裹性腹水时，须经超声指导下定位穿刺。

　　4. 穿刺部位常规消毒，戴无菌手套，铺消毒洞巾，自皮肤至腹膜壁层用 2% 利多卡因逐层进行局部浸润麻醉。

　　5. 术者先将连接在穿刺针上的胶皮管折起或用血管钳夹住，用左手固定穿刺部皮肤，右手持针，经麻醉处垂直刺入腹壁，待感到针尖抵抗感突然消失时，表示针尖已穿过腹膜壁层，此时，接注射器，松开血管钳，即可抽取腹水，并将抽出液放入消毒试管中以备送检。做诊断性穿刺时，可直接用无菌的 20ml 或 50ml 注射器和 7 号针头进行穿刺。如需大量放液，一般可用 8 号或 9 号针头接一橡皮管，再用输液夹调整放液速度，将腹水引入容器中以备计量及做实验检查。在整个过程中，助手应用止血钳固定穿刺针，防止针头过深或脱出。

　　6. 放液结束后拔出穿刺针，覆盖消毒纱布，稍用力压迫片刻，胶布固定，并用多头腹带包扎（以防腹压骤降、内脏血管扩张引起休克）。如有腹水渗出时，可用火棉胶固定。

（二）注意事项

　　1. 有肝性脑病先兆、结核性腹膜炎腹腔内广泛粘连、棘球蚴病或巨大卵巢囊肿者禁忌穿刺。

　　2. 穿刺点选择视病情而定。少量腹水行诊断性穿刺，应让患者先侧卧于拟穿刺侧，约 5 分钟，急腹症时，穿刺点宜选择在压痛点及肌紧张最明显的部位。

　　3. 放液不可过快、过多，特别是肝硬化患者，一般每次不超过 3000ml，一次放液量过多可导致水盐代谢失调、大量蛋白质丢失并诱发肝性脑病。如能腹水浓缩回输或维持大量静脉输入清蛋白（6～8g/L 腹水）时，可大量放液。

　　4. 腹水量多者，为防止腹腔穿刺后腹水渗漏，在穿刺时注意勿使皮肤至腹膜壁层位于同一条直线上。

　　5. 术中密切观察患者呼吸、脉搏及面色等。术后嘱其平卧，并使穿刺孔位于上方，以免腹水继续漏出。

第3节 胸腔穿刺术

（一）操作方法

1. 检查穿刺包是否在有效期内，戴好口罩、帽子，当患者面洗手。向患者介绍穿刺目的、穿刺时注意事项、可能出现的不适、并发症等，并签署胸膜腔穿刺术同意书，嘱患者排空大小便。

2. 患者取坐位，面向椅背，两前臂叠放于椅背上，前额伏于前臂上。不能起床者，可取半坐卧位，患侧略向健侧转，患侧前臂置于枕部。

3. 穿刺前测量患者血压、脉搏、呼吸等。嘱患者穿刺过程中不要咳嗽、乱动，以免损伤肺。

4. 穿刺前应再次核对患者信息，核对左右侧。胸腔穿刺抽液先进行胸部叩诊，选择实音最明显的部位进行穿刺，可用标记笔在皮肤上作标记，常选择：①肩胛下角线7～8肋间；②腋中线6～7肋间；③腋前线5～6肋间。包裹性胸腔积液可结合X线及超声波定位进行穿刺。气胸抽气减压的穿刺部位一般选取患侧锁骨中线第2肋间或腋中线4～5肋间。穿刺点避开局部皮肤感染灶。

5. 消毒 用碘伏在穿刺部位自内向外进行皮肤消毒，消毒范围直径约15cm，消毒范围内不要留有空白。打开穿刺包，戴无菌手套，检查穿刺包内器械是否齐全，穿刺针是否通畅，铺盖无菌洞巾，无菌洞巾中心对准穿刺点，上方由助手用巾钳或胶布固定于患者上衣。

6. 局部麻醉 用2ml注射器吸入2%利多卡因，在穿刺点所在肋间隙的肋骨上缘做自皮肤到胸膜壁层的逐层浸润麻醉，注药前应回抽（每2～3mm回抽一次），观察无气体、血液、胸腔积液后，方可推注麻醉药。麻醉结束后用纱布按压片刻，以使麻醉药充分发挥效果。

7. 穿刺 先用止血钳夹住或用卡子夹闭穿刺针后的橡皮胶管，根据麻醉时记录进针深度，以左手固定穿刺部位局部皮肤，右手持穿刺针（用无菌纱布包裹），沿麻醉部位经肋骨上缘垂直缓慢刺入，当针锋抵抗感突然消失后表示针尖已进入胸腔，接上50ml注射器。松开橡皮胶管，同时用止血钳固定穿刺针。抽吸胸腔液体，注射器抽满后，助手用止血钳夹紧胶管，取下注射器，将液体注入容器中，计量并送实验室检查。

若用三通活栓式穿刺针穿刺，穿刺前先将活栓转到与胸膜腔关闭处，进入胸腔后接上注射器，转动三通活栓，使注射器与胸膜腔相通，然后进行抽液。注射器抽满液体后，转动三通活栓，使注射器与外界相通，排出液体。

如需胸腔内注药，在抽液完后，将药液用注射器抽好，接在穿刺针后胶管上，回抽少量胸腔积液稀释，然后缓慢注入胸腔内。

气胸抽气减压治疗，在无特殊抽气设备时，可以按抽液方法，用注射器反复抽气，直至患者呼吸困难缓解为止。若有气胸箱，应采用气胸箱测压抽气。

注意穿刺过程中严密观察患者反应，若出现心悸、呼吸困难、胸闷，应立即停止操作，帮助患者平卧。

8. 抽液完毕后，在患者呼气末屏住呼吸拔出穿刺针，再次消毒穿刺部位，覆盖无菌纱布，稍用力压迫穿刺部位，以胶布固定，嘱患者静卧休息，穿刺部位三天不要着水，再次测量患者血压、脉搏和呼吸。观察术后反应，注意并发症，如气胸、肺水肿等。

（二）注意事项

1. 术前询问患者有无药物过敏史，过敏体质者要做药物过敏试验。术中密切观察，如有头晕、出汗、心悸、剧痛、晕厥等胸膜反应或连续咳嗽、咳泡沫痰时，立即停止抽液，必要时可皮下注射0.1%肾上腺素0.3～0.5ml。

2. 一次抽液不可过快，诊断性抽液50～100ml；治疗性抽液，首次不超过600ml，以后每次不超过

1000ml。但若为脓胸，每次应尽量抽净。

3. 操作中必须严格无菌，防止空气入胸腔，始终保持胸腔负压。穿刺过程中嘱患者避免深呼吸和咳嗽，如果出现咳嗽应终止操作。

4. 要避免在第9肋间以下穿刺，以免损伤腹腔脏器。穿刺过程中及每次抽液结束注意夹闭穿刺针后的胶管，以保持胸膜腔负压，以免引发气胸。

5. 适应证及禁忌证

（1）诊断性穿刺　确定胸腔内有无液体，通过穿刺液化验及病理检查，确定积液的性质或病因。

（2）治疗性穿刺　通过抽液或抽气，减轻胸腔内压迫；注入药物治疗脓胸、胸膜炎等。

（3）严重出血疾病；体质衰弱、病情危重，难以耐受操作者；穿刺部位有严重感染者应慎用。

第4节　腰椎穿刺术

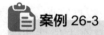 **案例26-3**

> 患者，男性，22岁，因发热、头痛1天入院。查体：血压150/100mmHg，体温39.8℃，右侧病理征可疑。脑电图异常，颅脑MRI示左侧额颞叶异常信号，初步诊断为脑膜炎。
>
> 　问题：对该患者应该采取怎样的治疗措施？

（一）操作方法

1. 检查穿刺包是否在有效期内，戴好口罩、帽子，当患者面洗手。检查穿刺物品是否齐全，穿刺前向患者说明穿刺的意义及注意事项，检查患者眼底，判断是否存在眼底水肿，查看患者头颅CT及MRI影像，嘱患者排空大小便。

2. 患者体位　穿刺时患者侧卧于硬板床上，背部与床面垂直，头向前胸屈曲，两手抱膝紧贴腹部，额部尽量贴近膝盖，使躯干呈弓形；或由助手在对面一手挽住患者头部，另一手挽患者双下肢腘窝处并用力抱紧，使脊柱尽量后凸以增宽椎间隙，以利于穿刺。

3. 以髂棘连线与后正中线的交会处为穿刺点，在皮肤上作一标记，此处，相当于第3～4腰椎棘突间隙，有时也可在上一或下一腰椎间隙进行。

4. 常规消毒皮肤，以穿刺点为中心消毒直径约15cm，戴无菌手套，盖洞巾，用2%利多卡因自皮肤到椎间韧带进行局部麻醉。

5. 穿刺时术者用左手固定穿刺点皮肤，右手持穿刺针以垂直背部的方向缓慢刺入，针尖稍斜向头部，沿椎间隙躲避进针，成人进针深度4～6cm，儿童2～4cm。当针头穿过黄韧带与硬脑膜时，有阻力突然消失落空感。此时可将针芯慢慢抽出，切勿完全撤出针套，穿刺成功后，见脑脊液流出。穿刺过程中，注意观察患者面色、意识、瞳孔、脉搏、呼吸的改变。

6. 放液前先接上脑压管测量颅内压，并压迫颈静脉或腹部，以观察脑脊液动力状况，正常侧卧位脑脊液压力为70～180mmH$_2$O或40～50滴/分。撤去测压管，收集脑脊液2～5ml送检。如需做培养时，应将无菌试管口在酒精灯上消毒后或直接用培养皿接流出的脑脊液，再以上述方法消毒试管后盖好无菌塞，立即送检。

7. 完成采集脑脊液后将针芯插入，一起拔出穿刺针，按压1～2分钟止血，碘伏消毒，覆盖消毒纱布，用胶布固定。嘱患者去枕平卧4～6小时，以免出现低颅内压性头痛。

8. 再次测量血压、脉搏和呼吸，穿刺部位3天内不可沾水。

（二）注意事项

1.严格无菌操作，采集脑脊液立即送检。放脑脊液时勿过快，防止发生脑疝。

2.拔针时应缓慢，以免形成脑脊液漏。

3.严格掌握禁忌证，如果疑似有颅内压升高者必须先做眼底检查，如有明显视盘水肿或者有脑疝先兆者，禁忌穿刺。

4.并发症　穿刺后头痛是最常见的并发症，见于腰椎穿刺术后24小时；马尾及脊髓圆锥损伤；脑膜炎；蛛网膜下腔出血或硬膜下腔出血。

5.适应证及禁忌证

（1）中枢神经系统感染、脑血管病、颅脑手术后等做腰椎穿刺取脑脊液并进行检查。

（2）做腰椎穿刺椎管内注入对比剂进行脑和脊髓造影诊断，鞘内注射药物进行治疗等。

（3）颅内压明显增高，特别是后颅凹占位性病变，或已疑有早期脑疝的患者为防止脑疝严重、突然死亡而禁忌腰椎穿刺。

（4）穿刺部位皮肤或皮下组织有感染病灶者，为防止细菌带入中枢神经系统而禁做腰椎穿刺。

（5）全身感染疾病如败血症者，病情极其危重、躁动不安或高位颈椎外伤、颅后窝有占位性病变者不宜强行做腰椎穿刺。

（6）休克、衰竭或濒危状态禁忌腰椎穿刺。

（王元涛　程汉智）

病历是指医务人员在诊疗工作中形成的文字、符号、图表、影像、切片等资料的总和，包括门（急）诊病历和住院病历。病历是医务人员通过问诊、查体、实验室及器械检查、诊断与鉴别诊断、治疗、护理等全部医疗活动收集的资料，进行分析、归纳、整理形成的临床医疗工作的全面记录。它反映了疾病发生、发展、转归和诊疗情况的全过程，是临床医生进行正确诊断、选择治疗和制订预防措施的科学依据。病历既是医院管理、医疗质量和业务水平的反映，也是临床教学、科研和信息管理的基本资料，同时也是医疗服务质量评价、医疗保险赔付参考的主要依据。病历是具有法律效力的医疗文件，是涉及医疗纠纷和诉讼的重要依据。

书写完整而规范的病历是每个医生必须掌握的一项临床基本功，各级医生必须以高度负责的精神和实事求是的科学态度来对待，严格按照规定认真地书写好病历。

第 1 节　病历书写的基本要求

（一）内容真实，书写及时

病历必须客观地、真实地反映病情和诊疗经过，不能臆想和虚构。这不仅关系病历质量，而且也反映出医生的品德和作风。内容的真实来源于认真仔细的问诊、全面细致的体格检查、辩证而客观的分析及正确科学的判断。

1. 病历书写内容应客观、真实、准确、完整、重点突出、层次分明。

2. 书写病历应注意要及时记录。门诊病历及时书写，急诊病历在接诊同时或处置完成后及时书写。入院记录应于次日上级医生查房前完成，最迟应于患者入院后 24 小时内完成。危急患者的病历应及时完成，因抢救危急患者未能及时书写病历的，应在抢救结束后 6 小时内据实补记。

3. 各项记录应注明年、月、日。急诊、抢救等记录应注明至时、分，采用 24 小时制记录方式。

（二）格式规范，项目完整

病历具有特定的格式，必须按规定格式进行书写。住院病历格式分为传统病历和表格病历两种，两者记录的格式和项目基本上是一致的。前者系统而完整；后者简便、省时，便于计算机管理和病历的规范化（格式附后）。

1. 各种表格栏内必须按项认真填写，无内容者画"/"或"—"。每张记录用纸均需完整填写眉栏（患者姓名、住院号、科别、床号）及页码。

2. 度量衡单位一律采用中华人民共和国法定计量单位。书写内容要完整，项目应填全，不可遗漏。

3. 各种检查报告单应分门别类按日期顺序整理好归入病历。

（三）表述准确，用词恰当

要运用规范的汉语和汉字书写病历，要使用通用的医学词汇和术语，力求精练、准确，语句通顺，标点正确。

1. 规范使用汉字。简化字、异体字以《新华字典》为准，不得自行杜撰。日期和时间一律用阿拉伯数字书写。

2. 病历书写应当使用中文和医学术语。通用的外文缩写和无正式中文译名的症状、体征、疾病名称、药物名称可以使用外文。患者述及的既往所患疾病名称和手术名称应加引号。

3. 疾病诊断、手术、各种治疗操作的名称书写和编码应符合《国际疾病分类》的规范要求。

（四）字迹工整，签名清晰

病历书写字迹要清晰、工整，不可潦草，便于阅读。凡作记录或上级医生修改后，必须注明日期和时间，并由相应医务人员签署全名，以示负责。

1. 病历应当使用蓝黑墨水、碳素墨水书写，需复写的资料可用蓝或黑色油水的圆珠笔书写。计算机打印的病历应当符合病历保存的要求。

2. 各项记录书写结束时应在右下角签全名，字迹应清楚易认。

3. 某些医疗活动需要的"知情同意书"应有患者或法定代理人签名。

（五）审阅严格，修改规范

下级医生书写病历应由有执业资格的上级医生进行严格审阅和修改及签名。修改不等于涂改，应按照修改标准进行，我国已对病历书写做出严格规范与要求，严禁涂改病历资料。

1. 实习医务人员、试用期医务人员（毕业后第一年）书写的病历，应当由本医疗机构合法执业的医务人员审阅、修改并签名，审查修改应保持原记录清楚可辨，并注明修改时间；修改病历应在72小时内完成。上级医生审核签名应在署名医生的左侧，并以斜线相隔。

2. 进修医务人员应当由接收进修的医疗机构根据其胜任本专业工作的实际情况认定后书写病历。

3. 在书写过程中，若出现错字、错句，应在错字、错句上用双横线标示，不得采用刀刮、胶粘、涂黑、剪贴等方法抹去原来的字迹。

（六）法律意识，尊重权利

在病历书写中应注意体现患者的知情权和选择权。在贯彻"以人为本"的人文理念的同时，还应保护医患双方的合法权利。按照相关法律规定，具体说明如下。

1. 对按照有关规定须取得患者书面同意方可进行的医疗活动（如特殊检查、特殊治疗、手术、实验性临床医疗等），应当由患者本人签署同意书。患者不具备完全民事行为能力时，应当由其法定代理人签字；患者因病无法签字时，应当由其近亲属签字，没有近亲属的，由其关系人签字；为抢救患者，在法定代理人或近亲属、关系人无法及时签字的情况下，可由医疗机构负责人或者被授权的负责人签字。

2. 因实施保护性医疗措施不宜向患者说明疾病情况的，应当将有关情况通知患者近亲属，由患者近亲属签署同意书，并及时记录。患者无近亲属的或者患者近亲属无法签署同意书的，由患者的法定代理人或者关系人签署同意书。

3. 医疗美容应由患者本人或监护人签字同意。

链接

打印病历要求

打印病历是指应用字处理软件编辑生成并打印的病历。打印病历由相应医务人员手写签名。应当统一纸张、字体、字号及排版格式。打印字迹应清楚易认，符合病历保存期限和复印的要求。打印病历编辑过程中应当按照权限要求进行修改，已完成录入打印并签名的病历不得修改。

第2节 病历书写的种类、格式和内容

案例 27-1

患者，男性，68 岁，间断发作胸骨后疼痛 6 年，心悸 2 天就诊。

问题： 针对该患者，已经清楚发病诱因、胸痛和心悸特点，现病史还需要补充什么？

一、住院期间病历

患者住院期间应书写住院病历。广义的住院病历包括完整病历（即狭义的住院病历或表格式住院病历）和入院记录、病程记录、会诊记录、转科记录、出院记录、死亡记录、手术记录等。因相同的病再次住院可书写再入院病历。

（一）住院病历格式与内容

住院病历是最完整的病历模式，一般由实习生或住院医师书写，要求在患者入院后 24 小时内完成。

1. 传统住院病历

住院病历（完整病历）

姓名	出生地
性别	工作单位
年龄	住址
民族	入院日期
婚姻	记录日期
职业	病史陈述者
可靠程度	
主诉	
现病史	
既往史	

系统回顾

个人史
月经史
婚姻史
生育史
家族史

体格检查

体温　　脉搏　　呼吸　　血压　　体重

一般状况：发育（正常、异常），营养（良好、中等、不良、肥胖），神志（清楚、淡漠、模糊、昏睡、谵妄、昏迷），体位（自主、被动、强迫），面容与表情（安静，忧虑，烦躁，痛苦，急、慢性病容或特殊面容），体型，步态，检查能否合作。

皮肤、黏膜：颜色（正常、潮红、苍白、发绀、黄染、色素沉着），温度、湿度、弹性、水肿、出血、皮疹、皮下结节、肿块、蜘蛛痣、肝掌、溃疡和瘢痕，毛发的生长及分布。

淋巴结：淋巴结肿大时应描述部位、大小、数目、硬度、移动度、红肿、波动、压痛、瘘管、瘢痕等。

头部及其器官：

头颅：大小、形状、肿块、压痛、瘢痕、头发（量、色泽、分布）。

眼：眉毛（脱落、稀疏），睫毛（倒睫），眼睑（水肿、运动、下垂），眼球（凸出、凹陷、运动、斜视、震颤），睑结膜（充血、水肿、苍白、出血、滤泡），球结膜（充血、水肿）、巩膜（黄染），角膜（云翳、白斑、软化、溃疡、瘢痕、反射、色素环），瞳孔（大小、形态、对称或不对称、对光反射及调节与集合反射）。

耳：有无畸形、分泌物、乳突压痛、听力。

鼻：有无畸形、鼻翼扇动、分泌物、出血、阻塞，有无鼻中隔偏曲、鼻窦压痛等。

口腔：气味，唇（畸形、颜色、疱疹、皲裂、溃疡、色素沉着），牙齿（龋齿、缺齿、义齿、残根、斑釉齿），牙龈（色泽、肿胀、溃疡、溢脓、出血、铅线），舌（形态、舌质、舌苔、溃疡、运动、震颤、偏斜），颊黏膜（发疹、出血点、溃疡、色素沉着），咽（色泽、分泌物、反射、腭垂位置），扁桃体（大小、充血、分泌物、假膜），喉（发音清晰、嘶哑、喘鸣、失声）。

颈部：对称性，抵抗感，有无颈静脉怒张，肝 - 颈静脉回流征，颈动脉异常搏动，气管位置，甲状腺（大小、硬度、压痛、结节、震颤、血管杂音）。

胸部：胸廓（对称、畸形，有无局部隆起或塌陷、压痛），呼吸（频率、节律、深度），乳房（大小，乳头，有无红肿、压痛、肿块和分泌物）、静脉曲张、异常搏动等。

肺：

视诊　呼吸运动（两侧对比）、呼吸类型，有无肋间隙增宽或变窄。

触诊　胸廓扩张度、语音震颤（两侧对比）、胸膜摩擦感、皮下捻发感等。

叩诊　叩诊音（清音、过清音、浊音、实音、鼓音及其部位），肺下界及肺下界移动度。

听诊　呼吸音（性质、强弱，异常呼吸音及其部位），干、湿啰音和胸膜摩擦音，语音传导（增强、减弱、消失）等。

心：

视诊　心前区有无隆起，心尖搏动或心脏搏动位置、范围和强度。

触诊　心尖搏动的性质及位置，强度和范围，有无震颤（部位、时期）和心包摩擦感。

叩诊　心脏左、右浊音界（列表记录），须注明左锁骨中线距前正中线的距离。

听诊　心率，心律，心音的强弱，P_2 和 A_2 的比较，有无心音分裂、额外心音、杂音（部位、性质、时期、强度、传导方向，以及与运动、体位和呼吸的关系）和心包摩擦音等。

血管：

桡动脉：脉率，节律（规则、不规则、脉搏短绌），有无奇脉和交替脉等，搏动强度，动脉壁弹性，紧张度。

周围血管征：毛细血管搏动征、枪击音、Duroziez 双重杂音、水冲脉。

腹部：

视诊　形状（对称、平坦、膨隆、凹陷），呼吸运动，胃肠蠕动波，腹壁皮肤（皮疹、色素、条纹、瘢痕），腹壁静脉（有无曲张及其血流方向），疝和局部隆起（器官或包块）的部位、大小、轮廓，腹部体毛，腹围（腹水或腹部包块等疾病时测量）。

触诊　腹壁紧张度、压痛、反跳痛、液波震颤、肿块（部位、大小、形状、硬度、压痛、移动度、表面情况、搏动）。

肝脏：大小（肝下缘距右锁骨中线肋下缘及剑突下厘米表示）、质地、表面情况、边缘、压痛、搏动、有无结节等。

胆囊：可否触及、大小、形态、有无压痛、Murphy 征。

脾脏：可否触及、大小、质地、表面、边缘、移动度、有无压痛、摩擦感，脾脏明显肿大时以三线测量法表示。

肾脏：可否触及、大小、形状、硬度、移动度、肾及输尿管压痛。

膀胱：是否膨胀、有无压痛。

叩诊 肝浊音界，肝区叩击痛，有无移动性浊音、高度鼓音、膀胱叩诊等。

听诊 肠鸣音（正常、增强、减弱、消失），有无振水音和血管杂音等。

肛门与直肠：视病情需要检查；肛裂、痔、肛瘘、脱肛。直肠指诊（括约肌紧张度，有无狭窄、肿块、触痛、指套染血；前列腺大小、硬度，有无结节及压痛等）。

外生殖器：根据病情需要做相应检查。

男性：阴毛、阴茎（龟头、包皮），睾丸，附睾，精索，有无发育畸形、鞘膜积液。

女性：检查时必须有女医护人员在场，有特殊情况时请妇科医生检查。包括外生殖器（阴毛、大小阴唇、阴蒂、阴阜）和内生殖器（阴道、子宫、输卵管、卵巢）。

脊柱：活动度，有无畸形（侧凸、前凸、后凸），压痛和叩击痛等。

四肢：有无畸形，杵状指（趾），静脉曲张，骨折及关节红肿、疼痛、压痛、积液、脱臼，强直，水肿，肌肉萎缩，肌张力变化或肢体瘫痪等，肌力记录。

神经反射：

生理反射：浅反射（角膜反射、腹壁反射、跖反射、提睾反射），深反射（肱二头肌、肱三头肌、膝腱、跟腱反射）。

病理反射：Babinski 征、Oppenheim 征、Gordon 征、Chaddock 征、Hoffmann 征。

脑膜刺激征：颈项强直、Kernig 征、Brudzinski 征。

必要时做运动、感觉等及神经系统其他特殊检查。

专科情况：外科、耳鼻咽喉科、眼科、妇产科、口腔科、介入放射科、神经精神科等专科检查需写"外科检查""妇科检查"……主要记录与本专科有关的体征，前面体格检查中的相应项目不必重复书写，只写"见 ×× 科情况"。

实验室及器械检查

记录与诊断相关的实验室及器械检查结果及检查日期，包括患者入院后24小时内应完成的检查结果，如血、尿、粪常规和其他有关实验室检查，X线、心电图、超声波、肺功能、内镜、CT、MRI、血管造影、放射性核素等特殊检查。如系在其他医院所做的检查，应注明该医院名称及检查日期。

病历摘要

简明扼要、高度概述病史要点，体格检查、实验室及器械检查的重要阳性和具有重要鉴别意义的阴性结果，字数以不超过300字为宜。

诊　断

诊断名称应确切，分清主次，按顺序排列，主要疾病在前，次要疾病在后，并发症列于有关主病之后，伴发病排列在最后。诊断应尽可能地包括病因诊断、病理解剖诊断和功能诊断。对一时难以肯定诊断的疾病，可在病名后加"?"。一时既查不清病因，也难以判定在形态和功能方面改变的疾病，可暂写某症状待诊或待查，并应在其下注明一两个可能性较大或待排除疾病的病名。

（1）初步诊断：入院时的诊断一律写"初步诊断"。

（2）入院诊断：住院后主治医师第一次查房所确定的诊断为"入院诊断"。入院诊断写在初步诊断的下方，并注明日期；如住院病历或入院记录系主治医师书写，则可直接写"入院诊断"。入院诊断与初步诊断相同时，上级医师只需在病历上签名，则初步诊断即被视为入院诊断，不需重复书写入院诊断。

（3）修正诊断：凡以症状待诊的诊断，以及初步诊断、入院诊断不完善或不符合，上级医师应做出"修正诊断"，修正诊断写在住院病历或入院记录末页中线左侧，并注明日期，修正医师签名。医师签名或盖章应在初步诊断的右下角签全名，字迹应清楚易认。上级医师审核签名应在署名医师的左侧，并以斜线相隔。

2. 表格式住院病历 主要对主诉和现病史以外的内容进行表格化书写。项目内容完整且省时，有利于资料储存和病历的规范化管理。

（二）住院期间常用医疗文件

1. 入院记录 由住院医师（或床位医师）书写，其内容和要求原则上与住院病历相同，但应简明扼要，重点突出，必须24小时内完成。其主诉、现病史与住院病历相同，其他病史（如既往史、个人史、月经史、生育史、家族史）和体格检查可以简明记录，免去系统回顾、病历摘要等。

2. 再次或多次入院记录 再次或多次入院记录是指患者因同一种疾病再次或多次住入同一医疗机构时书写的记录。要求及内容基本同入院记录。主诉是记录患者本次入院的主要症状（或体征）及持续时间。现病史中要求首先对本次住院前历次有关住院诊疗经过进行小结，然后再书写本次入院的现病史。

3. 24小时内入出院记录或24小时内入院死亡记录 患者入院不足24小时出院，可书写24小时内入出院记录。内容包括患者姓名、性别、年龄、职业、入院时间、主诉、入院情况、入院诊断、诊疗经过、出院情况、出院诊断、出院医嘱、医师签全名。患者入院不足24小时死亡的，可写24小时内入院死亡记录，内容和24小时内入出院记录基本相同，只是将出院诊断项改为死亡原因，死亡诊断。

4. 病程记录 是指继入院记录之后，对患者病情和诊疗过程所进行的连续性记录。内容包括患者的病情变化情况、重要的辅助检查结果及临床意义、上级医师查房意见、会诊意见、医师分析讨论意见、所采取的诊疗措施及效果、医嘱更改及理由、向患者及其近亲属告知的重要事项等。病程记录除了要真实及时外，还要有分析判断和计划总结，注意全面系统、重点突出、前后连贯。病程记录应反映诊断的过程和健康问题的管理。条理清晰、组织严谨的病程记录能反映出主管医师的诊疗水平甚至全院的诊疗水平。

（1）**首次病程记录** 系指患者入院后由经治医师或值班医师书写的第一次病程记录（不需另外列题），应当在患者入院后8小时内完成，注明书写时间。简要记述和分析疾病特征，提出诊断依据及诊断，制订诊疗计划，写明立即施行的诊疗措施。对诊断不明确的病案应做诊断讨论，列出拟诊依据及主要鉴别诊断。

（2）**上级医师查房记录** 指上级医师查房时对患者病情、诊断、鉴别诊断、当前治疗措施疗效的分析及下一步诊疗意见等的记录。

主治医师首次查房记录应当于患者入院48小时内完成。内容包括查房医师的姓名、专业技术职务、补充的病史和体征、诊断依据与鉴别诊断的分析及诊疗计划等。

主治医师日常查房记录间隔时间视病情和诊疗情况确定，内容包括查房医师的姓名、专业技术职务、对病情的分析和诊疗意见等。

科主任或具有副主任医师以上专业技术职务任职资格医师查房的记录，内容包括查房医师的姓名、专业技术职务、对病情的分析和诊疗意见等。

（3）**疑难病案讨论记录** 指对于危重或诊治有困难的病案，由科主任或副主任医师以上医师组织有关医务人员对患者的诊断治疗进行讨论的记录，内容包括讨论时间、主持人、参加人员的姓名和职称，以及讨论意见。

（4）**会诊记录（含会诊意见）** 指患者在住院期间需要其他科室或者其他医疗机构协助诊疗时，分别由申请医师和会诊医师书写的记录。会诊记录应另页书写，内容包括申请会诊记录和会诊意见记录。申请会诊记录应当简要载明患者病情及诊疗情况、申请会诊的理由和目的，申请会诊医师签名等。常规会诊意见记录应当由会诊医师在会诊申请发出后48小时内完成，急会诊时会诊医师应当在会诊申请发出后10分钟内到场，并在会诊结束后即刻完成会诊记录。会诊记录内容包括会诊意见、会诊医师所在的科别或者医疗机构名称、会诊时间及会诊医师签名等。申请会诊医师应在病程记录中记录会诊意见执行情况。

（5）转科记录　是指患者住院期间需要转科时，经转入科室医师会诊并同意接收后，由转出科室和转入科室医师分别书写的记录。转科记录包括转出记录和转入记录。转出记录由转出科室医师在患者转出科室前书写完成（紧急情况除外）；转入记录由转入科室医师于患者转入后24小时内完成，转科记录内容包括入院日期，转出或转入日期，转出、转入科室，患者姓名、性别、年龄、主诉、入院情况、入院诊断、诊疗经过、目前情况、目前诊断、转科目的及注意事项或转入诊疗计划、医师签名等。

（6）交（接）班记录　系指患者经治医师发生变更之际，交班医师和接班医师分别对患者病情及诊疗情况进行简要总结的记录。交班记录应当在交班前由交班医师书写完成；接班记录应当由接班医师于接班后24小时内完成。

1）交班记录紧接病程记录书写，接班记录紧接交班记录书写，不另立专页，但需在横行适中位置标明"交班记录"或"接班记录"字样。

2）交班记录应简明扼要地记录患者的主要病情、诊断治疗经过、手术患者的手术方式和术中发现，计划进行而尚未实施的诊疗操作、特殊检查和手术，患者目前的病情和存在问题，今后的诊疗意见、解决方法和其他注意事项。

3）接班记录应在复习病历及有关资料的基础上，再重点询问和体格检查，力求简明扼要，避免过多重复，着重书写今后的诊断、治疗的具体计划和注意事项。

（7）阶段小结　患者住院时间较长，病情有重大转折或超过1个月者可作阶段小结。内容包括入院日期，小结日期，患者姓名、性别、年龄、主诉、入院情况、入院诊断、诊治经过、目前诊断、目前情况、诊疗计划和医师签名。

（8）抢救记录　当患者病情危重时，抢救过程需要书写记录，由参加抢救的医师在抢救结束后6小时内据实补记。内容包括病情变化时间和情况、抢救时间、抢救措施、参加抢救的医务人员姓名及职称。

（9）手术前讨论记录　指因患者病情较重或手术难度较大，手术前在科主任或具有副主任医师以上专业技术任职资格的医师主持下，对拟施手术方式和术中可能出现的问题及应对措施所作的讨论。讨论内容包括术前准备情况、手术指征、手术方案、可能出现的意外及防范措施、参加讨论者的姓名及专业技术职务、具体讨论意见及主持人小结意见、讨论日期、记录者签名等。

（10）术前小结　指在患者手术前，由经治医师对患者病情所作的总结。内容包括简要病情、术前诊断、手术指征、拟施手术名称和方式、拟施麻醉方式、注意事项，并记录手术者术前查看患者相关情况等。

（11）麻醉记录　指麻醉医师在手术过程中施行麻醉的经过和处理情况。内容包括患者一般情况、麻醉前用药、术前诊断、术中诊断、麻醉方式、麻醉期间用药、手术中患者出现的异常情况和处理经过、手术起止时间、麻醉效果及麻醉医师签名。

（12）手术记录　指手术过程的记录，应在手术后及时（当日、当班）完成。手术记录由手术者书写，特殊情况下可由第一助手书写，但第一助手书写的手术记录必须由手术者审签。如系表格式专页，按表格项目填写。记录内容应包括手术日期、时间、术前诊断、术中诊断、手术名称、手术医师、麻醉方法及麻醉医师等基本项目和详细的手术经过。

1）术时患者体位，皮肤消毒方法，消毒巾的铺盖，切口部位、方向、长度，解剖层次及止血方式。

2）探查情况及主要病变部位、大小、与邻近脏器或组织的关系；肿瘤应记录有无转移、淋巴结肿大等情况。如与临床诊断不符合时，更应详细记录。

3）手术的理由、方式及步骤。应包括离断、切除病变组织或脏器的名称及范围；修补、重建组织与脏器的名称；吻合口大小及缝合方法；缝线名称及粗细号数；引流材料的名称、数目和放置部位；吸引物的性质及数量。手术方式及步骤必要时可绘图说明。

4）术毕敷料及器械的清点情况。

5）送检化验。培养、病理标本的名称及病理标本的肉眼所见情况。

6）术中患者耐受情况、失血量、术中用药、输血量、特殊处理和抢救情况。

7）术中麻醉情况，麻醉效果是否满意。

（13）术后首次病程记录　指参加手术的医师在患者术后即时完成的病程记录。内容包括手术时间、术中诊断、麻醉方式、手术方式、手术简要经过、术后处理措施、术后应当特别注意观察的事项等。

（14）出院记录　是指经治医师对患者此次住院期间诊疗情况的总结，应当在患者出院后24小时内完成。内容主要包括入院日期、出院日期、入院情况、入院诊断、诊疗经过、出院诊断、出院情况、出院医嘱、医师签名等。

（15）死亡记录　指经治医师对死亡患者住院期间诊疗和抢救经过的记录，应当在患者死亡后24小时内完成。内容包括入院日期、死亡时间、入院情况、入院诊断、诊疗经过（重点记录病情演变、抢救经过）、死亡原因、死亡诊断等。记录死亡时间应当具体到分钟。死亡记录另立专页，并在横行适中位置标明"死亡记录"。死亡记录由经治医师书写，科主任或具有副主任医师以上专业技术任职资格的医师审核并签字。

（16）死亡病例讨论记录　是指在患者死亡一周内，由科主任或具有副主任医师以上专业技术职务任职资格的医师主持，对死亡病例进行讨论、分析的记录。内容包括讨论日期、主持人及参加人名、专业技术职务、具体讨论意见及主持人小结意见、记录者的签名等。

5. 同意书　根据《中华人民共和国医师法》《医疗机构管理条例》《医疗事故处理条例》和《医疗美容服务管理办法》，凡在临床诊治过程中，需行手术治疗、特殊检查、特殊治疗、实验性临床医疗和医疗美容的患者，应对其履行告知义务，并详尽填写同意书。

（1）经治医师或主要实施者必须亲自使用通俗语言向患者或其近亲属、法定代理人、关系人告知患者的病情、医疗措施、目的、名称、可能出现的并发症及医疗风险等，并及时解答其咨询。

（2）手术同意书应包括术前诊断、拟施行手术名称、术中或术后可能出现的并发症及手术风险。特殊检查、特殊治疗知情同意书应包括检查治疗的项目、目的、风险性及并发症。

（3）医疗美容必须向就医者本人或其近亲属告知治疗的适应证、禁忌证、医疗风险和注意事项，并取得就医者本人或监护人的签字同意。

（4）同意书必须经患者或其近亲属、法定代理人、关系人签字，医师签全名。同意书一式两份，医患双方各执一份。医疗机构应将其归入病历中保存。门诊的各同意书交病案室存档，其保管期限同门诊病案。

（5）由患者近亲属或其法定代理人、关系人签字的，应提供授权人的授权委托书、身份证明及被委托人的身份证明，并提供身份证明的复印件。其授权委托书及身份证明的复印件随同同意书归档。

二、门诊病历

（一）门（急）诊病历首页（封面）

1. 门（急）诊病历首页应设有姓名、性别、出生年月、民族、婚姻、职业、住址、工作单位、药物过敏史、身份证号及门（急）诊病历编号等栏目，患者首次就诊时应认真填写完整。

2. 儿科患者、意识障碍患者、创伤患者及精神病患者就诊须写明陪伴者姓名及与患者的关系。必要时写明陪伴者工作单位、住址和联系电话。

（二）门诊初诊、复诊病历书写内容

1. 初诊病历

（1）主诉　主要症状及持续时间。

（2）病史　现病史要重点突出（包括本次患病的起病日期、主要症状、他院诊治情况及疗效），并简要叙述与本次疾病有关的既往史、个人史及家族史（不需列题）。

（3）体格检查　一般情况，重点记录阳性体征及有助于鉴别诊断的阴性体征。

（4）实验室检查，特殊检查或会诊记录。

（5）初步诊断　如暂不能明确，可在病名后用"?"，并尽可能注明复诊医师注意事项。

（6）处理措施

1）处方及治疗方法记录应分行列出，药品应记录药名、剂量、总量、用法。

2）进一步检查措施或建议。

3）休息方式及期限。

（7）医生签全名。

2. 复诊病历

（1）上次诊治后的病情变化和治疗反应，不可用"病情同前"字样。

（2）体格检查　着重记录原来阳性体征的变化和新的阳性发现。

（3）需补充的实验室或器械检查项目。

（4）3次不能确诊的患者，接诊医生应请上级医师会诊，上级医师应写明会诊意见及会诊日期和时间并签名。

（5）诊断　对上次已确诊的患者，如诊断无变更，可不再写诊断。

（6）处理措施要求同初诊。

（7）持通用门诊病历变更就诊医院、就诊科别或与前次不同病种的复诊患者，应视作初诊患者并按初诊病历要求书写病历。

（8）医生签全名。

链接

电子病历

电子病历系统是指医疗机构内部支持电子病历信息的采集、存储、访问和在线帮助，并围绕提高医疗质量、保障医疗安全、提升医疗效率而提供信息处理和智能化服务功能的计算机信息系统。其既包括应用于门（急）诊、病房的临床信息系统，也包括检查检验、病理、影像、心电图、超声等医技科室的信息系统。

（邵春芬）

第 **28** 章
诊断方法

一、诊断疾病的步骤

诊断疾病的步骤包括搜集临床资料，分析、综合、评价资料，提出初步诊断，验证及修正诊断。

（一）搜集临床资料

1. 详细询问病史 问诊是认识疾病、进行诊断的第一步，是病史采集的主要手段，病史采集要全面系统、真实可靠，还要能够反映疾病的进程和动态。

2. 系统的体格检查 在病史采集的基础上，对患者进行全面、有序、重点、规范和正确的体格检查，应边查边问，边查边想，使获得的资料具有完整性、真实性和准确性。

3. 相应的实验室及其他检查 在获得病史和体格检查资料的基础上，选择一些基本的必要的实验室检查和其他检查，无疑会使临床诊断更准确、可靠。

（二）分析、综合、评价资料

疾病表现是复杂多样的，医生必须对病史资料进行整理、分析和评价，去粗取精，去伪存真，由表及里，总结病史资料的主要问题，使病史具有真实性、系统性和完整性，为正确诊断提供可靠的依据。

（三）提出初步诊断

在对各种临床资料进行分析、评价后，医生结合掌握的医学知识和临床经验，形成初步诊断。初步诊断只能为疾病进行必要的治疗提供依据。

（四）验证及修正诊断

疾病初步诊断是否正确，要在临床实践中进一步验证。客观细致地观察病情变化、治疗效果，随时发现问题，提出问题，查阅文献资料，进行某些实验检查项目的复查及选择一些必要的特殊检查等，这在一些疑难病案的诊断和修正诊断过程中发挥重要作用。

二、临床诊断的思维方法

（一）常用的诊断思维方法

1. 顺向思维法 是对一般比较典型的疾病常用的思维方法，是以患者的典型病史、体征及实验室检查为依据，直接作出诊断。

2. 逆向思维法 是根据患者的病史及体征的某些特点，可能为某范围内的某些疾病，然后根据进一步检查，否定其中的大部分，筛选某种或几种疾病。

3. 肯定之否定 对某些疑似诊断，假以肯定，以此来解释全部病史和体征，发现其矛盾，从而否定该诊断。

4. 否定之否定 假定该诊断不成立，其病史体征另以其他疾病解释，均不成立，证明原来的诊断成立。

5. 差异法 随时注意不同类、种、型疾病的差异，不同患者的特点，抓住其特殊性。

（二）诊断思维中应注意的问题

1. 现象与本质 现象系指患者的临床表现，本质则为疾病的病理改变。在诊断分析过程中，要求现象能反映本质，现象要与本质统一。

2. 主要与次要 患者的临床表现复杂，临床资料也较多，分析这些资料时，要分清哪些资料反映疾病的本质。反映疾病本质的是主要临床资料，缺乏这些资料则临床诊断不能成立，次要资料虽然不能作为主要的诊断依据，但可为确立临床诊断提供旁证。

3. 局部与整体 病变可引起全身改变，因此不仅要观察局部变化，还要注意全身情况，不可"只见树木，不见森林"。

4. 典型与不典型 大多数疾病的临床表现易于识别，所谓的典型与不典型是相对而言的。造成临床表现不典型的因素：①年老体弱患者；②疾病晚期患者；③治疗的干扰；④多种疾病的干扰影响；⑤婴幼儿；⑥器官移位者；⑦医生的认识水平等。

（三）诊断思维的基本原则

在疾病诊断过程中，必须掌握以下几项诊断思维的基本原则。

1. 整体原则 把人体看成一个有机的整体，着重了解机体与环境、局部与整体、结构与功能及精神与机体的相互联系、相互作用，综合地、准确地考察疾病发生发展的规律。

2. 具体原则 在诊断过程中，具体问题具体分析的思维原则。例如，血便，对于老年人，如无痔便血，首先应考虑直肠癌；对于青年应首先考虑痔，这就是具体原则的具体体现。

3. 动态原则 疾病不是静止不变的，而是处于运动变化过程之中，这就要求用发展、变化的观点看待疾病，不能用静止的、僵化的形而上学的观点对待疾病。

4. 安全原则 包括以下几方面的内容：①优先考虑常见病、多发病，当地流行和发生的传染病与地方病；②尽可能选择单一诊断；③优先考虑器质性疾病的诊断；④首先考虑可治性疾病诊断；⑤尽量少用试验性治疗等。

三、临床疾病诊断的内容与格式及书写要求

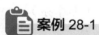
案例 28-1

患者，女性，40岁，主因劳累后心悸、呼吸困难半年就诊。依据患者的临床资料拟诊断为心功能Ⅲ级、二尖瓣狭窄、风湿性心脏瓣膜病。

问题：哪一项诊断属于病理解剖诊断？疾病诊断的顺序如何排列？

（一）诊断的内容与格式

完整的诊断是医生制订治疗方案的依据，诊断内容一般包括以下六个方面。

1. 病因诊断 机体发病后，一般能找到引起疾病的原因，明确了病因也就找到了预防和治疗的方向，其也是最理想的临床诊断内容。如细菌性痢疾、风湿性心脏病。

2. 病理解剖诊断 是从病变的部位、组织形态改变的观点提出来的诊断，如急性肾小球肾炎、肝硬化等。

3. 病理生理诊断 是对机体功能状态的判断。如心功能不全、甲状腺功能亢进症等。功能诊断只能通过病理生理或生理生化的深入检查才能提出。

4. 疾病的分型与分期 不少疾病有不同的分型与分期，诊断中亦应予以明确。如急性胰腺炎有水肿型、出血坏死型；病毒性肝炎有甲、乙、丙、丁、戊和庚型等。

5. 并发症的诊断 指原发疾病的发展或在原发病的基础上产生和导致机体脏器的进一步损害。与主要疾病性质不同，在发病机制上有密切关系，如慢性肺部疾病并发肺性脑病。

6. 伴发疾病诊断 伴发疾病指同时存在的、与主要疾病不相关的疾病，其对机体和主要疾病可能发生影响，如龋齿、肠道蛔虫病等。

有些疾病一时难以明确诊断，临床上常用主要症状或体征的原因待诊作为临时诊断，如发热原因待诊、黄疸原因待诊等。对于待诊病案应尽可能根据临床资料的分析和评价，提出一些可能性大的诊断，按可能性大小排列，反映诊断的倾向性。如发热原因待诊：伤寒；恶性组织细胞病待排除。

临床综合诊断传统上应写在病历记录末页的右下方。诊断之后要有医生签名，以示负责。

临床综合诊断内容和格式举例如下。

例：1. 慢性阻塞性肺疾病（急性发作期）
    2. 慢性肺源性心脏病
       室性期前收缩
       肺心功能失代偿期
       心功能Ⅲ级
    3. 肺性脑病
    4. 龋齿

（二）诊断书写要求

1. 疾病名要规范，书写要标准　人类所有的病伤名目繁多，诊断书写要规范。要将诊断写全，一定要把疾病的部位写具体，避免出现笼统的诊断。

2. 选择好第一诊断。当存在一种以上的疾病时，选择对就诊者健康危害最大、花费医疗精力最多、住院时间最长的疾病作为病案首页的主要诊断；将导致死亡的疾病作为第一诊断。

3. 切勿遗漏不常见的疾病和其他疾病的诊断。

4. 病历中疾病诊断的顺序可按传统习惯先后排列，一般是主要的、急性的、原发的、本科的疾病写在前面；次要的、慢性的、继发的、他科的疾病写在后面。

（邵春芬）

主要参考文献

陈灏珠，林果为，2009. 实用内科学. 13 版. 北京：人民卫生出版社.

陈金玲，陈志晓，黎莉，等，2019. 肾病诊治中尿微量白蛋白与尿肌酐比值测定的临床意义. 中国实用医药，14（23）：49-50.

丛玉隆，尹一兵，陈瑜，2017. 检验医学高级教程. 2 版. 北京：科学出版社.

洪秀华，刘文恩，2015. 临床微生物学检验. 北京：中国医药科技出版社.

侯治富，2015. 实验诊断学. 2 版. 北京：高等教育出版社.

贾建平，陈生弟，2018. 神经病学. 8 版. 北京：人民卫生出版社.

卢洪洲，梁晓峰，2018. 新发传染病. 北京：人民卫生出版社.

尚红，王兰兰，2015. 实验诊断学. 3 版. 北京：人民卫生出版社.

汤之明，邓雪松，邵春芬，2019. 诊断学. 武汉：华中科技大学出版社.

万学红，卢雪峰，2013. 诊断学. 8 版. 北京：人民卫生出版社.

王辰，王建安，2015. 内科学. 3 版. 北京：人民卫生出版社.

张维，张红，2016. 诊断学. 4 版. 北京：科学出版社.